卫生部“十二五”规划教材　全国高等中医药院校教材

全国高等医药教材建设研究会规划教材

供中医学专业(骨伤方向)用

骨伤科学基础

主　编　冷向阳

副主编　陈　锋　林彩霞　徐展望

主　审　王和鸣

编　委（以姓氏笔画为序）

王秀华（辽宁中医药大学）
古恩鹏（天津中医药大学）
李　楠（福建中医药大学）
李振华（长春中医药大学）
闵　文（南京中医药大学）
冷向阳（长春中医药大学）
张　杰（黑龙江中医药大学）
陈　锋（广西中医药大学）
林梓凌（广州中医药大学）
林彩霞（北京中医药大学）
冼　华（重庆医科大学中医药学院）
孟庆才（新疆医科大学）
郝阳泉（陕西中医学院）
徐祖健（泸州医学院中西医结合学院）
徐展望（山东中医药大学）
崔学军（上海中医药大学）
章建华（浙江中医药大学）

人民卫生出版社

图书在版编目（CIP）数据

骨伤科学基础/冷向阳主编. —北京：人民卫生出版社，2012. 6

ISBN 978-7-117-15845-9

Ⅰ. ①骨…　Ⅱ. ①冷…　Ⅲ. ①中医伤科学-中医学院-教材　Ⅳ. ①R274

中国版本图书馆 CIP 数据核字(2012)第 078593 号

人卫智网	www. ipmph. com	医学教育、学术、考试、健康，购书智慧智能综合服务平台
人卫官网	www. pmph. com	人卫官方资讯发布平台

骨伤科学基础

主　　编：冷向阳
出版发行：人民卫生出版社(中继线 010-59780011)
地　　址：北京市朝阳区潘家园南里 19 号
邮　　编：100021
E - mail：pmph @ pmph. com
购书热线：010-59787592　010-59787584　010-65264830
印　　刷：北京铭成印刷有限公司
经　　销：新华书店
开　　本：787×1092　1/16　　印张：21
字　　数：495 千字
版　　次：2012 年 6 月第 1 版　　2020 年 8 月第 1 版第 3 次印刷
标准书号：ISBN 978-7-117-15845-9
定　　价：35. 00 元
打击盗版举报电话：010-59787491　E-mail：WQ @ pmph. com
质量问题联系电话：010-59787234　E-mail：zhiliang @ pmph. com

出 版 说 明

在国家大力推进医药卫生体制改革，发展中医药事业和高等中医药教育教学改革的新形势下，为了更好地贯彻落实《国家中长期教育改革和发展规划纲要（2010—2020年）》和《医药卫生中长期人才发展规划（2011—2020年）》，培养传承中医药文明、创新中医药事业的复合型、创新型高等中医药专业人才，根据《教育部关于“十二五”普通高等教育本科教材建设的若干意见》，全国高等医药教材建设研究会、人民卫生出版社在教育部、卫生部、国家中医药管理局的领导下，全面组织和规划了全国高等中医药院校卫生部“十二五”规划教材的编写和修订工作。

为做好本轮教材的出版工作，在教育部高等学校中医学教学指导委员会和原全国高等中医药教材建设顾问委员会的大力支持下，全国高等医药教材建设研究会、人民卫生出版社成立了第二届全国高等中医药教育教材建设指导委员会和各专业教材评审委员会，以指导和组织教材的编写和评审工作，确保教材编写质量；在充分调研的基础上，先后召开数十次会议对目前我国高等中医药教育专业设置、课程设置、教材建设等进行了全方位的研讨和论证，并广泛听取了一线教师对教材的使用及编写意见，汲取以往教材建设的成功经验，分析历版教材存在的问题，并引以为鉴，力求在新版教材中有所创新，有所突破，藉以促进中医药教育教学发展。

根据高等中医药教育教学改革和高等中医药人才培养目标，在上述工作的基础上，全国高等医药教材建设研究会和人民卫生出版社规划、确定了全国高等中医药院校中医学（含骨伤方向）、中药学、针灸推拿学、中西医临床医学、护理学、康复治疗学7个专业（方向）133种卫生部“十二五”规划教材。教材主编、副主编和编者的遴选按照公开、公平、公正的原则，在全国74所高等院校2600余位专家和学者申报的基础上，近2000位申报者经全国高等中医药教育教材建设指导委员会、各专业教材评审委员会审定和全国高等医药教材建设研究会批准，被聘任为主审、主编、副主编、编委。

全国高等中医药院校卫生部“十二五”规划教材旨在构建具有中国特色的教材建设模式、运行机制，打造具有中国特色的中医药高等教育人才培养体系和质量保障体系；传承、创新、弘扬中医药特色优势，推进中医药事业发展；汲取中医药教育发展成果，体现中医药新进展、新方法、新趋势，适应新时期中医药教育的需要；立足于成为我国高等中医药教育的“核心教材、骨干教材、本底教材”和具有国际影响力的中医药学教材。

全套教材具有以下特色：

1. 坚持中医药教育发展方向，体现中医药教育教学基本规律

注重教学研究和课程体系研究，以适应我国高等中医药学教育的快速发展，满足21世纪对高素质中医药专业人才的基本要求作为教材建设的指导思想；顶层设计和具体方案的实施严格遵循我国国情和高等教育的教学规律、人才成长规律和中医药知识的传承规律，突出中医药特色，正确处理好中西医之间的关系。

2. 强化精品意识，体现中医药学学科发展与教改成果

全程全员坚持质量控制体系，把打造精品教材作为崇高的历史使命和历史责任，以科学严谨的治学精神，严把各个环节质量关，力保教材的精品属性；对课程体系进行科学设计，整体优化，基础学科与专业学科紧密衔接，主干学科与其他学科合理配置，应用研究与开发研究相互渗透，体现新时期中医药教育改革成果，满足21世纪复合型人才培养的需要。

3. 坚持“三基五性三特定”的原则，使知识点、创新点、执业点有机结合

将复合型、创新型高等中医药人才必需的基本知识、基本理论、基本技能作为教材建设的主体框架，将体现高等中医药教育教学所需的思想性、科学性、先进性、启发性、适用性作为教材建设的灵魂，将满足实现人才培养的特定学制、特定专业方向、特定对象作为教材建设的根本出发点和归宿，使“三基五性三特定”有机融合，相互渗透，贯穿教材编写始终。以基本知识点作为主体内容，适度增加新进展、新技术、新方法，并与卫生部门和劳动部门的资格认证或职业技能鉴定标准紧密衔接，避免理论与实践脱节、教学与临床脱节。

4. 突出实用性，注重实践技能的培养

增设实训内容及相关栏目，注重基本技能和临床实践能力的培养，适当增加实践教学学时数，并编写配套的实践技能（实训）教材，增强学生综合运用所学知识的能力和动手能力，体现医学生早临床、多临床、反复临床的特点。

5. 创新教材编写形式和出版形式

（1）为了解决调研过程中教材编写形式存在的问题，除保障教材主体内容外，本套教材另设有“学习目的”和“学习要点”、“知识链接”、“知识拓展”、“病案分析（案例分析）”、“学习小结”、“复习思考题（计算题）”等模块，以增强学生学习的目的性和主动性及教材的可读性，强化知识的应用和实践技能的培养，提高学生分析问题、解决问题的能力。

（2）本套教材注重数字多媒体技术，相关教材增加配套的课件光盘、病案（案例）讲授录像、手法演示等；陆续开放相关课程的网络资源等，以最为直观、形象的教学手段体现教材主体内容，提高学生学习效果。

本套教材的编写，教育部、卫生部、国家中医药管理局有关领导和教育部高等学校中医学教学指导委员会、中药学教学指导委员会相关专家给予了大力支持和指导，得到了全国近百所院校和部分医院、科研机构领导、专家和教师的积极支持和参与，谨此，向有关单位和个人表示衷心的感谢！希望本套教材能够对全国高等中医药人才的培养和教育教学改革产生积极的推动作用，同时希望各高等院校在教学使用中以及在探索课程体系、课程标准和教材建设与改革的进程中，及时提出宝贵意见或建议，以便不断修订和完善，更好地满足中医药事业发展和中医药教育教学的需要。

全国高等医药教材建设研究会

第二届全国高等中医药教育教材建设指导委员会

人民卫生出版社

2012年5月

第二届全国高等中医药教育教材建设指导委员会名单

全国高等中医药院校中药学专业（含骨伤方向）
教材评审委员会名单

前　　言

骨伤科学是中医学的重要组成部分，具有悠久的历史、完整的理论体系和丰富的临床诊疗经验，为了更好地阐述当前骨伤科学基础和临床研究内容，体现时代特点，编写了骨伤科系列教材。

骨伤科学基础是中医学（骨伤方向）五年制本科生的主干课程之一，通过本课程的学习，可使学生奠定骨伤科专业基础，比较全面地了解本专业的课程体系结构及教学目标要求。本着规划教材的“三基、五性、三特定”的原则和面向21世纪人才培养的要求，在充分借鉴以往各版教材的前提下，注重保持中医理论的系统性、完整性，突出中医骨伤科的特色，力争反映学科教学及科研新成果。教材在编写形式上采用了学习目的、学习要点、学习小结、复习思考题、知识链接模块，由于《骨伤科学基础》为系列教材之一，在注重课程相对独立性的同时兼顾系列教材的协调性及统一性。

本书适用于中医学专业（骨伤方向）的教学，同时可以应用于骨伤专业的研究生教学。

本书编写分工：第一章骨伤科发展简史由冷向阳执笔，第二章筋骨关节的结构及功能由李振华、李楠执笔，第三章分类与病因病机由冼华执笔，第四章损伤的症状体征由王秀华执笔，第五章骨病的症状体征由王秀华执笔，第六章辨证诊断由徐祖健执笔，第七章骨伤科检查方法由张杰、古恩鹏执笔，第八章影像学及其他检查由孟庆才、陈锋执笔，第九章手法治疗由林彩霞执笔，第十章固定由章建华执笔，第十一章牵引疗法由林彩霞执笔，第十二章药物疗法由徐展望、闵文执笔，第十三章手术疗法由林梓凌执笔，第十四章练功疗法、第十五章物理疗法由崔学军执笔，第十六章其他疗法由郝阳泉执笔。

本书由中国中西医结合学会常委、骨科微创专业委员会主任委员、世界中医药学会联合会骨伤专业委员会常务副会长、福建省骨伤研究所所长王和鸣教授主审，王教授对本书进行了认真审校，付出辛勤劳动，谨在此表示真诚的谢意。

本教材虽经全体编委多次讨论修改研究，但内容或许有疏漏和不足之处，望各院校师生在使用过程中提出宝贵意见，以便再版时修订提高。

编　者

2012年5月

目　　录

上　　篇

下　篇

上　篇

第一章　骨伤科发展简史

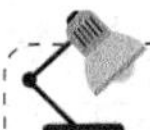

学习目的

通过对骨伤科理论形成脉络及研究范畴的学习，培养学生学习兴趣，为进一步专业知识学习奠定基础。

学习要点

唐、宋、元代及明代骨伤科代表著作及作者。

骨伤科学是研究防治人体皮肉、筋骨、气血、经络、脏腑损伤与疾患的学科，是中医学的重要组成部分。古属"折疡"、"金镞"范畴，又称"接骨"、"正骨"、"伤科"等。骨伤科是中华各族人民长期与损伤及筋骨疾患斗争的经验总结，是中医学的重要组成部分，具有丰富的学术内容和卓著的医疗成就。

一、骨伤科的起源

(一) 远古时期(远古—1.8万年前)

早在170万年前，"元谋猿人"在我国西南地区的土地上生活、劳动和发展着。60多万年前，"北京猿人"已能制造粗糙的原始骨器工具，20万年前"河套人"时期，石器有了很大进步，并已发明了人工取火。在烘火取暖和烤炙食物基础上，人们发现热物贴身可解除某些病痛，由此产生了原始热熨疗法。在对付大自然灾害及抗击猛兽侵袭时，原始人经常造成创伤，他们通过在伤处抚摸、按压减轻症状，长期实践摸索出一些简易理伤按摩手法；对伤口用树叶、草茎及矿石粉等裹敷，逐渐发现具有止血、止痛、消肿、排脓、生肌、敛疮作用的外用药物，这是外治法的起源。

(二) 原始氏族社会时期(1.8万年前—公元前21世纪)

在旧石器时代晚期和新石器时代，古代人能够制作一些较精细工具，如砭刀、骨针、石镰等。《山海经·东山经》记载："高氏之山，其上多玉，其下多箴石。"后世郭璞注解时认为，箴石"可以为砭针治痈肿者"。在旧石器时代晚期(约1.8万年前)的"山顶洞人"遗址中，发现有骨针、骨锥和其他骨制尖状器具。新石器时代已有石镰。这种石镰，可以砭刺、切割。《史记·扁鹊仓公列传》记载："上古之时，医有俞跗，治病不以汤液醴酒，镵石、跻引、案抓毒熨，一拨见病之应，因五脏之输，乃割皮解肌，诀脉结筋，搦脑髓，揲荒爪幕，湔浣肠胃，漱涤五脏。"这些说明新石器时代外科手术器械——砭镰已产生，这一时期出现了外伤科名医俞跗。由于当时创伤是威胁人类生存和健康的主要因素,所以外伤科医疗技术比其他科发达,并更早推广应用。

二、骨伤科的萌芽

在公元前21世纪—公元前476年,我国经历了夏、商、周三代,在生产力、文化等方面的发展,同时促进了医学的进步,中医骨伤科开始萌芽,出现了“疡医”。

夏代已有了人工酿酒。酒是最早的兴奋剂、麻醉剂和消毒剂,可以通血脉、行药势,也可以止痛、消毒,这对治疗创伤疾病很有意义。

商代冶炼技术有很大发展,据《韩非子》记载,古人“以刀刺骨”,说明“刀”已经作为骨伤科手术工具了,并已应用活血药内服治疗跌打损伤。商代后期,我国汉字发展已基本成熟,从甲骨卜辞和器物铭文中发现记载的疾病有几十种,其中骨伤科的有疾手、疾肘、疾胫、疾趾、疾骨等。相传商初伊尹发明“汤液”,《针灸甲乙经·序》曰:“伊尹……撰用神农本草以为汤液。”考古发现藁城台西商代遗址有三十多种药用种仁,其中有活血化瘀的桃仁。《神农本草经》曰:“桃仁主瘀。”由上可知,商代已应用活血药内服治疗跌打损伤。

周代已有医政的设置和医疗的分科。《周礼·天官·冢宰》记载:“医师掌医之政令,聚毒药以共(供)医事”,医生分为“食医”、“疾医”、“疡医”和“兽医”。其中疡医“掌肿疡、溃疡、金疡、折疡之祝药、劀杀之齐。凡疗疡,以五毒攻之,以五气养之,以五药疗之,以五味节之”。疡医就是外伤科医师,周代疡医已能运用“祝”、“劀”、“杀”等疗法治疗外伤疾病。《礼记·月令孟秋》载:“命理瞻伤,察创,视折,审断;决狱讼必端平。”蔡邕注:“皮曰伤,肉曰创,骨曰折,骨肉皆绝曰断。”说明当时已把损伤分成四种不同类型,同时采用“瞻”、“察”、“视”、“审”四种诊断方法,这既是法医学起源的记述,又是古代中医骨伤科诊断水平的标志。

三、骨伤科基础理论的形成

公元前476—公元220年,战国、秦汉时代,中国从奴隶社会进入封建社会,政治、经济、文化都有显著的进步,学术思想十分活跃,出现“诸子蜂起、百家争鸣”的局面,促进了医学的发展,骨伤科基础理论初步形成。

马王堆汉墓的医学帛书有《足臂十一脉灸经》、《阴阳十一脉灸经》、《阴阳脉死候》、《五十二病方》和《帛画导引图》等,系战国时代的文献,保存了当时诊治骨折、创伤及骨病的丰富经验,包括手术、练功及方药等。《足臂十一脉灸经》记载了“折骨绝筋”(即闭合性骨折),《阴阳脉死候》记载了“折骨裂肤”(即开放性骨折)。《五十二病方》载有52种病,共103个病名,涉及内、外、伤、妇、儿、五官诸科。其中有“诸伤”、“胻伤”、“骨疽”、“骨瘤”等骨伤科病证,同时还描述了“伤痉”的临床表现:“痉者,伤,风入伤,身信(伸)而不能诎(屈)。”这是对创伤后严重并发症——破伤风的最早记载。《五十二病方》记载了金伤、刃伤、外伤出血等多种外伤疾病以及止痛、止血、洗涤伤口、防止创伤瘢痕的治法与方药,其中水银膏治疗外伤感染,是世界上应用水银于外伤科的最早记载。《帛画导引图》还绘有导引练功图谱与治疗骨伤科疾患的文字注释。

《黄帝内经》是我国最早的一部医学典籍，较全面、系统地阐述了人体解剖、生理、病因、病机、诊断、治疗等基础理论，奠定了中医理论体系。《黄帝内经》阐发的肝主筋、肾主骨、肺主皮毛、脾主肌肉、心主血脉及气伤痛、形伤肿等基础理论，一直指导着骨伤科的临床实践。此外，《吕氏春秋·季春纪》认为："形不动则精不流，精不流则气郁。"主张用练功疗法治疗足部"痿躄"，为后世骨伤科动静结合理论奠定了基础。

西汉初期，名医淳于意留下的"诊籍"记录了两例完整伤科病案：一则是堕马致伤；一则是举重致伤。西汉中期《居延汉简》的"折伤部"记载了骨折创伤的治疗医案。东汉早期，《武威汉代医简》载录治疗金疡、外伤方十余首，有止痛、逐瘀、止痉的作用，配伍较之《五十二病方》有明显的进步。成书于东汉时期的《神农本草经》载有中药365种，其中应用于骨伤科的药物约100种。汉代著名外伤科医家华佗精通方药、针灸、养生，更擅长外伤科手术。他发明了麻沸散，施行于剖腹术、刮骨术。华佗认为："人体欲得劳动，但不当使其极尔。动摇则谷气得消，血脉流通，病不得生，譬犹户枢不朽是也。是以古之仙者为导引之事……动诸关节，以求难老。"华佗在吸收古代导引术式的基础上，创造了"五禽戏"，华佗的五禽戏是我国医疗体育的鼻祖，后人也根据五禽戏的要领，创造了许多治疗疾病的手法，应用于骨伤科疾病的康复中。东汉末年杰出医学家张仲景总结了前人的医疗成就，并结合自己的临床经验著成《伤寒杂病论》，这是我国现存第一部临床医学巨著，他在《黄帝内经》和《难经》的理论基础上，以六经论伤寒，以脏腑论杂病，创立了理、法、方、药结合的辨证论治方法。书中记载的攻下逐瘀方药，如大承气汤、大黄牡丹汤、桃仁承气汤等，至今仍被骨伤科医家所推崇。张仲景同时树立病因说，确立了骨伤科的雏形，《金匮要略·脏腑经络先后病脉证第一》篇中说："千般疢难，不越三条：一者经络受邪，入脏腑，为内所因也；二者，四肢九窍，血脉相传，壅塞不通，为外皮肤所中也；三者房室、金刃、虫兽所伤。以此详之，病由都尽。"首先将创伤作为单独病因提出，使骨伤科作为单学科有了雏形。

四、骨伤科诊疗技术的进步

三国、晋朝至隋唐、五代（公元220—960年），这一时期战乱频繁，骨伤科疾患多见，骨伤科诊疗技术得到了明显进步。晋代葛洪著《肘后救卒方》及《抱朴子》等，在创伤骨科方面做出了巨大的贡献，书中葛洪论述了开放创口感染的毒气之说，强调早期处理伤口的重要性，描述了骨折和关节脱位，推荐小夹板的局部固定法和手法整复疗法，开拓了骨伤科骨折诊断和治疗的新纪元。记载了危重创伤的致死部位和抢救方法，对创伤骨科的疾病，还介绍了冷敷、热敷、蜡疗、水疗等方法。在《肘后救卒方》中，葛洪记载了下颌关节脱臼手法整复方法，《肘后救卒方》载："治失欠颌车蹉开张不合方：一人以指牵其颐，以渐推之则复入。推当疾出指，恐误啮伤人指也。"这是世界上记载最早的治疗下颌关节脱位整复方法，同时在书中首先记载用竹片夹板固定骨折："疗腕折、四肢骨破碎及筋伤蹉跌方：烂捣生地黄熬之，以裹折伤处，以竹片夹裹之。令遍病上，急缚，勿令转动。"葛洪论述了开放性创口早期处理的重要性，对腹部创伤肠断裂采用桑白皮线进行肠缝合术；还记载了烧灼止血法，并首创以口对口吹气法抢救猝死病人的复苏术。葛洪在临床实践中认识到骨、关节的创伤有骨折、关节脱位和开放创伤三大证候，葛洪在《肘后救卒方》中说："凡脱折折骨诸疮肿”，此即把创伤的三大症，即骨折（折骨）、关节脱位（脱折）和开放创伤感染（诸疮肿）都概括了。在骨折中，葛洪提出有粉碎性骨折的类型，并指出骨折都有“筋伤”和“骨折移位”、“蹉跌”等并发症。在重症的治疗方面，葛洪《肘后救卒方》介绍了危重创伤的早期处理，描述了颅脑损伤和外伤可导致大出血致死的部位。对危重创伤，早期让病人安静，不宜活动和情绪波动。提出了“凡金疮，伤天囟眉角脑户，臂足跳脉，髀里阴股，两口下，心鸠尾，小肠及五脏六腑输，皆是死处，不可疗也”，指出颅脑、肱动脉、股动脉、心、肺、肝、脾、膀胱等部位损伤的严重性。葛洪描述了开放创伤并发破伤风、动脉损伤和坏疽等症，“疮边自出黄汁者，又痛不在疮边，伤轻也，亦死之兆，又血出不止，前赤后黑，或肌肉腐臭，寒冷紧急者，其疮难愈，亦死也”。在治疗方面，葛洪主张对胸腹内伤治疗用攻下逐瘀法，选用大黄、桃仁治瘀血不散，或用大黄、地黄以逐瘀活血。对被打或跌仆所致全身经络瘀血，葛洪主张用活血化瘀止痛药，如用延胡索等，这些对创伤危重证候和内伤的诊断经验、病机认识和治疗方法，丰富了后世创伤的辨证论治内容。

南齐时期龚庆宣整理的《刘涓子鬼遗方》对创口感染、骨关节化脓性疾病采用外消、内托、排脓、生肌、灭瘢等治法；运用虫类活血药治疗金疡；提出骨肿瘤的诊断和预后；记述了“阴疽”（似髋关节结核）、“筋疽”（似脊柱结核）的证候。

隋代巢元方等编著的《诸病源候论》，是我国第一部中医病理专著，载录证候1720条，其中有“金疮病诸候”23论，腕折（泛指骨折、扭伤等）证候9论，巢元方对创伤，特别是开放创伤感染的病因病机有新的认识，同时发展了骨疽和肿瘤的病因病机。在创伤的病因病机方面，巢元方认为失血首先是血、津液的丢失，然后出现口渴、心血不足而产生心悸、烦躁、津液不足，经络空虚、肾阴内亏则出现虚热，《诸病源候论·金疮病诸候》述“夫金疮失血，则经络空竭，津液不足，肾藏虚燥，故渴也”，“金疮失血多者必惊悸，以其损于心故也。心主血，血虚则心守不安……则喜惊悸”，“经络空虚则生热，热则烦痛不安也”。明确提出跌仆损伤引起内出血而成瘀血，在《诸病源候论·落床损瘀候》指出：“血之在身，随气而行，常无停积。若因坠落损伤，即血行失度，随伤损之处即停积，若流入腹内，亦积聚不散，皆成瘀血。”瘀血形成“卒然致损，故血气隔绝，不能周荣”，从而出现烦躁、胸闷、腹满及至创口化脓等证候，自此以后，瘀的病机成为创伤骨科的主要病理学说。《金疮病诸候》精辟论述了金疮化脓感染的病因病理，提出清创疗法四要点：清创要早，要彻底，要正确地分层缝合，要正确包扎。巢元方在《诸病源候论·金疮病诸候·金疮伤筋断骨候》记载：“夫金疮始伤之时，半伤其筋……若被疮截断诸解、身躯，肘中，及腕、膝、髀、若踝际，亦可连续，须急及热，其血气未寒，即去碎骨则便更缝连，其愈后直不屈伸。”巢元方在治疗开放性骨折、清除异物、结扎血管止血、分层缝合等方面的论述，达到了很高的水平。《中风候》和《金创中风痉候》对破伤风的症状描写得非常详细，提出它是创伤后的并发症。《金疮伤筋断骨候》、《金疮筋急相引痛不得屈伸候》、《腕折破骨伤筋候》等论述了“伤筋”的证候、治疗方法及其预后，指出筋断“可连续”。《箭镞金刃入肉及骨不出候》、《金疮久不瘥候》对创口不愈合的病因病机有较深刻的认识，强调了去碎骨和清除异物的重要性。《附骨疽候》指出成人的髋关节、膝关节与儿童的脊椎、膝关节是附骨疽的好发部位。《金疮肠断候》、《被打头破脑出候》记载了肠断裂、颅脑损伤的症状和手术缝合治疗方法。

《诸病源候论》还载述了内伤惊悸、烦热、咳嗽、口渴、吐血、腹胀、孕伤等证候，阐述了内伤气血、津液、五脏的病机。对于痹痛，巢元方提出了"肾主腰脚"的观点，这是一种病因分类的诊断方法。《诸病源候论·腰背病诸候》载"凡腰痛痹有五：一曰少阴，少阴肾也。十月万物阳气伤，是以腰痛。二曰风痹，风寒著腰，是以痛。三曰肾虚，役用伤肾，是以痛。四曰臀腰，坠堕伤腰，是以痛。五曰寝卧湿地，是以痛。"

唐代孙思邈著《备急千金要方》、《千金翼方》，是中医临床的百科全书，在骨伤科方面总结了补髓、生肌、坚筋、固骨类药物，介绍了人工呼吸复苏、止血、镇痛、补血、活血化瘀等疗法，载录了下颌关节脱位手法复位后采用蜡疗、热敷、针灸等外治法，丰富了骨伤科治疗方法。

王焘著《外台秘要》是一部综合性医学论著，其中收录了折损、金疮、恶刺等骨伤科疾病治疗方药，把损伤分为外损和内损，列骨折、脱位、内伤、金疮和创伤危重症五大类。"一者外损，一者内伤。外损因坠打压损，或手足肢节肱头项伤折骨折，痛不可忍。觉内损者，须依前内损法服汤药。如不内损，只伤肢节，宜依后生地黄一味，薄之法。"

蔺道人著《仙授理伤续断秘方》，是我国现存最早的一部骨伤科专著，全书主要的内容是关于骨折的处理步骤和治疗方法，包括手法复位、牵引、扩创、固定等项。特别对于开放骨折的处理，除了创口清理、填塞、缝合等外，还提出尽可能做到"无菌"的要求。蔺道人提出了伤损按早、中、晚三期治疗的方案。《仙授理伤续断秘方》载方 50 首，药 139 味，包括内服及煎洗、填疮、敷贴等外用方剂。对内伤的治疗，首重气的调治，"凡伤重……先服气药"，"且先匀气血"，这是他强调内治的基本观点和方法，在创伤的治疗中，提出了根据不同时期的症状和表现，分别应用方药以治疗不同阶段、不同性质的损伤。"如伤重，第一大成汤或四物汤，同大小便去瘀血也……第二用黄药末温酒调……第七服活血丹"，这是我国医学整体观念和辨证论治在骨伤科的具体体现。蔺道人治伤六大原则，即麻醉法、清创法、复位法、固定法、练功法、用药法。蔺道人是较早使用麻醉药物进行骨折复位的学者，《仙授理伤续断秘方》记载了"常用整骨药"，即用温酒服大草乌细末半钱，作为骨折整复的麻醉药，"如未觉，再添二分药，酒下"。对开放性骨折的局部处理，蔺道人提出清创、清洗、再缝合；"一煎水洗，二相度损处，三拔伸，四或用力收入骨，五捺正，六用黑龙散通，七用风流散填疮，八夹缚，九服药，十再洗，十一再用黑龙散通，十二再用风流填创口，十三再夹缚，十四仍用前药治之。"对于伤口"在发内者，须剪去发"，认识到创口清洁的重要性。强调要"煎水洗"，对于污染的骨质，主张"用快刀割些捺入骨"，"凡骨破打断，或筋断有破处……用针线缝合其皮"，"凡伤损重者，大概要拔伸纳正，或取开捺正"，这是清创缝合术和切开复位术的雏形，但由于历史条件的限制，这种学术思想和方法没有得到继续发展和完善。蔺道人总结了一套诊疗骨折、脱位的手法，如相度损处、拔伸、用力收入骨、捺正等，提出了正确复位、夹板固定、内外用药和功能锻炼的治疗大法，对筋骨并重、动静结合的理论也进行了进一步阐述，该书指出："凡曲转，如手腕脚凹手指之类，要转动……时时为之方可。"该书首次记载了髋关节脱臼，并分前、后脱臼两类，采用手牵足蹬整复手法治疗髋关节后脱位；利用杠杆原理，采用"椅背复位法"治疗肩关节脱位。在骨折外固定方面，采用杉树皮做夹板，固定时观察局部血运"凡用杉皮，浸约如指大片，疏排令周匝，用小绳三度紧缚"。夹板固定主张需持续到骨折愈合为止，骨折未愈合时，"不可去夹，须护毋令摇动。候骨生稳方去夹,则复如故。”对损伤的用药治疗,既重视局部,又注意全身,进行辨证施治,内外用药。对损伤后有兼证者,“凡损,大小便不通,未便服损药,盖损药用酒必热……服大成汤加木通。如大小便尚未通,又加朴硝。待大小便通后,却服损药。”在外用药中,有“洗药”等八方,用于治疗开放性骨折、止血、敛疮、消肿止痛。其内容丰富、组方独特,至今仍广泛应用于临床。

五、骨伤科的发展

宋、辽、金、元时代(公元960—1368年),医学在隋唐五代的基础上,出现了百家争鸣、蓬勃发展的局面,促进了中医骨伤科的发展。宋朝“太医局”设立“疮肿兼折疡科”,元代“太医院”设十三科,其中包括“正骨科”和“金镞兼疮肿科”。宋代法医家宋慈著《洗冤集录》是我国现存最早的法医学专著,对全身骨骼、关节结构描述较详细,同时还记载了人体各部位损伤的致伤原因、症状及检查方法。宋代医官王怀隐等编成《太平圣惠方》,其中“折伤”、“金疮”属骨伤科范畴;对骨折提出了“补筋骨,益精髓,通血脉”的治疗思想,用柳木夹板固定骨折;推广淋、熨、贴、熁、膏、摩等外治法治疗损伤。太医局编辑的《圣济总录》内容丰富,其中折伤门总结了宋代以前骨伤科医疗经验,强调骨折、脱位复位的重要性;记载用刀、针、钩、镊等手术器械,对腹破肠出的重伤采用合理的处理方法。张杲著《医说》记载了“凿出败骨”治疗开放性胫腓骨骨折病案,介绍了采用脚踏转轴及竹管的搓滚舒筋练功疗法。许叔微著《普济本事方》记载了用苏合香丸救治跌伤重症。《夷坚志》记载了邢氏同种异体骨移植颌骨成功病例。

宋金元时期,出现了学术上的争鸣局面。张元素《医学启源》总结了治疗内伤的引经药,促进了骨伤科理气活血疗法的发展。张从正《儒门事亲》认为下法能使“陈莝去而肠胃洁,癥瘕尽而荣卫昌”,主张采用攻下逐瘀法治伤。李杲《医学发明》认为“血者,皆肝之所主,恶血必归于肝,不问何经之伤,必留于胁下,盖肝主血故也”,由此创制疏肝活血逐瘀方药“复元活血汤”。刘完素为“火热论”代表人物,在骨伤科临证治疗时主张用甘凉、活血、润燥、生津的药物。朱震亨强调补肝肾治本的原则,对治疗筋骨痹病、骨疽及伤患都有其独特经验。元代李仲南《永类钤方》中的风损伤折卷是中医骨伤科专篇,首创过伸牵引加手法复位治疗脊柱屈曲型骨折,书中记载:“凡腰骨损断,先用门扉一片,放斜一头,令患人覆眠,以手捍止,下用三人拽伸,医以手按损处三时久。”此外还创制了手术缝合针——“曲针”,用于缝合伤口;提出“有无粘膝”体征作为髋关节前后脱位的鉴别,至今仍有临床意义。

元代危亦林著《世医得效方》是以《仙授理伤续断秘方》为基础,其独特的创新和贡献是脊柱骨折和近关节部位骨折的治疗以及麻醉用药的进步和发展。

按元代十三科分类,其中“金镞正骨科”在继承前人治疗骨伤经验同时,创新了骨折、脱位整复手法及固定技术。在世界上最早施用“悬吊复位法”治疗脊柱骨折,“凡锉脊骨,不可用手整顿,须用软绳从脚吊起,坠下身直,其骨使自归窠。未直则未归窠,须要坠下,待其骨直归窠。然后用大桑皮一片,放在背皮上,杉树皮两三片,安在桑皮上,用软物缠夹定,莫令屈,用药治之。”对于肩关节脱位,危亦林运用了“杵撑坐凳法”和“架梯法”。主要借助于身体坠下力,但暴力较大,宜谨慎施用。对于髋关节脱位采用悬吊复位法,主张“可用软绵绳,从脚缚倒吊起,用手整骨节,从上坠下,自从归窠”。这种利用身体的重量作为牵引复位的方法可将髋关节前脱位复位,发展了蔺道人对髋关节的复位手法。危亦林认为踝部骨折与脱位有外翻和内翻两种类型,提出应用牵引及反向复位的方法,“或骨突出在内,用手正从此骨头拽归外,或骨突向外,须用力拽归内,则归窠”。对于肘部骨折、关节脱位,危亦林指出:“凡手臂出臼,此骨上段骨是臼,下段是杵,四边筋脉锁定,或出臼亦剉损筋,所以出臼。此骨须拽手直,一人拽,用手把定此间骨,搦教归窠。看骨出那一边,用竹片夹定一边,一边不用夹,须在屈直处夹。”在解剖知识还很粗糙的14世纪,往往把近关节部位的骨折误认为脱臼,但危亦林在整复时却应用了骨折的复位手法,从历史发展的观点来分析,危亦林有关手臂出臼的记录,实际上是肱骨髁上骨折。自危亦林后,关于近关节骨折的认识逐步发展,并对肱骨髁上骨折、桡骨远端骨折、踝部骨折与脱位形成了一整套的复位和固定手法。对开放性骨折,危亦林主张扩创复位加外固定治疗。在麻醉方面,危亦林创制“草乌散”(又名麻药方),对其组成、功效、剂量及注意事项都有详细记载。危亦林注意骨折、关节脱位复位后的练功活动,对肘关节脱位复位后提出:“不可放定,或时又用拽屈拽直,此处筋多,吃药后若不屈直,则恐成疾,日后屈伸不得。”对治疗膝关节提出:“服药后,时时用屈直不可放定。”强调固定必须适当活动,以免关节粘连,造成不良后果。

元代王好古创立“三法五治”。他提出“治病之通,有三法焉,初中末也”。其“五治”指“和、取、从、折、属”。初中末三法即当今骨折三期分治的前身。元代《回回药方》中“金疮门”、“折伤门”属于骨伤科范畴,大部分内容继承《仙授理伤续断秘方》、《世医得效方》和《永类钤方》等经验,有些部分还结合阿拉伯外来医学知识,反映了元代中医骨伤科鼎盛的状况。

六、骨伤科的兴盛

明清时代(公元1368—1840年),出现了许多有相当成就的医学家,撰写大量骨伤科专著,总结前人学术经验,提出新的理论和观点,形成不同学术流派,这是中医骨伤科的兴盛时期。

明初,太医院设有十三科,其中属骨伤科范畴的有“接骨”、“金镞”两科。隆庆五年(1571年)改名为正骨科(又名正体科)。公元1644年清朝建立,太医院设九科,其中有“疮疡科”和“正骨科”,后者又名“伤科”。明代《金疮秘传禁方》记载了用骨擦音作为检查骨折的方法;对开放性骨折,主张把穿出皮肤已被污染的骨折端切除,以防感染等。明代永乐年间(公元1406年)朱橚等编著《普济方》,其中《折伤门》、《金疮门》和《杖伤门》等辑录治疗骨伤科方药1256首,是15世纪以前治疗骨伤方药的总汇。在《接骨手法》中,介绍了12种骨折脱位的复位固定方法;在《用药汤使法》中又列出15种骨折、脱位的复位固定法。明代异远真人著《跌损妙方》记载全身57个穴位,总结了一套按穴位受伤而施治的方药,其“用药歌”在骨伤科亦广为流传。明代薛己撰《正体类要》共2卷,上卷论正体主治大法及记录治疗骨伤科内伤验案64则;下卷介绍诸伤方71首。薛氏强调整体观念和八纲辨证施治,以气血立论,正如《正体类要・序》曰:“肢体损于外,则气血伤于内,营卫有所不贯,脏腑由之不和。”薛己对伤损内治辨证还强调“求之脉理，审其虚实，以施补泻”，其“气血学说”和“平补法”对后世产生巨大影响。

陈实功著《外科正宗》是一部外科巨著，全书共 4 卷，自痈疽原委论至医学十要论，共分 157 卷，卷一总论痈疽的病源、诊断与治疗，卷二至卷四论各种外科疾病一百多种，从病因、症状、预后、治疗法则以及具体方药和手术等，一一列载。《外科正宗》的内容丰富，内外治法结合，除了对一般外科有较深造诣和成就，对跌仆、金疮、骨疾病等亦有精辟的论述。著名医药学家李时珍《本草纲目》载药 1892 味，其中骨伤科药物 170 余种。张介宾著《景岳全书》全书 64 卷，张介宾不仅主张温补学说，而且对损伤内证及腰痛有新的认识，认为损伤瘀血内停与肝经有关，“凡跌损伤，或从高坠下恶血流于内。不分何经之伤，皆肝之所主，盖肝主血也。故凡败血凝滞，从其所属而必归于肝，多在胸胁小腹者，皆肝经之道也。”他对损伤内证的治法，根据部位、体征、体质确定治则。张介宾对腰痛的辨证在前人经验基础上，又有了进一步的发展，“一曰阳虚不足，少阴肾衰；二曰风痹，风寒湿著腰痛；三曰劳役伤肾；四曰坠堕损伤；五曰寝卧湿地。虽其大致如此，然而犹未悉也。盖此证有表里、虚实、寒热之异。”

明代王肯堂《证治准绳·疡医准绳》对骨折亦有较精辟的论述，如对肱骨外科颈骨折采用不同体位固定，若向前成角畸形，用手巾悬吊腕部置于胸前；若向后成角，则应置于胸后。该书还把髌骨损伤分为脱位、骨折两类，骨折又分为分离移位或无移位两种，分离移位者，主张复位后用竹箍扎好，置膝于半伸屈位。该书对骨伤科的方药还进行了由博而约的归纳整理，深为后世所推崇。清代吴谦等著《医宗金鉴·正骨心法要旨》，较系统地总结了清代以前的骨伤科经验，对人体各部的骨度、损伤的治法记录周详，既有理论，亦重实践，图文并茂。《正骨心法要旨·手法总论》：“盖一身之骨体，既非一致，而十二经筋之罗列序属，又各不同，故必素知其体相，识其部位，一旦临证，机触于外，巧生于内，手随心转，法从手出。”“夫手法者，谓以两手按置所伤之筋骨，使仍复旧也。”将正骨手法归纳为摸、接、端、提、推、拿、按、摩八法，并介绍腰腿痛等疾患手法治疗，运用攀索叠砖法、腰部垫枕法整复腰椎骨折脱位等。改进了多种固定器具，如脊柱中段损伤采用通木固定，下腰损伤采用腰柱固定，四肢长骨干骨折采用竹帘、杉篱固定，髌骨骨折采用抱膝圈固定等。对损伤内证，对多种损伤内证的病因病机和临床表现做了深入的论述，如《正骨心法要旨·内治杂证法》：“今之正骨科，即古跌打损伤之证也。专从血论，须先辨或有瘀血停积，或为亡血过多，然后施以内治之法，庶不有误也。”此外还对每一种损伤内证，均配有相应方药和随证加减方法。沈金鳌著《沈氏尊生书·杂病源流犀烛》，发展了骨伤科气血病机学说，对内伤的病因病机、辨证论治有所阐述。胡廷光著《伤科汇纂》，收集了清代以前有关骨伤科的文献，结合其临床经验加以整理，是一本价值较高的骨伤科专著，该书系统地阐述了各种损伤的证治，记载了骨折、脱位、筋伤的检查、复位法，附录许多治验医案，并介绍大量骨伤科处方及用药方法。钱秀昌著《伤科补要》，较详细地论述了骨折、脱位的临床表现及诊治方法，如髋关节后脱位采用屈髋屈膝拔伸回旋法整复等。该书载有医疗器具固定图说、周身各部骨度解释、伤科脉诊及大量方剂。王清任《医林改错》尤善活血化瘀治伤，某些方剂至今仍广为采用。

七、骨伤科的危机

鸦片战争后，随着西方文化的传入，中医受到歧视，在此期间，骨伤科著作甚少，较有代表性的是1852年赵廷海所著《救伤秘旨》，收集少林学派的治伤经验，记载人体36个致命大穴，介绍了损伤各种轻重症的治疗方法，收载“少林寺秘传内外损伤主方”，并增加了“按证加减法”。以前处于萌芽状态的骨折切开复位、内固定等技术不仅没有发展，而且基本上失传了。新中国成立前，中医骨伤科的延续以祖传或师承为主，医疗活动只能以规模极其有限的私人诊所形式开展。这种私人诊所在当时不仅是医疗单位，而且也是教徒授业的教学单位。借此，中医许多宝贵的学术思想与医疗经验才得以流传下来。全国各地骨伤科诊所，因其学术渊源的差别，出现不少流派，较著名的诸如：河南省平乐镇郭氏正骨世家，天津苏氏正骨世家，上海石筱山、魏指薪、王子平等骨伤科八大家，广东蔡荣、何竹林等五大骨伤科名家，湖北武当派李氏正骨，福建少林派林如高，四川杜自明、郑怀贤，江苏葛云彬，北京刘寿山，山东梁铁民及辽宁孙华山等，各具特色，在当地影响甚隆。

八、骨伤科的新生

中华人民共和国成立后，随着社会经济、政治与文化变革，中医骨伤科从分散的个体开业形式向集中的医院形式过渡。20世纪50年代上海市首先成立了“伤骨科研究所”，20世纪70年代北京中国中医研究院骨伤科研究所与天津市中西医结合治疗骨折研究所相继成立，其他不少省市也纷纷成立骨伤科研究机构。

自20世纪50年代开始，全国各省市普遍建立中医学院与中医学校，为国家培养了大批中医人才。20世纪80年代十余所中医院校相继成立中医骨伤系，除了招收大学本科生外，不少院校还培养骨伤专业硕士研究生与博士研究生。

新中国成立后，各地著名老中医的正骨经验普遍得到整理与继承，有代表性的著作如：石筱山《正骨疗法》、《平乐郭氏正骨法》、《魏指薪治伤手法与导引》、郑怀贤《伤科疗法》、杜自明《中医正骨经验概述》、梁铁民《正骨学》、《刘寿山正骨经验》、《林如高正骨经验》等。1958年，我国著名骨伤科专家方先之、尚天裕等虚心学习著名中医苏绍三正骨经验，博采各地中医骨伤科之长，运用现代科学知识和方法，总结出新的正骨八大手法，研制成功新的夹板外固定器材，同时配合中药内服、外治及传统的练功方法，形成一套中西医结合治疗骨折的新疗法，其编著的《中西医结合治疗骨折》一书，提出治疗骨折“动静结合”、“筋骨并重”、“内外兼治”、“医患合作”的四项原则，使骨折治疗提高到一个新水平，在国内外产生重大影响。

20世纪70年代以后，中西医结合在治疗开放性感染骨折、脊椎骨折、关节内骨折及陈旧性骨折脱位等方面总结了成功经验，治疗慢性骨髓炎、慢性关节炎也取得了一定的效果。传统的中医骨伤科经验得到进一步发掘、整理与提高，逐步形成一套有中国特色的治疗骨折、骨病与软组织损伤的新疗法。在外固定方面，各地在总结中西医固定器械的优缺点基础上，把两者有机结合在一起，运用现代科学理论加以论证，这方面工作较突出的如北京中国中医研究院“骨折复位固定器”、天津医院“抓髌器”、河南洛阳正骨医院“尺骨鹰嘴骨折固定器”及上海第六人民医院“单侧多功能外固定器”等。

1986 年中华中医药学会骨伤科分会成立，中医骨伤科学术研究日趋广泛，一方面推广传统、有效的医疗方法，另一方面用先进的科学技术深入研究疾病治疗机制。20 世纪 90 年代，光镜、电镜、电生理、生物化学、生物力学、分子生物学、核素、电子计算机、磁共振、骨密度仪等现代科学技术已在本学科的基础研究与临床医疗中得到应用。一些治疗骨延迟愈合、骨质疏松、骨缺血性坏死、骨髓炎及骨性关节炎的中药新药不断研制出来，产生了良好的社会效益与经济效益。2005 年世界中医药学会联合会骨伤科专业委员会成立，海内外骨伤科学术交流日益频繁。中医骨伤科得到了进一步的发展，为人类的健康事业做出更大贡献。

学习小结

1. 学习内容

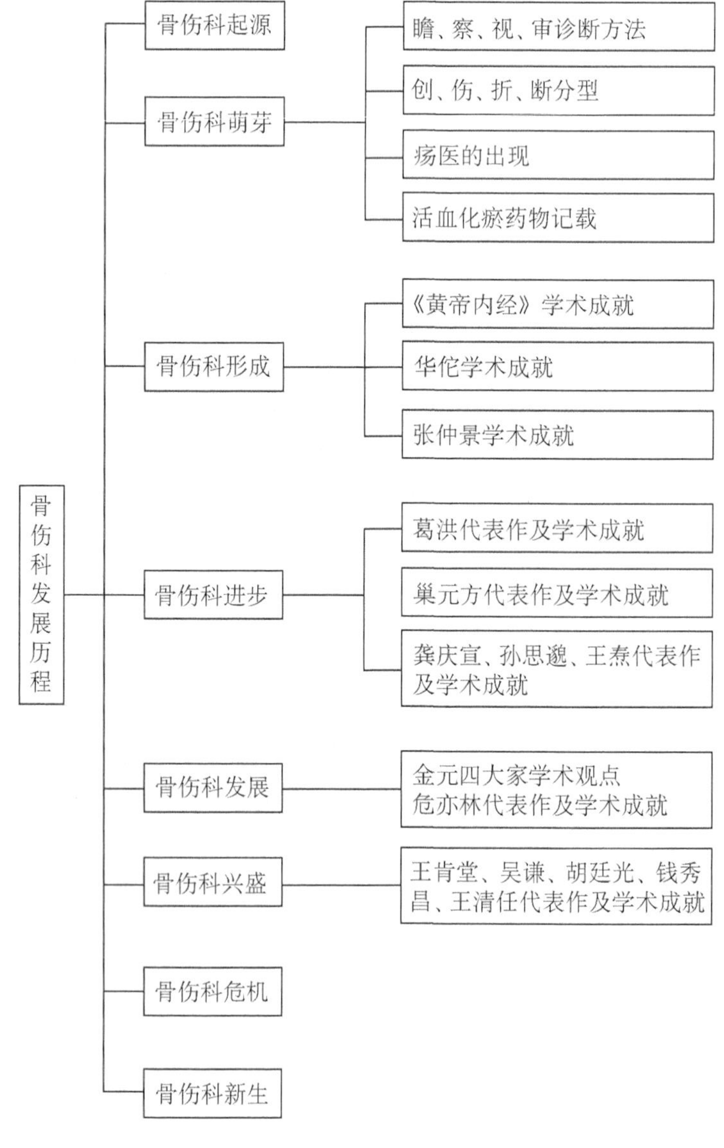

2. 学习方法　主要以记忆方法为主，贯穿着骨伤科的基础理论形成、兴盛及发展传承的主干，侧重掌握历代时期骨伤科发展的代表成就。

（冷向阳）

复习思考题

1. 通过骨伤科的历代发展历程，你认为促进骨伤科进步和发展兴盛的原因是什么？
2. 如何看待历史上骨伤科存在的危机？在当前形势下骨伤科发展面临的机遇和挑战有哪些？
3. 如何保证骨伤科精髓的传承和发展？

第二章　筋骨关节的结构及功能

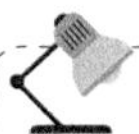

学习目的

通过筋骨关节及神经、血管、皮肤结构和功能学习，为进一步骨伤科专业知识及专业技能的学习奠定理论基础。

学习要点

骨、骨骼肌、关节的功能；四肢神经、血管和皮肤的基本结构和功能。

第一节　骨的结构及功能

一、骨的结构

骨的基本结构包括：骨膜、骨质、骨髓、血管、神经。

1. 骨膜　骨膜为坚韧结缔组织膜，覆盖于骨表面，内含有丰富的血管、神经和成骨细胞，对骨营养、再生和感觉有重要作用。骨膜分为骨外膜和骨内膜，其中骨外膜包被在骨的表面，骨外膜分内外两层，内层有成骨细胞和破骨细胞，外层为结缔组织，含有一些成纤维细胞。骨内膜为衬在骨髓腔和骨松质网眼中的结缔组织膜，同样有成骨细胞和破骨细胞。骨膜幼年期功能非常活跃，直接参与骨的生成；成年时转为静止状态，但是，骨一旦发生损伤，如骨折，骨膜又重新恢复功能，参与骨折端的修复愈合。如骨膜剥离太多或损伤过大，则骨折愈合困难。

2. 骨质　骨质有骨密质和骨松质两种。前者质地坚硬致密，布于骨的表层；后者呈海绵状，由许多片状的骨小梁交织而成，布于骨的内部。

骨质主要由有机质和无机质组成。有机质主要是骨胶原纤维束和黏多糖蛋白等，有机质作为骨的支架，赋予骨以弹性和韧性。无机质主要是碱性磷酸钙，使骨坚硬挺实。两种成分比例，随年龄的增长而发生变化。幼儿有机质和无机质各占一半，故弹性较大，柔软，易发生变形，在外力作用下不易骨折或折而不断；成年人骨的有机质和无机质比例约为3∶7，骨具有较大硬度和一定弹性，较坚韧；老年人的骨，无机质所占比例更大，脆性较大，易发生骨折。

3. 骨髓　骨髓填充在骨髓腔和骨松质的空隙内，分为红骨髓和黄骨髓，红骨髓有造血功能。胎、幼儿的骨髓全是红骨髓。成年之后，长骨骨干内的红骨髓逐渐被脂肪组织代替，称黄骨髓，失去造血功能。失血时黄骨髓会转化为红骨髓。

4. 血管　长骨的动脉包括滋养动脉、干骺端动脉、骺动脉和骨膜动脉，供应骨的营养。

5. 神经　许多神经纤维伴随血管分布于骨。其中大部分是血管运动神经（内脏传出纤维），躯体感觉神经（躯体传入纤维）则多分布于骨膜，因此骨折、骨病常引起剧烈疼痛。

二、骨的功能

1. 构成人体形态基本构架 如头、躯干、四肢骨骼。其中颅骨构造了颅腔，胸骨、肋骨及脊柱构造了胸腔和腹腔。

2. 参与人体运动系统构成 骨是四肢和关节面的构成部分，为骨骼肌提供支点及力点。

3. 作为人体矿物质库 机体需要时为人体提供足够的钙及其他矿物质，在维持人体内环境稳定性方面发挥重要作用。

4. 骨髓造血功能 幼年时骨髓腔内为红骨髓，具有造血功能，成人为黄骨髓替代，但仍维持造血潜能，一旦机体大量失血时，可恢复造血功能。

第二节 关节的结构及功能

广义的关节，指骨与骨之间的连接，包括直接连接和间接连接。狭义的关节指骨与骨的间接连接。

关节可根据连接方式、关节活动性、关节部位、关节运动轴数目及关节面形态分类。

根据关节的连接方式可分为：直接连接和间接连接，其中直接连接如骶骨各椎体之间的融合、颅骨缝的骨化等，间接连接主要是两骨面相互分离，周围的结缔组织相互连接，又称为滑膜关节。

根据关节的活动性我们又可以把关节分为：不动关节、微动关节和活动关节，其中颅骨缝这类关节为不动关节，耻骨联合部位为微动关节，而常见的肩、肘、膝、踝关节为活动关节。

根据关节部位，我们可分为中轴关节与外周关节，其中脊柱的连接属于中轴关节，而与脊柱关节相对应的四肢大小关节为外周关节。

我们这里所主要论述的为滑膜关节的结构及功能。

一、关节的结构

（一）关节基本结构

滑膜关节主要结构包括关节面、关节腔和关节囊三部分，是滑膜关节的最基本结构。

1. 关节面 即构成关节各骨的邻接面，关节面被覆关节软骨。软骨的形状与骨关节面的形状一致，具有减少运动时摩擦的作用；软骨富有弹性，减缓运动时振荡和冲击。关节软骨属透明软骨，其表面无软骨膜。通常一骨形成凸面，为关节头，一骨形成凹面，为关节窝。

2. 关节囊 关节囊附着于关节面周边缘骨面，并与骨膜融合续连，关节囊包围关节，使其与邻近结构隔开，关节囊分为内、外两层，外层为厚而坚韧的纤维层，由致密结缔组织构成。纤维层增厚部分称为韧带，可增强骨与骨之间的连接，并防止关节的过度活动。关节囊的内层为滑膜层，薄而柔软，由血管丰富的疏松结缔组织构成，含有平行和交叉的致密纤维组织相贴，并移行于关节软骨的周缘，与骨外膜有坚固连接。滑膜形成皱褶，围绕着关节软骨的边缘，但不覆盖软骨的关节面。滑膜层产生滑液，对关节软骨提供部分营养。滑膜内层表面有很多微小突起皱襞，分别为滑膜绒毛和滑膜壁。若滑膜壁中含有脂肪，即为滑膜脂垫，在关节运动时，关节腔的形状、容积及压力发生改变时滑膜脂垫可起到调节作用。滑液是透明的蛋清样液体，润滑性强，是关节软骨和半月板进行物质交换的媒介。

3. 关节腔　即关节软骨和关节滑膜层共同组成的封闭的腔。腔内含有少量滑膜液，使关节保持湿润和滑润，腔内平时呈负压状态，以增强关节的稳定性。

（二）关节辅助结构

关节除具备上述基本结构外，某些关节为适应其特殊功能还形成一些特殊结构，以增加关节的灵活性或稳固性。这些结构是：

1. 韧带　连于相邻两骨之间的致密纤维结缔组织束称为韧带，可加强关节的稳固性。位于关节囊外的称囊外韧带，有的与关节囊相贴，为关节囊的局部增厚，如髋关节的髂股韧带；有的与关节囊不相贴，分离存在，如膝关节的腓侧副韧带等。位于关节囊内的称囊内韧带，被滑膜包裹，如膝关节内的交叉韧带等。韧带和关节囊分布有丰富的感觉神经，损伤后极为疼痛。

2. 关节内软骨　为存在于关节腔内的纤维软骨，有关节盘、关节唇两种形态。

（1）关节盘：位于两关节面之间的纤维软骨板，其周缘附着于关节囊内面，将关节腔分为两部。关节盘多呈圆形，中央稍薄，周缘略厚，膝关节中的关节盘呈半月形，称关节半月板，可使两关节面更为适合，减少冲击和震荡，并可增加关节的稳固性。此外，两个腔可产生不同的运动，从而增加了运动的形式和范围。

（2）关节唇：附着于关节窝周缘的纤维软骨环，它加深关节窝，增大关节面，可增加关节的稳固性，如髋臼唇等。

关节的形态结构与其生理功能相适应，关节的功能表现为运动灵活性与稳定性对立统一，灵活与稳定的程度则因身体各部的功能不同而异。因此，与其相适应的各关节的形态结构也不相同。如上肢是劳动和工作的器官，其关节纤细灵巧，下肢是负重和移位的器官，其关节硕大稳固。决定关节的灵活性与稳固性的因素主要有关节面的形状、关节囊的厚薄和松紧、囊内外韧带的强弱、有无关节盘的介入以及关节周围肌肉的强弱和收缩幅度等。

二、关节的功能

可动关节活动时所承受的压力大大高于体重的压力，是因为肌肉收缩要使身体在这些关节上达成平衡，而且需稳定这些关节。关节负荷并非固定不变，由于活动是间断的，常常产生动力负荷的高峰。关节运动的特征是迅速开始，又迅速停止。开始活动时，伴有高的压力负荷。值得注意的是，在这样一些可能磨损的力学情况下，绝大部分关节的主要负荷区并无破坏的表现，说明关节的各个部分具有各种保护机制。

1. 韧带、关节囊以及周围肌肉的作用　韧带、关节囊及周围的肌肉保证关节的稳定性。即使关节周围结构都完整，肌肉的完全麻痹也能使其失去稳定性，部分麻痹就会产生明显的功能障碍。肌肉在稳定大的近端关节方面显得更重要，如球窝形的髋和肩关节，它们结构上的稳定性最小。虽说肌肉在小关节的稳定性中也很重要，但是对于腕和足的关节来说，骨的构型以及致密韧带的相互连结对这些关节的稳定性更重要。

2. 关节软骨的作用

（1）传导载荷：胶原纤维有良好的抗拉伸强度和刚度。在关节软骨基质中的胶原纤维有其特殊的排列，即胶原纤维的拱形结构及薄壳结构，这种结构大大增强了纤维的抗拉伸强度及刚度，使关节受力性能更佳，是传导载荷极重要的结构基础。

（2）吸收震荡：蛋白多糖共聚体分子水平的变化与关节软骨的弹性有直接关系。蛋白多糖共聚体与水溶液接触后会充分地膨胀，体积达到该溶液的体积为止。欲使已膨胀的体积变小是很困难的，需要相当大的力量将共聚体之间的溶液排出才能达到目的。如果用足够的力使蛋白多糖共聚体的体积变小，而一旦去掉或不能维持足够的力，则蛋白多糖共聚体将重新膨胀到其所能得到的液体的最大体积，这就表现出软骨的弹性。在载荷传导过程中，由于软骨具有上述弹性，所以它能中断并逐渐消除跑、跳时可能产生的冲击力。同时，胶原纤维形成的线样或绳索样结构，其直径明显不同，胶原索又交织成网状或板层状，能有效地吸收震荡和超宽范围震动频率的能量。

（3）润滑作用：关节软骨在滑膜关节中作为骨的衬里材料表现出高度的润滑性能。这主要依靠其平整光滑的表面及其在关节润滑机制中所起的作用。这些作用使正常关节的摩擦系数几乎等于零。

（4）抗磨损：任何两个面相对运动都会产生摩擦，摩擦会使作用面产生不同程度的磨损。所谓磨损是指通过机械作用去除团体表面的物质。它包括承载面之间的相互作用引起的界面磨损和接触体变形引起的疲劳性磨损。

关节软骨本身的结构极有利于抗磨。关节软骨浅层的胶原纤维形成一层平行于关节面的薄壳结构，成为关节软骨的遮盖面。它的成分除了关节软骨所特有的胶原外，还有Ⅰ型胶原，后者增加了表层纤维的硬韧度。薄壳结构保护关节软骨抵抗各种应力的破坏及免受机械的磨损。但当关节软骨损伤时，即使仅是超微结构水平的损伤，也会导致软骨渗透性增加，液体流动的阻力减小，液体从软骨面流失，从而增加了关节两端面的接触而加深研磨，加剧软骨的损伤，形成恶性循环。

3. 软骨下骨的作用　生理负荷时，软骨下骨变形，因此不负重时，关节内部结构的连接应有轻度的空隙；当它们在负重变形后，关节内部结构的连接将变得合适。软骨下骨的变形，对关节内有效地分布压力是非常重要的。软骨下骨的变形可导致骨小梁的微骨折，随后骨折愈合和重新改造使结构模式改变，以保证其强度最大。软骨下骨的模式实际上反映了关节内压力的分布。若压力局限化时，软骨下骨将硬化和变致密。

4. 半月板或纤维软骨的作用　有半月板或纤维软骨的关节基本上是铰链关节，此类关节有一定的旋转度。为了完成这种类型的运动，关节边缘须绕铰链转动。半月板充填于关节间隙，起着垫圈作用。若无这些垫圈，关节接触面仅仅只有中央软骨的一小部分，而且很不稳定。因此，半月板起着承受负重并吸收震荡的作用。

第三节　骨骼肌的结构及功能

运动系统的肌肉属于横纹肌，由于绝大部分附着于骨，故又名骨骼肌。人体有600多块骨骼肌。骨骼肌细胞构成骨骼肌组织，每块骨骼肌主要由骨骼肌组织构成，外包结缔组织膜、内有神经血管分布。骨骼肌收缩受意识支配，故又称“随意肌”。收缩的特点是快而有力，但不持久。

一、骨骼肌的结构

每块肌肉都是具有一定形态、结构和功能的器官，有丰富的血管、淋巴分布，在躯体神经支配下收缩或舒张，进行随意运动。肌肉具有一定的弹性，被拉长后，当拉力解除时可自动恢复到原来的程度。肌肉的弹性可以减缓外力对人体的冲击。肌肉内还有感受本身体位和状态的感受器，不断将冲动传向中枢，反射性地保持肌肉的紧张度，以维持体姿和保障运动时的协调。

大多数骨骼肌借肌腱附着在骨骼上。分布于躯干和四肢的每块肌肉均由许多平行排列的骨骼肌纤维组成，它们的周围包裹着结缔组织。包在整块肌外面的结缔组织为肌外膜，它是一层致密结缔组织膜，含有血管和神经。肌外膜的结缔组织以及血管和神经的分支伸入肌内，分隔和包围大小不等的肌束，形成肌束膜。分布在每条肌纤维周围的少量结缔组织为肌内膜，肌内膜含有丰富的毛细血管。各层结缔组织膜除有支持、连接、营养和保护肌组织的作用外，对单条肌纤维的活动，乃至对肌束和整块肌肉的肌纤维群体活动也起着调整作用。

人体肌肉众多，但基本结构相似。一块典型的肌肉，可分为中间部的肌腹和两端的肌腱。肌腹是肌肉的主体部分，由横纹肌纤维组成的肌束聚集构成，色红，柔软，有收缩能力。肌腱呈索条或扁带状，由平行的胶原纤维束构成，色白，有光泽，但无收缩能力，腱附着于骨处与骨膜牢固地编织在一起。阔肌的肌腹和肌腱都呈膜状，其肌腱叫做腱膜。肌腹的表面包以结缔组织性外膜，向两端则与肌腱组织融合在一起。

骨骼肌辅助装置有筋膜、腱鞘、滑液囊。

1. 筋膜　筋膜可分为浅、深两层。

浅筋膜为分布于全身皮下层深部的纤维层，有人将皮下组织全层均列属于浅筋膜，它由疏松结缔组织构成。内含浅动、静脉，浅淋巴结和淋巴管、皮神经等。

深筋膜又称固有筋膜，由致密结缔组织构成，遍布全身，包裹肌肉、血管神经束和内脏器官。在四肢，由于运动较剧烈，深筋膜特别发达、厚而坚韧，并向内伸入直抵骨膜，形成筋膜鞘，将作用不同的肌群分隔开，称肌间隔。在体腔肌肉的内面，也衬以深筋膜，如胸内、腹内和盆内筋膜等，甚而包在一些器官的周围，构成脏器筋膜。一些大的血管和神经干在肌肉间穿行时，深筋膜也包绕它们，形成血管鞘。筋膜的发育与肌肉的发达程度相伴行，肌肉越发达，筋膜的发育也愈好，如股部股四头肌表面的阔筋膜，厚而坚韧。筋膜除对肌肉和其他器官具有保护作用外，还对肌肉起约束作用，保证肌群或单块肌的独立活动。在手腕及足踝部，深筋膜增厚形成韧带并伸入深部分隔成若干隧道，以约束深面通过的肌腱。在筋膜分层的部位，筋膜之间的间隙充以疏松结缔组织，叫做筋膜间隙，正常情况下这种疏松的联系保证肌肉的运动，炎症时，筋膜间隙往往成为脓液的蓄积处，一方面限制了炎症的扩散，一方面脓液可顺筋膜间隙蔓延。

2. 腱鞘　一些运动剧烈的部位如手和足部，长肌腱通过骨面时，其表面的深筋膜增厚，并伸向深部与骨膜连接，形成筒状的纤维鞘，其内含由滑膜构成的双层圆筒状套管，套管的内层紧包在肌腱的表面，外层则与纤维鞘相贴。两层之间含有少量滑液。因此肌腱既被固定在一定位置上，又可滑动并减少与骨面的摩擦。

3. 滑液囊 在一些肌肉抵止腱和骨面之间,生有结缔组织小囊,壁薄,内含滑液,叫做滑液囊。滑液囊或独立封闭,或与邻近关节腔相通,其功能为减缓肌腱与骨面的摩擦。

二、骨骼肌的功能

骨骼肌的功能单位是由一个运动神经元和它所支配的全部肌纤维构成的,这一功能单位称为运动单位。骨骼肌的生理功能主要表现为两个方面:一是维持正常肌张力,二是产生运动。骨骼肌具有以下特性:①伸展性:骨骼肌在受到外力牵拉或负重时可被拉长的特性。②弹性:当外力或负重取消后,肌肉的长度又可恢复的特性。③黏滞性:由于肌浆内各分子之间的相互摩擦作用所产生的特性。同时骨骼肌具有兴奋性和收缩性的生理特征,由于骨骼肌是可兴奋组织,受到刺激后可产生兴奋(即产生动作电位)的特性。肌肉受到刺激产生兴奋后,立即产生收缩反应的特性为骨骼肌的收缩性,引起骨骼肌兴奋刺激条件为刺激强度和阈刺激。引起肌肉兴奋的最小刺激强度为阈刺激。

第四节 神经的结构与功能

神经系统是人体内起主导作用的功能调节系统。人体的结构与功能极为复杂,体内各器官、系统的生理功能都是在神经系统的直接或间接调节下,互相联系、密切配合,使人体成为一个统一的整体,维持正常的生命活动。同时,人体又是生活在经常变化的环境中,环境的变化必然随时影响着体内的各种功能,这也需要神经系统对体内各种功能不断进行迅速而完善的调整,使人体适应体内外环境的变化。

一、神经的基本结构

神经系统是由神经细胞(神经元)和神经胶质所组成。

1. 神经元 是一种高度分化的细胞,是神经系统的基本结构和功能单位,具有感受刺激和传导兴奋的功能。神经元由胞体和突起两部分构成。胞体的中央有细胞核,核的周围为细胞质,胞质内除有一般细胞所具有的细胞器如线粒体、内质网等外,还含有特有的神经原纤维及尼氏体。神经元的突起根据形状和功能又分为树突和轴突。树突较短但分支较多,它接受冲动,并将冲动传至细胞体,各类神经元树突的数目多少不等,形态各异。每个神经元只发出一条轴突,长短不一,胞体发出的冲动则沿轴突传导。

2. 神经胶质 又称胶质细胞,是神经系统间质细胞和支持细胞的统称,分布于神经系统各处,其分裂增殖能力很强,特别是神经系统损伤后极其活跃。胞浆中无神经原纤维和尼氏体,不具有传导冲动的功能。神经胶质对神经元起着支持、绝缘、营养和保护等作用,并参与构成血脑屏障。

3. 突触 神经元间联系方式是互相接触,该接触部位的结构称为突触,通常是一个神经元的轴突与另一个神经元的树突或胞体借突触联系,神经冲动由一个神经元通过突触传递到另一个神经元。

二、神经末梢

周围神经纤维的终末部分终止于全身各种组织或器官内,形成各式各样的神经末梢,按其功能可分感觉神经末梢和运动神经末梢两大类。

（一）感觉神经末梢

感觉神经末梢是感觉神经元周围突的终末部分，该终末与其他结构共同组成感受器。感受器能接受内、外环境的各种刺激，并将刺激转化为神经冲动，传向中枢，产生感觉。感觉神经末梢按其结构可分为游离神经末梢和有被囊神经末梢两类。

1. 游离神经末梢　结构较简单。较细的有髓或无髓神经纤维的终末部分失去施万细胞，裸露的轴突末段分成细支，分布在表皮、角膜和毛囊的上皮细胞间，或分布在各型结缔组织内，如骨膜、脑膜、血管外膜、关节囊、肌腱、韧带和筋膜等处。此类末梢感受冷、热、轻触和痛的刺激。

2. 有被囊神经末梢　外面均包裹有结缔组织被囊，它们的种类很多，常见的有：

（1）触觉小体：分布在皮肤真皮乳头内，以手指、足趾的掌侧的皮肤居多，感受触觉，其数量可随年龄增长而减少。触觉小体呈卵圆形，长轴与皮肤表面垂直，外面包裹着结缔组织囊，小体内有许多横列的扁平细胞。有髓神经纤维进入小体时失去髓鞘，轴突分成细支盘绕在扁平细胞间。

（2）环层小体：广泛分布在皮下组织、肠系膜、韧带和关节囊等处，感受压觉和振动觉。小体的被囊是由数十层呈同心圆排列的扁平细胞组成。有髓神经纤维进入小体失去髓鞘，裸露轴突穿行于小体中央的圆柱体内。

（3）肌梭：是分布在骨骼肌内的梭形小体，长 1 ~ 7mm，外有结缔组织被囊，内含若干条细小的骨骼肌纤维称梭内纤维。感觉神经纤维进入肌梭时失去髓鞘，其轴突细支呈环状包绕梭内肌纤维的两端。肌梭是一种本体感受器，主要感受肌纤维的伸缩变化，在调节骨骼肌的活动中起重要作用。

（二）运动神经末梢

运动神经末梢是运动神经元的长轴突分布于肌组织和腺内的终末结构，支配肌纤维的收缩和腺的分泌。神经末梢与邻近组织共同组成效应器。运动神经末梢又分躯体和内脏运动神经末梢两类。

1. 躯体运动神经末梢　分布于骨骼肌内。神经元的胞体位于脊髓灰质前角或脑干，轴突很长，离开中枢神经系统后成为躯体传出神经纤维，其中小部分细有髓神经纤维供应肌梭内的梭内肌纤维，其余大部分粗有髓神经纤维均分布于骨骼肌（梭外肌）。有髓神经纤维抵达骨骼肌时失去髓鞘，其轴突反复分支，每一分支形成葡萄状终末与一条骨骼肌纤维建立突触连接，此连接区域呈椭圆形板状隆起，称运动终板或神经肌连接。

一条有髓运动神经纤维支配的骨骼肌纤维数目多少不等，少者 1 ~ 2 条，多者可分支支配上千条；而一条骨骼肌纤维通常只有一个轴突分支支配。一个运动神经元的轴突及其分支所支配的全部骨骼肌纤维合称一个运动单位。

2. 内脏运动神经末梢　分布于内脏及血管平滑肌、心肌和腺上皮细胞等处。内脏运动神经属自主神经系统的一部分，它从中枢到效应器的通路一般由两个神经元组成。第一个神经元称节前神经元，胞体位于脊髓灰质侧角或脑干，轴突称节前纤维。第二个神经元称节后神经元，胞体位于自主神经节或神经丛，轴突组成节后纤维。节前纤维离开中枢进入自主神经节或神经丛，与节后神经元的胞体或树突建立突触连接。节后纤维离开自主神经节或神经丛，分布到内脏及血管的平滑肌、心肌和腺细胞，成为内脏运动神经末梢。

三、神经系统

神经系统分为中枢神经系统和周围神经系统两大部分。中枢神经系统包括脑和脊髓。脑分为大脑、小脑和脑干三部分。大脑分为左右两个半球，分别管理人体不同的部位。脊髓是传导通路，能把外界的刺激及时传送到脑，然后再把脑发出的命令及时传送到周围器官，起到了上通下达的桥梁作用。周围神经系统包括脑神经、脊神经和自主神经。

1. 脑神经　共12对，主要支配头面部器官的感觉和运动。人能看到周围事物、听见声音、闻出香臭、尝出滋味以及有喜怒哀乐的表情等，都必须依靠这12对脑神经的功能。

2. 脊神经　共31对，其中包括颈神经8对，胸神经12对，腰神经5对，骶神经5对，尾神经1对。脊神经由脊髓发出，主要支配身体和四肢的感觉、运动和反射。

3. 自主神经　也称内脏神经，主要分布于内脏、心血管和腺体。心跳、呼吸和消化活动都受它的调节。自主神经分为交感神经和副交感神经两类，两者之间相互拮抗又相互协调，组成一个配合默契的有机整体，使内脏活动能适应内外环境的需要。

神经系统具有重要的功能，是人体内起主导作用的系统。一方面它控制与调节各器官、系统的活动，使人体成为一个统一的整体；另一方面通过神经系统的分析与综合，使机体对环境变化的刺激做出相应的反应，达到机体与环境的统一。

第五节　血管的结构与功能

血管是血液流动的管道，血液在心脏射血动力的推动下，周而复始地从心室通过动脉、毛细血管和静脉相串联构成的血管系统返回心房。人体除角膜、毛发、指（趾）甲、牙质及上皮等处外，血管遍布全身。

一、血管的结构

（一）动脉

1. 一般构造　动脉呈圆形，壁厚，由内向外分为3层：

（1）内膜：由内皮、内皮下层和内弹性膜构成。内皮管腔有皱襞或微绒毛等许多突起，可使管腔内血流平稳、血浆流动缓慢，便于血浆与内皮细胞间进行物质交换。

（2）中膜：由平滑肌、弹性纤维和胶原纤维构成。大动脉的中膜具有40～70层同心排列的弹性膜。中、小动脉的中膜由10～40层同心排列的平滑肌纤维构成，其作用是输送血液至各器官。

（3）外膜：主要由纤维结缔组织构成，排列为4层，由外向内呈环行和纵行交替。外膜具有很大的抗张力强度，可以限制血管的过度扩张。

2. 动脉的分布　全身动脉的分布都具有一定的规律性。

（1）器官外动脉

1）对称性和节段性：头颈部和四肢等每个区域均有一支主要动脉干。如上肢的锁骨下动脉、下肢的髂外动脉。

2）安全性和隐蔽性：肢体动脉主干都排列在屈侧和肌肉的深面。如腋窝、肘窝、腘窝和手掌等处，头颈部的颈总动脉也居于胸锁乳突肌的深面。这样，一方面可避免碰撞和损伤，另一方面屈侧血管内的血流较通畅，有利于血液循环。

3）近距离分布以及与静脉和神经伴行：分布于脏器的动脉都经脏器的“门”进入，最靠近动脉主干。如腹主动脉发出的肝固有动脉和肾动脉分别经肝门和肾门进入脏器。多数动脉与静脉和神经伴行，并常被结缔组织包裹形成血管神经束。

（2）器官内动脉

1）凡构造相似的器官，其动脉分支也相似。肌肉、韧带、神经等纤维条索状器官，其动脉分支均与纤维并列行进。

2）骨内部的动脉与器官结构和发生密切相关。如长管状骨可分为骨干、骨骺和干骺端，动脉也分为骨干滋养动脉、骨骺支和干骺支，其间相互吻合，保证骨的血液供应；短骨的动脉则从周围各个方向进入骨内，向骨中央行进（图 2-1）。

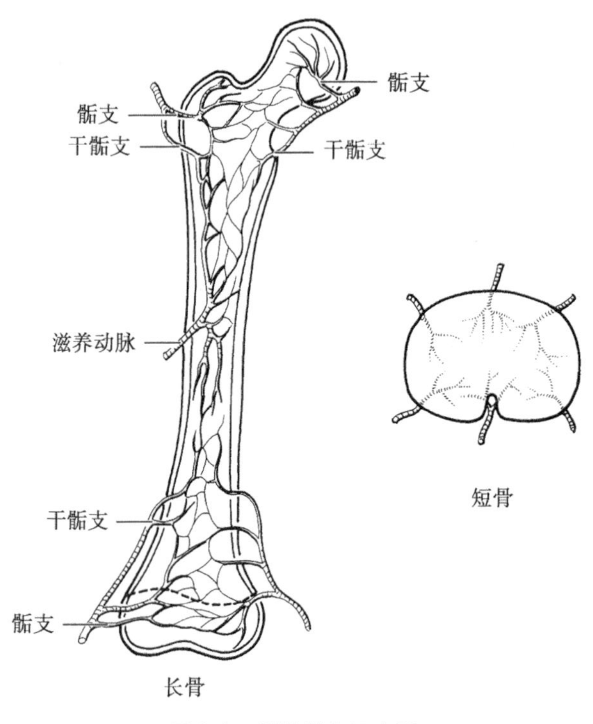

图 2-1 骨的供血示意图

3）实质性器官的动脉自“门”进入，其分布可分为纵行型（如肌肉）、放射型（如肾）和集中型（如骨骺）3 种。

4）中空性器官的动脉分布可分为集合型（如脊髓）、横行型（如肠管）和纵行型（如输尿管）3 种。

（二）静脉

1. 一般构造　静脉为输送血液回心的管道，起自微血管，管径由远及近逐渐变粗，最后形成上、下腔静脉和冠状窦以及肺静脉分别注入右心房和左心房。静脉管壁较动脉薄，也可分为内膜、中膜和外膜 3 层。内膜在某些部位折叠形成瓣膜；中膜的弹性纤维和平滑肌较少，管腔压力低，血流缓慢；外膜也由纤维结缔组织构成，承受管外压力的能力较动脉小,易被压扁,重力压迫时可使血液回流受阻。

2. 静脉瓣 是静脉内膜折叠而成的内皮皱襞,呈半月状,凸缘游离。一般位于血流流入端,有防止血液逆流的作用。静脉瓣存在于全身各部,但其分布规律与影响血液回流的因素密切相关。如受重心引力影响甚大的四肢,尤其是下肢的静脉瓣最多,头颈部和胸部较少,腹、盆腔一般无静脉瓣。

3. 静脉的分布 体循环的静脉有浅、深两类。浅静脉位置表浅,位于皮下组织内,无动脉伴行,又称皮下静脉。深静脉位于深筋膜之下或体腔内,多与动脉伴行且同名,又称伴行静脉。上肢自臂部以下、下肢自膝以下的伴行静脉均为 2 支,躯干部除肋间后静脉、肋下静脉和腰静脉以外,其他伴行静脉也都是 2 支。

(三)毛细血管

毛细血管是极微细的小管,互相连接成网,遍布于全身。管壁极薄,主要由内皮细胞构成,内皮外有薄层结缔组织。管壁有一定的通透性,氧、二氧化碳、水和其他溶于血浆的物质可通过管壁,与组织细胞进行物质交换。管腔内血流缓慢,有利于物质交换。管壁有一定的弹性,在组织处于静息状态时,许多毛细血管完全闭锁,当组织功能活动时,毛细血管重新开放,以增加血液供应。

二、血管的功能

1. 动脉 大动脉管壁厚,富含弹性纤维,有明显的可扩张性和弹性。左心室收缩射血时,主动脉压升高,一方面推动动脉内的血液向前流动,另一方面使主动脉扩张、容积增大,有暂时贮存部分血液的功能,可使心室的间断射血成为血液在血管中的连续流动。因此大动脉又称为弹性贮器血管。中动脉将血液输送至各器官组织,又称为分配血管。小动脉和微动脉的管径较细,对血流的阻力较大,因此也称为毛细血管前阻力血管,其管壁含有丰富的血管平滑肌,在平时保持一定的紧张性收缩,形成血管的外周阻力,对于维持一定的动脉血压起着重要的作用。血液在血管中流动时受到的外周阻力大部分发生在微动脉,微动脉的收缩与舒张活动可明显改变所灌流的器官、组织的血流量。

2. 毛细血管 连接动脉和静脉,分布广泛,之间互相连通形成毛细血管网。在真毛细血管的起始部常有平滑肌环绕,称为毛细血管前括约肌,属于阻力血管的一部分。它的舒、缩活动可以控制毛细血管的开放或关闭,因此可控制毛细血管开放的数量。真毛细血管通透性很高,是血管内血液和血管外组织液进行物质交换的主要场所,在功能上属于交换血管。

3. 静脉 和同级动脉比较,静脉的数量较多、口径较粗、管壁较薄、可扩张性较大,即较小的压力变化就可使容积发生较大的变化,故其容量较大。在安静状态下,60% ~70%的循环血量容纳在静脉系统中。当静脉的口径发生较小变化时,静脉内容纳的血量就可发生很大的变化,回流到心房的血流量明显改变,而静脉内压力变化却较小。因此,静脉在血管系统中起着血液贮存库的作用,也称为容量血管。

微静脉的管径较小,可对血流产生一定的阻力,又称为毛细血管后阻力血管,但其产生的阻力在血管系统总阻力中只占很小比例。微静脉的舒缩活动可影响毛细血管前阻力和毛细血管后阻力的比值,继而改变毛细血管的血压、容量以及滤过作用,影响体液在血管内和组织间隙内的分配情况。

在血管床中还存在小动脉和小静脉之间的直接吻合,称为短路血管或动-静脉短路,主要分布于手指、足趾、耳郭等处的皮肤中,在功能上与体温调节有关。

4. 血管内皮细胞的内分泌功能　血管内皮细胞具有复杂的酶系统,可以合成和分泌多种生物活性物质,参与血管收缩和舒张、凝血、免疫功能以及细胞增殖的调节。正常情况下,血管内皮细胞释放的各种活性物质在局部维持一定的浓度比,对于调节血液循环、维持内环境稳定和生命活动的正常进行具有十分重要的意义。

第六节　皮肤的结构与功能

皮肤是包裹在整个身体外表面的一层被膜状组织,是人体最大的器官。总重量占体重的5% ~15%,总面积为1.5 ~2m^2,厚度0.5 ~4.0mm。皮肤由表皮、真皮和皮下组织组成,并含有附属器官(皮脂腺、汗腺、指甲、趾甲)以及血管、淋巴管、神经和肌肉等。角质形成细胞是表皮层的基本细胞成分,呈多层重叠排列;真皮为不规则的致密结缔组织,主要由纤维、基质和细胞构成,含有丰富的血管、神经、皮脂腺、汗腺和毛囊等;皮下组织为脂肪组织或疏松结缔组织,使皮肤与深部组织相连。皮肤具有保护、调节体温、代谢、吸收、感觉、呼吸和免疫监视等功能,是人体最大和最重要的保护器官。

一、皮肤的分层

(一) 表皮

表皮来源于外胚层,是皮肤的最外层,平均厚度为0.2mm,根据细胞的不同发展阶段和形态特点,由外向内可分为5层:

1. 角质层　是表皮的最外层,由5 ~15层已死亡的扁平角质细胞和角层脂质组成。角质层细胞上下重叠排列,紧密结合成垂直形细胞柱,镶嵌排列呈板层状结构。能抵抗外界摩擦,防御致病微生物的侵入,阻止水分和电解质的通过,是人体重要的天然保护层。

2. 透明层　仅存在于掌、跖部,由2 ~3层核已消失的扁平透明细胞组成,含有角母蛋白。能防止水分、电解质和化学物质的透过,故又称屏障带。

3. 颗粒层　由3 ~5层扁平梭形细胞组成,含有大量嗜碱性透明角质颗粒。扁平梭形细胞层数增多时,称为粒层肥厚,并常伴有角化过度;颗粒层消失,常伴有角化不全。透明层和颗粒层中的酸性磷酸酶、疏水性磷脂和溶酶体等构成一个防水屏障,既使水分不容易从体外渗入,也阻止了角质层下水分向角质层渗透。

4. 棘层　由4 ~10层逐渐成熟的多角形棘细胞组成,由下向上渐趋扁平,细胞间借桥粒互相连接,形成所谓细胞间桥。棘层有分裂功能,可参与表皮的损伤修复,还具有一定的吸收紫外线的作用。

5. 基底层　位于表皮最深处,由一层排列呈栅状的圆柱细胞组成。此层细胞不断分裂,逐渐向上推移、角化、变形,形成表皮其他各层,最后角化脱落。基底细胞间夹杂一种来源于神经嵴的黑色素细胞(又称树枝状细胞),能产生黑色素,黑素细胞可吸收或反射紫外线,保护深部组织免受辐射损伤。此外,黑色素还能保护叶酸和类似的重要物质免受光线的分解。基底层为表皮细胞的“发源地”，与皮肤自我修复、创伤修复及瘢痕形成有关。

外伤或手术时，只要创面不突破真皮浅层，没有破坏嵌在真皮浅层的表皮脚，其修复由基底层完成，皮肤就能恢复到原来的状态。若突破真皮浅层，由真皮结缔组织增生修复创面，则会形成瘢痕。

（二）真皮

真皮来源于中胚层，由结缔组织组成，含有毛发、毛囊、皮脂腺、汗腺等结构。真皮与皮下组织之间界限不明显，颈、肩和背部的真皮最厚，其余较薄。真皮可分为浅在的乳头层和深在的网状层。

（三）皮下组织

又称浅筋膜，由真皮下部延续而来。主要成分包括脂肪细胞、纤维间隔、血管、淋巴管、神经、汗腺体和毛囊等。脂肪细胞聚集，形成大小不一的脂肪小叶，其间以纤维间隔为界。皮下组织内富有血管，由小叶间隔内小动脉分支形成毛细血管，伸入脂肪小叶并围绕每个脂肪细胞。毛细血管基底膜与脂肪细胞膜紧密接触，有助于血液循环和脂质的输送。皮下组织分布于真皮和肌膜之间，上方与真皮、下方与肌膜连接，广布于体表，形成脂肪层。

二、皮肤的神经、血管、淋巴管和肌肉

（一）皮肤的神经

皮肤是重要的感觉器官，含有丰富的神经。皮肤的神经按功能分为感觉神经和运动神经两类，它们的末梢和特殊感受器广泛地分布在表皮、真皮及皮下组织内，以感知体内外的各种刺激，引起相应的神经反射，维持机体的健康。皮肤的基本感觉包括触觉、痛觉、温度觉、压觉和痒觉 5 种。

1. 皮肤的感觉神经　皮肤感觉神经为有髓神经，除头部外均来自脊髓，达真皮乳头层及进入终末器官后则失去髓鞘。神经在皮肤中以两种形式出现：①进入皮肤后逐渐分支，在真皮乳头处失去外鞘，然后以游离神经末梢形式分布于表皮中，在毛囊的皮脂腺导管入口下也有感觉神经网围绕。②部分感觉神经的末端形成特殊的神经末梢感受器，这些感受器分别接受和传递特殊的感觉。

2. 皮肤的运动神经　运动神经为无髓神经，属自主神经，来源于交感神经系统。进入真皮及皮下组织后，其神经末梢均呈细小树枝状分布，不进入表皮。除面部的表情肌由面神经控制外，交感神经的肾上腺素能纤维支配皮肤血管、竖毛肌、血管球及顶泌汗腺和小汗腺的肌上皮细胞。交感神经的胆碱能神经纤维支配小汗腺的分泌细胞。

（二）皮肤的血管

皮肤的血管具有营养皮肤组织和调节体温的作用。分为两种类型：①营养血管（动脉、静脉和毛细血管）：真皮中有由微动脉和微静脉构成的乳头下血管丛和真皮下血管丛，皮下组织有较大血管丛，相邻血管丛之间有垂直的交通支相通连。皮肤的毛细血管大多为连续型，由连续的内皮构成管壁，相邻的内皮细胞间有细胞连接。②具有调节体温作用的血管结构：在指、趾、耳郭、鼻尖和唇等处真皮内有较多的动、静脉吻合，称为血管球。当外界温度变化明显时，在神经支配下，球体可以扩张或收缩，控制血流，从而调

节体温。

（三）皮肤的淋巴管

皮肤淋巴管的盲端起始于真皮乳头层的毛细淋巴管。毛细淋巴管管壁很薄，只由一层内皮细胞及疏松的网状纤维构成。毛细淋巴管渐汇合为管壁较厚的具有瓣膜的淋巴管，形成乳头下浅淋巴网和真皮淋巴网，经皮下组织通向淋巴结。毛细淋巴管内的压力低于毛细血管及周围组织间隙的渗透压，故皮肤中的组织液、游走细胞、细菌、病理产物、肿瘤细胞等均易进入淋巴管而到达淋巴结，最后被吞噬处理或引起免疫反应。肿瘤细胞可通过淋巴管转移到皮肤。

（四）皮肤的肌肉

主要有平滑肌和横纹肌两种。竖毛肌属平滑肌，由纤细的平滑肌纤维束所构成，其一端起自真皮乳头层，另一端插入毛囊中部的结缔组织鞘内。竖毛肌参与皮脂腺的排泄功能，精神紧张及寒冷可引起竖毛肌的收缩，即所谓起“鸡皮疙瘩”。还能通过收缩时的压力将皮脂压挤到皮肤表面。面部的表情肌和颈部颈阔肌属横纹肌，经皮下组织延伸到真皮深层。

三、皮肤的生理功能

皮肤的生理功能主要包括屏障作用、调节作用、自稳作用及免疫功能。人体皮肤处于开放的环境中，外界环境的许多物质都能直接与人体皮肤接触，所以皮肤正常生理功能的发挥对健康非常重要。

在骨伤科疾病中，皮肤具有重要的作用，皮肤的破溃与否对疾病的转归及预后均有重要的影响。

学习小结

1. 学习内容

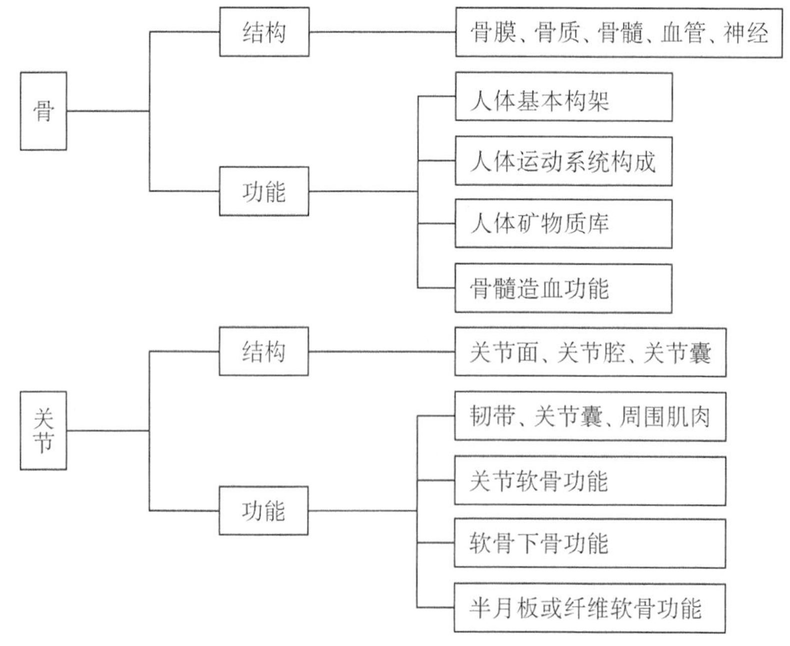

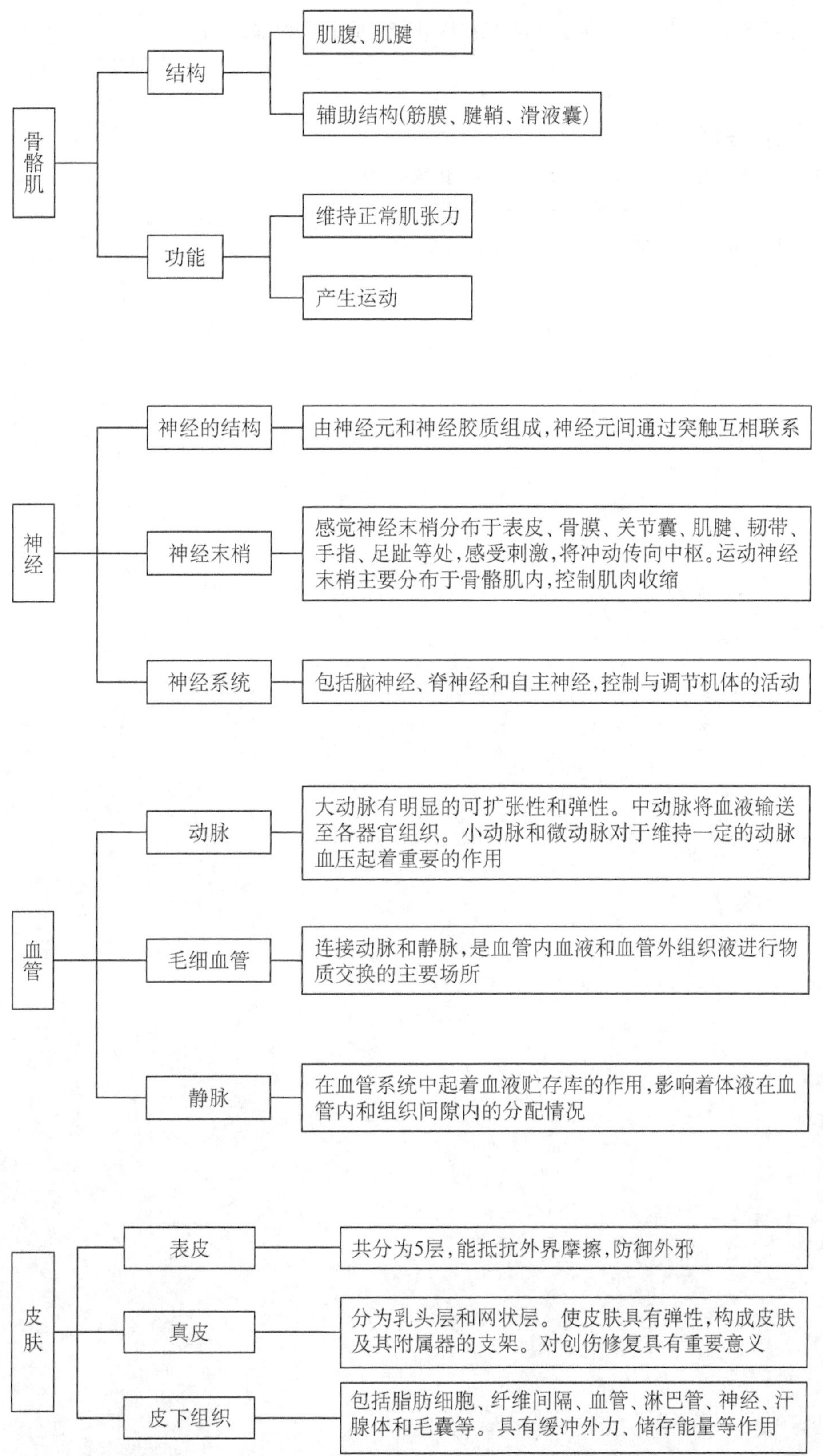
骨骼肌
结构
肌腹、肌腱
辅助结构(筋膜、腱鞘、滑液囊)
功能
维持正常肌张力
产生运动
神经
神经的结构
由神经元和神经胶质组成,神经元间通过突触互相联系
神经末梢
感觉神经末梢分布于表皮、骨膜、关节囊、肌腱、韧带、手指、足趾等处,感受刺激,将冲动传向中枢。运动神经末梢主要分布于骨骼肌内,控制肌肉收缩
神经系统
包括脑神经、脊神经和自主神经,控制与调节机体的活动
血管
动脉
大动脉有明显的可扩张性和弹性。中动脉将血液输送至各器官组织。小动脉和微动脉对于维持一定的动脉血压起着重要的作用
毛细血管
连接动脉和静脉,是血管内血液和血管外组织液进行物质交换的主要场所
静脉
在血管系统中起着血液贮存库的作用,影响着体液在血管内和组织间隙内的分配情况
皮肤
表皮
共分为5层,能抵抗外界摩擦,防御外邪
真皮
分为乳头层和网状层。使皮肤具有弹性,构成皮肤及其附属器的支架。对创伤修复具有重要意义
皮下组织
包括脂肪细胞、纤维间隔、血管、淋巴管、神经、汗腺体和毛囊等。具有缓冲外力、储存能量等作用

2. 学习方法　学习以记忆为主,同时应注意相关解剖、生理知识的复习。

（李振华　李楠）

复习思考题

1. 如何看待骨、关节、骨骼肌、神经、血管、皮肤的相对关系？
2. 试述神经系统的基本结构及其与中医整体观的相关性。
3. 血管如何分类？试述四肢主要血管的分布规律。

第三章　分类与病因病机

第一节　损伤的分类与病因病机

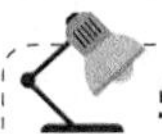

学习目的

通过对损伤和骨病病因病机及分类的学习，为进一步辨证诊治奠定基础。

学习要点

损伤及骨病的概念、分类方法、病因。损伤后皮肉筋骨、气血精津、脏腑经络的病机变化。

损伤是指各种外界创伤因素作用于人体而引起的人体皮肉、筋骨、脏腑等组织结构的破坏以及所带来的局部或全身症状的一类疾病。损伤是骨伤科疾病的重要组成部分，日常生活中或战争时期均较多见。

损伤轻者仅是局部的损害或生理功能的紊乱，全身反应小，重者可有重要组织器官的器质性损害，也可表现为严重的全身性反应，并可危及生命。

一、损伤的分类

根据不同的依据，损伤可有许多分类法。分类的目的在于指导临床诊断与治疗。临床诊断治疗损伤患者时，既要根据损伤的部位进行分类，又要根据损伤的性质和特点进行分类，同时注意其间的内在联系和相互影响。既重视整体，又重视局部，才能正确地诊断和治疗损伤。

（一）根据损伤的部位分类

根据损伤的部位可分为外伤和内伤两大类。

1. 外伤　外伤是指损伤的部位是人体的皮、肉、筋、骨。又可分为伤皮肉、伤筋、伤骨。

（1）伤皮肉：皮肉位于体表，外力作用于人体时，皮肉最易受伤。根据损伤处皮肤的完整性是否受到破坏可分为创伤与挫伤。

1）创伤：指暴力造成皮肉破损，出现创口出血，人体深部组织与体外环境发生接触者，西医学称为开放性损伤。轻者仅造成体表损伤，表现为疼痛或出血；重者可引起肢体功能障碍、残疾，甚至死亡。根据损伤的方式及伤口的深浅又分为：①擦伤：指外力沿皮肤平行切线方向擦过引起的损伤，创面大而浅，有擦痕及小的出血点，创缘不整齐，伴有渗液。②裂伤：指钝性外力直接打击引起皮肤及皮下组织的开放伤。创缘多不整齐，组织损伤较广泛。③切割伤：指金属锐器切割引起的开放伤。创缘多整齐，呈直线状，深浅不一，浅者损伤皮肤、皮下组织及肌肉等；深者可伤及深部血管、神经和肌腱等重要组织。④穿刺伤：指尖锐利器引起的刺伤。创口小而深，并可伴有深部组织或脏器损伤，有时致伤物可折断于深部组织内。创口易封闭，创口内细菌（尤其是厌氧菌）及异物的存留，可引起深部组织化脓、破伤风或气性坏疽等，临床尤需注意。⑤撕脱伤：指急剧的扭转或牵拉外力，迅速使皮肤筋肉撕裂，创缘不齐。可为皮肤脱套伤，其损伤较重，极易合并感染或坏死。⑥压轧伤：指重物压轧所引起的损伤，如车轮、房屋倒塌压轧所致。轻者仅皮肤肌肉破裂出血，伤处青紫瘀肿；重者可伴骨折，甚至发生挤压综合征，危及生命。⑦火器伤：指被高速度的子弹或弹片射入引起的损伤。临床多见于战时。根据损伤是否有出口，可分为贯通伤和非贯通伤两种。两者均可合并深部组织或脏器的损伤，或伴有骨折。

2）挫伤：指皮肉遭受各种钝性暴力打击受伤而皮肤黏膜完整者。西医学称为闭合性损伤。损伤轻者仅见伤处疼痛、肿胀、皮下瘀血、青紫并伴有压痛，重者可发生肌纤维破裂及深部血肿，甚至可引起内部组织、器官较严重的损伤。

（2）伤筋：伤筋是指扭、挫、刺、割以及劳损等原因使肌肉、筋膜、肌腱、韧带等一切软组织及软骨、周围神经和较大的血管等发生的损伤。古代文献将伤筋分为筋断、筋走、筋强、筋弛、筋挛、筋翻、筋出槽等多种。临床上常分为筋不断与筋断两类。

1）筋不断：指肌肉、肌腱、韧带、神经和血管等发生损伤而未断裂或部分断裂者。伤后可见局部肿胀、皮肤青紫、关节活动障碍等。早期可为筋扭、筋粗、筋翻、筋走等，后期多为筋强、筋缩、筋痿、筋结等病证。

2）筋断：指肌肉、肌腱、韧带、神经和血管等因损伤而完全断裂。伤后除可见局部疼痛、肿胀，还可有肢体部分或全部功能的丧失，或出现异常活动等。

（3）伤骨：指骨、关节遭受外力而发生的损伤，又分为骨折和关节脱位两类。

1）骨折：由于外力的作用，骨的完整性或连续性遭到破坏，古称折骨。中医学根据其损伤的程度不同又分为骨损、骨裂、骨断、骨碎 4 种：①骨损：指外力使骨表面的骨膜或皮质骨损伤，但未发生骨裂变。主要表现为损伤处骨表面的压痛，X 线片一般难以显示。②骨裂：指外力使骨骼出现裂缝及部分断裂者，骨的连续性部分破坏。青枝骨折、裂纹骨折即属此类损伤。③骨断：指外力使骨骼折断成 2 段者，骨的连续性完全中断。横断骨折、斜形骨折、螺旋形骨折属于此类损伤。④骨碎：指骨折后断裂成 3 块或以上碎片者。粉碎性骨折即为此类损伤。

2）关节脱位：指损伤引起构成关节各骨之关节面相互之间失去了正常解剖关系，古称脱臼或脱骱。根据受伤程度可分为：①半脱位：指构成关节各骨之关节面部分脱离原位，关节运动功能部分受限。②全脱位：指构成关节的各骨端关节面完全失去正常的对合关系，关节运动功能完全受限。根据脱出的方向可分为前脱、后脱、上脱、下脱、内侧脱、外侧脱等。③中心性脱位：指杵骨穿破臼底而脱出关节者。可见于髋关节，此脱位合并髋臼底骨折。

2. 内伤　外力造成外伤的同时引起人体脏腑、气血、经络等的损伤，使其功能紊乱而出现各种损伤内证。古称“内损”，与内科的内伤概念不同。根据损伤的病理不同，可分为伤气、伤血、气血两伤、伤脏腑等。根据损伤部位的不同，还可分为头部内伤、胸胁内伤、腹部内伤等。

（1）伤气：指损伤使气机运行失常。可分为气滞、气闭、气逆、气脱等证。

1）气滞：损伤使气机不利，临床主要表现为痛无定处，疼痛范围较广。

2）气闭：骤然损伤而使气机闭塞，临床主要表现为昏厥或暂时不省人事。

3）气逆：损伤使气机升降失常，影响五脏六腑、表里内外而致气逆，临床主要有肺气上逆、胃气上逆、肝气上逆的表现。

4）气脱：损伤失血严重，气无所附所致，临床主要表现为昏聩、脉细欲绝。

（2）伤血：主要指因为损伤引起血液运行失常或失血过多。可分为瘀血与亡血。

1）瘀血：损伤使血逆妄行、血离经脉之外，滞留体内，即为瘀血。

2）亡血：损伤使较大的血脉破裂，血快速大量地从脉内流出，或伤后皮肉未破，体内血逆妄行，血自诸窍溢出体外，包括咳血、呕血、衄血、便血、尿血等各种出血。亡血过多，气无所附，浮越于外而脱，即可出现气随血脱、血随气散的虚脱症状。

（3）气血两伤：气血的关系极为密切，"气为血之帅，血为气之母"即体现其相互关系，二者之中有一病者，即可互相影响，故损伤后气滞血瘀多同时并见。但临床损伤可有所偏胜，或偏重伤气，或偏重伤血，故有先痛后肿或先肿后痛等不同病理情况。

（4）伤脏腑：又称伤内脏。可分为开放性和闭合性两类。开放性损伤多为枪弹金刃等锐器损伤内脏，且伤处有创口与体外相通。闭合性脏腑损伤多为钝器伤，因坠堕、挤压、冲撞或因骨折断端内陷压迫或穿刺内脏。二者均属危急之症，临床均有严重亡血的表现。

（二）根据损伤的性质分类

根据引起损伤发生的外力的性质，损伤可分为急性损伤和慢性劳损。急骤的暴力引起的损伤，称为急性损伤。体位不正或劳逸失度而使外力积累，这种持续性外力所引起的损伤，称为慢性劳损，又称为劳伤。

（三）根据受伤的时间分类

根据受伤的时间可分为新伤与陈伤。受伤后2～3周内就诊者，称为新伤。既往有损伤史，或新伤日久失治，或久治未愈，或愈后又因某些诱因隔一定时间后在原受伤部位复发者，称为陈伤，又称宿伤或旧伤。

（四）根据损伤部位是否破损分类

根据损伤部位的皮肤或黏膜是否完整可分为开放性损伤与闭合性损伤。开放性损伤指受伤后皮肤或黏膜破损者，多因锐器、火器或钝性暴力作用所致。开放性损伤因有创口流血，或深部组织与外界相通，容易发生感染。闭合性损伤指受伤后体表无创口者，多因钝性暴力所致。

（五）根据受伤的程度分类

根据受伤程度的不同，可分为轻伤和重伤。受伤程度的轻重，主要取决于致伤因素的强度、性质、作用时间、受力部位的解剖特点等。一般而言，轻伤患者多为单一性损伤，以局部症状为主；而重伤患者多为复杂性损伤，常合并明显的全身症状。

此外，根据受伤者的职业特点，损伤还可分为生活损伤、交通损伤、运动损伤、工业损伤、农业损伤和战伤等。损伤的发生与受伤者的生活习惯和工作职业有一定的关系。根据致伤因素的性质不同，可分为物理性、化学性和生物性损伤。外力、高热、冷冻、电流及放射线等引起的损伤为物理性损伤；各种化学物质引起的损伤为化学性损伤；各种微生物、细菌、病毒、真菌等伤害为生物性损伤。骨伤科学主要研究外力引起的损伤。

二、损伤的病因

损伤的病因又称为损伤的致病因素,是指引起人体损伤的原因。研究致病因素的性质、特点及其与临床表现之间关系的学说,即为病因学说,隋代称为"病源候"。历代文献对其论述很多。早在《黄帝内经》中,就提出"坠堕"、"击扑"、"举重用力"、"五劳所伤"等是引起损伤的原因。汉代医家张仲景在《金匮要略·脏腑经络先后病脉证并治》中提出了"千般疢难,不越三条",将损伤的病因分为内因、外因和不内外因。宋代陈言在《三因极一病证方论·三因论》中进一步地阐述了三因学说的理论,并指出了三因之间是相互联系的。陈言指出损伤的病因不同于七情内伤和六淫外因,故属于不内外因,但不内外因仍属于外因或内因的范畴,互相交错。所以历代多数医家认为损伤的病因就是内因和外因。了解损伤的病因有助于对损伤性质和程度做出正确的估计,对损伤的治疗和预后判断更有着重大的意义。

(一)外因

损伤外因是指外界因素作用于人体而引起损伤发生的各种因素,包括外力伤害、外感六淫、邪毒感染和虫兽伤害等。

1. 外力伤害　外力作用于人体,轻可损伤皮肉而见局部肿痛瘀斑;重则皮肉开裂,损伤出血或筋断骨错,甚至危及生命。根据外力的性质可将外力作用分为直接暴力、间接暴力、肌肉强烈收缩力、持续劳损力。

(1)直接暴力:直接暴力所引起的损伤发生在外力直接作用的部位,如跌仆、坠堕、撞击、扭闪、挤压、击杀及负重等情况下引起的损伤。直接暴力造成的创伤多为开放性损伤;造成的骨折常为粉碎骨折或横断骨折;造成的脱位多并发筋腱断裂和骨端撕脱。根据直接外力暴力作用方式的不同,又可分为:

1)挤压伤:人体受到重物的直接挤压而发生的损伤,又称压伤、磕伤。损伤轻者仅为皮肤肌肉的挫伤或局部出血肿胀;重者为肌肉严重损伤、骨骼粉碎,甚至内脏破裂出血。损伤的程度与重物的重量以及挤压物和身体接触的面积相关。如果是运动物体引起的挤压伤,多以辗转挤压为重,损伤程度比单纯重物挤压更为严重。

2)冲撞伤:人体在运动状况下受到暴力冲击撞伤,其损伤的程度与冲撞物的重量、速度以及距离相关。轻者仅为肌肉损伤,表现为肿胀出血和功能障碍;重者可为骨折、脱位甚至合并内脏、颅脑的损伤。

3)击杀伤:人体被棍棒、刀、枪、炮弹等武器杀伤。多为开放性损伤,轻者为肌肉、神经、血管的损伤,重者骨骼、内脏、颅脑等受损,甚至危及生命。

(2)间接暴力:间接暴力所引起的损伤发生在远离外力作用的部位。根据其不同形式又可分为传达暴力、扭转暴力、杠杆作用力。间接暴力造成的内脏损伤多为震荡伤;造成的骨折多为斜形、螺旋形、压缩性或撕脱性骨折;造成的筋腱损伤多为扭伤。

1)传达暴力:传达暴力是指大小相等、方向相反的纵向轴心作用力。多见于跌仆和坠堕时。损伤好发于解剖结构薄弱处、运动与静止交界处以及松质骨与密质骨的交界处。传达暴力引起的骨折多为斜形或压缩性。

2)扭转暴力:扭转暴力是指大小相等、方向相反的横向轴心作用力。损伤好发于解剖结构薄弱处。扭转暴力引起的骨折多为螺旋形或撕脱性,关节囊和韧带损伤多为撕裂伤。

3）杠杆作用力：杠杆作用力是指暴力在关节和关节附近形成了支点、阻力臂和动力臂，导致骨折脱位或筋腱断裂。如跌仆时上肢高度外展、外旋而形成的肩关节脱位为杠杆作用力引起的损伤。

（3）肌肉强烈收缩力：当肌肉过度强烈收缩时，可造成筋腱断裂或骨折。筋腱断裂断面多不整齐；骨折多为横断、撕脱性或螺旋形骨折。如运动员股四头肌强烈收缩时所致的股直肌断裂；跌仆时为防止跌倒，股四头肌强烈收缩所致的髌骨骨折均属此类损伤。

（4）持续劳损：长时间劳作或劳作时姿势不正确所引起筋肉、骨关节的慢性累积性损伤。持续劳损的病情多由轻到重，病位多由表及里，可使筋肉变性，关节增生，骨质退变，甚或骨折。如长期低头伏案工作可使颈部肌肉劳损，长期弯腰负重可引起腰肌劳损或椎间盘退变，长途跋涉可引起足第2跖骨疲劳骨折。

2. 外感六淫　指当风、寒、暑、湿、燥、火这六种正常的自然界气候的变化超过了正常的限度时，导致人体发病者，即为六淫。六淫致病多从表入里，其传变既遵循由表入里的传变规律，也根据体表组织与脏腑的关系传变。外感六淫与慢性劳损密切相关，可导致人体筋骨、关节发生疾病，如外感风、寒、湿可引起的骨关节痹病的发生。

3. 邪毒感染　受伤后邪毒直接从伤口侵入人体使病情加重，称为邪毒感染。多见于开放性损伤，相当于西医学的细菌病毒等微生物感染。轻者仅见局部伤口红、肿、热、痛；重者血肉腐败成脓，进而肢体坏死；更有甚者，邪毒内侵脏腑，危及生命。

4. 虫兽伤害　虫兽伤害是指毒虫、猛兽、毒蛇、狂犬等动物对人体的伤害。虫兽伤害除了造成皮肤破损、肌肉损伤、骨骼破碎外，更主要的是毒素可从伤口进入人体而使人体出现发热、昏迷、精神失常等中毒症状，甚则中毒死亡。如毒蛇咬伤，神经毒素进入人体可很快导致人体死亡。

（二）内因

内因是指人体内部影响损伤发病的各种因素。虽然损伤的发生主要是由外力伤害所引起的，但各种损伤的发生多与患者的年龄、体质、精神状态、职业工种及解剖结构等内在因素密切相关。外因一般只有在人体正气虚弱时才侵犯人体，其侵害主要体现在外感六淫、内伤七情及脏腑发病，损伤的发病也不例外。因此，内因与损伤发病是密切相关的。当外力伤害超过人体的防御能力时，外力伤害就是决定性的因素。

1. 年龄　不同年龄其损伤的好发部位、发生率以及损伤的性质都不同。摔倒时手掌心触地，儿童多发生前臂骨折或肱骨髁上骨折，而老年人则多发生桡骨远端骨折。儿童骨骼中有机质较多，骨质柔嫩，骨折多为青枝骨折；青年人筋骨坚强，一般的跌仆损伤多不会造成筋骨损伤，但较大的外力则多造成完全性骨折；老人骨骼中无机质的含量比较多，骨质脆弱，通常轻微外伤即可导致骨折，且多为粉碎骨折。儿童和青少年还可发生骨骺损伤，影响其骨关节的生长发育。

2. 体质　体质强弱与损伤的发生以及损伤的修复有密切的关系。在相同暴力作用下，体质强壮者不易发生损伤，体质虚弱者则易发生损伤。如颞颌关节脱位多见于体质虚弱、肝肾亏虚、筋肉松弛的老年人。损伤后气血充足，体质强壮，则损伤修复快，如果气血亏虚，体质虚弱则损伤修复缓慢，甚至不愈合。

3. 解剖结构　损伤发生的部位还与人体的解剖结构密切相关。损伤好发于局部解剖结构薄弱处、活动与静止交界处、松质骨与密质骨的交界处以及长期负重易劳损的部位。如儿童肱骨髁上既是松质骨与密质骨的交界处，也是局部解剖结构的薄弱处，所以儿童多见肱骨髁上骨折。桡骨远端是松质骨和密质骨交界的地方，所以老年人跌倒易在此处骨折。临床多见踝关节外侧副韧带的损伤，除了与受伤姿势有关外，外侧副韧带在解剖结构上比内侧副韧带薄弱也是重要原因之一。

4. 职业工种　临床损伤的发生与患者的职业工种有一定的关系。缺乏必要防护设备的手工操作机械工人常发生手外伤，轻者仅损伤皮肤肌肉，重者可损伤肌腱骨骼。某些职业工种要求人体长期处于某种固定的姿势或长期过度负重，易造成某些特殊的伤科疾病。如网球运动员、厨师、钳工由于前臂伸肌群起点劳损，容易患肱骨外上髁炎（网球肘）；长期低头工作者，容易患颈椎综合征；长期弯腰负重者，容易发生腰肌劳损；宇航员由于长期失重易患骨质疏松；运动员、舞蹈演员、武术演员等易发生各种扭伤。

5. 病理因素　损伤的发生与患者体内原有的疾病也密切相关。内分泌代谢障碍性疾病可引起骨质的疏松，轻微外力即可引起骨折。如患者原有的骨骼疾病使骨质破坏的，再遭受轻微的外力即可引起骨折，如骨结核、骨肿瘤、骨髓炎、骨囊肿等。

三、损伤的病机

人体是由脏腑、经络、皮肉、筋骨、气血以及津液等共同组成的一个整体。气血是构成人体的基本物质，也是维持脏腑正常功能的物质基础，气血运行于经络之中，而经络又联系全身的皮肉筋骨和脏腑，共同完成人体的生命活动。所以五脏六腑、皮肉筋骨、气血经络无论在生理功能还是病理变化上都是不可分割的。损伤的发生和发展也和脏腑、皮肉筋骨、气血经络有着密切的关系。

损伤可以分为外伤和内伤，外伤通常先是皮肉筋骨的损伤，进而引起气滞血瘀、经络阻塞，最终可引起脏腑功能紊乱。内伤多先有脏腑功能失调，然后病变由里达表，引起经络气血的病变，进而导致皮肉筋骨的损伤。所以，损伤的辨证论治必须是整体和局部相结合，既要对损伤局部皮肉筋骨病损辨证，也必须对全身气血津液脏腑进行辨证论治。

（一）皮肉筋骨病机

皮肤位于体表，具有护卫肌体，防止外邪入侵，控制汗孔开阖，调节体温等功能。肉，即肌肉，中医古籍中称为“分肉”。具有保护内脏、抵御外邪、运动肢节的功能。皮肉功能的正常发挥有赖于营卫气血的濡养，而营卫气血的生成有赖于肺脾两脏生理功能的正常发挥。

中医学将筋络、筋膜、筋腱等统称为筋，包括肌腱、筋膜、韧带、关节囊、血管和周围神经组织。根据所分属的经脉将全身的筋分为手足三阴三阳，称为十二经筋，配合十二经脉。筋有连接和约束骨骼、维持肢节活动和保护内脏的功能。筋隶属于关节，且与骨关系密切。《灵枢・经脉》中说：“筋为刚。”《素问・五脏生成》篇中说：“诸筋者皆属于节。”说明人体的筋都附着于骨上，大筋联络关节，小筋络缀形体，筋经相联，配合骨骼、肌肉完成肢体的运动功能。

骨属于奇恒之腑，它构成了人体的支架，包括全身的骨骼系统。骨具有支撑人体、保护内脏和进行运动的功能。如《灵枢・经脉》说：“骨为干。”骨内有腔隙，内藏骨髓，故有“骨者髓之府”之说。如《素问・脉要精微论》指出：“骨者髓之府，不能久立，行则振掉，骨将惫矣。”

皮位于人体的最外部，为全身之保护，肉为人体活动的动力，筋为联络之纽带，骨为全身之支架。筋络骨，骨连筋，筋骨的关系极为密切。总之，人体的卫外、运动功能有赖于皮肉筋骨功能的正常发挥，而皮肉筋骨又需要气血的温煦。由于皮肉为肺脾所主，筋骨是肝肾所主，因此皮肉筋骨要保持正常的生理功能，必须依靠肺气旺盛，脾气健运，肝血充盈，肾精充足。

1. 皮肉病机

（1）皮肉瘀阻：指外力作用于人体使局部气滞血瘀进而出现皮肉生理功能障碍的病理变化。多见于各种闭合性损伤。皮肉挫伤可引起局部气血凝滞，经络阻塞，营气不从。久之可郁而化热，以致瘀热成毒。除出现局部肿胀、疼痛、青紫瘀斑外，还可出现发热等全身症状。其疼痛可为胀痛、刺痛或为跳痛。严重的可因热毒炽盛，血气凝滞，可致局部肉腐化脓。

（2）皮破肉损：指外力作用于人体，引起皮肉的损伤进而使其生理功能障碍的病理变化。多见于开放性损伤及其并发症。《黄帝内经》云：“肉为墙。”损伤则破其皮肉。皮肉破损易致毒邪入侵，深窜入里，引起感染。轻则局部红、肿、热、痛，重则内传脏腑成为重证。如毒邪引动肝风，则可引起破伤风。

（3）皮肉失荣：指卫气营血不能正常濡养皮肉，进而使皮肉不能发挥正常功能的病理变化。损伤可导致局部经络阻塞，气机阻滞，气血不足，皮肉失养，或损伤可直接引起脏腑功能失调，导致肺气不固，脾虚不运，营卫运行滞涩，则卫外阳气不能熏泽皮毛，致皮肉失于濡养。临床轻则皮毛枯槁，肌肤麻木不仁，痿软无力，重则可引起皮肉变性坏死，表现为局部拘挛。可见于网球肘、腰背肌肉劳损等病。

（4）腠理不固：指各种原因引起人体营卫不和，腠理不固的病理变化。腠理司毛孔之开阖，为卫气所充养。若腠理疏松，六淫外邪容易乘虚而入，导致营气阻滞，营卫不和而发病。表现为筋脉拘急、恶风、疼痛、关节活动不利等。落枕、肩关节周围炎、腰肌劳损、寒湿腰痛等的发病即与此密切相关。

2. 筋伤病机　凡跌仆坠堕、闪挫扭捩，均可致伤筋。筋损伤后常表现为局部的肿胀、疼痛、功能障碍甚或出现感觉异常、异常活动等症状。筋伤后的早期，中期和后期均可出现疼痛和肿胀。疼痛是由于创伤血肿或炎症反应使伤处气滞血瘀，经络阻塞不通而引起的；肿胀是肢体受伤后脉络受损，血溢脉外形成的血肿或是肢体受伤后局部气血运行受阻，运化失常，水湿停滞于肢体而引起；功能障碍可因筋本身损伤所致，也可因为疼痛和肿胀间接所致。损伤后期或慢性筋伤时，由于筋的粘连挛缩，也可导致功能障碍。神经损伤后其支配区的感觉、运动均出现障碍。

（1）筋离其位：又叫筋出槽，指筋在外力作用下偏离其正常的位置而引起关节的活动不利。筋离其位多见于肘、膝等关节，因此处为筋聚之处，且槽较浅，故受伤后易使筋离其位。还可见于肱二头肌长头腱滑移至肱骨结节间沟外，引起肩部疼痛，功能障碍。

（2）筋断碎裂：指损伤使筋发生断裂。多见于刀刃切割、外力牵拉或肌肉猛烈收缩，使筋在骨上的附着点或肌肉与肌腱的交接处断裂。筋断碎裂后可引起肢体的活动障碍。多见于踝关节扭伤造成的踝外侧副韧带断裂、膝关节扭伤造成的膝内外侧副韧带或十字韧带断裂。此外，在慢性劳损，气血亏虚，筋脉失养，筋痿不坚的基础上，轻微的外力也可引起筋断裂,如慢性冈上肌腱断裂。

(3) 筋挛拘急:指筋脉挛缩拘急,张力增大,进而引起肢体活动障碍。多因受伤后包扎过紧或瘀血内停,导致营卫不和,筋脉失养,而拘急挛缩、活动不利。多见于缺血性肌挛缩症。

(4) 筋失其荣:指各种原因引起人体气血亏虚,筋失所养进而出现筋的生理功能障碍。轻者使筋急强硬,屈伸不利,重者使筋脉拘急挛缩,活动困难。临床多见于慢性劳损性疾病,病程较长。

(5) 筋纵弛软:由于肝血不足,筋失濡养,导致筋软松弛,失去对骨关节的约束,进而出现关节运动障碍的病理变化。多见于急性损伤后遗症或慢性损伤导致的筋脉受累。

3. 骨伤病机 骨伤是指由跌仆、坠堕、撞击、压轧、刀刃等外界致伤因素引起的骨骼的损伤。骨伤的同时多有筋伤,伤筋亦能动骨,且筋骨的损伤必然累及人体的气血经络,引起血凝气滞,为肿为痛。由于肾主骨,肝主筋,所以伤筋损骨还可累及肝肾精气。肝肾精气的不调也可引起筋骨的疾病。

(1) 骨骼折损:指暴力作用于骨骼,使骨骼发生损伤的病理改变。其损伤的类型根据引起损伤的暴力的大小以及受伤时伤者的姿势可有多种表现。如《医宗金鉴·正骨心法要旨》说:“凡骨之跌伤错落,或断而两分,或折而陷下,或碎而散乱,或岐而傍突。”详细指出了外力作用下骨骼发生折损的种种表现。

正常骨骼通常在较大暴力作用下才会发生损伤。轻者仅骨膜受损,较重者可使骨骼断裂而无移位,更重者骨骼断裂粉碎,骨折端移位严重。而年老体弱或骨骼骨质破坏的情况下,轻微外力即可引起骨骼折损。长期劳损亦可引起骨折,如长途行走所致的第2跖骨疲劳性骨折。骨折后可见疼痛、肿胀、活动功能障碍等症状,如骨折移位明显还可出现骨折特有的体征——畸形、骨擦音及异常活动。此外,骨骼折损还可合并重要血管、神经、内脏器官的损伤,甚至危及生命。

(2) 关节脱位:如外力仅引起骨骼接触面轻度移位时称为骨骼错缝。关节脱位除引起骨骼位置改变,还同时伤及其约束之筋,故临床表现为肿胀、疼痛、功能障碍。由于骨端位置异常、疼痛、肌肉痉挛,可使附着之筋紧张而出现畸形、弹性固定及关节盂空虚等症。同时应注意有无合并重要神经血管的损伤。

(二) 气血病机

气血是构成人体的基本物质,二者共同循行于经络中,外而充养皮肉筋骨,内则灌溉五脏六腑,维持人体的正常生命活动。

气主要来源于先天之精气和后天之精气。先天之精气是指禀受于父母的肾之精气;后天之精气是指脾胃化生的水谷精气和肺所吸入的自然界的清气。二者相互结合形成真气,是人体生命活动的原动力。真气形成后,沿着经脉循行于全身,与各脏腑组织的生理功能相结合即转化为具有不同功能和特点的气,如心气、肺气、肾气、胃气、营气、卫气等。气是不断运动着的精微物质,以升、降、出、入为其基本的运动形式。正常情况下,气的升降出入处于一种动态平衡的状态,具体体现在各个脏腑的生理功能以及脏腑之间的协调关系。气具有推动、温煦、防御、固摄、气化、营养等生理功能,对人体具有重要的作用。

血是由脾胃水谷之精微所化生。《灵枢·决气》曰:“中焦受气取汁,变化而赤,是谓血。”血液形成后,依靠气的推动作用循行于全身的血脉之中。血液具有两方面的生理功能:一是濡养滋润全身脏腑组织。人体全身各部位在血的濡养下才能发挥其生理功能。血的濡养还可以从面色、肌肉、皮肤、毛发等方面体现出来。二是神志活动的主要物质基础。血液供给充足,神志活动也就正常。

气和血的关系十分密切。可概括为"气为血之帅"、"血为气之母"。"气为血之帅"指气可推动血液运行、统摄血液循行于脉管之中以及气可化生血液。而"血为气之母"指气的生成和运行始终离不开血,即血能生气、血能载气。

1. 气病病机　临床上多种原因均可引起气机运行失常而使人体发生疾病。如外伤、饮食、劳倦、情志以及跌仆损伤、用力过度等病因均可引起"气"的病理变化。而在骨伤科临床中,由气所引起的病变更是常见,可以归纳为气郁、气滞、气逆、气闭、气虚或气脱等气机失调的病理状态。

(1) 气滞:指伤后气机运行障碍而停滞之证。当人体受到外伤或人体某一脏腑发生病变时,均可使气的运行受阻,出现"气滞"的病理现象。多由闪挫、劳损、情志内伤等原因所引起。气机郁滞则局部经络阻塞,患处可见胀闷疼痛,胀多于痛,且痛无定处。

气滞可发生于人体全身各处。临床上以肺、肝、脾及经络等处最常见。肺失宣肃,肺气壅滞,可见胸闷、咳喘;肝气郁滞,失于疏泄,可见胁肋、少腹胀痛;脾胃气滞,运化失常,可见脘腹满闷疼痛、纳呆、嗳气吞酸、便秘等;局部经络阻滞,可见病变部位肿胀疼痛。

(2) 气逆:指气机升降失常,升多降少而上逆的病理状态。多由情志内伤、饮食不调、外邪入侵或痰浊壅滞所致。气逆的病变与肺、胃、肝的关系尤为密切。如果外伤后肺气壅滞,则肺失宣肃,可上逆而为咳嗽、喘促;外伤后胃失和降,则胃气上逆,可见嗳气呃逆、恶心呕吐;外伤后肝疏发太过,肝气上逆则可见头痛、眩晕,甚则昏厥等。

(3) 气闭:指气的出入障碍,气机错乱,闭而不宣,上壅于心胸,使清窍闭塞,突然昏厥。气闭的病变与心、胸等的关系最为密切。多见于严重的损伤,为气病中最严重的表现,表现为突然昏厥,不省人事,四肢逆冷,甚或拘挛。

(4) 气虚:是全身或某一脏腑出现功能衰退的病理现象。其原因主要为气的生成不足或消耗太过。多见于慢性损伤患者、严重损伤恢复期及年老体弱者。气虚患者可见少气懒言、疲倦乏力、呼吸气短、语声低微、自汗、胃纳不佳及脉细软无力等症状。气虚的病理变化与脾、肺、心密切相关。

(5) 气脱:指气不内守,大量外脱而致全身性严重气虚不足,出现人体功能突然衰竭的病理状态,为气虚最严重的表现。可因正气损伤太过,气不能内守而外散脱失;或因大出血、大汗出、频繁吐下等,气随血脱或气随津泄等所致。常表现为面色苍白,汗出不止,日闭口开,二便失禁,脉微欲绝等。

骨伤科临床中,气脱多见于严重内伤或开放性损伤失血过多的患者,伤后突然出现神色颓委,目光无神,甚至昏迷,并伴有面色苍白,口唇发绀,四肢厥冷,汗出淋漓,呼吸浅促,语声低微,舌质淡,脉细数等表现。临床必须予以充分的重视,及时救治;如不及时施救,患者会有生命危险。

2. 血病病机　损伤与血的关系极为密切。跌仆坠堕或辗轧挫撞等各种损伤外力伤及经络血脉,发生出血,血液停留于局部,形成瘀血。严重损伤可造成急性大失血,进而发生血虚,临床多见于严重的开放性损伤或闭合性损伤患者。血病的病机可归纳为血瘀、血虚、血热。其中,血虚属虚,血瘀和血热属实。

（1）血瘀：指血液运行不畅，瘀积凝滞，或血溢脉外，停积于肌肤之间，或蓄积于脏腑、体腔内的病理变化，又称为瘀血。骨伤科疾病中血瘀多由损伤引起。损伤后局部筋骨组织受损，气血运行不畅，经络阻塞不通，故表现为伤处疼痛，其疼痛的特点为针刺样疼痛，且痛有定处。血为有形之物，当血溢于脉外时多见肿胀青紫。如果瘀血侵及脏腑，还可见脏腑证候。此外还可见唇舌青紫、面色晦黯、肌肤甲错、毛发不荣、脉细或涩等瘀血征象。

瘀血形成后，若久积不去，常可变生他症。瘀血留滞，复因湿热、火毒邪气入侵，与血热搏结，可使血肉腐败而成骨疽、疮疡；瘀血阻于营卫，营卫不和，不能收敛卫气，卫气外越则发热；或瘀久化热，患者自觉发热，且以午后及夜间为甚。若瘀血上攻心窍，神明受扰可见昏厥；瘀血流注于四肢关节，阻塞脉络，筋失所养而见筋肉挛缩；瘀血宿积，经久不愈，即转为陈伤。

（2）血虚：是指体内的血液不足，以至于不能发挥其正常的生理功能而出现的病理变化。造成血虚的原因有失血过多和化生不足。临床中如损伤的病情不太严重，则患者多以血瘀为主，待瘀血渐去而新血未生时，则可见血虚之象。若为严重的损伤出血，则患者当时即可见血虚之象。血虚所引起的临床症状均与“失于濡养”有关，在骨伤科临床中，血虚可导致筋脉失于濡养，肢体痿软无力。此外，血虚还可影响损伤的愈合。

（3）血热：指血分有热，使体内血液循行加速，脉道扩张，或使血液妄行而易出血的病理变化。在骨伤科疾病中多见于损伤后积瘀化热，或金刃创伤、邪毒感染所致。血热的病理变化主要表现在以下四个方面：一是血热初期，为阳盛则热之实证，故患者可有热象；二是血得热则行，血热后可使血流加快，脉络充血，所以可见面红目赤、舌绛等症；三是由于血分有热，可灼伤脉络，引起各种出血症状；四是血热可致心神不宁，患者可出现心烦，甚或躁扰发狂等症。总的来说，血证初期为实证，中后期因反复出血可致气血亏损，此时则多为阴虚火旺和气虚不摄，也可继续出血，临床应重视。

3. 气血同病的病机　气和血在生理功能上具有相互依存、相互为用的关系。在病理上，气和血之间也有着密切的联系，即气病可引起血病，血病亦可引起气病。临床上气血同病是比较多见的，尤其骨伤科疾病更是如此。

（1）气滞血瘀：指气机运行不畅引起血液运行也出现障碍，进而形成血瘀的病理变化。多由情志内伤，肝郁不舒，气机阻滞所致；或由于跌仆坠堕、辗轧挫撞等因素伤及气血，进而形成气滞血瘀。气滞血瘀是骨伤科疾病的基本病机之一，在骨伤科疾病中尤为常见。其临床表现兼有气滞和血瘀两个方面的证候。

（2）气血两虚：指气虚和血虚同时存在，人体组织器官失养进而功能减退的病理变化。多由于久病耗伤气血，或先有失血，气随血耗，或先因气虚，生化失职而致。骨伤科多见于慢性损伤、严重创伤及慢性骨髓炎、骨结核患者。临床可见面色苍白、头晕失眠、心悸气短、自汗乏力、伤口难愈、舌淡脉细等气虚和血虚兼见的证候。

（3）气不摄血：指由于气虚，统摄血液的功能失常而引起出血的病理变化。多因久病，脏腑功能衰退引起气虚，如久病后脾气受损，脾不统血，或因肝气不足，肝不藏血而致出血。主要表现吐血、尿血、便血等各种出血症状兼气虚证。

（4）气随血脱：指由于大量失血而引起的气随血液的突然流失而脱散，最后形成气血并脱的病理变化。多因外伤后大失血、呕血或妇女崩漏及产后大失血等所引起。骨伤科疾病主要见于严重外伤损及较大动脉，临床表现为大失血的同时出现面色苍白、汗出如珠、四肢厥冷，甚则昏厥、脉微细或见芤脉等。临床需要引起重视，及时抢救。

（5）血随气逆：指因气的升降失常，升举太过或有升无降，导致血随之上逆的病理变化。多由于损伤引起脏腑气机功能紊乱所致。临床表现以上部出血为主，如咳血、吐血等症。严重的出血部位在脑部，即发为中风或昏厥。

（三）脏腑病机

脏腑包括了五脏六腑和奇恒之腑，是维持人体生命活动的主要器官，具有化生气血、通调经络、濡养皮肉筋骨的功能。

五脏并非独立存在于人体内，而是和五体、五华以及四时阴阳等密切相关的。这正体现了中医学"天人相应"的整体观念。如《素问·六节藏象论》说："藏象何如……心者，生之本，神之变也；其华在面，其充在血脉，为阳中之太阳，通于夏气。肺者，气之本，魄之处也；其华在毛，其充在皮，为阳中之太阴，通于秋气。肾者，主蛰，封藏之本，精之处也；其华在发，其充在骨，为阴中之少阴，通于冬气。肝者，罢极之本，魂之居也；其华在爪，其充在筋，以生气血，其味酸，其色苍，此为阳中之少阳，通于春气。脾者，仓廪之本，营之居也，名曰器，能化糟粕，转味而入出者也，其华在唇四白，其充在肌，其味甘，其色黄，此至阴之类，通于土气。"人体以脏腑为中心的五大系统，在生理功能上既各自独立，又相互联系，维持着整体的平衡。五脏的生理功能是"藏精气而不泻"，其特点是"满而不能实"；六腑的生理功能是"传化物而不藏"，其特点是"实而不能满"。

脏腑以气、血、津液、精等物质为其正常生理活动的物质基础，而脏腑正常功能活动又关系着气、血、津液、精等物质的生成、运行和输布。所以，在研究藏象时，必须认识脏腑本身、脏腑之间以及包括气、血、津液、精在内的正常生理功能和异常病理变化。

脏腑病机是指脏腑的形质与功能发生异常改变的机制。正常情况下，五脏与六腑以及整体与局部之间是相互联系、相互制约的，并且各脏腑的生理功能维持动态平衡。当人体遭受外界损害因素的作用或内因的影响时，以五脏为中心的平衡就会失调，人体就会发生疾病。在对损伤进行分析时，既要对局部皮肉筋骨损伤进行分析，也要从整体出发，分析人体脏腑、气血、津液、经络等的病变，才能认识到损伤的本质和病理变化的因果关系。

1. 肾与膀胱病机　肾藏精，主骨生髓，对人体的生长发育与生殖有着重要的作用。儿童可因先天肾气未充，骨骼不坚，外力作用下容易损伤。成年人肾精不足，稍受外力即易发生损伤，且损伤后骨骼愈合迟缓。严重损伤后期，或年老体衰者，或久病劳损患者可因肾气不固，表现为畏寒肢冷，腰膝酸软，小便频数、清长，尿后余沥，甚则小便失禁，滑精早泄，舌淡苔白，脉沉细。瘀阻肾精多见于直接暴力作用于腰背部或一些严重复合伤，症见血尿刺痛，小腹胀痛，疼痛拒按，且腰背部肾区叩击痛明显，发热不退，甚则膀胱破裂，出血不止，出现面色苍白，四肢厥冷等危象，应及时救治。肾主水，主纳气，与膀胱相为表里。膀胱位于下腹部，其主要功能是贮尿和排尿。当骨盆骨折或少腹、会阴损伤时可合并膀胱损伤。伤后瘀血阻滞膀胱，膀胱气化不利，可见小便不畅或尿血刺痛，小腹发胀，疼痛拒按。严重可见膀胱破裂。

2. 脾胃病机　脾主运化，主肌肉四肢，损伤与脾胃的关系极为密切。脾胃运化水谷精微，为气血生化之源，故亦称为后天之本。在损伤后要及时调补脾胃，在活血祛瘀的基础上及时培补脾土,脾健则气血生化有源,正气旺则能活血祛瘀,有助于新生,促进损伤部位的修复。脾胃功能健旺,气血充盈,四肢强劲有力,即使受伤,也容易恢复;若患者素体虚弱,或伤后饮食失调,或肝木乘脾,损伤脾气,即可产生脾虚不运的病理改变。可表现纳呆,脘腹满闷,大便溏薄,面色萎黄,倦怠无力,舌质淡嫩,苔薄白,脉濡弱;甚则伤及脾阳,腹痛喜按,饮食不化,泄泻清冷,苔白滑,脉沉细无力,严重者肢体浮肿等症状。脾主统血,脾气虚弱,不能统摄血液,可导致血溢脉外。多见于久病脾气虚弱的患者,表现为损伤出血不止、皮下出血、鼻衄、尿血、便血、妇女崩漏、月经过多,同时兼见脾气虚的证候。

3. 肝胆病机　肝主藏血、主疏泄,在体合筋。胆与肝相为表里,其主要生理功能是贮存、排泄胆汁和主决断。肝的生理功能正常与否既影响胆、目窍、筋膜等器官功能的发挥,又关系到气血津液等基本物质的生成和输布。由于肝肾同源,两脏多可同治。损伤与肝的关系极为密切。损伤患者因伤后情志不舒,或风夹六淫之邪,或瘀血为患而致肝胆病变的发生。跌打损伤患者不论伤及何经,其败血凝滞必然归属于肝。胸胁内伤或肋骨骨折患者可见肝气郁结,表现为精神抑郁或急躁,胸胁或少腹胀闷、窜痛。伤后失血过多或久病体虚,生血不足,可导致肝血亏损,表现为筋痿,或血虚动风而见肢麻、筋挛。创伤后外感风邪而引动肝风,表现为四肢拘急,项强抽搐,角弓反张,牙关紧闭,舌颤,脉弦数等。

4. 肺与大肠病机　肺主气、司呼吸、通调水道以及宣散卫气和朝百脉、主治节。大肠与肺相为表里,其主要生理功能是传化糟粕。损伤常可发生肺与大肠的病理改变。其致病因素有外邪侵袭和内伤传变两个方面。慢性劳损、皮肉筋骨病损多见肺主气卫外的功能减弱,表现为周身乏力,气短懒言,动则气喘,痰白清稀,舌质淡嫩,苔薄白,脉虚。若表虚不固,可有畏风、自汗等。胸胁损伤、肋骨骨折或严重胸部挤压伤可见瘀阻气道,表现为频繁咳嗽,胸闷气闭,胸痛固定,不能平卧,舌边瘀点,脉弦涩,甚则咳血。腹部损伤导致气血瘀滞,传导功能失常,表现腹部疼痛、拒按、呕吐、大便秘结。重者肠破裂,病情危重。

5. 心与小肠病机　心主血脉和藏神,小肠受盛、化物以及泌别清浊,并且与脾胃系统有密切关系。心与小肠相表里。暴力损伤影响及心,可致心血瘀阻、心功能失常。表现为手足逆冷、心悸怔忡等症。痰浊蒙蔽心窍,致神明迷乱而机窍闭阻,常发生皮肉筋骨或脏腑气血的意外损伤,如暴力打击头部。皮肉筋骨病损日久,或损伤大失血后,可见心血不足的证候,表现为面色苍白、眩晕、多梦易惊、失眠健忘、舌淡、脉细。严重损伤失血过多,心阳大伤,可见心阳虚脱,表现为面色苍白,心慌气促,四肢厥冷,汗出如珠,呼吸微弱,或心搏骤停,脉厥气绝等症。需立即抢救。皮肉筋骨病损患者积瘀化热,或情志之火内发,六气郁而化火,均可产生心火亢盛的病理变化。

(四)经络病机

经络是人体运行全身气血、联络脏腑形体孔窍、沟通上下内外的通道。经络是经脉和络脉的总称。经脉和络脉相互沟通联系,将人体的脏腑、形体、孔窍等连接成一个统一的有机整体。经络通畅,气血即能正常濡养周身,人体筋骨强健,关节通利。人体的生理功能、病理变化以及治疗效果均可通过经络来实现。当筋骨疾病累及经络时,可影响循行所通过的脏腑的生理功能而出现相应部位临床症状。

第二节 骨病的分类和病因病机

骨病是指包括骨、关节和筋等组织的感染、畸形、肿瘤等在内的骨骼疾病，是骨伤科疾患的重要组成部分。其分类方法较多，现多根据其病因、病理变化，结合患病部位和临床表现进行分类。

一、骨病的分类

（一）根据病因分类

1. 骨关节先天性畸形　骨关节先天性畸形指患儿在出生前或出生时就发生异常，或潜在有异常的因素。包括骨关节的发育障碍和骨关节的结构缺陷。临床表现为形态异常、肢体残缺或骨关节变形，且多伴有功能障碍。其病因可为胚胎发育异常，或胎儿期生长受阻，有的有家族史、遗传性。常见的畸形有：

（1）骨关节发育障碍：成骨不全、软骨发育不全、石骨症、蜡油样骨病等。

（2）骨关节结构缺陷：颈部可见短颈、斜颈、颈肋等畸形；上肢可见高肩胛症、先天性肩关节脱位、尺桡骨骨性连接、先天性腕关节半脱位、先天性手部畸形（并指、多指、巨指）等畸形；下肢可见先天性髋内翻、先天性髋关节脱位、先天性髌骨脱位、先天性胫骨假关节、先天性足部畸形（并趾、多趾、巨趾）等畸形；脊柱可见先天性枕颈关节畸形、移行椎、腰椎缺如、骶椎缺如、先天性脊柱侧弯等畸形。

2. 骨关节感染性疾病　指细菌病毒等微生物侵入骨关节引起的骨关节的化脓性感染性病变。根据所感染的细菌的种类，可分为骨痈疽和骨痨。

（1）骨痈疽：是指金黄色葡萄球菌、溶血性链球菌、大肠杆菌等侵入骨关节而引起的病变。又可分为化脓性骨髓炎和化脓性关节炎，中医统称为骨痈疽。化脓性骨髓炎根据病变特点又可分为急性化脓性骨髓炎和慢性化脓性骨髓炎。此外，古代文献还因骨痈疽发病部位的不同而有不少名称，如发生在髋关节的叫环跳疽，发生在踝关节的叫穿踝疽，发生在肩关节的叫肩中疽等。

（2）骨痨：是指结核杆菌侵入骨与关节而引起的慢性化脓性破坏性疾病。因所形成的脓液似败絮黏痰，且常流窜他处，形成流注脓肿，故又名流痰。骨痨按其发病部位不同，又有不同的名称。如发生在脊柱的称龟背痰，发生在腰椎两旁的称肾俞虚痰，发生在髋部者称附骨痰、环跳痰，生在膝部者称鹤膝痰，生在踝部者称穿拐痰等。根据结核菌累及的部位，又可把骨痨分为单纯骨结核、单纯滑膜结核和全关节结核。

3. 痹病　痹病是指感受风、寒、湿、热等外邪，使人体经络阻塞，气血运行不畅而引起的关节肌肉出现疼痛、肿胀、麻木、重着为主要临床表现的病证。根据所感受的邪气的不同，又可分类，以感受风邪为主的称为行痹，以感受寒邪为主的称为痛痹，以感受湿邪为主的称为着痹，以感受热邪为主或风寒湿邪郁久化热的称为热痹。西医学的风湿性关节炎、类风湿关节炎、强直性脊柱炎、痛风性关节炎、创伤性关节炎、关节内游离体、关节滑膜炎、牛皮癣关节炎、神经性关节炎以及血友病性关节炎等均可参照痹病辨证施治。

4. 痿病　是指人体遭受外伤、感受外邪或正气亏损后，发生的以肢体筋脉弛缓，肌肉瘦削，手足痿软无力及麻木为特征的病证。临床以下肢痿软较多见，故亦称“痿躄”。西医学的多发性神经炎、小儿麻痹病、大脑性瘫痪、偏瘫、截瘫、单瘫、肌病性瘫痪、肌萎缩症等,均属痿病范畴。

5. 筋挛 是指先天性发育障碍、损伤、缺血、炎症、邪毒感染及瘫痪等原因使得肢体某群肌肉持续性收缩,或皮肤、关节囊、韧带失去正常弹性而挛缩,引起关节功能障碍的疾病的统称。临床常见的有缺血性肌挛缩症、关节感染后挛缩以及手内在肌挛缩等。

6. 骨坏死性疾病 指骨或者软骨发生坏死的疾病。根据发病的年龄、坏死的部位的不同,名称也不同。儿童骨骼发育过程中,各骨化中心由于各种原因干扰而出现的软骨内化骨紊乱,称为骨软骨病或骨软骨炎。此外发生在成年人的还有创伤性骨坏死、激素性骨坏死、其他骨坏死性疾病等。骨坏死性疾病在临床上有其好发部位。

7. 骨代谢性疾病 是指各种原因引起的骨矿物质或骨基质代谢紊乱,由于代谢紊乱造成骨组织生物化学和形态学的变化,进而引起骨发育畸形、骨坏死、骨生长障碍或骨质疏松等改变。此类疾病和人体内分泌系统有着密切的联系。常见的有佝偻病、骨软化症、骨质疏松症以及甲状腺功能紊乱等代谢性骨病。

8. 骨肿瘤 是指发生于骨(软骨、骨、骨膜)及骨的附属组织(骨髓、神经、脂肪、血管等)的肿瘤。可分为原发性骨肿瘤、继发性骨肿瘤。原发性骨肿瘤是指来自骨及骨附属组织的瘤细胞所致的肿瘤。根据肿瘤细胞的来源可分为骨源性、软骨源性、纤维源性、骨髓源性、血管源性、神经源性等。根据良恶性质又可分为良性骨肿瘤和恶性骨肿瘤。继发性骨肿瘤多由其他器官的恶性肿瘤通过血循或淋巴系统转移到骨骼,故皆属恶性。目前对骨肿瘤的分类认识尚不完全一致,现仍多以组织形态及细胞来源分类的基础上结合良恶性质进行分类。

9. 地方病 是指骨关节疾病的发生地域环境因素相关的疾病。多因流行地域的水土含有过高或过低的某些矿物质,使人体骨代谢出现异常,或因食物污染引起骨骼关节的疾病。如大骨节病和氟骨病。

10. 职业病 是指骨关节疾病的发生和职业工种密切相关,多因生产劳动中经常接触有害因素而引起,这些有害因素包括物理性、化学性和生物性的因素。如振动病、减压病、工业性骨中毒和放射性骨病等。

(二)根据发病组织及部位分类

1. 骨疾病 指发生于骨骼的疾病,包括骨先天性畸形、化脓性骨髓炎、骨肿瘤、骨代谢疾病、骨坏死性疾病等。

2. 关节疾病 指发生于关节的疾病,包括先天性髋关节脱位、化脓性关节炎、关节结核等。

3. 神经、肌肉疾病等软组织疾病 是指发生于软组织的疾病,包括痿病、筋挛等疾病。

4. 脊柱疾病 是指发生于脊柱部位的骨病,包括颈椎病、腰椎间盘突出症、椎管狭窄等疾病。

二、骨病的病因

引起骨病的原因是多种多样的,如先天缺陷、六淫侵袭、邪毒感染、损伤及中毒等,与损伤的病因既有相似之处也有不同的地方。

（一）外因

是指外界作用于人体而引起骨关节疾病发生的因素，与外感六淫、外力伤害、地域因素、毒物与放射线等有关。

1. 外感六淫　六淫是指风、寒、暑、湿、燥、火六种病邪。当人体正气虚弱时，六淫可直接侵犯人体引起疾病的发生。某些骨病的发生与六淫有着密切的关系。痹病可由风寒湿热之邪侵袭而发病。寒湿腰痛多是在肾虚的基础上风寒湿乘虚而入所致。

2. 邪毒感染　中医的邪毒相当于西医的细菌、病毒，人体感受各种邪毒，可引起化脓性骨髓炎、化脓性关节炎、骨结核等疾病的发生。

3. 外力伤害　引起骨病发生的外力多指慢性劳损，主要是筋骨关节长期处于超负荷的状态，从而引起筋骨关节的慢性退行性病变或引起骨软骨病的发生。某些职业病的发生也和此因素相关。

4. 地域因素　不同地域环境，气候条件及饮食习惯不同，好发的骨病也有所不同。

5. 毒物与放射线　多和职业工种有关，长期接触有毒物质可引起筋骨关节损害而发病，这些毒物的长期作用也是骨肿瘤发病的原因之一。

（二）内因

是指由于人体内部影响骨病发生的因素。

1. 先天发育缺陷　骨关节先天性畸形多由先天发育缺陷所引起，有些畸形在婴儿出生时即被发现，如肢体缺如、多指、并指、先天性马蹄内翻足等。有些畸形发现较晚，如先天性脊柱侧弯、先天性髋关节脱位。

2. 年龄　不同年龄的人，易患的筋骨关节疾患的种类和发病率不同。先天性骨关节畸形、小儿麻痹好发于婴幼儿，骨软骨病好发于儿童和青少年，骨关节退行性疾病、骨质疏松症好发于成年人和老年人。

3. 体质　体质强壮，筋骨强健，不易发生筋骨关节疾患，体质虚弱，肝肾亏虚，抵抗力低，容易被邪毒侵犯，所以易患骨关节感染性疾病。

4. 营养因素　骨代谢性疾病的发生和营养因素密切相关。如营养障碍可引起佝偻病、骨软化症、骨质疏松等疾病的发生，局部骨质血供障碍，可引起骨坏死等疾病的发生。

5. 脏腑功能障碍　骨病的发生和肝、脾、肾的关系密切。脏腑功能障碍，气血不能濡养筋骨关节引起发病。肾性骨坏死、甲状旁腺功能紊乱、激素诱发骨坏死、神经源性肌萎缩等属于这一类。

三、骨病的病机

骨病的病机与损伤的病机既有相似之处，也有不同之处。骨病的发生、发展与变化，与致病因素和患病人体的体质强弱密切相关。

（一）外邪病机

外邪主要指六淫、邪毒等致病因素，是痹病、痿病、骨痈疽、骨痨、骨肿瘤等筋骨关节疾患的常见致病因素。六淫邪毒侵入人体能否引起骨病，与人体的体质强弱和病邪的盛衰关系密切。一般来说，体质强壮，抵抗力强，病邪不易入侵；若病邪旺盛，人体又体质虚弱，抵抗力低下,邪气即可乘虚而入,气血耗损即可引起骨病的发生。

1. 风邪善行而数变　风邪善行而数变,风为百病之长,很多疾病都是由风邪所引起的。风邪所引起骨病的疼痛具有痛无定处的特点。《杂病源流犀烛·诸痹源流》云:“风胜者为行痹,游行上下,随其虚处,风邪与正气相搏,聚于关节,筋弛脉缓,痛无定处。”

2. 寒邪收引疼痛　骨病关节收引疼痛与寒邪密切相关。人体感受寒邪,阳气受伤,筋脉失于温煦而收引挛缩;寒邪使气血失于推动而气滞血瘀,经络阻塞是发生疼痛的主要原因。

3. 湿邪肿满不仁　人体感受湿邪,可以导致皮肉筋脉的损害,引起着痹和痿病等疾病的发生。正如《素问·痿论》云:“有渐于湿,以水为事,若有所留,居处相湿,肌肉濡渍、痹而不仁,发为肉痿。”

4. 火邪伤阴劫血　火毒之邪可伤阴劫血,导致筋骨关节失于濡养而发生痿痹。正如《素问·痿论》所言:“肺热叶焦,则皮毛虚弱急薄,著则生痿躄也。”人体感受火热之邪或风寒之邪郁久化热,热盛肉腐酿脓,是骨痈疽成脓的机制。

(二) 气血经络病机

气血是人体生命活动的基本物质。气血相辅相成,互相依附,循行于全身经络之中,外可充养皮肉筋骨,内可灌溉五脏六腑。经络是气血运行的场所,具有沟通表里上下、联系脏腑内外的功能。气血经络和骨病的发病密切相关。

1. 气血病机　疼痛和肿胀是骨病常见的临床症状,是由于致病因素伤及气血而引起的病变。如《素问·阴阳应象大论》云:“气伤痛,形伤肿。”临床还可以是气血俱损,但也有损伤先后不同而出现不同的病变特点。如《素问·阴阳应象大论》亦云:“先痛而后肿者,气伤形也;先肿而后痛者,形伤气也。”骨病的发生还可因为气虚和血虚所引起。先天肾精不足和后天脾胃化生水谷精微不足,均可导致气虚,进而脏腑筋骨关节可出现衰退和虚弱。骨病后期,或慢性劳损性疾患,或年老体弱的患者,可出现少气懒言,疲乏无力,呼吸气短,自汗,脉细弱无力等气虚证候。血虚多因失血过多或脾胃化生不足所致,可引起筋脉拘急挛缩,关节僵硬等改变。由于气血相互为用,所以气虚、血虚均可引起气血两虚,导致骨病的病程迁延,功能恢复迟缓。

2. 经络病机　经络通畅,气血才能运行周身,濡养筋骨,则能筋骨强健,关节通利。如《灵枢·本脏》云:“经脉者所以行气血而营阴阳,濡筋骨,利关节者也。”经络不畅,则筋骨关节失于濡养而发生疾病,同样,当骨病累及经络时,亦可影响它所循行的脏腑组织的功能。

(三) 脏腑病机

脏腑即指五脏和六腑,五脏具有化生气血和贮藏精气的功能,六腑具有传盛化物的功能,五脏六腑共同完成人体的生命活动。一旦脏腑功能失调,筋骨关节将失于濡养而出现病变。根据五脏六腑功能的特点,和筋骨关节关系密切的脏腑是肝、脾、肾。

1. 肝主筋、藏血　肝有贮藏血液和调节血量的功能,而筋骨关节的生理功能均依赖于血的濡养,故如肝血不足,血不荣筋,可出现筋挛、肢体麻木、关节活动不利。筋骨疾病、劳损均与肝有着密切的联系。

2. 脾主肌肉、四肢　脾有运化水谷、输布精微物质以濡养四肢百骸的功能。脾失健运，化生不足，可致肌肉瘦削，四肢疲惫，活动无力，骨病恢复缓慢。

3. 肾主骨、藏精、生髓　肾的精气为一身之根本，人体骨的生长、发育、修复均依赖于肾精的濡养。儿童易患先天性骨关节畸形，即为先天肾精不足所致。老年人因肾精随年龄而衰减，骨骼失养，可出现退行性骨关节疾病、骨质疏松等症。此外，由于肾精亏虚，骨骼失养，易被外邪侵犯，导致骨痈疽和骨肿瘤的发病。

学习小结

1. 学习内容

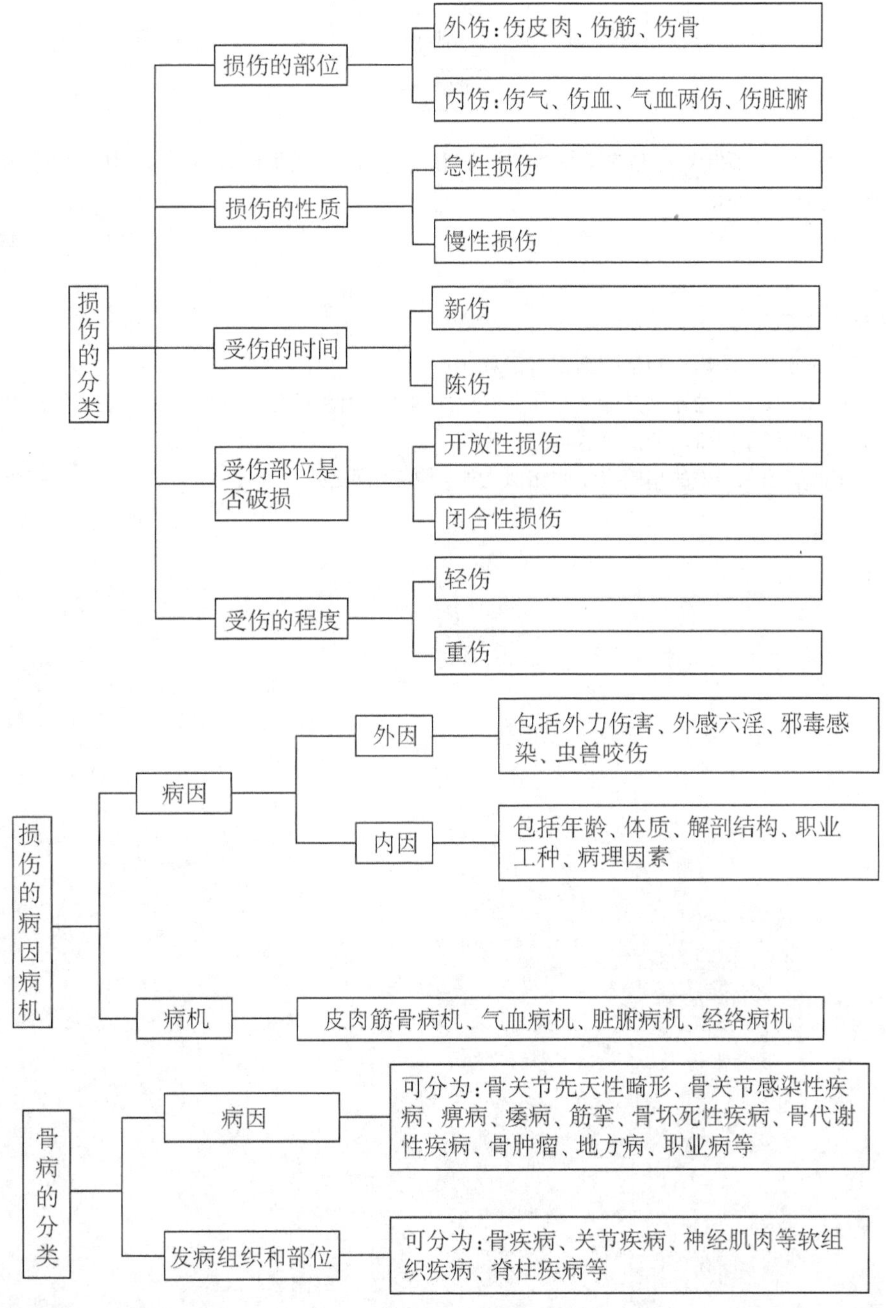

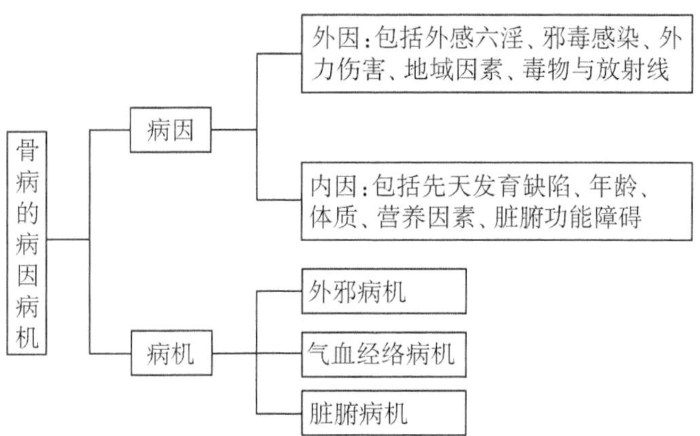

2. 学习方法　可采用对比和演绎的学习方法，如对比不同种类损伤的特点，运用已学习的中医基础理论分析损伤的病机变化。

（冼　华）

复习思考题

1. 损伤的分类对临床诊断治疗损伤有何意义？
2. 引起损伤最常见的原因是什么？如何看待外因和内因在引起损伤发生中所起到的作用？
3. 试分析损伤不同阶段的病机特点。
4. 骨病的病因和损伤的病因有哪些相似之处，哪些不同之处？

第四章　损伤的症状体征

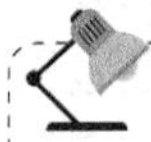

学习目的

通过学习损伤全身症状、局部症状及特殊症状、体征，为损伤疾病的辨证诊断奠定基础。

学习要点

损伤全身症状、局部的一般症状及特殊体征。

人体遭受外力作用而发生损伤后，由于气血、皮肉、筋骨、经络、脏腑以及精津的病理变化，因而出现一系列的症状，这些症状对于诊断伤患以及了解其发展过程与预后等有重要的价值。

第一节　全身症状

轻微损伤一般无全身症状。通常损伤之后由于血瘀气滞，往往有神疲纳呆，夜寐不安，便秘，形羸消瘦或有瘀斑，脉浮弦等全身症状。妇女可见闭经或痛经、经色紫黯有块。若瘀血停聚，积瘀化热，常有口渴、口苦、心烦、便秘、尿赤、烦躁不安等表现，舌质红，苔黄厚腻，脉浮数或弦紧。严重损伤者可出现面色苍白，肢体厥冷，出冷汗，口渴，尿量减少，血压下降，脉搏微细或消失，烦躁或神情淡漠等休克现象。脱位、骨折明显压迫内脏时，可出现呼吸困难，胸闷，气短或腹胀，腹痛，排尿困难；压迫周围神经、血管时可出现肢体坏死，肌萎缩，肌无力等。后脱位的锁骨压迫气管、食管、大血管可出现严重的疼痛、咳嗽、发绀、呼吸困难、吞咽困难及声音改变，也可见颈静脉怒张，重者可出现气管撕裂、血气胸而死亡。内脏损伤出现特殊症状，多见于急重症，应及时做出定位诊断，并积极采取抢救措施。

第二节　一般症状和体征

一、一般症状

1. 疼痛　伤后患处经脉受损，气机凝滞，经络阻塞，不通则痛，出现不同程度的疼痛。气滞者因损伤而致气机不利，表现为疼痛，痛无定处，且范围较广，忽聚忽散，无明显的压痛点。若伤在胸部，多伴咳嗽、呼吸不畅、气急、胸闷胀痛、牵掣作痛。气闭则因骤然损伤而使气机闭塞不通，多为颅脑损伤，出现晕厥、昏迷等症状。若肝肾气伤，则痛在筋骨；若营卫气滞，则痛在皮肉。伤处可出现直接压痛或间接压痛（纵轴叩击痛及骨盆、胸廓挤压痛等）。例如：踝关节损伤可引起内外踝部疼痛。肋骨骨折时局部疼痛，深呼吸及咳嗽时疼痛加重。

2. 肿胀瘀斑 伤后瘀血瘀滞于皮肤腠理，“血有形，病故肿”，因而出现肿胀。若血行之道不得宣通，“离经之血”较多，透过撕裂的肌膜和深筋膜，溢于皮下，一时不能消散，即成瘀斑。伤血者肿痛部位固定，瘀血经久不愈，变为宿伤。肿胀严重时还可出现张力性水疱。如踝关节伤后出现内外踝部肿胀，高度肿胀时可见张力性水疱。

3. 功能障碍 由于损伤后气血阻滞引起剧烈疼痛，肌肉反射性痉挛以及组织器官的损害，可引起肢体或躯干发生不同程度的功能障碍。如伤在手臂则活动受限，伤在下肢则步履无力，伤在关节则屈伸不利，伤在颅脑则神明失守，伤在胸胁则心悸气急，伤在肚腹则纳呆胀满。若组织器官仅仅功能紊乱，无器质性损伤，功能障碍可以逐渐恢复。若组织器官有形态的破损或器质性损伤，那么功能障碍将不能完全得以恢复，除非采用手术或者其他有效的治疗措施。例如：肱骨外科颈骨折时肩部主动活动功能丧失。股骨粗隆间骨折后，患侧髋关节疼痛，不能站立及行走。

疼痛、肿胀、瘀斑以及功能障碍是损伤较普遍的一般症状。由于气血是相辅相成的，故临床多气血两伤、痛肿并见，仅有偏重而已。

二、特殊体征

（一）筋骨损伤的特征

1. 畸形 发生骨折或者脱位时，由于暴力作用以及肌肉韧带的牵拉，常使骨端移位，使肢体形状改变，而产生特殊畸形。畸形是最为常见的筋骨损伤的特征之一，对于某些疾病的诊断及治疗具有决定性的作用和指导意义。如：肩锁关节脱位时，可出现锁骨外端高于肩峰、锁骨外端浮动感。肩关节脱位时肩部失去圆钝平滑轮廓，呈“方肩”畸形。肘关节脱位时，呈“靴状畸形”。

2. 骨擦音 骨折时，由于断端相互碰触或摩擦而产生，一般在检查骨折局部时触摸而偶然感觉到。如肱骨髁上骨折时在肱骨髁上部位骨擦音明显。股骨髁上骨折时于股骨伤处，股骨远端可触及明显的骨擦音或骨擦感，是诊断股骨髁上骨折的标志之一。

3. 异常活动 在肢体没有关节处出现了类似关节的活动，或关节原来不能活动的方向，出现了活动。例如：肢体骨干骨折后在骨折的部位可出现屈曲、后伸、旋转等活动。

4. 关节盂空虚 位于关节盂的骨端脱出，致使关节盂空虚，这是脱位的特征。例如：肩关节脱位时，肩峰下关节囊空虚。

5. 弹性固定 脱位后，关节周围的肌肉痉挛收缩，可将脱位后骨端保持在特殊位置上，该关节进行被动活动时，仍可轻微活动，但有弹性阻力，被动活动停止后，脱位端又恢复原来的特殊位置，这种情况，称为弹性固定。例如：肘关节侧方脱位时，肘关节弹性固定于屈曲90°位，于肘关节内侧可触及肱骨滑车突出。

（二）脏腑损伤的症状

脏腑损伤后，因损伤的部位不同，常可出现一些特殊症状，这对于辨证诊断具有重要作用。例如：颅骨底骨折可出现眼周围迟发性瘀斑、鼻孔出血或脑脊液外漏、外耳道出血等。硬膜外血肿常有中间清醒期。肋骨多发骨折时患者胸痛剧烈，伴呼吸困难，可出现反常呼吸、呼吸及咳嗽时疼痛加剧，可出现发绀，在伤后1～2天，若呼吸困难及发绀逐渐加重，要警惕创伤后的急性呼吸窘迫综合征。胸部损伤导致气胸、血胸时，出现气逆、喘促、咯血，甚者鼻翼扇动、发绀、休克。腹腔内脏破裂时，常见固定性压痛、反跳痛与腹肌紧张等腹膜刺激征。肾脏损伤时，可见无尿等。

内脏损伤出现特殊症状，多见于急重症，应及时做出定位诊断，并积极采取抢救措施。

学习小结

1. 学习内容

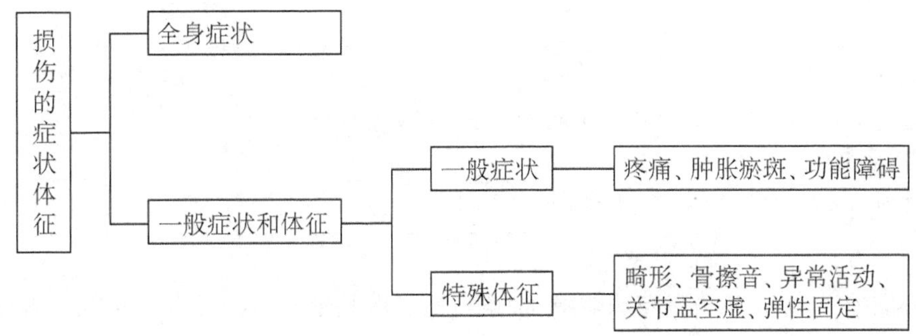

2. 学习方法 主要以记忆为主，在熟悉人体正常解剖情况下，采用对比学习方法。

（王秀华）

复习思考题

1. 根据损伤的一般症状能对疾病做出明确诊断吗？
2. 筋骨损伤的特殊体征与一般症状有什么不同？
3. 何种损伤时临床查体能触及弹性固定？

第五章　骨病的症状体征

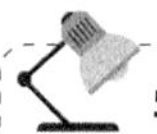

学习目的

通过骨病症状、体征的学习，为骨病的辨证诊断奠定基础。

学习要点

骨病的全身症状，局部的一般症状及特殊体征。

骨病不仅产生局部病损与功能障碍，也可能影响整个机体的形态与功能。因此，骨病可出现一系列的全身与局部症状。

第一节　全 身 症 状

先天性骨关节畸形、良性骨肿瘤、筋挛、骨关节退行性疾病等，对整个机体影响较少，故全身症状通常不明显。

骨痈疽发病时可出现恶寒发热，继而壮热寒战，热毒炽盛酿脓时可出现发热，持续数日不退，或伴有寒战，出汗，烦躁不安，口渴，舌红，苔黄腻，脉数等全身症状。脓肿破溃后体温逐渐下降，全身症状减轻。中、后期气血亏虚，常神情疲惫，肢体软弱无力，形寒畏冷，四末欠温，形体消瘦，心悸怔忡，面白无华，舌淡苔少，脉沉细或弱等。

骨痨初期多无明显症状，随着病情的发展，可出现全身不适，倦怠乏力，食欲减退，体重减轻。继而出现午后低热，骨蒸潮热，夜间盗汗，心烦失眠，咽干口燥，形体日渐消瘦，两颧发赤，舌红少苔或无苔，脉沉细数等阴虚火旺的症状；后期呈慢性消耗性病容，气血亏虚，见面色无华，舌淡唇白，头晕目眩，心悸怔忡等。

骨关节痹病早期全身表现可有低热，倦怠，肌肉酸痛，消瘦，贫血等。发作时常伴有发热，多汗，头痛，心悸等症。行痹有恶寒发热，舌苔薄腻，脉浮；痛痹舌苔白，脉弦紧；着痹舌苔白腻，脉多浮缓；热痹发病较急，病情多变，全身症状明显，有发热恶风，口渴，烦闷不安等全身症状，苔黄燥，脉滑数。如类风湿关节炎常见的全身症状有发热，倦怠，无力，全身肌肉酸疼，食欲不振，消瘦，贫血等，但无发热者较多，低热者次之，高热者最少。倦怠和无力属于全身中毒反应。肌肉酸痛也可能为全身中毒反应，也可能因肌肉风湿所致。食欲减退可因长期患病，精神欠佳，也可因长期服用止痛药物，影响胃肠功能之故。消瘦的原因则为多方面，一方面炎症和发热使病人代谢加快，消耗增加，另一方面因食欲不振，营养摄入不足所致。贫血可能因营养不良，或服用某些抗风湿药抑制骨髓或引起消化道持续出血导致。

痿病多表现为面色无华，食欲不振，肢体痿软无力，大便溏泄，舌苔薄白或少苔，脉细等症状。如脊髓前角灰质炎患者初期发热，多汗嗜睡，头痛，出现咽痛，咳嗽等上呼吸道症状或恶心，呕吐等胃肠道症状，苔黄厚腻，脉濡数，热退数天后又起，烦躁嗜睡，汗多，后期则精神委靡，面色㿠白，形寒肢冷，舌淡苔白，脉无力。而偏瘫则伴有半身不遂，语言不利，口眼歪斜等症。

恶性骨肿瘤晚期可出现发热，精神委靡，食欲不振，乏力，消瘦，贫血等恶病质症状。骨肉瘤的关节功能受到影响后，局部表面温度相继增高，出现红斑静脉曲张，有时可扪及颤动，听到血管搏动的杂音，常有病理性骨折。尤因肉瘤早期有间歇性发热和白细胞增多，甚至会渐现贫血与红细胞沉降率加快。骨转移肿瘤病人有原发癌症状者，周身情况差，常有贫血、消瘦、低热、乏力、食欲减退等。

肾性骨病临床表现多与肾脏原发疾病有关，发病较缓慢，开始常无自觉症状，随后可逐渐加重。可有少尿、水肿、头晕、头痛、恶心、呕吐、高血压、夜尿增多、乏力、贫血等表现，儿童患者生长发育缓慢、多汗、消瘦、易激动，颅骨软化，腕踝等部位呈梭形肿大，并可见鸡胸、驼背等骨骼畸形，严重者则行走困难，甚至生活不能自理，而在成人患者则以下肢畸形更为明显，髋部骨折发生率也明显上升。

第二节　一般症状和体征

一、一般症状

1. 疼痛　不同类型的疾病或患病的不同时期，临床表现各异。

骨痈疽初期即有局部的疼痛，呈进行性加剧，发展迅速，酿脓时疼痛彻骨，痛如锥刺，或阵发跳痛，脓溃后疼痛逐渐减轻。

骨痨初起时患部仅酸痛隐隐，活动时疼痛加剧，渐进性加剧，病变入侵关节时，疼痛日渐加重，尤其夜间或活动时较明显。

痹病表现为游走性关节疼痛，痛无定处，关节屈伸不利。如强直性脊柱炎初发症状常为下腰、臀、髋部疼痛，阴天或劳累后加重，休息或遇热减轻，疼痛常因腰部扭转、碰撞、咳嗽、喷嚏而加重，一般持续数日即缓解消失，以后随着病变的进展，疼痛变为持续性，疼痛的性质亦变为深部钝痛、刺痛、酸痛，甚至午夜痛醒。数年之后，疼痛和脊柱活动受限逐渐上行到胸和颈椎，可出现胸痛和肋间神经痛。脊柱退行性疾病可出现颈肩或腰腿放射性疼痛，也可持续性隐痛，活动时加重，休息后好转，也与气候变化有关，也可有休息痛。骨坏死性疾病初起时无疼痛，病变累及四肢关节时，才感到轻微疼痛，局部压痛，中后期疼痛加重，关节范围减小，下肢跛行。椎间盘病变造成的腰腿痛，表现为腰痛和下肢放射性疼痛，放射痛的部位与病变椎间盘损伤的程度和位置有关。

骨肿瘤首先出现的症状常是疼痛，开始时较轻，呈间歇性，后期呈持续性剧痛，夜间加重，止痛剂不能奏效者，多为恶性肿瘤；隐痛、钝痛、间歇性疼痛者多为良性。唯有骨样骨瘤以持续性疼痛、夜间尤甚为其特点。位于脊柱或骨盆的良性骨肿瘤，如占位致压迫脊髓、神经根，也会引起相应部位的放射性疼痛。骨肉瘤以渐进的局部疼痛为主，疼痛多呈持续性，甚至有钻孔样剧痛，夜间尤甚。尤因肉瘤的疼痛以间歇性为主，逐渐变为持续性疼痛。骨恶性纤维组织细胞瘤患者的疼痛为局部酸痛，并进行性加重，夜间疼痛尤为剧烈，并可累及邻近关节。软骨肉瘤最常见的症状是疼痛，开始为钝痛，间歇性，逐渐加重。

代谢性骨病中,原发性甲状旁腺功能亢进性骨病的疼痛开始是以腰腿痛为主,逐渐发展到全身骨及关节疼痛,活动受限,严重时不能起床,不能触碰,甚至在床上翻身也引起难以忍耐的全身骨痛。

2. 肿胀　骨痈疽、骨痨、痹病等患处常出现肿胀。

骨痈疽病变处多数呈环形漫肿,表面灼热。脓成或关节内积液多时,按之应指,有波动感。初起时皮色不变,将溃时肿胀中心表皮透红。如化脓性关节炎初期局部肿胀,湿热酿脓期关节肿胀明显,发生于膝关节者浮髌试验阳性,溃脓期红肿更加明显,关节穿刺为脓液。慢性附骨疽,则患肢粗大,骨骼胖肿,高低不平,皮肉可无明显肿胀。

骨痨者病变关节呈梭形肿胀,不红不热。主要是由于滑膜增厚,关节内积液和组织渗液所致。日久肌肉萎缩,局部肿胀更加明显。单纯膝关节滑膜结核,初期关节肿胀,中期膝关节弥漫性肿胀,浮髌试验阳性,穿刺可得黄色浑浊的液体,患膝呈梭形,后期脓肿穿溃,形成窦道,易发混合感染。

各种痹病,如风湿性关节炎及类风湿关节炎局部呈红、肿、热、痛的炎症表现,但不化脓,常为对称性,风湿性关节炎呈游走性,关节呈梭形肿胀。

痛风性关节炎急性发作时突然出现关节肿胀和剧痛,在 24 ~ 48 小时达到高峰,受累关节及周围软组织明显发红,发热,肿胀通常持续 1 周自行缓解。慢性时尿酸盐在关节及其周围组织中沉积引起慢性炎症反应,受累关节呈非对称性不规则肿胀,形成突出皮表的白色圆形或椭圆形痛风结节,质地较硬。

骨肉瘤发病数周后局部即现肿胀,并可扪及肿胀,生长十分迅速,肿物质地不定。尤因肉瘤的肿胀,有时可自行改善。

3. 功能障碍　发生骨关节疾患后,因疼痛和肿胀常引起肢体功能障碍。关节本身疾患,主动和被动功能均有障碍;神经性疾患引起肌肉瘫痪者,不能主动运动,而被动运动一般良好。

急性骨痈疽,发病后患肢很快即不能活动,后期因为骨与关节被破坏,肌肉挛缩,患肢多数呈屈曲畸形,或僵硬,强直,功能障碍。

骨痨早期因疼痛和肌肉痉挛而出现被迫体位,功能受限,后期则因关节结构破坏和筋肉挛缩而产生功能障碍。单纯骨结核很少会造成骨关节运动障碍或只有轻度受限,而全关节结核则运动障碍明显。

筋挛多发生于四肢,挛缩部位肌张力增高,关节活动障碍,但其关节本身并不强直,一旦解除痉挛,关节功能即可恢复,除非长期筋挛造成关节的形态与结构的改变。如缺血性肌挛缩晚期由于神经失去功能,受累肌肉瘫痪、挛缩,手或足严重畸形,如“爪状”,活动功能障碍,被动屈伸时无痛觉,感觉消失。

骨关节退行性病变可有久坐后或晨起时出现僵硬及疼痛,活动后减轻,后期关节肿胀增大,运动受限,但很少完全强直。如腰椎间盘突出症可有腰部僵硬,活动受限及腰椎侧弯畸形;膝关节骨性关节炎早期活动受限可呈发作性,后期则变为持续性。椎动脉型颈椎病由于椎动脉受压,颅内供血减少也会出现一系列的运动障碍,如讲话模糊不清,吞咽困难,四肢瘫痪等,但多为不完全瘫,可查出锥体束征,有时出现面神经麻痹和共济失调。

骨肿瘤而致的功能障碍,多是由疼痛和肿块影响所致,但差异很大。生长迅速的肿瘤,功能障碍明显。良性骨肿瘤,一般无功能障碍。良性肿瘤恶变或病理骨折时,功能障碍明显。接近关节部位的肿瘤,常因关节功能障碍来就诊。骨肉瘤由于肿胀可影响到相邻关节的功能,会出现不能活动的现象。

二、特殊体征

1. 畸形　畸形是骨伤科疾病的特有体征。可由于先天发育异常所引起,也可出现在疾病发展的某一阶段。如:成骨不全患者,患儿的椎体可变成双凹形,长骨骺端变大;婴儿期可出现头顶扁平,颅骨宽阔。发育障碍还可引起脊柱后突及侧弯畸形。软骨发育不全的患者,可出现臀部后翘,脊柱侧弯畸形。特发性脊柱侧凸症,可出现脊柱侧凸畸形;手部可出现并指、多指、巨指畸形,足部可出现马蹄足、仰趾足、外翻足、扁平足、高弓足、踇外翻、巨趾、多趾、并趾等畸形。斜颈患者出现颈部倾斜畸形。类风湿关节炎可表现腕关节的尺偏畸形、手指鹅颈畸形、扣眼畸形等。大脑性瘫痪患者,由于肌肉挛缩,肢体可发生特殊畸形,如髋关节呈内收、内旋和屈曲畸形。

2. 肌萎缩　肌肉萎缩是痿证最主要临床表现。常由神经受损及肢体制动所引起。小儿麻痹后遗症常出现受累肢体肌肉萎缩,以下肢较多见,其中胫前肌和腓肠肌最常见,次为股四头肌、腓肠肌、臀大肌及上肢三角肌等,常伴肢体畸形,运动受限。多发性神经炎常出现两侧手足下垂与肌肉萎缩;进行性肌萎缩症则出现四肢对称性近端肌萎缩;肩关节结核患者,肩部肌肉呈进行性萎缩。髋关节结核患者,可出现患侧臀部肌肉萎缩。类风湿关节炎患者,常出现累及部位的肌肉和皮肤萎缩。血友病性关节炎患者,后期受累关节肌肉可出现失用性萎缩。多发性神经炎患者,因运动障碍,常出现肌无力,不同程度瘫痪,肌张力低下,肌肉萎缩,腱反射减退或消失,严重者可出现手足下垂。股骨头骨骺骨软骨病,可见股和臀部肌肉萎缩。先天性多发性关节挛缩症患者,因全身的肌肉萎缩,表现为消瘦。腓骨肌萎缩患者,腓骨肌瘫痪是其典型症状,常伴有小腿与脚内在肌萎缩。脊髓空洞症患者,多有手的内在肌及前臂尺侧肌肉软弱和萎缩,且可有肌肉颤动,逐渐影响上肢肌肉。神经卡压综合征患者的运动神经受压,可在感到肌肉乏力之前,先有肌萎缩。

3. 筋肉挛缩　身体某群肌肉持久性挛缩可引起关节畸形与活动功能障碍。如前臂缺血性肌挛缩,呈爪状手畸形;掌腱膜挛缩症发生屈指挛缩畸形;髂胫束挛缩症呈屈髋、外展、外旋挛缩畸形等。马蹄内翻足患者可出现跟腱挛缩现象。髋关节结核患者后期,可出现患髋屈曲内收挛缩,活动功能丧失。先天髋关节脱位患者,常出现髋部内收肌、腘绳肌变短挛缩,髂腰肌短缩。

4. 肿块　骨病常伴有局部肿块。如骨软骨瘤的肿块一般与皮肤不粘连,但因瘤体基底部是正常骨延续的正常骨质,而无移动性,肿块质硬如骨,表面平整或呈结节状。斜颈患儿在生后 1 ~4 周,在胸锁乳突肌胸下部可触及梭形肿块。

5. 疮口与窦道　疮口与窦道是机体组织坏死后穿破皮肤所形成的症状。如骨痈疽在发病过程中局部脓肿破溃后,疮口流脓,初多稠厚,渐转稀薄,有时夹杂小块死骨排出,疮口周围皮肤红肿;慢性附骨疽反复发作者,有时可出现数个窦道疮口凹陷,有时有小块死骨片自窦道排出,窦道周围皮肤常有色素沉着,窦道口及其边缘常有少量肉芽形成。骨痨的寒性脓肿可沿软组织间隙向下流注,可出现在远离病灶处,寒性脓肿破溃后,即形成窦道,日久不愈。疮口凹陷、苍白,周围皮色紫黯。开始时可流出大量稀脓和豆腐花样腐败物,以后则流出稀薄脓水,或夹有碎小死骨。

6. 关节摩擦音 是关节活动时产生的异常声响。常见于膝关节退行性骨关节病，在关节主动活动时有关节摩擦音，挤压髌骨时有摩擦感，伸屈膝关节时更加明显。手部骨性关节炎活动关节时也可有骨摩擦音。

7. 肢体麻木 是骨伤疾病影响神经功能时出现的临床症状。多见于神经根型颈椎病、颈椎管狭窄症、腰椎间盘突出症及腰椎管狭窄症等。主要由于神经根受累，支配区感觉过敏或减退所致，有的皮肤过敏，抚摸即有触电感，有的麻木如隔布样。

8. 晨僵和胶着 晨僵指病人睡眠一夜之后，早晨起床时关节僵硬，不能活动，经过一段时间后，才逐渐消失。晨僵的关节因受累关节一夜未活动，关节内外的软组织因循环不畅而发生水肿，失去其柔韧性，以致关节僵硬，经过一段时间后，水肿液渗入淋巴管或小静脉而消失，关节软组织柔性恢复，因而关节活动趋向灵活，晨僵现象消失。胶着指病人取某一体位时间过久（1～2 个小时），开始活动时比较困难，还伴有一定的疼痛感觉。譬如病人久坐之后，站立时腰膝不能立刻伸直，活动一会，此现象才消失。产生胶着现象的机制和晨僵相似。类风湿关节炎和某些骨关节退行性疾病可有此症状。手部骨性关节炎早期表现为发僵，晨起开始活动时较明显，活动后减轻，活动多时又加重。

学习小结

1. 学习内容

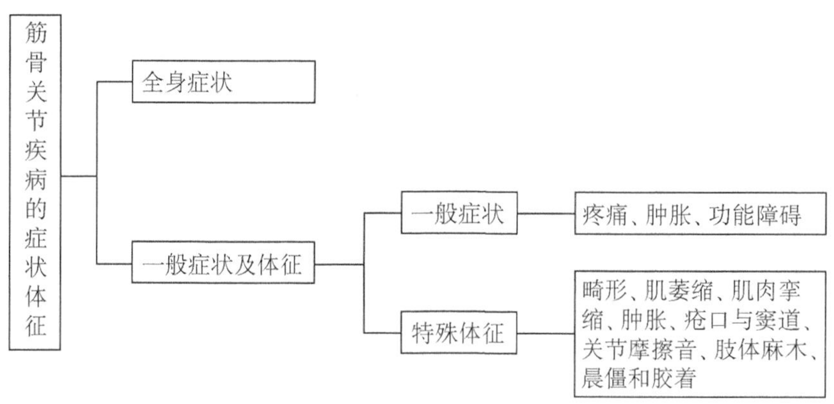

2. 学习方法 注意同损伤的症状体征进行对比记忆学习。

（王秀华）

复习思考题

1. 根据筋骨关节疾病的一般症状能确切地对骨伤疾病做出正确诊断吗？
2. 筋骨关节疾病的特殊症状对骨伤疾病的诊断有什么重要性？
3. 你所了解的哪些疾病可以出现关节摩擦音？

第六章　辨 证 诊 断

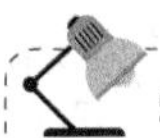

学习目的

通过本章的学习，使学生学习到四诊方法、各种辨证方法以及它们在骨伤科学诊断中的应用，为以后章节的学习及在临床中的应用奠定基础。

学习要点

四诊方法、八纲辨证、气血辨证在骨伤科的运用，摸诊的常见手法和主要用途，各种辨证方法在骨伤科辨证诊断的综合运用和选择运用。

第一节　四 诊 方 法

骨伤科的辨证诊断就是在中医学基本理论指导下，在望、闻、问、切四诊收集临床资料的基础上，结合实验室和影像学等辅助检查，根据损伤的病因、部位、程度、病性进行分类，联系脏腑、气血、经络、皮肉筋骨等理论，探求其内在规律，加以综合分析而得出结论的过程。

在临床诊断时，既要有整体观念，重视全身情况，又要结合骨伤科的特点，进行细致的局部检查，才能做到全面了解病情，得出正确的诊断；既要以中医诊断学理论为指导，又要结合现代骨科学诊断特点；既要充分利用影像学等辅助检查，又不能完全盲目依赖，要将各种方法收集的资料综合处理，相互补充，才能臻于完善。

一、望　　诊

望诊在中医学的诊断中占有非常重要的地位，如《难经·六十一难》中说："望而知之谓之神"，而骨伤科的望诊，除了对全身情况诸如神色、形态、舌象等做全面的检查外，对损伤局部及其邻近部位也需特别认真察看。《伤科补要》明确指出："凡视重伤，先解开衣服，遍观伤之轻重。"

骨伤科的望诊一般要求在自然光线下进行，采取舒适的体位，充分暴露伤肢，多与健肢对比，进行功能活动的动态观察。骨伤科的望诊通过望全身、望损伤局部、望舌等方面，以初步确定损伤的部位、性质和轻重。

（一）望全身

1. 望神色　通过察看神态色泽的变化来判断损伤轻重、病情缓急。《素问》中说："得神者昌，失神者亡。"若精神爽朗、面色清润者，正气未伤；若面容憔悴、神气委顿、色泽晦黯者，正气已伤，病情较重。对重伤患者要观察其神志是否清醒。若神志不清、神昏谵语、目暗睛迷、瞳孔缩小或散大、面色苍白、形羸色败、呼吸微弱或喘急异常，多属危候。

《医门法律》说："色者，神之旗也。神旺则色旺，神衰则色衰。"望色也可以判断患者损伤的轻重缓急，邪正盛衰，《素问·五脏生成》中总结了生死五色，对临床中的危重病情仍有指导意义。

2. 望形态 望形态可了解疾病的部位和病情轻重。形态发生改变多见于骨折、关节脱位以及严重筋伤,如下肢骨折时患者无法站立,上肢骨折时用健肢托住受伤肢体等;望形态还可通过望步态来了解疾病,如摇摆步态多见于臀中肌麻痹或者小儿先天性髋关节脱位。

(二)望局部

1. 望畸形 畸形往往标志有骨折或脱位存在,因此可通过观察肢体标志线或标志点的异常改变,进行判断。关节脱位后,原关节处出现凹陷,而在其附近出现隆起,同时患肢可有长短粗细等变化。如肩关节脱位出现"方肩"畸形,桡骨远端骨折出现"餐叉"样畸形,股骨颈骨折出现患肢内收外旋短缩畸形。形态改变也可见于其他慢性疾病和先天性疾病,如类风湿关节炎出现双手近端指间关节"鹅颈"畸形,痛风性关节炎常常出现第一跖趾关节外翻畸形,小儿佝偻病出现"鸡胸"等。

2. 望肿胀 损伤后因气滞血凝,多伴有肿胀、瘀斑,故需要观察其肿胀、瘀斑的程度以及色泽的变化。肿胀较重而肤色青紫者多为新伤;肿胀较轻而青紫带黄者多为陈伤。望肿胀多与健侧相对比。

3. 望创口 对开放性损伤,须注意创口的大小、深浅,创口边缘是否整齐,是否被污染及有无异物,色泽鲜红还是紫黯,以及出血情况等。如已感染,应注意流脓是否通畅、脓液的颜色及稀稠等情况。

4. 望肢体功能 肢体功能的活动,对了解骨关节损伤有重要意义。如肩关节外展不足90°,而外展时肩胛骨一并移动者,提示外展动作受限;当肘关节屈曲、肩关节内收时,肘尖不能接近中线,说明内收动作受限。为准确掌握损伤的情况,除嘱其主动活动外,往往与摸法、量法、运动检查结合进行,并通过与健肢对比观察以测定其主动与被动活动情况。

5. 望舌 亦称舌诊,舌为心之苗,又为脾胃之外候,它与各脏腑通过经络均有密切联系。《辨舌指南》曰:"辨舌质,可辨五脏之虚实;视舌苔,可察六淫之深浅。"所以它能反映人体气血的盛衰、津液的盈亏、病邪的性质、病情的进退、病位的深浅以及伤后机体的变化。舌质和舌苔都可以诊察人体内部的寒热、虚实等变化,两者既有密切的关系,又各有侧重,舌质主要反映气血变化,舌苔反映脾胃变化、邪气之浅深。观察舌苔的变化,还可鉴别疾病属表属里,属虚属实,所以察舌质和舌苔可以相互印证。正常人一般舌体柔软,质淡红,苔薄白。若舌质白,苔少或者光剥无苔,多提示气血虚弱、阳气不足,常见于大失血、老年人骨折等;若舌质红绛,苔黄,多提示里热实证,常见于感染发热、创伤及大手术后等;若舌体青紫或有紫斑,苔色青黑,提示血瘀或者阴寒内盛,多见于创伤、骨病晚期等;若舌质绛紫,苔灰黑,提示病邪较盛,多见于严重创伤伴感染或恶性骨肿瘤患者。

二、闻 诊

闻诊是通过听声音和嗅气味来诊察疾病的方法。人体的各种声音和气味,都是在脏腑的生理活动和病理变化过程中产生的,所以通过鉴别声音和气味的变化可以为疾病的诊断提供依据。如《素问·脉要精微论》中就以声音、语言、呼吸等来判断疾病过程中的

正邪盛衰。而闻诊在骨伤科的应用,还可以借助听诊器等工具以提高闻诊水平。骨伤科的闻诊主要用于以下几个方面:

(一)听骨擦音

骨擦音是骨折的主要体征之一。无嵌插的完全性骨折,当摆动或触摸骨折的肢体时,两断端互相摩擦可发生响声或摩擦感,称骨擦音。注意听骨擦音,不仅可以帮助辨明是否存在骨折,而且还可进一步分析骨折属于何种性质。如《伤科补要》说:"骨若全断,动则辘辘有声。如骨损未断,动则无声。或有零星败骨在内,动则淅淅之声。"骨骺分离的骨擦音与骨折的性质相同,但较柔和。骨擦音出现处即为骨折处。骨擦音经治疗后消失,表示骨折已接续。但应注意,骨擦音多数是触诊检查时偶然感觉到的,不宜主动去寻找骨擦音,以免增加病人的痛苦和损伤。

(二)听骨传导音

主要用于检查某些不易发现的长骨骨折,如股骨颈骨折、股骨粗隆间骨折等。检查时将听诊器置于伤肢近端的适当部位,如放在伤肢近端的骨突起处,用手指或叩诊锤轻轻叩击远端骨突起部,可听到骨传导音。检查时应与健侧对比,且伤肢不附有外固定物,叩诊时用力大小相同等。骨传导音减弱或消失说明骨的连续性遭到破坏。

(三)听入臼声

关节脱位在整复成功时,常能听到"格得"关节入臼声,《伤科补要》说:"凡上骱时,骱内必有响声活动,其骱已上;若无响声活动者,其骱未上也。"当复位时听到此响声,应立刻停止继续拔伸牵引,避免肌肉、韧带、关节囊等软组织被过度拔伸而造成损伤。

(四)听筋的响声

部分伤筋或关节病在检查时可有特殊的摩擦音或弹响声,最常见的有以下几种:

1. 关节摩擦音　医者一手放在关节上,另一手移动关节远端的肢体,可检查出关节摩擦音,或有摩擦感。关节活动时,一些慢性或亚急性关节疾患可出现柔和的关节摩擦音,骨性关节炎可出现粗糙的关节摩擦音。

2. 肌腱弹响声与捻发音　屈拇与屈指肌腱狭窄性腱鞘炎患者在做伸屈手指的检查时可听到弹响声,多由于肌腱通过肥厚之腱鞘产生,所以又把这种狭窄性腱鞘炎称为弹响指或扳机指。腱周围炎在检查时常听到好似捻干燥头发时发出的一种声音,即"捻发音"。有炎性渗出液的腱鞘周围可以听到,好发于前臂的伸肌群、股的股四头肌和小腿的跟腱部。

3. 关节弹响声　膝关节半月板损伤或关节内有游离体时,在进行膝关节屈伸旋转活动时,可发生较清脆的弹响声。

(五)听啼哭声

用于辨别小儿的伤患部位。小儿不能够准确表达病情,家属有时也不能提供可靠的病史资料。检查患儿时,当检查到某一部位时,小儿啼哭或哭声加剧,则往往提示该处可能是损伤或病变的部位。

(六)听创伤皮下气肿的捻发音

创伤后发现皮下组织有大片不相称的弥漫性肿起时,应检查有无皮下气肿。检查时手指分开,轻轻揉按患部,当皮下组织中有气体存在时,可感到一种特殊的捻发音或捻发感。肋骨骨折后,若断端刺破肺脏,皮下组织可能形成皮下气肿;开放骨折合并气性坏疽时也可能出现皮下气肿。

(七) 闻气味

除闻二便气味外,主要是闻局部分泌物的气味。若局部可闻及血腥味多见于开放性出血;若创口散有腐肉气味,多见细菌感染和局部坏死;若创口周边发黑,臭味特殊,有气逸出者,多考虑气性坏疽。

三、问 诊

问诊是骨伤科辨证的一个非常重要的环节,在四诊中占有重要地位,历代医家都十分重视闻诊,张介宾称之为“诊治之要领,临证之首务”,又如《四诊抉微》所说:“问为审察病机之关键。”通过问诊可以更多更全面地把握患者的发病情况,更准确地辨证论治,从而提高疗效,缩短疗程,减少损伤后遗症。

(一) 一般情况

了解患者的一般情况,如详细询问患者姓名、性别、年龄、职业、婚姻、民族、籍贯、住址、就诊日期及病历陈述者(患者本人、家属或亲朋等),并建立完整的病案记录,以利于查阅、联系和随访。特别是对涉及交通意外、刑事纠纷等方面的伤者,这些记录更为重要。

(二) 发病情况

1. 主诉　即患者的主要症状及其发生发展的时间。主诉是促使患者前来就医的主要原因,可以提示病变的部位、性质等。骨伤科患者的主诉有疼痛、肿胀、功能障碍、畸形及挛缩等。记录主诉应简明扼要。

2. 发病过程　应详细询问患者的发病情况和变化的急缓,受伤的时间、地点,有无昏厥、呕吐、心慌胸闷等伴随症状,经过何种方法治疗,效果如何,目前症状情况怎样,是否减轻或加重等。生活损伤一般较轻,工业损伤、农业损伤、交通事故或战伤往往比较严重,常为复合性创伤或严重的挤压伤等,应尽可能问清受伤的原因,如跌仆、闪挫、扭捩、坠堕等,询问打击物的大小、重量和硬度,暴力的性质、方向和强度以及损伤时患者所处的体位、姿势、情绪等,如伤者因高空作业坠落,足跟先着地,则损伤可能发生在足跟、脊柱或颅底;如肢体处于屈曲位还是伸直位,何处先着地;若伤时正与人争论,情绪激昂或愤怒,则在遭受打击后不仅有外伤,还可兼有七情内伤。

3. 伤情　问损伤的部位和各种症状,包括创口情况。

(1) 疼痛:详细询问疼痛的起始日期、部位、性质、程度。应问清患者是剧痛、酸痛还是麻木;疼痛是持续性还是间歇性;麻木的范围是在扩大还是缩小;痛点固定不移或游走,有无放射痛,放射到何处;服止痛药后能否减轻;各种不同的动作(负重、咳嗽、喷嚏等)对疼痛有无影响;与气候变化有无关系;劳累、休息及昼夜对疼痛程度有无影响等。

(2) 肿胀:应询问肿胀出现的时间、部位、范围、程度。如系增生性肿物,应了解是先有肿物还是先有疼痛以及肿物出现的时间和增长速度等。

(3) 肢体功能障碍:如有功能障碍,应问明是受伤后立即发生的,还是受伤后一段时间才发生的。一般骨折或脱位后,功能大都立即发生障碍或丧失,骨病则往往是得病后经过一段时间才影响到肢体的功能。如果病情许可,应在询问的同时,由患者以动作显示其肢体的功能。

(4) 畸形:应询问畸形发生的时间及演变过程。外伤引起的肢体畸形,可在伤后立即出现,亦可经过若干年后才出现。与生俱来或无外伤史者应考虑为先天性畸形或发育畸形。

(5) 创口:应询问创口形成的时间、污染情况、处理经过、出血情况以及是否使用过破伤风抗毒血清等。

(三) 全身情况

1. 问寒热　恶寒与发热是骨伤科临床上的常见症状。除指体温的高低外,还有患者的主观感觉。要询问寒热的程度和时间的关系,恶寒与发热是单独出现抑或并见。感染性疾病,恶寒与发热常并见;损伤初期发热多为血瘀化热,中后期发热可能为邪毒感染,或虚损发热;骨关节结核有午后潮热;恶性骨肿瘤晚期可有持续性发热;颅脑损伤可引起高热抽搐等。

2. 问汗　问汗液的排泄情况,可了解脏腑气血津液的状况。严重损伤或严重感染,可出现四肢厥冷、汗出如油的险象;邪毒感染可出现大热大汗;自汗常见于损伤初期或手术后;盗汗常见于慢性骨关节疾病、阴疽等病。

3. 问饮食　应询问饮食时间、食欲、食量、味觉、饮水情况等。对腹部损伤应询问其发生于饱食后或空腹时,以估计胃肠破裂后腹腔污染程度。食欲不振或食后饱胀,是胃纳呆滞的表现,多因伤后血瘀化热导致脾虚胃热,或长期卧床体质虚弱所致。口苦者为肝胆湿热,口淡者多为脾虚不运,口腻者属湿阻中焦,口中有酸腐味者为食滞不化。

4. 问二便　伤后便秘或大便燥结,为瘀血内热。老年患者伤后可因阴液不足,失于濡润而致便秘。大便溏薄为阳气不足,或伤后机体失调。对脊柱、骨盆、腹部损伤者尤应注意询问二便的次数、量和颜色。

5. 问睡眠　伤后久不能睡,或彻夜不寐,多见于严重创伤,心烦内热。昏沉而嗜睡,呼之即醒,闭眼又睡,多属气衰神疲;昏睡不醒或醒后再度昏睡,不省人事,为颅内损伤。

(四) 其他情况

1. 过去史　应自出生起详细追询,按发病的年月顺序记录。对过去的疾病可能与目前的损伤有关的内容,应记录主要的病情经过,当时的诊断、治疗情况,以及有无并发症或后遗症。例如,对先天性斜颈、新生儿臂丛神经损伤,要了解有无难产或产伤史;对骨关节结核要了解有无肺结核史。

2. 个人史　应询问患者有无药物食物过敏史;询问患者从事的职业或工种的年限,劳动的性质、条件和常处体位以及个人嗜好等。对妇女要询问月经、妊娠、哺乳史等。

3. 家族史　应询问家族内成员的健康状况,如已死亡,则应追询其死亡原因、年龄以及有无可能影响后代的疾病。这对骨肿瘤、先天性畸形的诊断尤有参考价值。

四、切　诊

骨伤科的切诊包括脉诊和摸诊两个方面,脉诊可掌握机体内部气血、虚实、寒热等变化;摸诊则主要判断损伤的部位、轻重、深浅以及性质等。

（一）脉诊

也称切脉，是指医生用手指对患者身体某些部位的动脉（桡动脉最常见）进行切按，依据血脉搏动的特点来了解病情的一种诊察方法。清代钱秀昌《伤科补要·脉诀》曰："伤科之脉，须知确凿。蓄血之症，脉宜洪大。失血之脉，洪大难握。蓄血在中，牢大却宜。沉涩而微，速愈者稀。失血诸症，脉必现芤。缓小可喜，数大甚忧。浮芤缓涩，失血者宜。若数且大，邪胜难医。蓄血脉微，元气必虚。脉症相反，峻猛难施。左手三部，浮紧而弦，外感风寒。右手三部，洪大而实，内伤蓄血。或沉或浮，寒凝气束。乍疏乍数，传变莫度。沉滑而紧，痰瘀之作。浮滑且数，风痰之恶。六脉模糊，吉凶难摸。和缓有神，虽危不哭。重伤痛极，何妨代脉，可以医疗，不须惊愕。欲知其要，细心习学。"

为了便于学习，现将骨伤科常见的脉象归纳为如下几类：

1. 浮脉类　轻按即得，重按减而不空，举而有余，是为浮脉，一般多见于表证，在新伤瘀肿、疼痛剧烈也可出现，而大出血及长期慢性劳损患者，出现浮脉时说明正气亏虚，虚象严重；浮取散漫，重按空无，散似杨花无定踪，是为散脉，多见于大失血，气血严重不足，阴阳离散，脉气不敛，病情多危重；浮大中空，如按葱管，是为芤脉，多见于损伤出血过多时。

2. 沉脉类　轻按不应，重按始得，是为沉脉。一般主病在里，内伤气血、腰脊损伤疼痛时多见；重按推筋着骨始得着，是为伏脉，多见于骨痹、厥病等。

3. 滑脉类　往来流利，应指圆滑，如盘走珠，是为滑脉，主痰饮、食滞、孕脉，骨伤科中在胸部挫伤血实气壅时多见；显于关部，滑数有力，厥厥然动摇，是为动脉，常见于新伤剧痛，惊恐等。

4. 细脉类　脉细如线，是为细脉，多见于虚损患者，以阴血虚为主，亦见于气虚或久病体弱患者；浮而细软，脉气无力以动，是为濡脉，大失血、久病、气血两虚时多见；沉而细软，是为弱脉，常见于失血、阳气虚衰，气血不足。

5. 结脉类　脉来缓慢而时一止，止无定数，是为结脉；脉来动而中止，不能自还，良久复动，止有定数，是为代脉；脉来数而时有一止，是为促脉，三脉均在损伤疼痛剧烈，脉气不顺接时多见。

6. 其他类　脉来端直以长，如按琴弦，是为弦脉，主诸痛，肝胆病，痰饮，阴虚阳亢，在胸胁部损伤以及各种损伤剧烈疼痛时多见之，还常见于伴有肝胆疾患、动脉硬化、高血压等的损伤患者；弦而有力绷急弹指者称为紧脉，多见于实寒痛证；往来艰涩，如轻刀刮竹，是为涩脉，主气滞、血瘀、精血不足。损伤后血亏津少不能濡润经络的虚证、气滞血瘀的实证多见。

（二）摸诊

医者通过对损伤局部进行认真触摸，以了解损伤的部位、轻重、深浅、性质等，判断有无骨折、脱位，以及骨折、脱位的移位方向等。摸法的用途极为广泛，在骨伤科临床上的作用十分重要。《医宗金鉴·正骨心法要旨》说："以手扪之，自悉其情"；"摸者，用手细细摸其所伤之处，或骨断、骨碎、骨整、骨软、骨硬、筋强、筋柔、筋歪、筋正、筋断、筋走、筋粗、筋翻、筋寒、筋热以及表里虚实，并所患之新旧也。"即使在缺少影像设备的情况下，也可依靠长期临床实践积累的经验，运用摸法，亦能对许多骨伤科疾患做出比较正确的诊断。

1. 主要用途

（1）摸压痛：根据压痛的部位、范围、程度来鉴别损伤的性质种类，直接压痛可能是局部有骨折或伤筋，而间接压痛（如纵轴叩击痛）常提示骨折的存在。

（2）摸畸形：当发现有畸形时，结合触摸体表骨突变化，可以了解骨折或脱位的性质、移位方向以及呈现重叠、成角或旋转畸形等情况。

（3）摸肤温：根据局部皮肤冷热的程度，可以辨别是热证或是寒证，并可了解患肢血运情况。热肿一般表示新伤或局部积瘀化热、感染；冷肿表示寒性疾患；伤肢远端冰凉、麻木，动脉搏动减弱或消失，则表示血运障碍。摸肤温时一般用手背测试并与对侧比较。

（4）摸异常活动：在肢体没有关节处出现了类似关节的活动，或关节原来不能活动的方向出现了活动即为异常活动，多见于骨折和韧带断裂。检查骨折病人时，不要主动寻找异常活动，以免增加患者的痛苦和加重局部组织的损伤。

（5）弹性固定：脱位的关节常保持在特殊的畸形位置，在摸诊时手中有弹力感。这是关节脱位特征之一。

（6）摸肿块：首先应区别肿块的解剖层次，是在骨骼还是在肌腱、肌肉等组织中，是骨性的或囊性的，还须触摸其大小、形状、硬度，边界是否清楚，推之是否可以移动及表面光滑度。

2. 常用手法

（1）触摸法：以拇指或拇、食、中三指置于伤处，稍加按压之力，细细触摸。范围先由远端开始，逐渐移向伤处，用力大小视部位而定。触摸时仔细体验指下感觉，古人有“手摸心会”的要领。通过触摸可了解损伤和病变的确切部位，病损处有无畸形、摩擦感，皮肤温度、软硬度有无改变，有无波动征等。触摸法往往在检查时最先使用，然后在此基础上再根据情况选用其他手法。

（2）挤压法：用手掌或手指挤压患处上下、左右、前后，根据力的传导作用来诊断骨骼是否折断。如检查肋骨骨折时，常用手掌挤按胸骨及相应的脊骨，进行前后挤压；检查骨盆骨折时，常用两手挤压两侧髂骨翼；检查四肢骨折，常用手指挤捏骨干。此法有助于鉴别是骨折还是挫伤。但检查骨肿瘤或感染患者，不宜在局部过多或过于用力挤压。

（3）叩击法：以掌根或拳头对肢体远端的纵向叩击所产生的冲击力，来检查有无骨折的一种方法。检查股骨、胫腓骨骨折，有时采用叩击足跟的方法。检查脊椎损伤时可采用叩击头顶的方法。检查四肢骨折是否愈合，亦常采用纵向叩击法。

（4）旋转法：用手握住伤肢下端，做轻轻的旋转动作，以观察伤处有无疼痛、活动障碍及特殊的响声。旋转法常与屈伸关节的手法配合应用。

（5）屈伸法：用一只手握关节部，另一手握伤肢远端，做缓慢的屈伸活动。若关节部出现剧痛，说明有骨与关节损伤。关节内骨折者，可出现骨摩擦音。此外，患者主动的屈伸与旋转活动常与被动活动进行对比，以此作为测量关节活动功能的依据。

（6）摇晃法：用一只手握于伤处，另一手握伤肢远端，做轻轻的摇摆晃动，结合问诊与望诊，根据患部疼痛的性质、异常活动、摩擦音的有无，判断是否有骨与关节损伤。

3. 注意事项

(1) 摸法的选择使用:在摸法和各种手法中,应该针对损伤的程度、部位、性质等情况选择其中一种或几种手法进行诊断,在选择手法的时候,除要注意患者伤情外,还要注意患者的情绪,若能用一种手法了解伤情,尽可能不采用多种手法反复检查。

(2) 避免医源性损伤:在摸法检查中应特别注意医源性损伤,特别是在摇晃、旋转等手法检查时,应尽量避免损伤周围神经、血管等重要组织。

(3) 注意对比法的应用:既要从患侧与健侧形态、长短、粗细、活动功能等方面进行对比,还要从治疗前后进行对比,如骨折、脱位复位前后的对比,功能恢复过程的对比等。

五、四诊合参

(一) 望闻问切,医之不可缺一

望、闻、问、切是中医学诊断学的重要组成部分,分别从不同的角度检查病情和收集资料,各具其独特的方法和意义,不能互相更替,故中医学历来重视四诊合参,正如《医门法律》所言:“望闻问切,医之不可缺一。”《四诊抉微》中也说:“然诊有四,在昔神圣相传,莫不并重。”望闻问切四诊在骨伤科的诊断中是一个完整的有机体,张仲景针对只重其中之一二者提出批评说:“省疾问病,务在口给。相对斯须,便处汤药。按寸不及尺,握手不及足,人迎趺阳,三部不参……明堂阙庭,尽不见察,所谓窥管而已,夫欲视死别生,实为难矣。”

(二) 整体与局部并重

骨伤科的临床诊断中,大多数都能够注重局部情况,如疼痛、肿胀、功能障碍、畸形、异常活动、骨擦感等,而对于全身整体情况,常常容易忽略或不重视,这点需要引起我们的高度重视,做到局部与全身并重,注重整体观。对于损伤的患者,除了要考虑骨伤科的因素外,还要综合考虑其他科潜在的因素,如内科、脑外科、胸外科、普外科等情况。若损伤后出现面色苍白、肢体厥冷、脉微欲绝等情况,既可能是失血性休克所致,也可能是心源性休克所引起,需要我们注意疾病的诊断与鉴别诊断,避免漏诊。

(三) 借助而不盲目依从辅助检查

骨伤科的诊断,不仅需要综合望、闻、问、切四诊收集的资料,还需要充分借助于现代影像学等辅助检查。如某些骨折、肌肉等深部组织的损伤,只凭借望、闻、问、切是不能快速准确做出判断的,若结合全面的骨关节检查和影像学检查即可准确地做出判断。但同时也应注意,辅助检查也存在漏诊或假象,切勿盲目依赖。

第二节 辨证方法

辨证是中医学长期实践中形成的独特方法,是中医学的特色之一,对骨伤科的诊断具有重要的指导意义。人体是由皮肉、筋骨、脏腑、经络、气血与津液等共同组成的一个有机整体,互相联系,互相依存,互相制约,无论在生理活动还是在病理变化方面都有着不可分割的联系,骨伤病的发生和发展也与皮肉筋骨、脏腑经络、气血津液等有密切的关系。明代薛己在《正体类要》序文中指出:“肢体损于外,则气血伤于内,营卫有所不贯,脏腑由之不和。"说明人体的皮肉筋骨在遭受到外力损伤时，可进而影响体内，引起气血、营卫、脏腑等一系列的功能紊乱，外伤与内损、局部与整体之间是相互作用、相互影响的，因此，在外伤的辨证论治过程中，均应从整体观念加以分析，既要辨治局部皮肉筋骨的外伤，又要对外伤引起的气血、津液、脏腑、经络功能的病理生理变化加以综合分析，这样才能正确认识损伤的本质和病理现象的因果关系。

骨伤科的辨证方法主要包括八纲、气血、脏腑、经络、卫气营血以及皮肉筋骨辨证，其中八纲辨证是总纲，气血津液辨证是关键，皮肉筋骨辨证是骨伤科专科辨证。各种辨证方法反映不同学派的学术思想，从不同的角度分析病情，而又彼此相互联系，互根互惠，因此在实际应用中要注意辨证方法的选择和结合。

一、八纲辨证

八纲即指表、里、寒、热、虚、实、阴、阳八大纲领。其中表里反映疾病的病位及病势的趋向，寒热表明了疾病的性质，虚实反映了疾病的邪正关系，而阴阳从总体上反映出疾病的类别。

八纲辨证的概念虽由近代医家提出，其内容却早在诸多医著里论述，如《医林绳墨》中说："仲景治伤寒，着三百九十七法，一百一十三方……然究其大要，无出乎表里虚实阴阳寒热，八者而已。"又如王执中《伤寒正脉》中说："治病八字，虚实阴阳表里寒热，八字不分，杀人反掌。"明代张介宾在《景岳全书》中对八纲做进一步论述，以二纲统六变，"阴阳既明，则表与里对，虚与实对，寒与热对，明此六变，明此阴阳，则天下之病，故不能出此八者"。

（一）表里

辨表里是指辨别病位的深浅，具有相对性。一般而言，躯体皮毛、肌肉、筋骨皆属于表，体内五脏六腑均属于里；而在皮肉筋骨中，皮肉在外而属于表，筋骨在内而属于里。

1. 表证　外感六淫，出现发热恶寒、头痛流涕、身痛肢软等均属于表证，损伤皮肤、肌肉，病邪轻浅，亦属于表证。

2. 里证　内伤七情，气血不畅，脏腑受损，均属于里证，损伤致骨断筋伤、热毒深串，表现为大热、大汗、神昏烦躁、谵语脏躁等。

疾病的发生发展是一个连续、变化的过程，若从表证转化为里证，则病邪内入，病情加重；若从里证转入为表证，则病邪渐退，病势好转。

（二）寒热

辨寒热是阴阳偏盛偏衰的具体表现，如张介宾所说："寒热者，阴阳之化也。"阳盛则热，阴盛则寒。

1. 寒证　多见于骨伤科慢性劳损、老年疾病，如骨结核、骨关节痹病等。多表现为：口不渴或喜热饮，手足厥冷，面色苍白，大便溏薄，小便清长，舌白苔薄，脉象沉迟等。

2. 热证　多见于损伤后感染，积瘀化热等，多表现为口渴多饮，发热，烦躁，面红，尿赤，便秘，舌红苔黄，脉象滑数。

寒证与热证在疾病的发生发展中可以相互转换，也可出现真寒假热或者真热假寒等与病情相反的假象。

（三）虚实

虚实是指反映疾病过程中人体正邪的盛衰。《素问·通评虚实论》说："邪气盛则实，精气夺则虚"，《景岳全书》中也说："虚实者，有余不足也"。

1. 虚证　多见于慢性损伤，久病伤及气血，表现为形体羸弱，气血枯衰，经久不愈，自汗或者盗汗，眩晕昏沉，脉象细小微弱等。

2. 实证　多见于急性损伤或者损伤早期，表现为壮热，烦渴，口渴，腹胀，便秘，脉实有力等。

（四）阴阳

《素问·阴阳应象大论》说："阴阳者，天地之道也，万物之纲纪，变化之父母，生杀之本始，神明之府也，治病必求于本"；"善诊者，察色按脉，先别阴阳"。故辨阴阳为八纲辨证之首要。

1. 阴证　里证、寒证、虚证者皆属于阴证。多见于起病慢，病程长，病位深者，如骨结核、骨关节痹病等。

2. 阳证　表证、热证、实证者均属于阳证。多见于起病急，病程短，病位浅者，如开放性损伤、化脓性感染等。

阴阳是对各种病情从整体上做出最基本的概括，使复杂的证候纲领化，具有重要的指导意义。

二、气血津液辨证

气血津液辨证，是根据病人损伤的表现、体征等，对照气血津液的生理病理特点进行分析、判断疾病证候的辨证方法。气、血、津液运行于全身，周流不息，外而充养皮肉筋骨，内则灌溉五脏六腑，维持着人体正常生命活动，其关系十分密切，如《素问·阴阳应象大论》阐述了气血之间的关系："阴在内，阳之守也；阳在外，阴之使也。"《血证论·吐血》则概括为："气为血之帅，血随之而运行；血为气之守，气得之而静谧。"

气血津液辨证一方面辨其亏虚，主要包括气虚、血虚、津液亏虚等；另一方面辨其运行失常，主要有气滞、气闭、气脱、气逆、血瘀、血脱、血热、水液停聚等。

（一）伤气

因用力过度、跌仆闪挫或击撞胸部等因素，导致人体气机运行失常，脏腑发生病变，出现"气"的功能失常及相应的病理现象，一般表现为气滞与气虚，损伤严重者可出现气闭、气脱，内伤肝胃可见气逆等症。

1. 气滞　气运行于全身，正常时流通疏畅，当人体某一部位、某一脏腑受伤或发生病变，都可使气的流通发生障碍，出现"气滞"的病理现象。《素问·阴阳应象大论》说："气伤痛，形伤肿。"气本无形，郁滞则气聚，聚则似有形而实无质，气机不通之处，即伤病之所在，常出现胀闷疼痛，如气滞发生于胸胁，则出现胸胁胀痛，呼吸、咳嗽时均可牵掣作痛等。损伤气滞的特点为外无肿形，痛无定处，自觉疼痛范围较广，体表无明确压痛点。气滞在骨伤科中多见于胸胁挫伤。

2. 气虚　气虚是全身或某一脏腑、器官、组织出现功能不足和衰退的病理现象。在骨伤科疾病中某些慢性损伤病人、严重损伤后期、体质虚弱和老年患者等均可见到，其主要证候是伤痛绵绵不休、疲倦乏力、语声低微、气短、自汗、脉细软无力等。

3. 气闭 常为损伤严重而骤然导致气血错乱，气闭不宣。其主要证候为出现一时性的晕厥、不省人事、窒息、烦躁妄动、四肢抽搐或昏睡困顿等。《医宗金鉴·正骨心法要旨》有“或昏迷目闭，身软而不能起，声气短少，语言不出，心中忙乱，睡卧喘促，饮食少进”等描述，常见于严重损伤的患者。

4. 气脱 严重损伤可造成本元不固而出现气脱，是气虚最严重的表现。如损伤引起大出血，可造成气随血脱。气脱者多突然昏迷或醒后又昏迷，表现呼吸浅促、面色苍白、四肢厥冷、二便失禁、脉微弱等证候，常发生于开放性损伤失血过多、头部外伤等严重伤患。

5. 气逆 损伤而致内伤肝胃，可造成肝胃气机不降而反逆上，出现嗳气频频、作呕欲吐或呕吐等症。

（二）伤血

由于跌打、挤压、挫撞以及各种机械冲击等伤及血脉，以致出血或瘀血停积。损伤后血的功能失常可出现各种病理现象，主要有血瘀、血虚、血脱和血热。

1. 血瘀 血瘀可由局部损伤出血以及各种内脏和组织发生病变所形成。在骨伤科疾患中的血瘀多由于局部损伤出血所致。血有形，形伤肿，瘀血阻滞，经脉不通，不通则痛，故血瘀出现局部肿胀、疼痛。疼痛性质如针刺刀割，痛点固定不移，是血瘀最突出的一个症状。血瘀还可在伤处出现肿胀青紫，同时由于瘀血不去，可使血不循经，反复出血不止。全身症状表现为面色晦黯、唇舌青紫、脉细或涩等证候。在骨伤科疾患中，气滞血瘀常常同时并见。

2. 血虚 血虚是体内血液不足所发生的病变，其原因主要是由于失血过多或心脾功能不佳，生血不足所致。在骨伤科疾患中，由于失血过多，新血一时未及补充；或因瘀血不去，新血不生；或因筋骨严重损伤，累及肝肾，肝血肾精不充，都能导致血虚。血虚证候表现为面色不华或萎黄、头晕、目眩、心悸、手足发麻、心烦失眠、爪甲色淡、唇舌淡白、脉细无力。在骨伤科疾患中还可表现为局部损伤之处久延不愈，甚至血虚筋挛、皮肤干燥、头发枯焦，或关节缺少血液滋养而僵硬、活动不利。血虚患者，往往由于全身功能衰退，同时可出现气虚证候。气血俱虚则在骨伤科疾患中表现为损伤局部愈合缓慢，功能长期不能恢复等。

3. 血脱 在创伤严重失血时，往往会出现四肢厥冷、大汗淋漓、烦躁不安，甚至晕厥等虚脱症状。血虽以气为帅，但气的宁谧温煦需血的濡养，失血过多时，气浮越于外而耗散、脱亡，出现气随血脱、血脱气散的虚脱证候。

4. 血热 损伤后积瘀化热或肝火炽盛、血分有热均可引起血热。临床可见发热、口渴、心烦、舌红绛、脉数等证候，严重者可出现高热昏迷。积瘀化热，邪毒感染，尚可致局部血肉腐败，酝酿液化成脓。《正体类要·正体主治大法》说：“若患处或诸窍出血者，肝火炽盛，血热错经而妄行也。”若血热妄行，则可见出血不止等。

（三）伤津液

津液是人体内一切正常水液的总称，清而稀薄者为津，浊而浓稠者为液。津液相互转化，可充盈空窍，滑利关节，润泽皮肤、肌肉、筋膜、软骨等，濡养骨髓，还可化血，使血液得以补充。津液的损伤在骨伤科主要为津液亏虚。

津液亏虚是指由于受到损伤致使人体内津液亏少，脏腑、组织、关窍失去濡养、滋润，主要表现为口渴，尿少，口、鼻、唇、舌、皮肤、大便干燥等证候。津液的亏虚和气血亏虚密切相关，《灵枢·营卫生会》中说："夺血者无汗，夺汗者无血。"而大量津液损伤时，气也可随之受到损伤，导致"气随液脱"。临床上也可见因津液运行不畅、不得输化，停留或渗注于某一部位而发生相应的病理变化，如痰、饮、水肿等水液停聚的现象。

三、脏腑辨证

脏腑辨证，即以藏象学说为基础，将收集的相关资料综合分析判断损伤疾患所在的脏腑部位及其性质的一种辨证方法。脏腑辨证多通过外在的临床表现判断内脏损伤，如《灵枢·本神》说："视其外应，以知其内脏，则知所病矣。"《血证论》强调"业医不知脏腑，则病原莫辨，用药无方"，说明了脏腑辨证的重要性。

藏象学说认为：肺主皮毛，脾主肌肉，肝主筋，肾主骨。皮肉筋骨与五脏六腑有着密切的关系，皮肉筋骨都需要脏腑气血的濡养，反之，其病变也可影响到各脏腑，因此脏腑辨证在骨伤科辨证中也有非常重要的意义。

（一）肝系辨证

肝者，其体合筋，其华在爪，开窍于目，与胆腑互为表里。肝藏血，《素问·五脏生成》说："故人卧，血归于肝……足受血而能步，掌受血而能握，指受血而能摄。"肝主疏泄，可能调畅气机，疏泄胆汁，促进消化，还可调节情志；肝亦主筋，司关节运动，如《素问·五脏生成》说："肝之合筋也，其荣爪也。"《素问·六节藏象论》说："其华在爪，其充在筋。"骨伤科辨证中损伤肝系证候常见有以下几种：

1. 肝郁气滞　精神抑郁或急躁，善太息，胸胁或少腹胀痛，胸闷不舒，妇女可见乳房胀痛，经期不调等。多见于胸胁内伤、跌打损伤瘀血凝滞于肝等，如《灵枢·邪气脏腑病形》说："有所堕坠，恶血留内，若有所大怒，气上而不下，积于胁下，则伤肝。"

2. 肝血虚　眩晕，视力减退，肢体麻木，关节拘急，手足震颤，或妇女经少色淡，爪甲不荣，面白无色等。多见于伤后慢性出血，或者久病耗伤，致血液亏损，肝失濡养。

3. 肝火炽盛　头晕胀痛，兴奋易怒，烦躁不安，耳鸣目糊，心悸胁痛，舌红苔黄，脉弦数。多见于伤后恼怒，气郁化火，血热妄行，伤后感染等。

4. 肝风内动　头目眩晕，肢体抽搐，肌肉震颤，四肢麻木，颈项牵强，角弓反张，舌红苔腻，脉弦细。多见于颅脑损伤，或伤后感染。

5. 肝胆湿热　皮肤巩膜或有黄染，身痒发热，胸脘痞闷，口苦口干，不思饮食，舌红苔黄腻。多见于胸胁部伤，恶血归肝以及伤后外感湿热等。

（二）心系辨证

心居于胸中，其体合脉，其华在面，开窍于舌，与小肠互为表里。《素问·痿论》说："心主身之血脉"，推动血液在脉中运行不息，濡养全身；心又主神明，为人体精神和意识思维活动的中心；而《素问·至真要大论》说："诸痛痒疮，皆属于心"，说明疮疡的痛痒与心系相关。骨伤科辨证中损伤心系证候常见有以下几种：

1. 心气虚　面色苍白，体倦乏力，神疲心悸，气短，自汗，活动后加重，舌淡苔白，脉细弱。常见于年老体衰,伤后气血不足等。

2. 心血虚 眩晕,心悸,乏力,失眠多梦,健忘,面色无华,舌淡,脉细。常见于伤后体虚,失血过多等。

3. 心火亢盛 发热,心烦,失眠,疮疡痒痛,小便黄赤,灼热,舌红,脉数。常见于瘀血内停,伤口感染等。

(三) 脾系辨证

脾位于中焦,主肌肉、四肢,其华在唇,开窍于口,和胃互为表里。《素问·痿论》说:"脾主身之肌肉。"《灵枢·本神》说:"脾气虚则四肢不用。"脾主运化,为气血生化之源,后天之本,如《素问·灵兰秘典论》说:"脾胃者,仓廪之官,五味出焉。"脾主统血,有统摄血液防止溢出脉外的功能,对损伤后的修复起着重要的作用。骨伤科辨证中损伤脾系证候常见有以下几种:

1. 脾气虚 食欲不振,胃脘满闷,面色萎黄,四肢不温,肌肉四肢倦怠不用,舌淡,脉濡弱。常见于慢性损伤或伤后饮食失调。

2. 脾不统血 皮下出血、便血、尿血、紫斑等慢性出血,伤后流血不止,反复出血,或伴有食欲不佳,面色萎黄,神疲无力,舌淡脉弱。常见于损伤后出血不止,或者饮食所伤,素体虚弱所致脾阳衰弱,统摄无力。

3. 脾虚湿困 食欲不振,胃脘胀满,恶心欲吐,头痛如裹,浮肿,舌腻,脉濡缓。多见于损后复感湿邪。

(四) 肺系辨证

肺居于胸中,其体合皮,其华在毛,开窍于鼻,与大肠互为表里。肺主气,司呼吸,如《素问·至真要大论》所说:"诸气膹郁,皆属于肺","肺病者,喘咳逆气";肺又主宣发肃降,宣散肺气,调理津液,为水之上源。骨伤科辨证中损伤肺系证候常见有以下几种:

1. 肺气虚 胸胁隐痛,喘咳气短,自汗,疲倦懒言,舌白苔薄,脉虚弱。多见于胸胁陈旧性损伤,慢性疾患等。

2. 肺阴虚 干咳,或痰少而黏,痰中带血,潮热盗汗,五心烦热,午后颧红,失眠多梦,舌红苔少,脉细数。常见于慢性疾患致肺阴耗损,如骨关节结核等。

3. 瘀滞胸胁 胸廓饱满,胸胁闷痛,发热或不热,烦渴,舌青紫,脉弦。多见于胸胁部损伤,气滞血瘀。

(五) 肾系辨证

肾位于双腰,其体在骨,生髓充脑,其华在发,开窍于耳及二阴,与膀胱互为表里。《灵枢·本神》说:"肾藏精",为生长发育之基,先天之本;肾还能调节机体水液代谢,为水之下源;肾主骨生髓,《素问·阴阳应象大论》说:"肾生骨髓","在体为骨"。骨伤科辨证中损伤肾系证候常见有以下几种:

1. 肾阳虚 形寒肢冷,腰膝酸软,阳痿早泄,面色无华,食少便溏,五更泻,舌淡嫩,苔白滑,脉沉细。多见于年老体衰,久病卧床的损伤患者。

2. 肾阴虚 眩晕耳鸣,健忘,腰膝酸软,咽干舌燥,夜尿,舌红,少苔,脉细数。常见于腰部骨与关节损伤后期,或者慢性疾患久病伤肾。

3. 肾气不固 尿频，小便清长，遗精早泄，腰膝酸软，舌质淡，苔白，脉沉细。多见于久病体虚，年老肾衰，神经衰弱等。

4. 肾精不足 眩晕耳鸣，腰膝酸软，早衰，生长发育迟缓，生育功能下降，动作迟缓。常见于劳累过度、慢性劳损和先天性禀赋不足，发育迟缓患者。

四、皮肉筋骨辨证

皮肉筋骨辨证，是指根据四诊所收集到的局部资料综合分析，初步判断出损伤的性质及程度的一种辨证方法，是骨伤科的特色辨证。皮肉为人之外壁，人之卫外者全赖卫气，如《灵枢·经脉》曰："肉为墙。"筋是筋络、筋膜、肌腱、韧带、肌肉、关节囊、关节软骨等组织的总称，其主要功能是连属关节，络缀形体，主司关节运动，如《灵枢·经脉》曰："筋为刚"，《素问·五脏生成》说："诸筋骨皆属于节"，《杂病源流犀烛·筋骨皮肉毛发病源流》中说："筋也者，所以束节络骨，绊肉绷皮，为一身之关纽，利全体之运动者也，其主则属于肝"，"所以屈伸行动，皆筋为之"。骨属于奇恒之腑，如《灵枢·经脉》曰："骨为干。"《素问·痿论》曰："肾主身之骨髓"，《素问·脉要精微论》又曰："骨者，髓之府，不能久立，行则振掉，骨将惫矣"，指出骨的作用，不但为立身之主干，还内藏精髓，与肾气有密切关系，肾藏精、精生髓、髓养骨，合骨者肾也，故肾气的充盈与否能影响骨的成长、壮健与再生。

皮肉筋骨辨证，一般按"伤皮肉"、"伤筋"、"伤骨"，但三者又互有联系，一般伤骨必有伤筋，而伤筋未必伤骨，若开放性骨折，则皮肉筋骨三者俱伤。

1. 伤皮肉 伤病的发生，或破其皮肉，是犹壁之有穴，墙之有窦，无异门户洞开，易使外邪侵入；或气血瘀滞逆于肉理，则因营气不从，郁而化热，有如闭门留邪，以致瘀热为毒；若肺气不固，脾虚不运，则外卫阳气不能熏泽皮毛，脾不能为胃运行津液，而致皮肉濡养缺乏，引起肢体痿弱或功能障碍。损伤引起血脉受压，营卫运行滞涩，则筋肉得不到气血濡养，导致肢体麻木不仁、挛缩畸形。局部皮肉组织受邪毒感染，营卫运行功能受阻，气血凝滞，则郁热化火，酿而成脓，出现局部红、肿、热、痛等症状。若皮肉破损引起破伤风，可导致肝风内动，出现张口困难、牙关紧闭、角弓反张和抽搐等症状。

2. 伤筋 一般来说，筋急则拘挛，筋弛则痿弱不用。凡跌打损伤，筋每首当其冲，受伤机会最多。在临床上，凡扭伤、挫伤后，可致筋肉损伤，局部肿痛、青紫，关节屈伸不利。即使在"伤骨"的病证中，如骨折时，由于筋附着于骨的表面，筋亦往往首先受伤；关节脱位时，关节四周筋膜多有破损，所以，在治疗骨折、脱位时都应考虑筋伤的因素。慢性的劳损，亦可导致筋的损伤，如"久行伤筋"，说明久行过度疲劳，可致筋的损伤。临床上筋伤机会甚多，其证候表现、病理变化复杂多端，如筋急、筋缓、筋缩、筋挛、筋痿、筋结、筋惕等，宜细审察之。

3. 伤骨 在骨伤科疾患中所见的"伤骨"病证，包括骨折、脱位，多因直接暴力或间接暴力所引起。凡伤后出现肿胀、疼痛、活动功能障碍，并可因骨折位置的改变而有畸形、骨擦音、异常活动，或因关节脱位，骨的位置不正常，可使附着之筋紧张而出现弹性固定情况。但伤骨不会是单纯性孤立的损伤。如上所述，损骨能伤筋，伤筋亦能损骨，筋骨的损伤必然累及气血伤于内，因脉络受损，气滞血瘀，为肿为痛。《灵枢·本脏》指出："是故血和则经脉流行，营复阴阳，筋骨劲强，关节清利矣"，所以治疗伤骨时，必须行气消瘀以纠正气滞血瘀的病理变化。伤筋损骨还可危及肝肾精气，《备急千金要方》说："肾应骨，骨与肾合"，"肝应筋，筋与肝合"，肝肾精气充足，可促使肢体骨骼强壮有力，因此，伤后如能注意调补肝肾，充分发挥精生骨髓的作用，就能促进筋骨修复。《素问·宣明五气》指出五脏所主除肝主筋外，还有"肾主骨"，五劳所伤除久行伤筋外，还有"久立伤骨"，说明过度疲劳也能使人体筋骨受伤，如临床所见的跖骨疲劳骨折等。《东垣十书·内外伤辨》指出的"热伤气"，"热则骨消筋缓"，"寒伤形"，"寒则筋挛骨痛"等，说明寒热对筋骨也有影响。

五、经 络 辨 证

经络辨证，是以经络学说为理论依据，对损伤的症状、体征进行综合分析，判断疾病属何经、何脏、何腑，进而辨别出其病因病机诊断疾病的一种辨证方法。经络布满全身，内联五脏六腑，外络四肢关节，运行全身气血，沟通上下内外，起着十分重要的作用，正如《灵枢·脉经》所说："经脉者，所以能决生死，处百病，调虚实，不可不通。"

骨伤科疾病的发生、传变与经络有非常密切的关系，经络辨证在骨伤科疾病的诊断、预后以及治疗等方面也有着重要的指导作用，如《灵枢·本脏》说："经脉者，所以行血气而营阴阳，濡筋骨，利关节者也。"当人体受到损伤时，经脉失常，气血运行受阻，机体抵抗力下降，外邪入侵，内传脏腑，影响脏腑功能以及全身状态，反之，脏腑功能不足时也可通过经络反映到外部，如肝肾亏虚的患者，常常通过肾经、膀胱经传变而出现下肢感觉与运动功能障碍等。正如《杂病源流犀烛·跌仆闪挫源流》中说："损伤之患，必由外侵内，而经络脏腑并与俱伤"，"亦必于脏腑经络间求之"。骨伤科经络辨证主要包括十二经络辨证和奇经八脉辨证。

（一）辨十二经脉

十二经脉均有一定的规律可循，都有固定循行部位及穴位。在临床上可依据患者症状、体征的部位、性质以及传变规律，初步判断与某一经络相关，如《灵枢·经别》中说："夫十二经脉者，人之所以生，病之所以成，人之所以治，病之所以起，学之所始，工之所止也。"

《灵枢·海论》说："夫十二经脉者，内属于腑脏，外络于肢节"，四肢关节的病理生理都与经络密切相关，如手阳明大肠经病变时，可出现肩前与臑内作痛，拇指、食指疼痛等，再如足阳明胃经病变时，可出现股、膝关节及胫前外侧以及足背等处疼痛，中趾麻木等不适，反之，如出现腰背部疼痛，足小趾麻木不适，则多考虑足太阳膀胱经病变。

（二）辨奇经八脉

奇经八脉是指冲、任、督、带、阳维、阴维、阳跻、阴跻八脉，具有联系十二经脉、调节人体阴阳气血的功能。奇经八脉辨证中骨伤科病证在督脉最为多见，如胸背疼痛、下腰痛等，如《难经·二十九难》说："督之为病，脊强而厥"，又如《素问·骨空论》中描述："督脉为病，脊强反折。"

经络辨证不仅在诊断疾病上有重要意义，而且在骨伤科内治法指导辨证，在针灸、按摩、推拿等治疗措施中有着更加重要的指导意义。

当机体受到损伤时，十二经脉就可能反映出各种病候。为了便于理解，现将《灵枢·经脉》中有关伤痛的证候列表（表6-1）如下：

表 6-1 《灵枢·经脉》中有关伤痛证候表

十二经脉	证 候
手太阴肺经	缺盆中痛,甚者交两手而瞀,此为臂厥。臑臂内前廉(缘)痛厥,掌中热,肩背痛
手阳明大肠经	肩前臑痛,大指、次指痛不用
足阳明胃经	膝膑肿痛,循膺、乳、气街、股、伏兔、骭外廉、足跗上皆痛,中指不用
足太阴脾经	不能卧,强立,股膝内肿、厥,足大趾不用
手少阴心经	臑臂内后廉(缘)痛厥,掌中热痛,臂厥
手太阳小肠经	不可以顾,肩似拔,臑似折。颈、颔、肩、臑、肘、臂后外廉(缘)痛
足太阳膀胱经	脊痛腰似折,髀不可以曲,腘如结,踹如裂,是为踝厥。项、背、腰、尻、腘、踹、脚皆痛,小趾不用
足少阴肾经	脊、股内后廉(缘)痛,痿、厥、嗜卧,足下热而痛
手厥阴心包经	臂肘挛急,腋肿,烦心,心痛,掌中热
手少阳三焦经	肩、臑、肘、臂外皆痛,小指、次指不用
足少阳胆经	缺盆中肿痛,腋下肿,胸胁、肋、髀、膝外至胫、绝骨、外踝前及诸节皆痛,小指次指不用
足厥阴肝经	腰痛不可以俯仰

六、卫气营血辨证

卫气营血辨证,分为卫分证、气分证、营分证和血分证四类,有利于鉴别病位的深浅、病情的轻重以及传变的规律等。正如叶桂在《外感温热篇》中说:“大凡看法,卫之后方言气,营之后方言血。”骨伤科伤病伴感染类似温热病的临床表现,卫气营血辨证在其中具有重要的指导意义。

1. 卫分证　卫分为机体的最外围,主要由皮肤、毛发、肌肉、上呼吸道部分等组成,具有调节体温、防御外邪等作用。卫分证即温热病邪侵袭卫,卫气功能失调所致的一系列症状,如:发热、微恶风寒、脉浮数等。

2. 气分证　气分为人体脏腑功能的体现。温热病邪内传脏腑,正盛邪炽,邪热亢盛,导致大热、大汗、大渴、谵语、狂躁不安等,气分的证候根据邪热侵袭的脏腑表现不同有所不同,骨伤科中多见于伤病并发感染中期和极期。

3. 营分证　营分主要包括人体的津液、营养物质等。营分证是指邪热内陷,营阴受损,心神被扰,因此而出现的高热夜间为甚,烦躁不安,心烦不寐,甚至神昏谵语,斑疹隐隐,舌质红绛无苔,脉细数。多见于伤病伴感染的极期和晚期,以及破伤风发作等。

4. 血分证　血分主要包括运行在血管中的血液及其功能。病邪由营分传入血分,两者有着相似的临床表现,但血分证病势更深,病情更重,并严重影响脏腑功能而出现寒战高热、全身剧痛、呼吸困难、狂躁不安,甚至神志不清、四肢抽搐等。多见于感染性疾病的极期和晚期,邪盛正衰。

七、诸法互参

(一) 诸法的特点与联系

在骨伤科常见的各种辨证方法中,它们既有各自的特点,又有着一定的联系,既互相交织重叠,而又未形成完整统一的体系,八纲辨证是总纲,气血津液辨证是关键,皮肉筋骨辨证是骨伤科特色,而脏腑、经络辨证是八纲中辨表里病位的具体深化。八纲辨证是所有辨证的基本纲领,表里、寒热、虚实、阴阳可以从整体上分别反映疾病的部位、性质和类别;气血津液辨证是骨伤科辨证的关键,古人十分强调:"损伤之症,专从血论";皮肉筋骨辨证从局部损伤的部位深浅和疾病的严重程度来了解病情,是骨伤科辨证的特色;而脏腑辨证、经络辨证从不同的角度辨别损伤的部位;卫气营血辨证则主要辨别病情发展的不同阶段和趋势。

(二) 应用的选择与结合

各种辨证方法是在不同时期、不同历史背景下由不同学派的医家提出或者总结而成的,因此各自的内容、特点和使用的范围都不同,不能相互取代,而又各不全面,较难单独理解和应用,但是它们都有其独特的优势和不可更替的特点,因此在应用中对各种辨证方法的选择与结合尤为重要。如内伤杂病,一般以脏腑辨证为主,结合气血津液等具体内容进行辨证;骨折一般以皮肉筋骨辨证为主,结合其他辨证方法进行辨证。

(三) 辨证的完整性

不管选取哪一种或几种辨证方法,最后得出的结论都应该是一个较完整的结论,因此就要求我们在辨证过程中要把握以下几点:探求病因,通过病史寻求病因;落实病位,明确病变的表里、脏腑、经络所在;分辨性质,区分疾病寒热虚实;判断病情,辨别疾病的标本轻重、先后缓急;审度病势,把握病变发展的趋势,推测其预后及转归;阐释病机,综合分析,做出全面而统一的机制解释。

学习小结

1. 学习内容

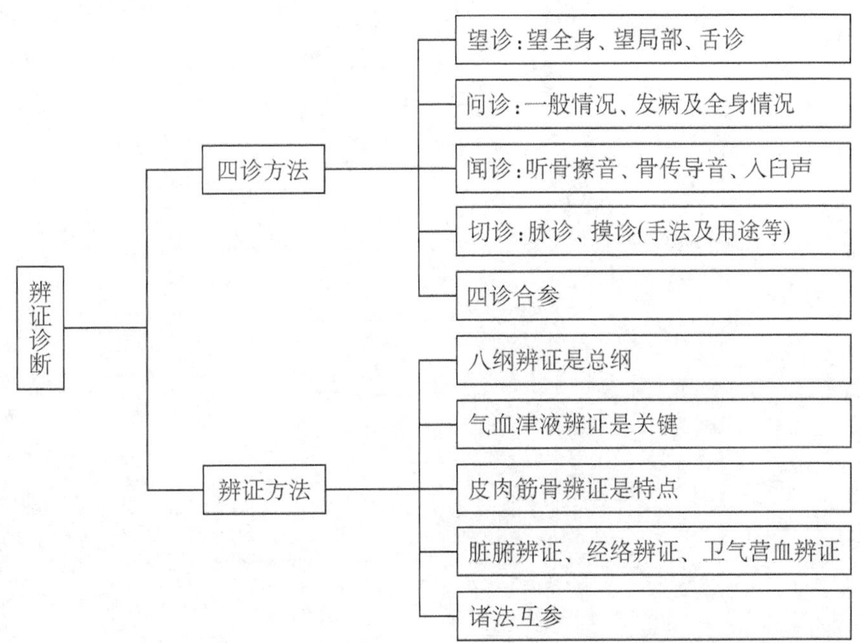

2. 学习方法　在复习中医诊断学的基础上,采用类比、归纳等方法,抓住望诊、问诊和摸诊在骨伤科

中的应用特点，注意八纲辨证是总纲、气血辨证是关键、皮肉筋骨辨证是骨伤科特色，综合理解四诊合参与诸法互参的临床意义。

（徐祖健）

复习思考题

1. 简述摸诊的常用手法及其在骨伤科中的应用。
2. 如何正确理解四诊合参及其临床应用？
3. 简述诸法合参在骨伤科辨证诊断中的意义。

第七章　骨伤科检查方法

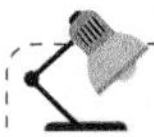

学习目的

通过骨伤科常用检查方法的学习，为进一步学习骨伤科疾病临床诊断奠定基础。

学习要点

关节活动正常步态和异常步态；肢体力线、长度、周径、角度的测量方法。各部位常用特殊检查法的操作要点、阳性判断和临床意义；感觉、肌力、反射、周围神经损伤的检查方法；动脉搏动的检查方法和周围血管的特殊检查法。

骨伤科检查是为了发现客观体征，只有认真、细致地进行骨与关节检查，才能避免误诊、漏诊。对于症状复杂而诊断困难者，需定期、多次、反复地检查。特别是神经功能的检查，更应如此，以求得出正确的诊断，避免延误治疗。骨伤科检查要有整体观念，不可只注意局部，除了病情简单的病例外，都应在了解病史及完成全身检查的基础上，根据骨与关节损伤和疾病情况，结合诊断和治疗的需要，选择不同的检查方法。

在检查方法和次序上，首先要熟悉被检查部位的解剖关系和生理功能，明确每项检查的目的。骨与关节是运动系统，在不同的体位其表现不一，同时因肌张力的改变，可使邻近关节产生代偿性体位的变化。因此，在检查某关节时，要注意身体的姿势、关节的体位，并常需在关节的不同运动体位下进行检查。检查时应遵循"对比"原则，即患侧与健侧对比；如果两侧都有伤病时可与健康人对比；对不能肯定的体征须进行反复检查；对急性疾患、损伤和肿瘤的患者，手法要轻巧，以减少患者的痛苦和病变扩散的机会。

骨与关节局部检查一般可按下列次序进行：望诊→触诊→叩诊→听诊→关节活动→测定肌力→测量→特殊试验（特殊检查）→神经功能→血管检查等。结合病情每项检查都各有重点，如一些骨与关节畸形的检查，望诊、关节活动、测量、特殊试验等比较重要；对肿块的检查，则以触诊为主；对神经麻痹如脊髓灰质炎后遗症的检查，以步态、关节活动、肌力检查更为重要。

第一节　关节运动检查

一、关节运动检查的注意点

1. 测量关节运动范围　应注意年龄、性别、职业、生活方式及锻炼程度造成的个体差异，并注意与健侧肢体做对比测量。

2. 注意关节内外障碍的鉴别　主动运动异常，被动运动正常时，说明病变不在关节内，可能为神经、肌肉等关节外疾患；主动运动与被动运动均受限制，说明病变可能在关节内或其周围软组织内。

3. 注意排除相邻关节的互相影响或互相补偿　如髋关节运动限制时，可由腰部各关节补偿。

4. 体征与运动的关系　在关节运动检查时若出现疼痛、摩擦音或摩擦感，应注意它们与活动的关系，对疾病诊断有着重要的临床意义。如冈上肌肌腱炎，肩关节外展60°～120°时出现疼痛；腰椎间盘突出症早期可以在直腿抬高试验30°～70°范围内出现疼痛。

二、关节活动异常

1. 肌肉痉挛　急性外伤或关节炎时，由于疼痛，可使主动及被动运动受限，甚至完全强直；局部肌肉有压痛、紧张、僵硬感等。

2. 肌肉挛缩　多见于肢体长期制动，或因瘢痕引起关节囊、韧带、筋膜、肌肉、肌腱结构上的变化，导致肌肉挛缩，使关节活动受限。

3. 关节强直　多由于关节内纤维性粘连或关节周围大量瘢痕组织的形成所致。引起关节强直的病理性改变的原因很多，但以损伤和炎症多见。

4. 关节活动范围超常　见于关节囊被破坏、关节囊或支持韧带过度松弛或断裂等。

5. 假性关节活动　指不在关节处肢体（骨干）的异常活动，见于骨折不愈合或骨缺损。

三、步态检查

步态是指患者在行走时的姿势、步伐、足印的形态等。通过步态检查，不仅说明其下肢是否正常，也反映全身运动是否协调。步态与运动系统、神经系统及血管系统等有密切关系。

（一）步态检查的内容

1. 步行方向　是指左右足印之间中点的连线，观察此线是否与检查者指定的方向一致，有无偏斜。在前庭系统疾病、小脑共济失调时，此线偏斜或不成直线。应分别检查前进、后退、闭眼、睁眼时的步行方向。

2. 步行宽度　即足印的足跟内侧缘至步行方向的距离。髋关节后脱位、膝内翻等病变时，此距离变大；在膝外翻、偏瘫等病变时，距离变小。

3. 步行角度　即足印与步行方向之间所成的角度，正常人约为15°。角度过大，称“外八字脚”，可见于膝外翻、股骨头骨骺滑脱等；角度过小，称“内八字脚”，可见于膝内翻、髋关节后脱位、平足症、偏瘫步态、剪式步态等。

4. 步行长度　即同一足前后两足印足跟之间的距离。在一侧下肢短缩、偏瘫等步态时，此长度缩小；在感觉性共济失调步态及小脑共济失调时，此长度变长。

（二）步态检查的要求

步态检查时，嘱患者以自然的姿态和速度来回步行数次，观察其全身姿势是否协调。步行周期各阶段，下肢各关节的体位和动幅是否正常，速度是否均匀，骨盆摆动、腰椎活动的重心转移和上肢摆动是否协调；嘱患者做闭眼步行，可观察出轻度异常步态；对使用拐杖的患者，要测不用拐杖时的步态。

（三）正常步态

正常人行走时的步态，可分为两个阶段，第一阶段是从足跟接触地面开始，过渡到第5跖骨头、第1跖骨头触地，一直到脚趾离开地面，这一段时间称为触地相；第二阶段是从脚趾离开地面到足跟再次着地的这段时间，称为跨步相。在一定时间内双足同时着地，称为双足触地相（图7-1）。

当从缓步行走改为加速度疾走时，双足触地相就愈来愈短；到奔跑时，双足触地相可缩短而消失。

正常的跨步动作受足的推动，故足离地面时爽快利落，跨步的距离基本相等。跨步时，同侧骨盆向前摆动，使身体重心移到髋关节的前面，在跨步中两侧骨盆保持相平，腰椎和腰部肌肉亦参与运动，任何原因改变了上述的一个或几个环节，就会引起步态的不正常。

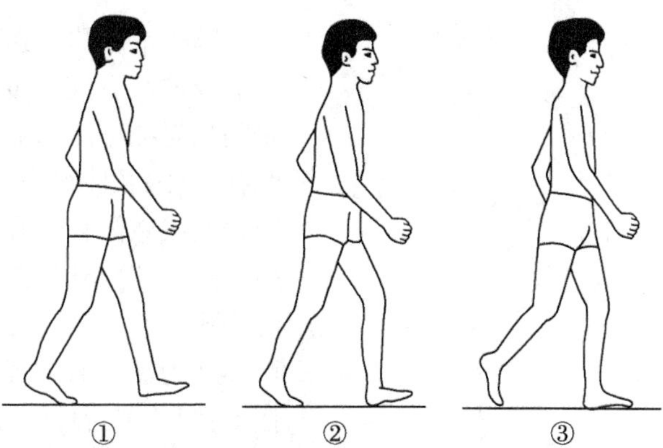

图 7-1　跨步相、触地相、双足触地相

①左足跨步相，右足触地相；②双足触地相；③左足触地相，右足跨步相

（四）临床上常见的异常步态

1. 疼痛性跛行　为保护性跛行步态，多见于骨折、关节扭挫及炎症等。当一侧下肢有病变，着地承重行走时出现疼痛，为减轻疼痛或稳定重心，迅速更换健足起步而出现跛行，甚至可呈跳跃式。其特点是：患肢触地负重时间缩短，双足触地相相对延长，患肢跨步距离小于健肢，患侧骨盆向前摆动的幅度小于健侧。

2. 短肢性步态　双下肢的长度差别在 3cm 以内，行走时可由骨盆倾斜代偿而无明显跛行。若差别超过 3cm 就会出现跛行，其特点是：下肢触地相正常，短肢侧骨盆上下颠簸，躯干左右摆动明显，病人常用健侧屈膝或患侧马蹄足来弥补跛行。

3. 强直性步态　双侧髋关节强直时，除转动骨盆外，病人依靠膝、踝关节迈小步。一侧髋关节伸直位强直时，病人需转动整个骨盆，使患侧下肢向前迈步；髋关节屈曲位强直，若小于 30°，可借助腰椎前凸增大取得代偿，对因屈曲畸形所造成的双下肢长短差异，可借助患肢马蹄足来弥补，也可屈曲健侧膝关节来代偿。行走时，腰椎前、后凸交叠，躯干前后摆动明显。屈曲畸形大于 30°时，下肢的短缩已无法依靠其他关节来弥补，故跛行更加明显（图 7-2）。

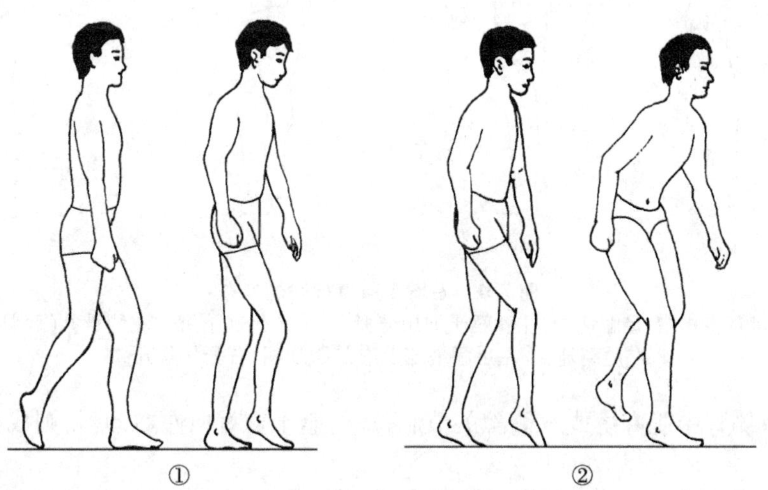

图 7-2　右髋关节屈曲位强直时的步态

①右足跨步相，注意腰椎前凸，右膝屈曲和右足马蹄；②右足触地相，注意腰椎后凸

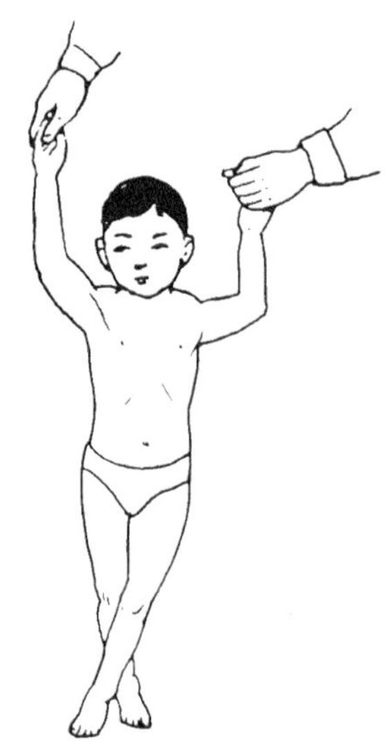

图 7-3 剪刀式步态

膝关节屈曲位强直,屈曲畸形小于30°时,对因屈曲畸形所造成的双下肢长度差异,可借助患肢马蹄足来弥补,但跨步相相对减小。屈曲畸形大于30°时,患肢的短缩不能自行弥补,呈短肢性跛行步态:膝关节伸直位强直行走时,健侧足跟抬高或患侧骨盆升高,患肢向外绕一弧形前进。踝关节跖曲位强直,跨步时需要将小腿抬高才能使足尖离开地面,呈跨阶式步态。马蹄足使患肢增长,健肢相形见短,故可引起以健肢为短肢的跛行,即行走时,骨盆向健侧沉降,躯干左右摆动;踝关节背伸位强直,触地后前足不能着地负重,跨步距离减少,快步行走时,跛行更加明显。

4. 剪刀式步态　见于大脑性痉挛性瘫痪。双下肢呈内收、内旋、屈曲畸形。步行时,两腿前后交叉,交替划圈,两膝相互碰撞摩擦,足落地重心偏移,呈雀跃不稳(图7-3)。

5. 摇摆步态　臀中肌无力时,不能固定骨盆及提起、外展和旋转股。因此,当患肢负重时,躯干向对侧倾斜,呈摇摆步态。由于股骨头坏死、股骨头骨骺滑脱、股骨颈骨折、粗隆间骨折、髋关节脱位等病变引起的大粗隆上移,使臀中肌的作用支点或杠杆臂发生改变,从而导致臀中肌肌力的相对不足,同样可呈现此种步态(图7-4)。

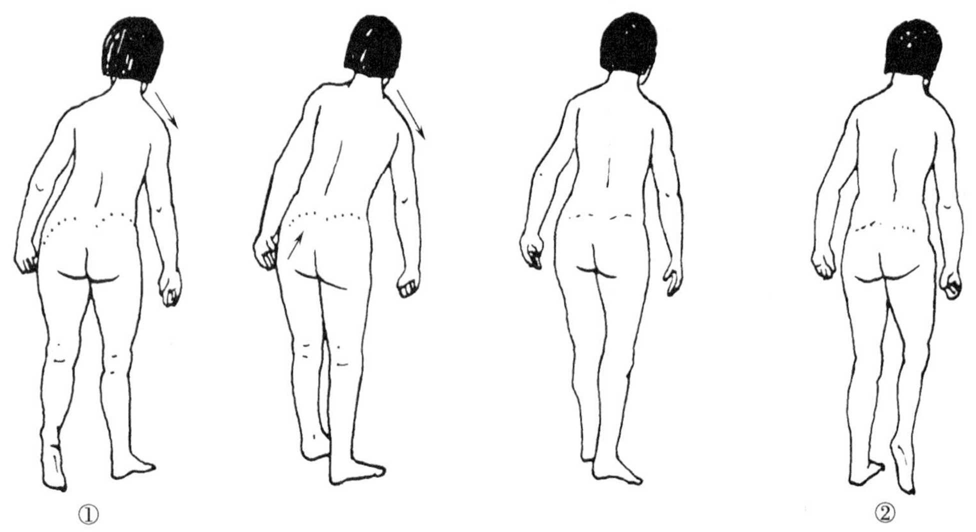

图 7-4 右臀中肌麻痹时的步态

①左足跨步相,右足触地相,注意躯干向患侧倾斜,力图提起下沉的左侧骨盆(健侧)而使左足离地;②左足触地相及右足跨步相,右侧骨盆升高

若为双侧臀中肌麻痹或双侧髋关节脱位时,躯干交替向左右倾斜,则成典型“鸭步”(图7-5)。

6. 臀大肌麻痹步态　见于臀大肌瘫痪、髋关节后伸无力。病人以手扶持患侧臀部并挺腰,使身体稍向后倾行走(图7-6)。

7. 股四头肌瘫痪步态　见于股四头肌瘫痪,伸膝无力,不能支持体重。病人行走时

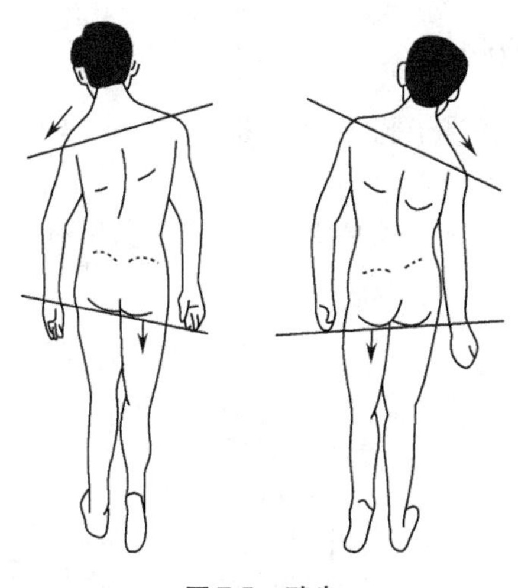
图 7-5　鸭步

用手压住患侧股前下方，以稳定膝关节（图 7-7）。

8. 偏瘫步态　又称弧形步态。由于患侧髋关节处于外旋位，膝痉挛伸直，足内翻下垂，跨步时为了避免足尖拖地，需要靠躯干肌先将该侧骨盆抬高，以提起患侧下肢，然后以髋关节为中心，直腿，足趾擦地，向外前划半个圆圈跨前一步。

9. 酩酊步态　见于小脑共济失调，醉汉步态。患者行走时，重心不稳，左右摇摆，步态紊乱不准确，形如醉汉。这是由于小脑疾病使四肢肌张力减低或前庭系统疾病使躯干运动失调所致。

10. 跨阈步态　可见于腓总神经损伤、下肢畸形、外伤、关节损害等，由于踝部肌肉、肌腱松弛，足尖下垂，形成尖足畸形，患肢相对延长，健肢相对短缩。行走时，为避免足尖擦地，骨盆向健侧倾斜，使患肢抬高，但跨步小，形似跨越门槛状，故又称跨阈步态。

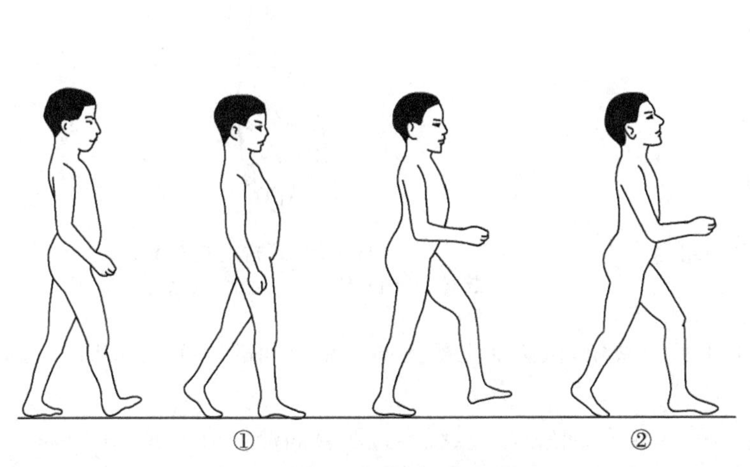

图 7-6　右臀大肌麻痹时的步态
①右足触地相，注意躯干后仰；②左足跨步相

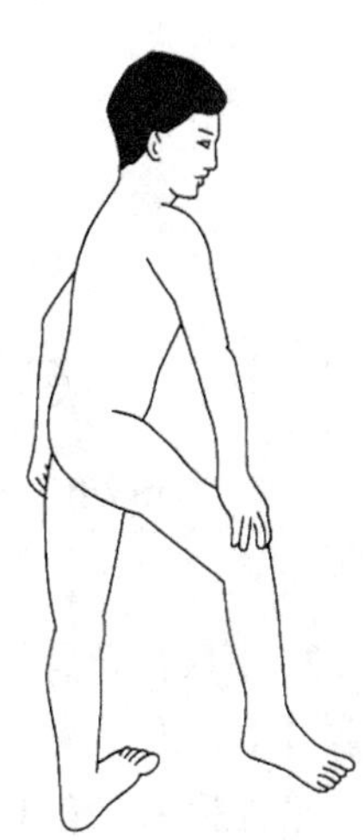
图 7-7　股四头肌瘫痪步态

第二节　肢体力线、长度、周径和角度测量

骨伤科疾病诊断使用的“度量”方法，在《灵枢 · 经水》及《灵枢 · 骨度》中已有记载。《灵枢 · 骨度》用等分法作为测量骨尺寸的依据，唐代蔺道人《仙授理伤续断秘方 · 口诀》则提出要“相度损处”。这一检查方法至今仍被广泛应用。临床常用的测量方法有目测比拟法、尺测法和 X 线片测量法，常用测量工具有卷尺、直尺、皮尺、卡尺、皮肤标志笔、关节量角器等。

一、肢体力线的测量

1. 人体重力线　位于人体的正中，从侧面观，相当于乳突，下颈椎，肩关节，第 12 胸椎体，第 2 骶椎体，髋关节，膝关节，内踝的连线（图 7-8）。

2. 上肢力线　肱骨头中心，桡骨头和尺骨头应当在一条直线上。正常肘关节有生理外翻角（携带角）（图 7-9）。

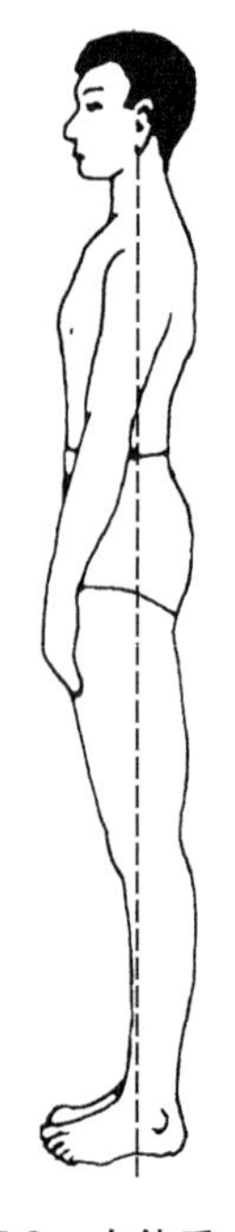

图 7-8　人体重力线

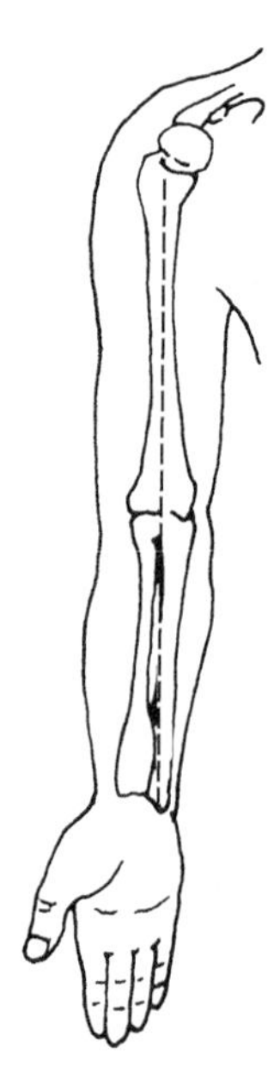

图 7-9　正常上肢力线
肱骨头中心、桡骨头、尺骨头三点在一直线上

3. 下肢前负重线　取下肢伸直位，做髂前上棘至第 1 趾蹼间的连线，正常时该线通过髌骨中点或稍偏外（图 7-10）。

正常膝关节有 10°左右的外翻角，如果前负重线经过髌骨内侧缘或更远，则为膝内翻畸形；反之，经过髌骨外侧缘或更远，则为膝外翻畸形（图 7-11）。

在治疗股骨下端、胫骨上端骨折，或手术矫正膝内、外翻畸形时，应注意前负重线的恢复。

4. 下肢侧负重线　站立位，自大粗隆顶点至外踝的连线，正常时，该线通过腓骨小头侧方骨中点（图 7-12）。

如果侧负重力线通过腓骨小头前方，则为膝关节过伸位膝反张；通过腓骨小头后方，则为膝关节伸不直（屈曲畸形）。治疗近膝关节或关节内骨折，或矫正膝反张、膝关节屈曲畸形时，应注意侧负重线的恢复。

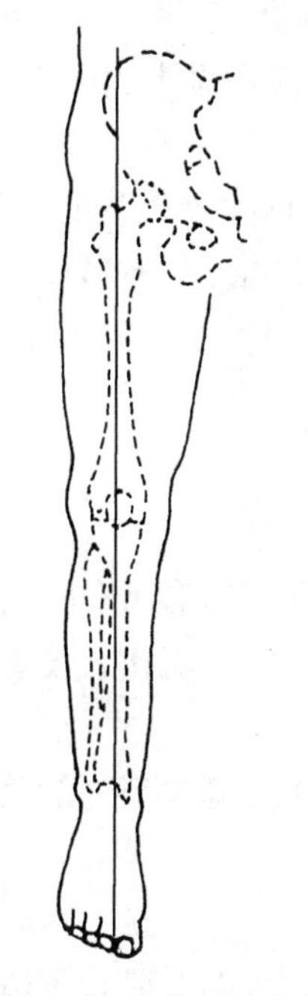
图 7-10　正常下肢力线
髂前上棘，髌骨中央，
踇趾与第 1、2 趾蹼间，
三点在一直线上

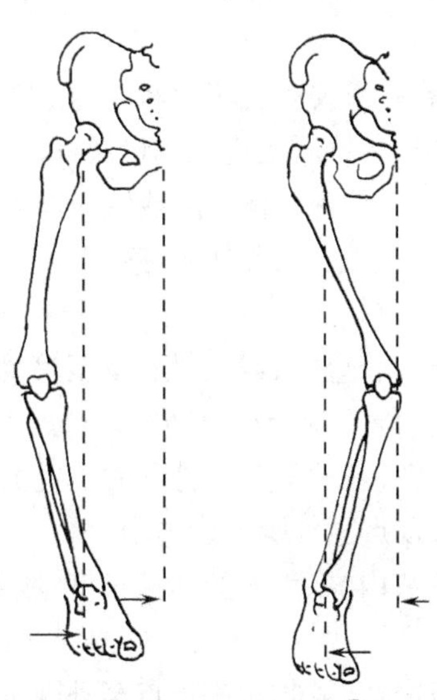

图 7-11　膝内、外翻
①膝内翻；②膝外翻

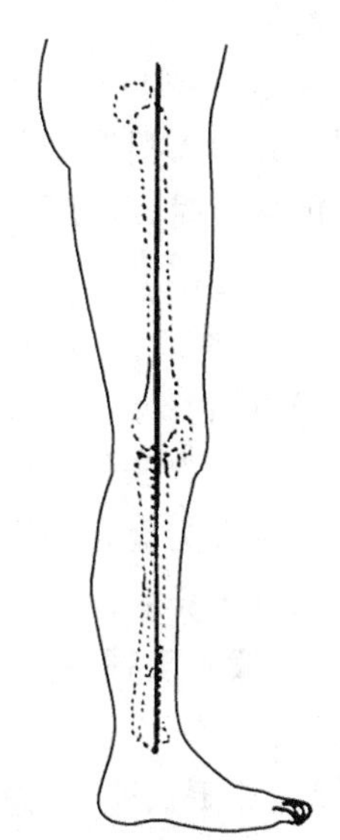
图 7-12　正常下肢侧负重线

二、长度测量

（一）骨科测量的常用标志

1. 骨性标志　枕外隆凸、第 7 颈椎棘突、肩峰、肱骨外上髁、髂前上棘、外踝、内踝等。

2. 表浅静脉标志　头静脉、贵要静脉、大隐静脉等。

3. 肌腱标志　股二头肌肌腱、肱二头肌肌腱、跟腱等。

4. 皮肤皱纹标志　臀横纹、股皱纹、腘横纹等。

5. 身体标志线　前正中线、锁骨中线、腋中线、腋后线、后正中线等。

（二）长度测量的注意事项

1. 测量前应注意有无先天、后天畸形，防止混淆。

2. 患肢与健肢须放在完全对称的位置上，如患肢在外展位，健肢必须放在同样角度的外展位，肢体有挛缩而不能伸直时，可分段测量。

3. 先定出测量的标志，定点要准确，可在起点及止点做好标记，皮尺要拉紧。

（三）长度测量

1. 目测比拟法　取肢体的对称点，比较其高低，可以了解肢体有无长短上的差别。此法特别适用于 3 岁以下的儿童，因年幼，用皮尺测量可能因不合作而难以准确。

（1）上臂长短：两上臂紧贴胸壁，肘关节屈曲，比较鹰嘴突的高低。

（2）前臂长短：双手合掌，两前臂并拢，肘部支撑于桌上，比较尺骨茎突和手指尖的高低。

（3）股长短：仰卧，髋关节和膝关节屈曲度相等，比较两膝盖的高低。

（4）小腿长短：仰卧，髋关节和膝关节屈曲度相等，足掌平置在检查桌上，比较两膝盖的高低。

2. 皮尺测量法　测量时应将两侧肢体置于对称位置，常是以健肢仿效患肢的姿势。测量时先定出测量标志，并做好记号，然后用皮尺测量两标志点间的距离。如有肢体挛缩而不能伸直时，可分段测量。测量中发现肢体长于或短于健侧，均为异常。

（1）上肢长度：从肩峰至桡骨茎突尖（或中指尖）。

1）上臂长度：肩峰至肱骨外上踝。

2）前臂长度：肱骨外上踝至桡骨茎突，或尺骨鹰嘴至尺骨茎突。

（2）下肢长度：髂前上棘至内踝下缘，或脐至内踝下缘（骨盆骨折或髋部病变时用）。上述测量方法均为下肢的间接长度，表示下肢与骨盆的位置关系；而下肢的直接长度则是下肢的真正长度，即：股骨大粗隆顶点至外踝下缘的距离。

1）股长度：髂前上棘至膝关节内缘，为股的间接长度；股骨大粗隆至膝关节外缘为股的直接长度。

2）小腿长度：膝关节内缘至内踝，或腓骨头顶点至外踝下缘。

3. X线测量法　此法较精确，但需摄X线片，仅在个别病例中应用，如对股骨干骨折判断有无过度牵引时，应以X线测量为准。

4. 肢体真假长短的判断　肢体的长短差别有实际性长短（真性）与形式上长短（假性）之不同。

（1）实际性长短差别：主要是肢体正常骨骼结构的实质性破坏所致，常见如下原因：

1）真性延长：多见于创伤、慢性炎症对骨骺局部的刺激，使骨骺加速生长。

2）真性缩短：常见于关节脱位、关节结核等所致的骨质破坏、骨折断端嵌插或重叠移位，小儿麻痹后遗症及骨骺损伤等。

（2）形式上长短差别：无骨骼结构的实质性破坏，主要是肢体畸形所致，常见如下原因：

1）假性延长：见于髋关节前脱位、髋关节半脱位、髋关节外展强直位、马蹄足等。

2）假性短缩：髋关节屈曲畸形、内收畸形及骨盆倾斜等。

三、肢体周径测量

两肢体取相应的同一水平测量，测量肿胀时取最肿处，测量肌萎缩时取肌腹部。

1. 上肢　上臂在腋皱褶平面、三角肌止点处环绕肱二头肌中段做测量。前臂在最粗处测量最大周径，在最细小处测量最小周径。

2. 下肢　股在髌骨上缘10～15cm处做测量。小腿在小腿最粗处做测量。

通过肢体周径的测量，可了解其肿胀程度或有无肌肉萎缩等。肢体周径变化可见如下几种情况：

1. 粗于健侧，较健侧显著增粗并有畸形者，多属骨折、关节脱位。如无畸形而量之较健侧粗者，多系伤筋肿胀等。

2. 细于健侧多为陈伤误治或有神经疾患而致筋肉萎缩。

四、角度测量

测量方法有三种，最简单的是目测比拟法，比较准确的是量角器测量法，更准确的是X线照片测量法，但后者在临床上不常应用。

1. 目测比拟法　方法简便、迅速，叮嘱病人做几项简单动作，视其完成情况，如果某项动作不能正常完成时，再进一步做个别检查。

(1) 上肢：病人直立位，双侧上肢自然下垂，观察对比肘关节伸直功能。双侧上肢上举，两手合拢，放在颈后，观察对比肩肱关节外展、外旋及肘关节屈曲功能。双手置于背后，手指触及对侧肩胛骨下角，观察对比肩肱关节内旋、后伸功能。两肘屈曲，靠紧胸壁，掌心向上下翻转，观察对比桡尺关节的旋转功能。合掌法观察对比桡腕关节的屈伸。

(2) 下肢：双足跟提起，足尖着地，慢慢下蹲，至足跟能触及臀部再站起，观察对比髋关节屈曲、外展、膝关节屈曲、伸直及踝关节背伸、跖屈活动情况。

(3) 颈部：屈颈时颏部可触及胸骨柄，后伸时鼻尖与额部在同一水平，为屈伸活动正常；耳垂能触及同侧肩部，为侧屈活动正常；下颌能触及同侧肩部，为旋转活动正常。

(4) 腰部：伸膝位，腰前屈中指指尖可达到或接近足部，后伸时中指指尖达到腘窝上方，为屈伸活动正常；侧屈时，中指指尖达同侧膝关节侧方，为侧屈活动正常；腰椎旋转，双肩连线与骨盆横径成30°交叉角时，旋转活动正常。

2. 量角器测量法　此方法简便、数据准确，是临床上最常用的测量方法。注意量角器的选择，大关节的屈伸、内收、外展等活动，常用双臂式量角器测量；前臂旋前、旋后活动度的测量，以罗盘式量角器更为适宜；指关节活动用指关节量角器测量更为准确(图7-13)。

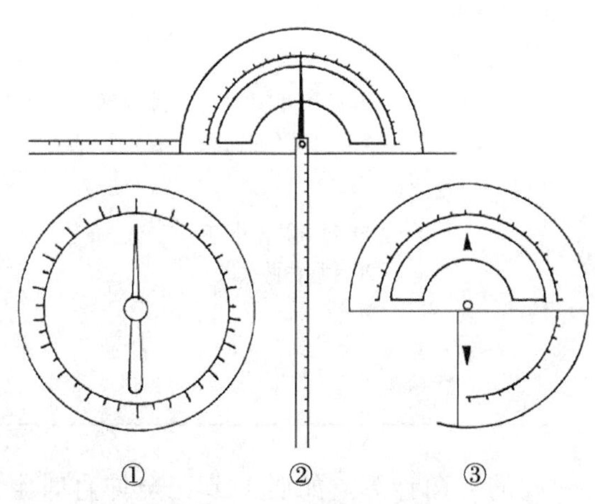

图7-13　关节测角器
①罗盘式；②双叉式；③指关节测角器

测量角度时，应先确定顶角和形成该角的两条边，即其上下肢体的轴线。可先在肢体两端找出定点，在此两点间定出轴线，将角度尺的轴心放于顶角，两臂置于与轴线一致的直线上，即可测出其角度。根据各关节的特点，确定所测的运动平面，按常规可选用额状、矢状水平位进行。

常用的记录方法有两种：

1. 中立位0°法　即以关节中立位为0°，每个关节从中立位到关节运动所达到的最大角度。如肘关节完全伸直时定为0°，完全屈曲时可成140°。

各关节中立位(0°)的标准如下：

肩关节：上臂自然下垂，并靠近胸壁，屈肘90°，前臂伸向前。

肘关节:上臂与前臂成一直线。

前臂:上臂贴胸,屈肘 90°,拇指向上。

腕:手与前臂成一直线,手掌向下。

拇指:拇指伸直,与第 2 指相并。

第 2 ~5 指:伸直位,以中指为中心测量第 2 及第 4、5 指外展,测量掌指关节及指间关节的屈曲和超伸。

脊柱:直立,两眼平视,下颌内收,测量屈、伸、左侧屈、右侧屈、左旋及右旋。

髋关节:平卧位,腰不过分前凸,两侧髂前上棘在同一水平线上,下肢自然伸直,髌骨向前。

膝关节:股与小腿成一直线,测量屈曲及过伸。

踝关节:足纵轴与小腿成 90°位,测量跖屈及背屈。

足:足尖向前方,趾与足底平面成一直线。中立位 0°法先确定每一关节的中立位为 0°(表 7-1)。

表 7-1 人体各关节功能活动范围(中立位 0°法)

关节	中立位	前后	左右	旋转	内外展
颈椎	面部向前双眼平视	前屈、后伸 35° ~45°	左右侧屈 45°	左右旋转 60° ~80°	
腰椎	腰伸直自然体位	前屈 90° 后伸 30°	左右侧屈 20° ~30°	左右旋转 30°	
肩关节	上臂下垂,前臂指向前方	前屈 90° 后伸 45°		内旋 80° 外旋 30°	外展 90°,内收 20° ~40°,上举 90°
肘关节	前臂伸直,掌心向前	屈曲 140° 过伸 0° ~10°		旋前 80° ~90° 旋后 80° ~90°	
腕关节	手与前臂成直线,手掌向下	背伸 35° ~60° 掌屈 50° ~60°	桡偏 25° ~30° 尺偏 30° ~40°		
髋关节	髋关节伸直,髌骨向前	屈曲 145° 后伸 40°		内旋和外旋均为 40° ~50°(屈曲膝关节)	外展 30° ~45°,内收 20° ~30°
膝关节	膝关节伸直,髌骨向前	屈曲 145°,过伸 10°		内旋 10°,外旋 20°(屈曲膝关节)	
踝关节	足外缘与小腿成 90°,无内翻或外翻	背伸 20° ~30°,跖屈 40° ~50°			

2. 邻肢夹角法 以两个相邻肢体所构成的夹角计算。如肘关节完全伸直时定为 180°,完全屈曲时可成 40°,那么关节活动范围是 140°(180° ~40°)。

对不易精确测量角度的部位,关节功能可用测量长度的方法以记录各骨的相对移动范围。例如,颈椎前屈,可测下颏至胸骨柄的距离,腰椎前屈时,测下垂的中指尖与地面的距离等(表 7-2)。

表 7-2　四肢关节测量角度时量角器放置部位表

关节活动	测定器的中心位置	量角器至脚的位置	量角器至另脚的位置
肩关节的屈伸、外展、内收	肱骨头	肩峰至髂骨最高点	肩峰至肱骨外髁
肘关节屈伸	肱骨外髁	肱骨外髁至肩峰	肱骨外髁至桡骨茎突
腕关节的屈伸	尺骨远端	沿尺骨外缘	沿第5掌骨(小指缘)
腕关节的外展和内收	桡尺骨远端中点	桡尺骨中线	第4、5指间
髋关节的屈伸、外展、内收	股骨大转子	大转子至腋中线	大转子至股骨外髁
膝关节的屈伸	股骨外髁	股骨外髁至大转子	股骨外髁至腓骨内髁
踝关节的屈伸	内踝	内踝至股骨内髁	外踝至第1跖趾关节

第三节　局部检查

在骨伤科诊断中,必须遵循中医诊疗整体观念,全面查体,分清主次,判断伤情。下面按部位顺序,介绍临床常用的基本检查方法。

一、头部检查

检查时,患者采取坐位或卧位。

1. 望诊检查　观察患者的神志、表情、姿态、行动、对周围事物的反应、言语等是否正常。观察头颅形状、大小与其年龄是否相称;头部位置及头皮表面有无异常。注意眼睑裂的大小变化,两侧是否对称。眼球位置及活动有无改变,两侧瞳孔是否等大等圆,对光反射是否存在。注意鼻、耳有无出血,咽后壁有无红肿;口开合是否正常。舌有无肌萎缩和震颤,伸舌时有无偏歪斜。

观察头部有无畸形、活动是否自如、颜面是否对称。先天性斜颈病人,头部向一侧倾斜,五官、颜面多不对称,患侧胸锁乳突肌呈紧张的索条状隆起;寰枢椎关节脱位者,下颌偏向一侧,头部不能转动,感觉沉重,需用手扶持头,加以保护;强直性脊柱炎颈椎强直的病人,垂头驼背,头部旋转障碍,视侧方之物时,须全身转动;患有晚期颈椎结核,椎体破坏者,颈椎不能支撑头部,头部不能自由转动,病人常常用双手托着下颌,以减轻疼痛。

2. 触诊　检查注意颅骨有无压痛、凹陷,有无头皮下血肿,颅骨有无局限性隆起。鼻骨有无压痛、畸形。下颌关节有无空虚感。

二、颈部检查

1. 望诊检查　观察颈椎的生理前凸是否存在,有无平直或后凸、侧弯、扭转等畸形,颈部肌肉有无痉挛或短缩。颈部皮肤有无瘢痕、窦道、脓肿。高位病变,注意观察咽后壁有无脓肿,低位病变则脓肿多在颈部出现,寒性脓肿多为颈椎结核。

2. 触诊检查

(1) 骨触诊:首先检查颈部前面的骨结构。检查舌骨时医者用食指和拇指夹住舌骨两侧,嘱患者做吞咽动作,可摸到舌骨运动。检查甲状软骨时,医者手指从颈中线向下移动，软骨顶部相当于第4颈椎水平，其下部相当第5颈椎水平。嘱患者做吞咽动作，可摸到第1环状软骨随之运动。颈动脉结节可从第1环状软骨向侧方2～5cm处摸到，即第6颈椎横突前结节。检查颈部后面，医者用双手指在患者颈后中线触诊骨性标志。

（2）软组织触诊：检查颈部前面的软组织，嘱患者仰卧，检查胸锁乳突肌的大小、形状和张力，注意有无疼痛、肿块。检查胸锁乳突肌内缘的淋巴结，有无增大、触痛。甲状腺呈"H"形覆盖甲状软骨，正常时不易触到，若有异常改变时腺体局限性增大，常有触痛。颈动脉位于第6颈椎的颈动脉结节旁，逐侧检查其搏动情况，两侧对比。自枕外隆凸至第7颈椎棘突，检查项韧带有无触痛。若在肌肉或筋膜内有广泛的压痛，则有颈部肌筋膜炎的可能。颈椎棘突连线上若触到硬结或索条，可能为项韧带钙化。

3. 运动功能检查　颈椎的中立位为直立位，头向前，下颌内收作为0°。颈部的活动有屈曲、后伸、旋转、侧弯（图7-14）。

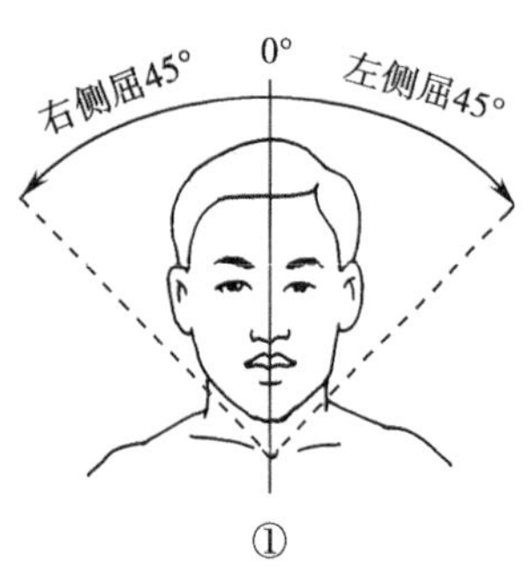

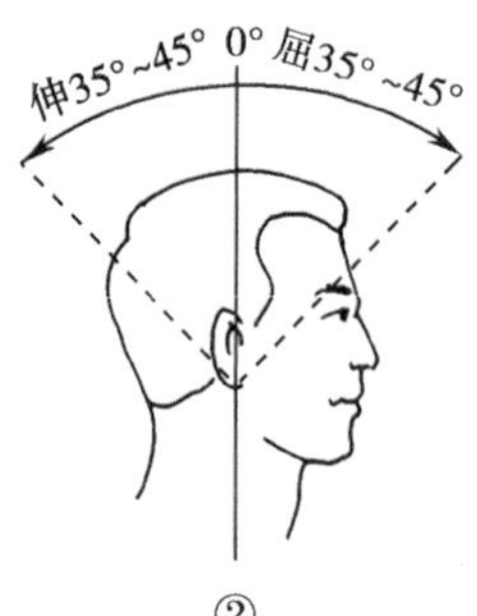

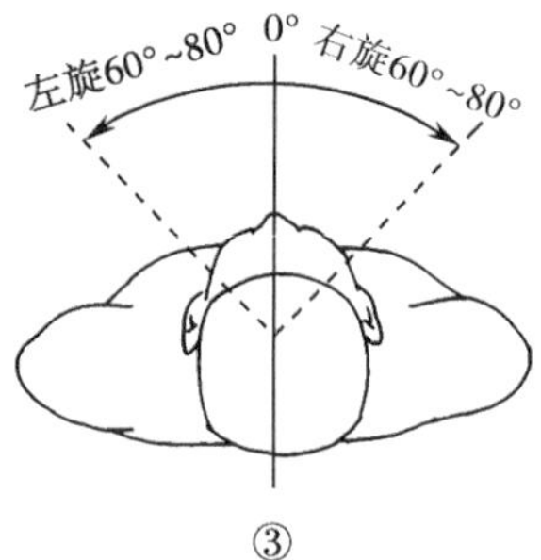

图7-14　颈部活动范围

（1）屈伸活动：前屈35°～45°，后伸35°～45°。

（2）旋转活动：正常旋转范围60°～80°。

（3）侧弯运动：正常可达45°。

三、胸背部检查

检查时通常采取坐位或卧位。

1. 望诊检查　观察有无后凸及其程度，后凸的形状；有无脊柱侧弯，弯向何侧；行走步态有无异常。

2. 触诊检查

（1）骨触诊：在胸部前面沿肋骨走行方向触诊，如有明显压痛，进一步做胸廓挤压试验，以了解有无肋骨损伤。触诊胸背部棘突以了解胸椎有无侧弯及后凸畸形。

（2）软组织触诊：触诊胸壁有无肿胀、压痛。辨别压痛的深浅及范围。触诊胸背部软组织以了解有无肿物，胸椎棘突附近有无脓肿。

3. 运动功能检查　胸椎运动受胸廓的限制，活动范围较小。应注意各段活动度是否一致，可以测量棘突之间距离的改变来比较。

四、腰骶部检查

检查时通常采取立、坐、卧不同的位置。

1. 望诊检查　观察有无脊柱侧弯或腰前凸加大、变平或后凸，走、立、坐、卧位有无姿势改变，有无肌肉痉挛，有无包块、窦道、脓肿。腰骶部有丛毛、色素沉着等应考虑隐性脊柱裂及相关疾病。从侧面看腰椎生理曲度是否正常，从后面观，腰椎棘突连线是否位于正中线。

2. 触诊检查

（1）骨触诊：检查时患者站立，逐个触诊腰椎棘突是否有压痛、畸形。检查腰椎前面时，嘱患者仰卧，双膝屈曲，使腹部松弛，医者用手放在脐下，轻轻向下压迫，触诊第5腰椎和第1骶椎的前面，注意有无压痛和肿块。

（2）软组织触诊：沿腰椎棘突线上触诊，如棘上韧带或棘间韧带撕裂伤，触诊时有压痛。触诊骶棘肌时，嘱患者头部后仰，使骶棘肌松弛，触诊时注意肌肉的形状，有无触痛、痉挛或萎缩。两侧肌肉是否对称，局部是否有肿物。检查腹股沟区时注意有无腰肌脓肿。

3. 运动功能检查腰部运动有前屈、后伸、侧弯、旋转（图7-15）。

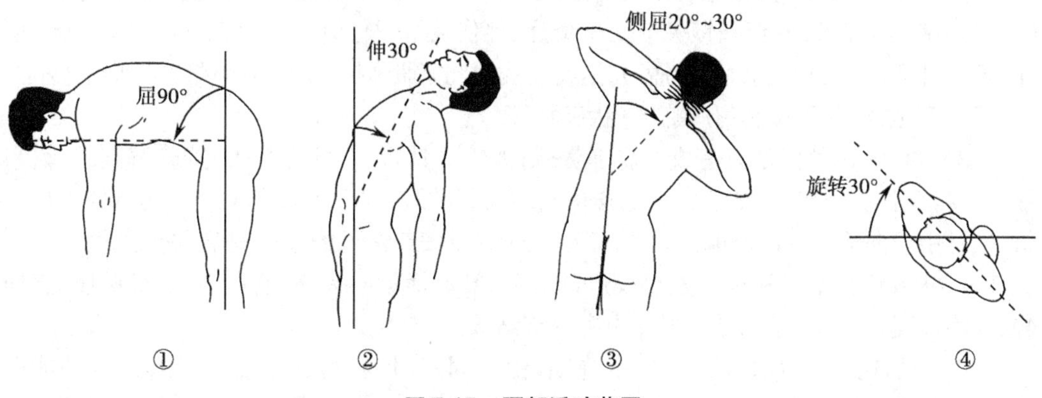

图7-15　腰部活动范围

（1）前屈运动：正常可达90°。

（2）后伸运动：正常可达30°。

（3）侧弯运动：正常可达20°～30°。

（4）旋转运动：正常可达30°。

五、骨盆检查

1. 望诊检查　观察骨盆是否倾斜，两髂前上棘是否在一直线，骨盆骨折、脊柱侧弯、下肢短缩、臀肌瘫痪、内收肌痉挛等均可引起骨盆倾斜。观察臀肌有无萎缩，双侧臀沟是否对称，臀部有无瘢痕、窦道、寒性脓疡。

2. 触诊检查

（1）骨触诊：检查时患者取站立位。首先检查前面，触诊髂前上棘、髂骨的轮廓，注意两侧是否等高，有无压痛。触诊耻骨结节、耻骨联合，耻骨上、下支，注意有无压痛及骨轮廓改变。侧面触诊股骨大转子，两侧是否等高，局部有无触痛。后面检查髂后上棘，两侧是否等高，骶髂关节处有无压痛，骶骨后面骨轮廓有无改变。尾骨有无压痛。屈曲髋关节，检查坐骨结节骨轮廓有无改变。

（2）软组织触诊：患者仰卧位，双膝关节屈曲，触诊骨盆前面的髂窝区，注意有无囊性肿物及压痛，腹股沟区有无肿胀。患者俯卧位，检查臀大肌区及梨状肌下缘有无压痛。

六、肩部检查

检查时患者取坐位或卧位。

1. 望诊检查

（1）肩部畸形

1）方肩：肩部丧失正常圆浑的外形，呈扁平或方形。多数由于肱骨头脱位，或者由于腋神经麻痹而引起三角肌萎缩或失用性肌萎缩。

2）垂肩：是指患侧肩部与健侧对比，患侧肩部出现明显低落。常见于肩关节脱位、肱骨外科颈骨折、肱骨大结节骨折、锁骨骨折。患者虽然用手托扶患侧，但患肩仍低于健侧。另外，腋神经麻痹和其他肩部疾患，也有垂肩现象。

3）肩锁关节高凸：当肩锁关节发生炎症或挫伤及半脱位时，肩锁关节高凸呈半球状。若锁骨肩峰端高度挑起，则是肩锁关节全脱位，不但肩锁韧带断裂，喙锁韧带也发生断裂。

4）胸锁关节高凸：当胸锁关节发生炎症、挫伤及半脱位时也可出现高凸，但不十分明显；若有明显高凸，则是胸锁关节脱位，这时受胸锁乳突肌牵拉，锁骨内侧端向前、向上移位。

5）其他：如先天性高肩胛症、翼状肩胛等。

（2）肿胀：由任何外力造成的肩部骨折，如锁骨骨折、肩胛骨骨折、肱骨解剖颈骨折、肱骨外科颈骨折、肱骨大结节骨折等均可出现肩部肿胀，并且皮肤有瘀斑。儿童的青枝骨折，锁骨中段向前上方高凸畸形。引起肩部急性肿胀最常见的原因是肩关节急性化脓性关节炎，病人往往全身和局部发热及肩部疼痛，被动活动时疼痛加剧。若肩部肿胀，疼痛轻，起病缓慢，局部不红、不热，则多为肩关节结核。

（3）肌肉萎缩：肩部各种骨折中晚期，由于固定时间过长，未能进行有效的功能锻炼，可致使肩部肌肉发生失用性萎缩。肩关节周围炎的特点是肩部活动痛，因疼痛限制了活动则可发生失用性肌萎缩。结核、炎症及肿瘤的晚期都可发生失用性萎缩。腋神经损伤可致三角肌萎缩。失用性与麻痹性肌萎缩均可影响肩部运动功能，或发生肩关节半脱位。

2. 触诊检查

（1）骨触诊：患者取坐位，沿其锁骨内侧向外侧触诊，检查有无压痛、畸形、骨擦音，肩峰外下方有无明显凹陷和空虚感。触诊胸骨上切迹，胸锁关节位置有无改变。触诊肱骨大结节有无压痛、骨擦音、异常活动。

（2）软组织触诊：肩部软组织触诊分四个区：肌腱袖、肩峰下滑液囊和三角肌下滑液囊、腋窝、肩胛带突出的肌肉群。通过肩部软组织触诊了解其正常关系，发现有无变异、肿块、肿瘤。进一步了解肌肉的张力、质地、大小和形状。依次检查冈上肌、冈下肌、小圆肌、肩胛下肌，注意有无压痛、形状改变、肌张力变化。检查肩峰下滑液囊和三角肌下滑液囊，注意有无肥厚、肿块、触痛等情况。检查腋窝前壁的胸大肌、后壁的背阔肌、内侧的前锯肌、腋窝顶部的臂丛神经和腋动脉、外侧壁的喙肱肌和肱三头肌及触扪此两肌之间肱动脉搏动情况。

3. 运动检查　检查肩关节中立位的前屈、后伸、外展、内收、外旋、内旋运动（图 7-16）。

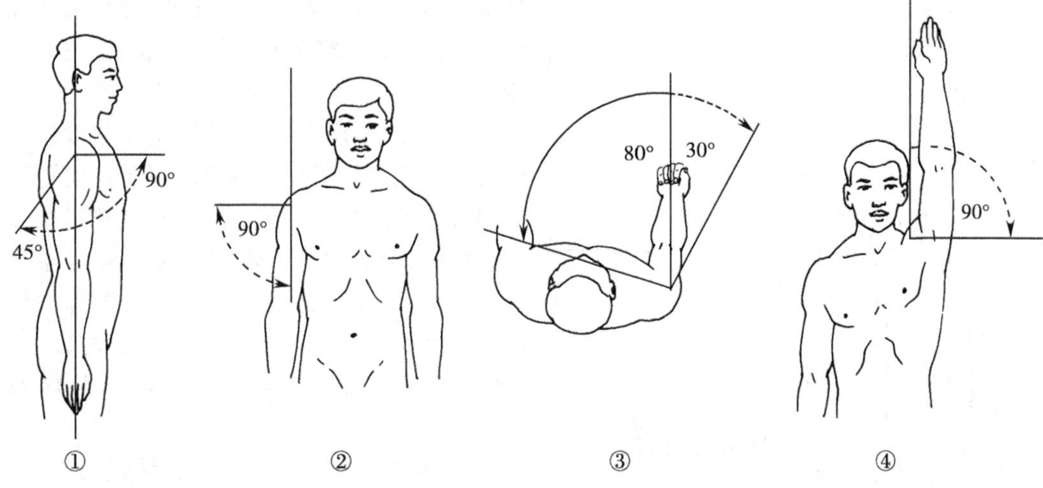

图7-16　肩关节活动范围

（1）前屈运动：前屈肩关节，正常可达90°。

（2）后伸运动：后伸上臂，正常可达45°。

（3）外展运动：屈肘90°，再做上臂外展运动，正常可达90°。

（4）内收运动：屈肘，使上臂于胸前向内移动，正常可达40°。

（5）外旋运动：肘部屈曲90°，前臂于中立位，肘部贴近躯干侧方以固定肢体，然后嘱患者前臂外展，前臂外展范围，即为肩关节外旋运动幅度，正常达30°。

（6）内旋运动：患者体位同外旋运动，嘱患者前臂做内收动作，前臂内收活动范围，即为肩关节内旋活动范围，正常可达80°。

（7）上举运动：正常可达90°。

七、肘部检查

1. 望诊检查

（1）畸形：正常人体上臂的纵轴与前臂的纵轴相交，在肘部形成一个外翻角，称为携带角，男性5°～10°，女性10°～15°。

肘外翻：因肘部骨骼先天性发育异常，肱骨远端骨折复位不良或损伤了肱骨远端骨骺，在生长发育中逐渐形成畸形，肘部携带角超过15°，即为肘外翻畸形。

肘内翻：由于上述原因引起肘部携带角变小、消失甚至出现向内翻的角度，即为肘内翻畸形。

靴形肘：当肘关节发生后脱位时，屈曲90°位，肘关节呈靴形，故得此名，有时也见于肱骨髁上骨折。

（2）肿胀：关节肿胀表现为尺骨鹰嘴两侧正常凹陷消失，积液量多时肘关节常处于半屈曲姿势，见于肘关节内损伤，较持久的关节积液，应鉴别是结核性或类风湿性。在急性损伤中，肘部弥漫性肿胀，提示有骨折和骨折移位，如肱骨髁上骨折、尺骨鹰嘴骨折等。

2. 触诊检查

（1）骨触诊：通过骨触诊了解肘部骨结构有无变化，检查时注意有无压痛、骨擦音等

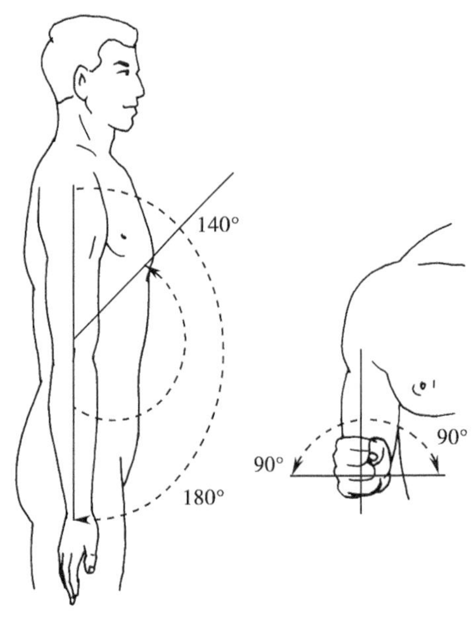

图 7-17 肘关节活动范围

情况。对肘部的骨性突起依次触诊,包括肱骨内上髁、尺骨鹰嘴及肱骨外上髁,检查其骨轮廓有无改变,有无压痛、异常活动等。

(2) 软组织触诊:于尺神经沟触诊尺神经有无疼痛及放射痛。触诊旋前肌及前臂屈肌附着处有无压痛,检查肘关节内侧副韧带有无触痛,沿肱骨内上髁向上检查髁上嵴处是否有淋巴结肿大。于肘关节外侧触诊腕伸肌起点处有无压痛。触诊环状韧带时,结合前臂旋前、旋后,检查局部是否有触痛及松弛。

3. 运动检查 肘关节的运动包括屈曲、伸直、前臂旋后、前臂旋前(图 7-17)。

(1) 屈曲:正常可达 140°。

(2) 伸肘运动:正常为 0°~10°。

(3) 旋后运动:患者坐位或站立位,前臂置中立位,屈肘 90°,两上臂紧靠胸壁侧面,两手半握拳,拇指向上,嘱患者前臂做旋后动作,正常可达 80°~90°。

(4) 旋前运动:患者体位及上肢放置位置同旋后运动,嘱患者做旋前动作,正常可达 80°~90°。

八、腕与手部检查

1. 望诊检查

(1) 腕和手的姿势:观察手的休息位与功能位的变化以帮助诊断。手的休息位是手处于自然静止状态,此时手部的肌肉处于相对的平衡状态。休息位时腕关节背伸 10°~15°,并有轻度尺偏,手的掌指关节及指间关节半屈曲,拇指轻度外展,第 2~5 指的屈度逐渐增大,呈放射状指向舟骨。手的功能位为腕背伸 20°~30°,拇指充分外展,掌指关节及指间关节微屈,其他手指掌指关节及近端指间关节半屈曲,远端指间关节微屈曲。

(2) 腕和手部肿胀:腕部出现肿胀,多因关节内损伤或病变。鼻烟窝肿胀,正常的生理凹陷消失,多因腕舟骨骨折。腕背侧肿胀,多见于伸指肌腱腱鞘炎、腕骨骨折、腱鞘囊肿等。掌指关节与指间关节肿胀,可因外伤引起;如无明显外伤,远端指间关节肿胀,中年以上患者多见于骨性关节炎;近端指间关节梭形肿胀,多见于类风湿关节炎。

(3) 腕和手部畸形

1) 腕部餐叉样畸形:发生于伸直型桡骨远端骨折。

2) 爪形手:若因前臂缺血性肌挛缩所致,出现掌指关节过伸,近端指间关节屈曲畸形;由尺神经损伤所致者,掌指关节过伸,指间关节半屈曲,无名指、小指不能向中间靠拢,且小鱼际肌萎缩。

3) 腕下垂:桡神经损伤后,前臂伸肌麻痹,不能主动伸腕,形成腕下垂。此外,外伤性伸腕肌腱断裂亦可出现垂腕畸形。

4）锤状指：主要由指伸肌腱止点及附近断裂，或止点处发生撕脱骨折，引起远端指间关节屈曲，不能主动伸指。

5）并指畸形：多属先天性畸形，也可由损伤、烧伤后处理不当引起。常为2个指并连，也有3个或4个手指连在一起，涉及拇指者少见。

6）巨指畸形：多为先天性畸形，原因不明。患指过度生长粗大，可发生于1个手指或几个手指。

7）多指畸形：为先天性畸形，大多发生在拇指桡侧，其次发生在小指尺侧。

（4）手部肌肉萎缩

1）大鱼际肌萎缩：多由正中神经损伤，肌肉麻痹造成，或腕管综合征正中神经长期受压所致。大鱼际处外伤，造成正中神经运动支损伤，也可引起大鱼际肌萎缩。

2）小鱼际肌萎缩：由尺神经损伤或在肘后内侧尺神经沟处长期受压，或尺神经炎，可造成小鱼际肌萎缩。

3）骨间肌萎缩：掌侧骨间肌萎缩因解剖位置关系，临床表现不明显，而背侧骨间肌萎缩可清楚看到。

2. 触诊检查

（1）骨触诊：先检查患者的桡骨茎突、尺骨茎突、桡骨及尺骨远端，触诊其骨轮廓及有无压痛。然后检查近排、远排腕骨，依次触诊掌骨、指骨，注意有无骨中断、触痛。检查掌指关节、近端及远端指间关节有无肿胀、触痛、畸形、运动障碍。

（2）软组织触诊

1）腕管触诊：由各种原因引起的腕管内压力增高，使正中神经受压出现功能障碍，为腕管综合征。检查时可发现正中神经分布区皮肤感觉迟钝，拇短展肌肌力弱、肌萎缩，甚至完全麻痹。嘱患者屈腕，医者用拇指压迫腕管近侧缘，麻木加重，疼痛可放射至食指、中指。

2）腕部尺神经管触诊：触诊腕部尺神经管，检查小指及无名指尺侧半，若有皮肤感觉迟钝，小鱼际及骨间肌肌力减弱、肌萎缩或麻痹，提示有腕部尺神经管综合征。

3）肌腱触诊：触诊屈肌主要为桡侧腕屈肌、掌长肌、尺侧腕屈肌；伸腕肌主要为桡侧腕长、短伸肌及尺侧腕伸肌；触诊伸指肌，依次检查指总伸肌腱、食指固有伸肌腱、小指固有伸肌腱。接着触诊拇长展肌、拇短伸肌、拇长伸肌。注意其肌张力有无变化，有无触痛，运动有无障碍。

4）肌肉触诊：固定患者拇指的掌指关节，嘱患者屈曲指间关节，检查拇长屈肌收缩运动。嘱患者屈曲食、中、无名、小指掌指关节并伸展两指间关节，以检查骨间肌及蚓状肌功能。并可嘱患者外展手指，医者触诊背侧骨间肌收缩；内收手指，触诊掌侧骨间肌收缩。检查大鱼际肌群的拇短展肌、拇短屈肌、拇内收肌，触诊其收缩；拇指对掌肌因位置深，不易触及，拇指充分对掌时，可触到该肌收缩。检查小鱼际的掌短肌、小指展肌、小指短屈肌，触诊其收缩；小指对掌肌被小指短屈肌所覆盖，不易触及。

3. 运动检查

（1）伸腕运动：患者屈肘90°前臂旋前位，掌心向下，做伸腕运动，正常可达35°～60°。

（2）屈腕运动：患者屈肘90°做屈腕运动，正常可达50°～60°。

（3）腕桡偏运动：患者屈肘90°手做桡偏运动，正常可达25°～30°。

（4）腕尺偏运动：患者屈肘90°手做尺偏运动，正常可达30°～40°（图7-18）。

（5）拇指背伸：患者拇指向桡侧外展，拇指与食指之间的夹角可达50°，即为拇指背

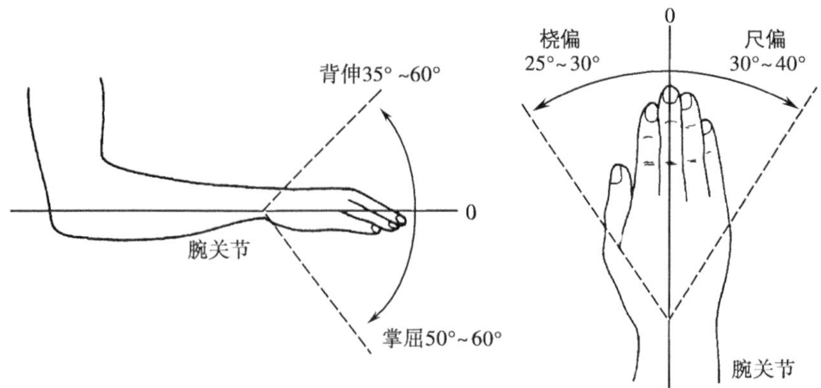

图 7-18 腕关节活动范围

伸的运动度数。

（6）拇指屈曲：患者掌心向上，拇指运动横过手掌，拇指端可触及小指基底，拇指掌指关节屈曲正常可达 50°，指间关节屈曲可达 90°。

（7）拇指掌侧外展：患者手伸直，拇指离开手掌平面向掌前方运动，拇指与掌平面构成的角度约为 70°，即为拇指掌侧外展运动的度数。

（8）拇指背侧内收：患者拇指充分掌侧外展位再回到解剖位置，正常拇指背侧内收为 0°。

（9）拇指对掌：先将拇指置于掌侧外展位，然后向各指端做对掌运动，正常时拇指端可触及其他各手指指端(图 7-19)。

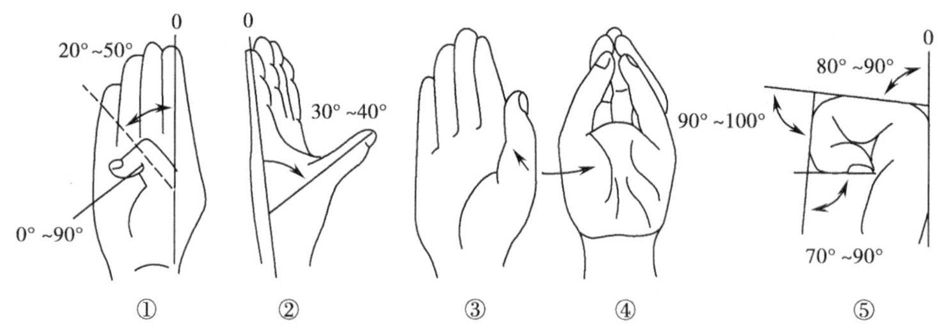

图 7-19 手指关节活动范围

九、髋 部 检 查

1. 望诊检查

（1）前面观察：除观察局部皮肤情况（擦伤、色泽、瘀斑、窦道、肿胀、隆起、皮肤皱襞）、姿势的变化外，还应观察骨性标志。

1）髂前上棘：两侧是否在同一水平线上。如下肢短缩，在髋关节疾病中最常见的疾病有：髋关节结核，股骨头坏死，小儿股骨头骨骺炎，骨骺滑脱等。

2）股骨大转子：大转子向上移位，常见于股骨颈骨折和髋关节后脱位。如为双侧上移，则出现会阴部平宽，或明显的双侧髋内翻表现，多见于双侧股骨头无菌性坏死和小儿双侧先天性髋关节脱位。

（2）侧面观察：骨盆和脊柱的力线改变，一般能反映髋部病变。髋关节屈曲畸形的病人在直立时，表现出腰脊柱产生代偿性前凸。双侧髋关节先天性脱位的病人，往往形成明显的臀部后凸畸形。大转子局部有肿胀包块，若皮肤色泽不变，临床上常见于大转子结核或大转子滑囊炎。

（3）后面观察：要对比两侧臀横纹是否对称，如果不对称，皱褶增多加深、升高，如双侧大转子向外突出，会阴部增宽，则要考虑为双侧先天性髋关节脱位。若坐骨结节部高凸，可能是坐骨结节滑囊炎或有坐骨结节结核。

2. 触诊检查

（1）骨触诊：先检查髋部的前面，触诊髂前上棘、髂嵴、股骨大转子的骨轮廓，注意有无压痛，两侧对比是否等高，触诊耻骨联合有无压痛。进一步检查髋部后面，触诊股骨大转子后面骨轮廓，注意有无压痛、肿胀及波动感。

（2）软组织触诊：在股三角区触诊淋巴结是否肿大，局部有无肿胀、压痛等。于腹股沟韧带中点的下方触诊股动脉搏动是否正常。腹股沟中点下2cm是髋关节的前壁，如触之隆起、饱满，说明有髋关节肿胀；如触到凹陷，则是髋关节后脱位；其压痛多见于髋关节炎症、股骨颈骨折、风湿性关节炎、股骨头无菌性坏死、髋关节结核。梨状肌综合征的病

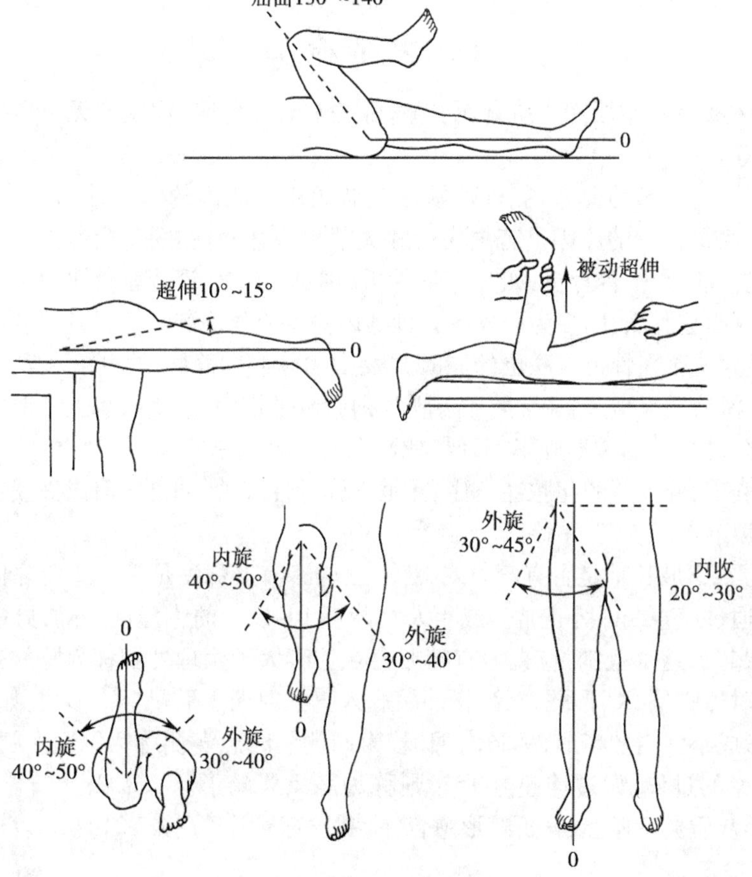

图7-20　髋关节活动范围

人，梨状肌部位压痛明显。弹响髋的患者，可触到阔筋膜在大转子上的滑动感。

3. 运动检查 髋关节的活动方向有前屈、后伸、内收、外展、内旋、外旋六种，检查时患者仰卧位，注意防止脊椎代偿动作（图7-20）。

（1）前屈运动：两下肢中立位，将骨盆放平，正常髋关节屈曲可达145°。

（2）后伸运动：两下肢伸直，医者将一侧手臂放在患者髂嵴和下部腰椎上固定骨盆，正常可达40°。

（3）外展运动：两下肢中立位，医者一手按住髂骨，固定骨盆，另一手握踝部缓慢地将患者下肢向外移动，当医者感到骨盆开始移动时，停止外展运动，其外展运动正常可达30°～45°。

（4）内收运动：两下肢中立位，医者一手按住髂骨，固定骨盆，嘱患者下肢内收，从健侧下肢前方越过中线继续内收，至骨盆开始移动为止，内收正常可达20°～30°。

（5）外旋运动：下肢屈髋、屈膝各90°，医者一手扶患者膝部，另一手扶足部，使小腿内收，则股沿纵轴外旋，测出小腿内收的角度，即为髋关节外旋的度数，正常可达40°～50°。

（6）内旋运动：下肢屈髋、屈膝各90°，医者一手扶患者膝部，另一手扶足部，使小腿外展，则股沿纵轴内旋，测出小腿外展的角度，即为髋关节内旋的度数，正常可达40°～50°。

十、膝部检查

1. 望诊检查 观察股四头肌有无萎缩，膝关节有无肿胀，皮肤有无色斑、瘢痕、窦道、浅静脉怒张等。

（1）肿胀：膝关节前侧及内、外侧缺乏脂肪组织和肌肉的保护，因此，外伤发生率较高，外伤是肿胀最常见的原因。若损伤后膝关节出现弥漫性肿胀，应考虑关节内骨折，如股骨髁间骨折或胫骨平台骨折；如为髌骨骨折，则见关节前部呈弥漫性肿胀伴有瘀斑；如为关节的一侧明显肿胀，则多为股骨或胫骨的内侧髁或外侧髁骨折；如见腘窝部的严重肿胀，应特别注意是否在骨折或脱位的同时并发腘动脉或腘静脉的损伤。若膝关节滑膜炎时，滑膜分泌滑液明显增多，关节肿胀表现为两膝眼部饱满，严重时髌上囊部（膝部髌上部位）明显肿胀；膝关节的梭形肿胀，形似"鹤膝"，多见于膝关节结核、风湿性关节炎或类风湿关节炎的表现，膝关节的化脓性炎症，常呈现弥漫性红肿，如已破溃或破溃已愈合者，可遗留窦道和瘢痕。

（2）畸形：下肢长轴是否有弯曲或旋转，可从髂前上棘到足第1、2趾之间垂一直线，如髌骨内侧通过此直线即为正常。成年人女性有10°以上的生理性外翻，男性有5°～10°的外翻，如果超过这个范围，应视为有畸形存在。若大于生理外翻称为膝外翻，单侧膝外翻病人直立时患膝呈"K"形腿，双侧膝外翻病人直立时两下肢呈"X"形腿；如正常生理外翻角消失，形成小腿内翻畸形，称膝内翻，若为两侧同时患病侧称为"O"形腿。正常膝关节可有0°～5°的过伸，如过伸超过15°，则称为膝反张畸形。膝部以上畸形常见于佝偻病、脊髓前角灰质炎后遗症、骨折畸形愈合、骨骺发育异常等（图7-21）。

2. 触诊检查

（1）骨触诊：膝关节前面髌韧带两侧可扪及股骨和胫骨之间的关节间隙；在膝关节

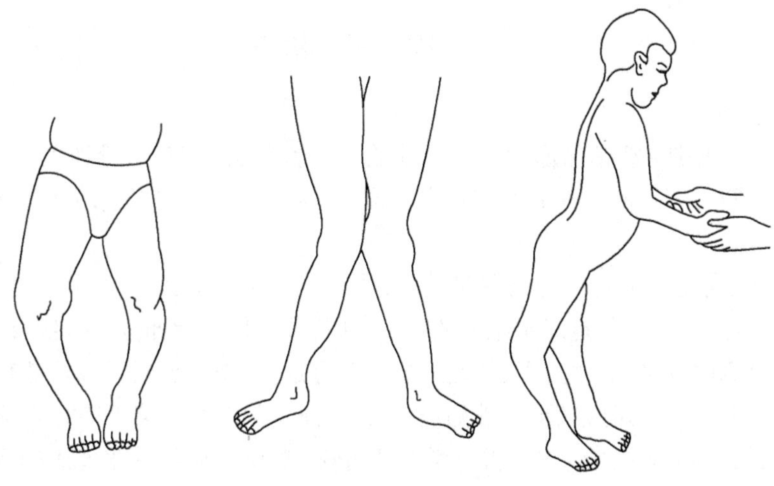

图 7-21　膝部畸形

内侧可扪及股骨内侧髁和胫骨内侧髁，在膝关节外侧可扪及股骨外侧髁和胫骨外侧髁、腓骨头；在膝关节的前方可触到髌骨，髌骨在屈膝位时固定不动，伸直时髌骨可以活动。触诊时并注意有无压痛。骨折时骨折部位常有明显压痛，或有骨擦音，骨折移位明显时可触及移位之骨块。骨肿瘤时局部常有压痛和肿块。如骨软骨瘤，可在股骨下端或胫骨上端触到逆关节方向生长的骨性隆起；青少年胫骨结节骨骺炎时可在胫骨结节处有压痛和异常隆起。髌骨软化症时向下按压髌骨，使髌骨轻轻移动，可出现明显的疼痛反应。

(2) 软组织触诊：前面触诊注意时，若髌下脂肪垫肥厚，在髌韧带两侧可触到饱满柔韧的硬性包块。膝部损伤时，如在髌韧带两侧关节间隙向胫骨平台平面按压有明显疼痛，可能为半月板前角损伤。另外注意触摸股四头肌中的股内侧肌和股外侧肌是否有萎缩。侧面触诊时，在关节两侧间隙处压痛，则可能是半月板边缘部损伤。股骨、胫骨内、外髁压痛，可能是膝关节内、外侧副韧带损伤。半月板囊肿以外侧居多，囊肿位于关节间隙，腓侧副韧带的前方。腓总神经损伤者，可在腓骨小头下方有触痛，或传导麻、痛。后面触诊时，触摸腘窝内有无肿块，有无压痛，有无传导痛，腘窝部搏动性肿物或股骨下端肿物。

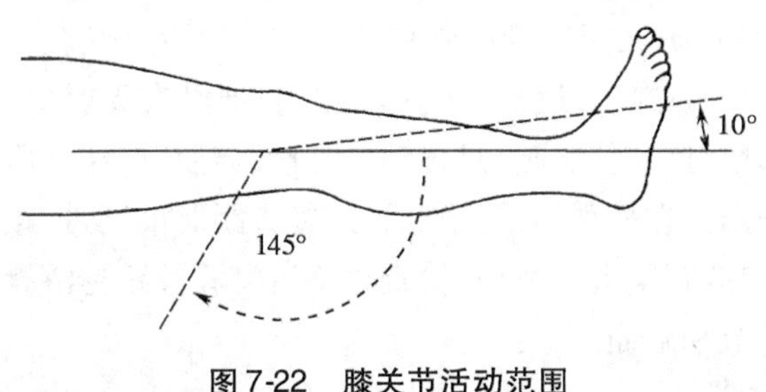

图 7-22　膝关节活动范围

3. 运动检查　膝关节的运动主要有屈曲、伸直、内外旋等。

(1) 屈曲：正常可达 145°。

(2) 伸直：正常伸直为 0°，青少年及女性可有 5°～10°过伸。

(3) 内、外旋：膝关节完全伸直后没有侧屈和内、外旋转运动。当膝关节屈曲 90°时，内旋运动可达 10°，外旋运动可达 20°(图 7-22)。

十一、踝与足部检查

1. 望诊检查

(1) 踝关节肿胀:常见的原因是踝部伤筋、骨折、踝关节结核、骨性关节炎等造成肿胀。踝关节滑膜炎和积液常在关节前或内外踝下有肿胀。滑囊炎在第1跖骨头的胫侧有局限性肿胀。

(2) 畸形:①足踝部畸形。马蹄足:表现为行走时前足着地负重,踝关节跖屈位,足跟悬起。仰趾足:表现为行走时足跟着地负重,踝关节保持在背伸位,前足仰起。扁平足:表现为足纵弓塌陷变平,足跟外翻,前足外展。高弓足:表现为足的纵弓异常升高,行走时足跟和跖骨头着地。②足趾畸形。外翻:表现为指向外偏斜合并第1跖骨内翻,第1、2跖骨间隙增宽,第1跖骨头内侧皮下常有增厚的滑囊,常伴有平足。锤状趾:主要表现为近端趾间关节屈曲畸形(图7-23)。

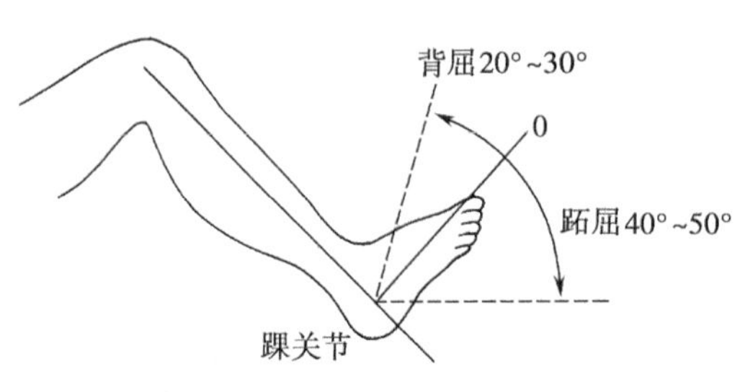

图7-23 踝关节活动范围

2. 触诊检查

(1) 骨触诊:在内踝远端的后面可摸到距骨内侧结节,注意骨轮廓有无改变,是否有触痛。触诊足外侧面,沿第5跖骨向近端触诊第5跖骨粗隆,检查有无肿胀、压痛;检查外踝及其前下方的跗骨窦,指压其深部可触及距骨颈,触诊有无压痛。足后区检查跟骨,于跟骨跖面内侧,触诊跟内侧结节,触诊其骨轮廓,注意有无压痛。检查足跖面时,逐个检查跖骨头,有无压痛,注意足前部的横弓是否正常。

(2) 软组织触诊:在第1跖趾关节的内侧触诊有无皮肤增厚及滑囊,有无触痛。在内踝下方触诊踝关节内侧副韧带,在内踝与跟腱之间触诊胫骨后肌腱、趾长屈肌腱、胫后动脉、胫神经、长屈肌腱,注意肌腱和韧带有无触痛,动脉有无搏动减弱,神经有无触痛、麻木。两侧做对比。于足背部检查胫骨前肌腱、长伸肌腱、足背动脉、趾长伸肌腱,注意肌腱的张力,有无触痛及缺损,动脉搏动的强弱。在外踝的前、下、后方,检查距腓前韧带、跟腓韧带、距腓后韧带有无触痛。在足后侧检查跟腱有无触痛,检查跟骨后滑囊及跟腱滑囊有无局部增厚及触痛。足跖面触诊有无结节和触痛。

3. 运动检查 患者两膝关节屈曲90°。

(1) 踝关节背伸:正常可达20°~30°。

(2) 踝关节跖屈:正常可达40°~50°。

(3) 中跗关节内翻:正常可达30°。

(4) 中跗关节外翻:正常可达30°~35°。

(5) 跖趾关节背伸约45°。

(6) 跖趾关节跖屈30°~40°(图7-24)。

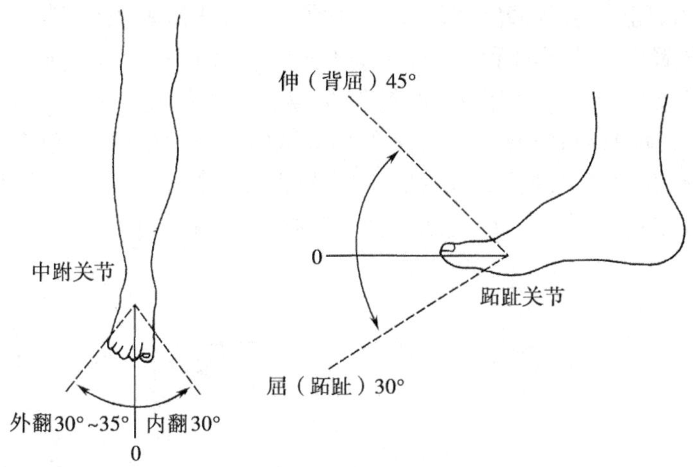

图7-24　足部关节活动范围

第四节　特 殊 检 查

一、颈　　部

1. 颈椎间孔挤压试验(spurling's test)　患者坐位,头转向患侧侧弯,检查者用手按住患者头顶部向下施加压力。如果出现肢体放射性疼痛或麻木感时,即为阳性,提示有神经根刺激。该试验使椎间孔变窄,从而加重对颈神经根刺激,常见于神经根型颈椎病(图7-25)。

2. 臂丛神经牵拉试验(Eaten's test)　患者坐位,头微屈,检查者一手放于患者的患侧的颞部,另一手握住患侧的腕部,呈反方向牵拉,此时臂丛神经受到牵拉,如患侧上肢发生放射性疼痛或麻木则为阳性。如果在牵拉的同时迫使患肢做内旋动作,称为 Eaten 加强试验。常见于神经根型颈椎病。但应注意,除颈椎病根性压迫外,臂丛损伤、前斜角肌综合征者均可阳性(图7-26)。

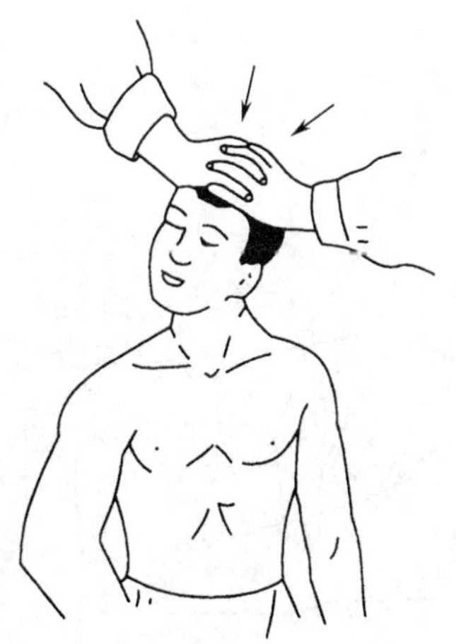

图7-25　颈椎间孔挤压试验

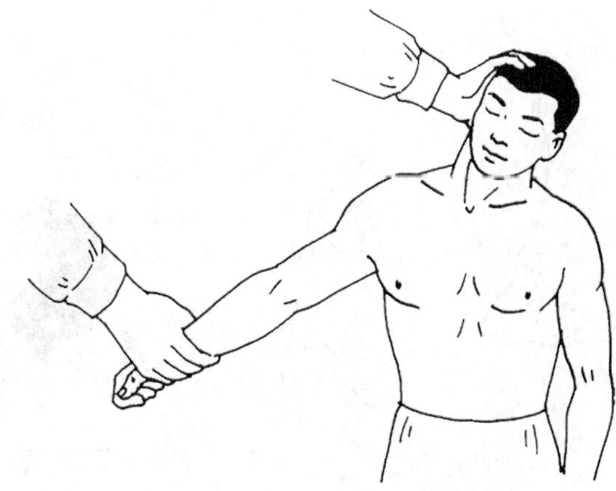

图7-26　臂丛神经牵拉试验

3. 头部叩击试验 患者端坐，医生以一手掌面平置于患者头部，掌心接触头顶，另一手握拳轻叩击放置于头顶部的手背。如果病人感到颈部不适，疼痛或向上肢串痛、酸麻则为阳性。该试验使椎间孔变窄对颈神经根刺激，常见于神经根型颈椎病(图7-27)。

4. 深呼吸试验(Adson's test) 又称阿德森试验。患者坐位，手放在在膝部，检查者手摸患侧桡动脉，嘱患者快速深吸气后屏住呼吸，再嘱患者仰头并将下颌转向患侧。如果桡动脉搏动减弱或消失则为阳性，提示锁骨下动脉受压，常见于胸廓出口综合征等(图7-28)。

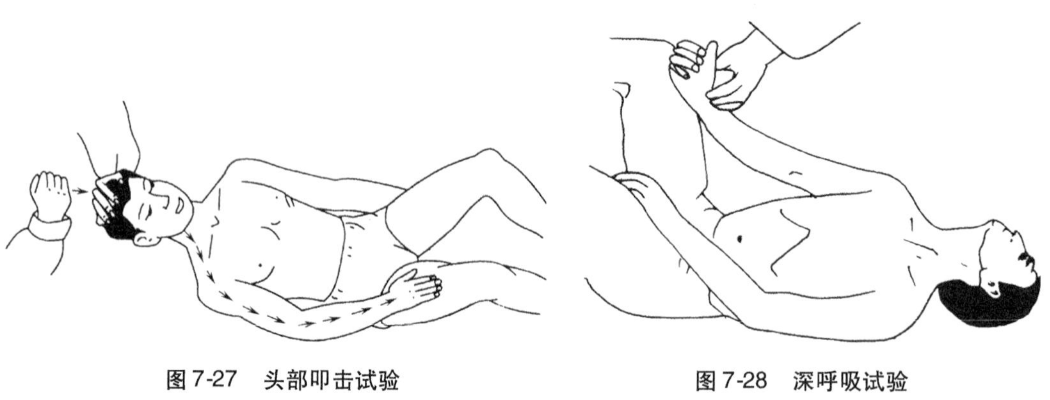

图7-27 头部叩击试验　　图7-28 深呼吸试验

二、胸 背 部

1. 压胸试验 患者取坐位或站立位。检查者站于侧方，一手抵住其脊柱，另一手压迫胸骨，轻轻地相对挤压。如果胸的侧壁上某处出现疼痛则为阳性。提示该处肋骨骨折(图7-29)。

2. 比弗尔征(Beevor's sign) 患者取仰卧位，让患者抬头坐起时，观察脐眼位置有无移动或偏向某一侧。正常人脐眼位置不变，如果胸段脊髓10～12节段损伤或受压等，则下腹壁肌肉瘫痪或无力，如果坐起时脐眼向上移动，如一侧腹肌无力，脐眼向健侧移动(图7-30)。

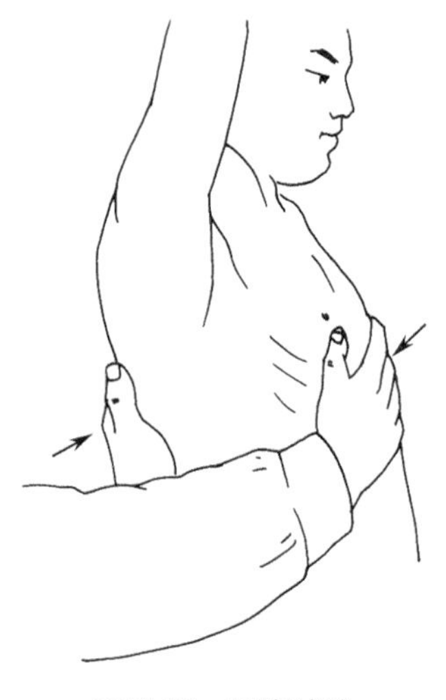

图7-29 压胸试验

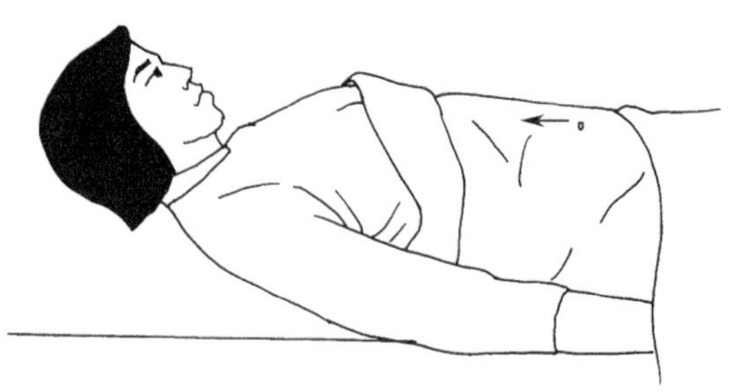

图7-30 比弗尔征

三、腰　　部

1. 直腿抬高试验(Lasegue's test)　患者仰卧位,两腿伸直,检查者一手压膝,一手托足跟,逐渐抬高患肢。正常时,两下肢同样抬高 70°以上并无疼痛,如在 30°~70°出现下肢放射性疼痛则为阳性。常见于坐骨神经痛或腰椎间盘突出症。但需排除腘绳肌和膝关节后关节囊受牵拉所造成的影响(图 7-31)。

2. 直腿抬高加强试验(Bragard's test)　又称直腿抬高踝背伸试验。直腿抬高到开始产生疼痛的高度后,放低患肢,使疼痛消失,快速将踝关节背伸。如果引起患肢后侧放射性疼痛加剧则为阳性。常见于腰椎间盘突出症(图 7-32)。

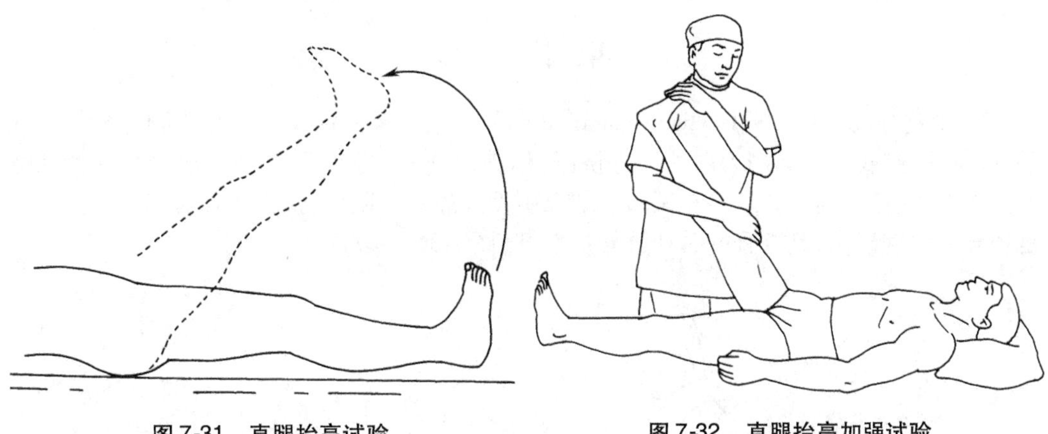

图 7-31　直腿抬高试验　　图 7-32　直腿抬高加强试验

3. 健侧直腿抬高试验　方法同"直腿抬高试验",只是健侧下肢抬高,患肢痛则为阳性,多提示较大或者中央型腰椎间盘突出症。

4. 股神经牵拉试验　患者俯卧位,下肢伸直,检查者一手固定骨盆,另一手握患肢小腿下端,膝关节伸直或屈曲,将股强力后伸。如股前侧出现放射痛则为阳性,提示股神经根受压,常见于为高位腰椎间盘突出(图 7-33)。

5. 拾物试验(pick-up test)　脊柱因病变而僵硬时,不能伸膝位弯腰,只能蹲位拾物,常见于胸椎及腰椎结核(图 7-34)。

6. 儿童脊柱超伸展试验　患者俯卧,检查者将其两小腿提起,正常脊柱后伸自如且不痛。脊柱僵直并随臀部抬高者为阳性,见于脊柱结核(图 7-35)。

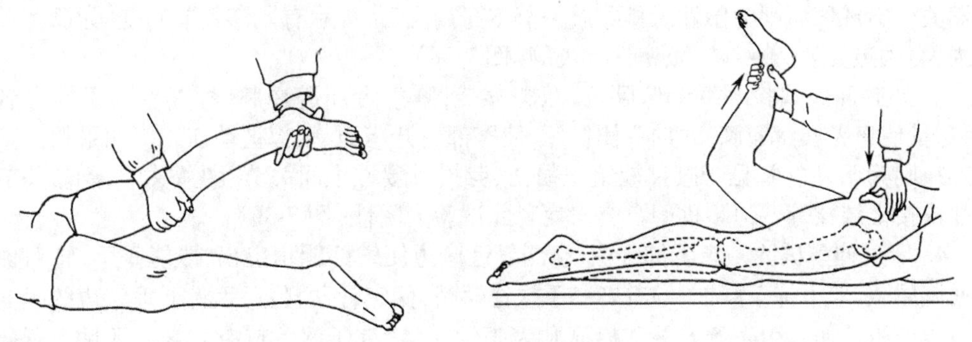

图 7-33　股神经牵拉试验

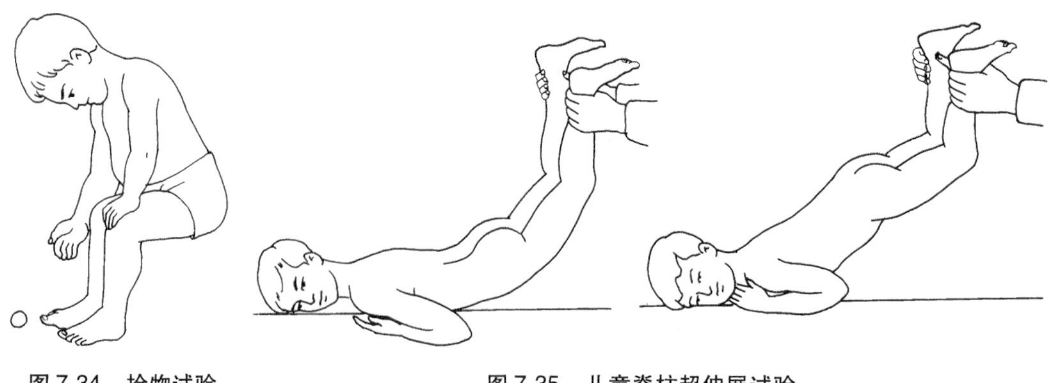

图 7-34 拾物试验　　图 7-35 儿童脊柱超伸展试验

四、骨 盆

1. 骨盆分离挤压试验(pelvic separation and compression test) 患者仰卧位,检查者双手分别在两侧髂嵴内侧用力向外下方挤压,称骨盆分离试验;反之,双手分别在两侧两髂骨翼向中心挤压,称为骨盆挤压试验。如果引发疼痛则为阳性,常见于骨盆环骨折。注意是否合并尿道损伤,是否合并其他脏器损伤等(图 7-36、图 7-37)。

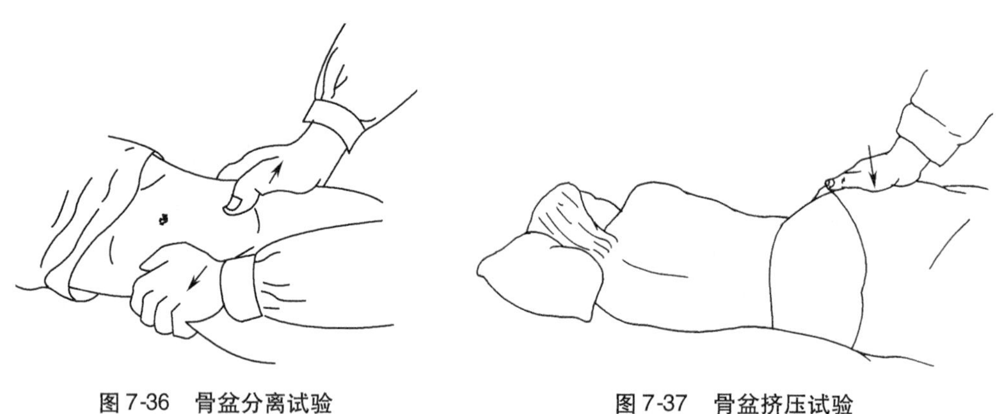

图 7-36 骨盆分离试验　　图 7-37 骨盆挤压试验

2. "4"字试验(Patrick's test) 又称髋外展外旋试验、骶髂关节分离试验、盘腿试验。患者仰卧位,被检查侧膝关节屈曲,髋关节屈曲并外展外旋,外踝置于对侧膝关节上,两腿相交呈"4"字形;检查者一手固定于对侧髂前上棘,另一手于膝关节内侧向下按压。如果骶髂关节出现疼痛则为阳性。排除髋关节本身病变后,提示有骶髂关节病变,如骶髂关节劳损、类风湿关节炎、结核、致密性骨炎等(图 7-38)。

3. 屈膝屈髋试验 患者仰卧位,双腿靠拢,嘱患者屈髋屈膝,检查者双手推患者膝部,尽量使患者屈髋屈膝,并向头侧推压,使臀部离开床面,腰部被动前屈。如果腰骶部发生疼痛则为阳性。常见于腰部软组织损伤、劳损或腰椎椎间关节、腰骶关节、骶髂关节有病变或腰椎结核等。但腰椎间盘突出症者此试验为阴性(图 7-39)。

4. 床边伸髋试验 患者仰卧位,患侧靠近床边使臀部能稍突出,股能垂下,将对侧下肢屈髋屈膝,双手抱于膝前,检查者一手扶住髂嵴,固定骨盆,另一手将下垂床边的股向地面方向加压。如果引发骶髂关节疼痛则为阳性,提示有骶髂关节有病变。常见于骶髂关节劳损、类风湿关节炎、结核、致密性骨炎等(图 7-40)。

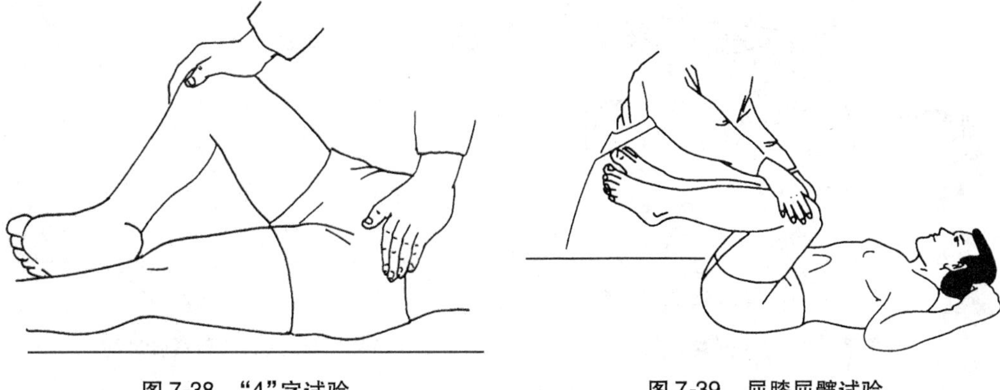

图 7-38　“4”字试验　　图 7-39　屈膝屈髋试验

5. 梨状肌紧张试验(piriformis muscular tension test)　患者仰卧位,将患肢伸直,并做内收内旋,如果坐骨神经有放射性疼痛,再迅速将患肢外展外旋,疼痛随即缓解则为阳性。常见于梨状肌综合征(图 7-41)。

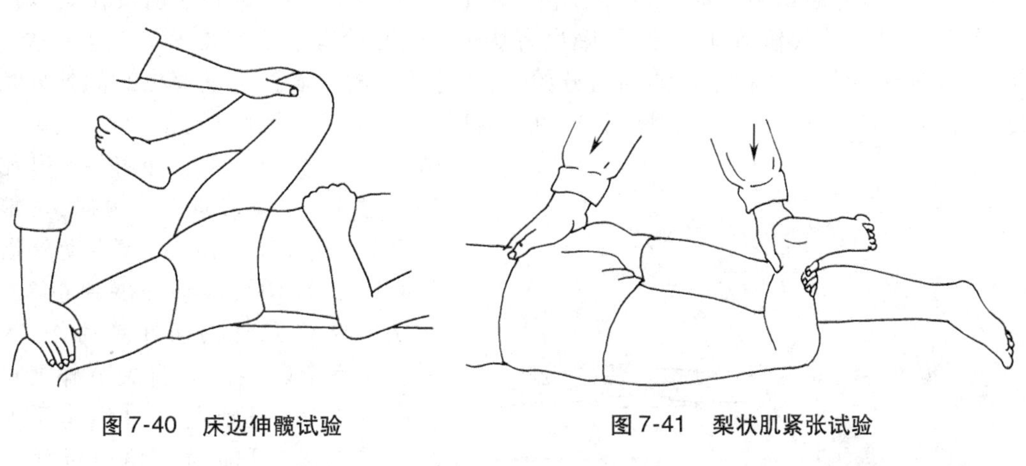

图 7-40　床边伸髋试验　　图 7-41　梨状肌紧张试验

五、肩　部

1. 搭肩试验(Dugas' test)　又称肩内收试验。患者屈肘,将患侧手搭在对侧肩部,肘关节能贴近胸壁为正常,如肘关节不能与胸壁紧贴,或肘关节能与胸壁紧贴而手不能搭在对侧肩部,或两者均不能,则为阳性,提示肩关节脱位(图 7-42)。

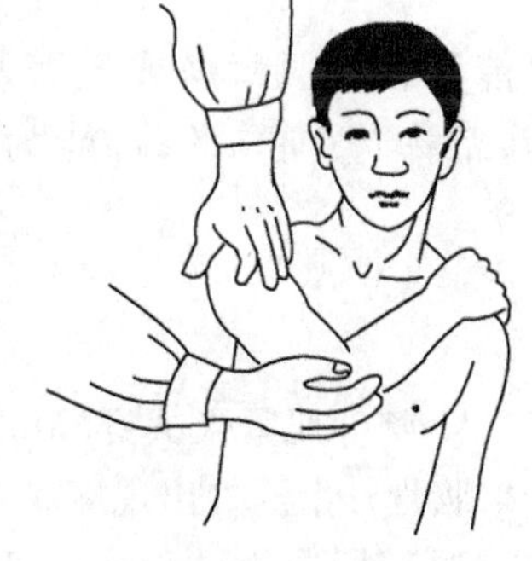

图 7-42　搭肩试验

2. 直尺试验(Hamilton's test)　以直尺置于上臂外侧,一端贴紧肱骨外上髁,一端靠近上臂皮肤。如不能靠近大结节而靠近肩峰时,则为阳性。提示肱骨头向前内脱位或肩胛骨颈部骨折(图 7-43)。

3. 肱二头肌长头紧张试验(Yergason's test)　又称叶加森征。嘱患者屈肘,前臂旋后,检查者给以阻力。如果结节间沟处有疼痛则为阳性,提示肱二头肌长头肌腱炎(图 7-

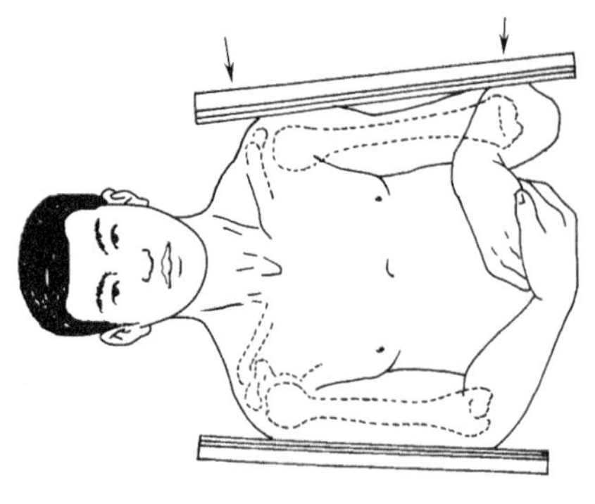

图7-43 直尺试验

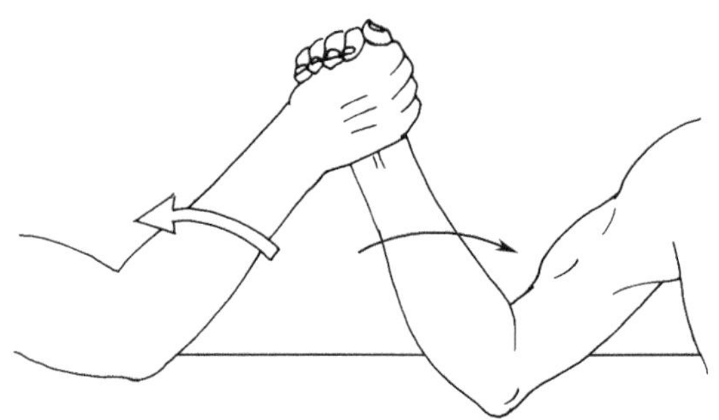

图7-44 肱二头肌长头紧张试验

44）。

4. 道巴恩征（Dawbarn's sign） 患肢上臂贴近胸壁侧面，肩峰前缘下方可有触痛，如果肩关节外展，滑囊移位到肩峰下，触痛消失，则为阳性，常见于肩峰下滑囊炎。

5. 肩关节外展试验 病人取站立位，检查者站于前侧方，双手分别按在其双肩上，触诊肩胛骨的代偿活动。然后，嘱患者从中立位开始肩主动外展运动直至上举过头，并及时说明外展过程中肩痛何时开始，何时停止。检查者注意其疼痛时的外展角度。如肩关节刚开始外展即有疼痛，可见于肱骨骨折、肩胛骨颈骨折、锁骨骨折、肩关节脱位、肩关节炎等。如肩关节开始外展时不痛，越接近90°越痛，可能为肩关节粘连。如肩关节主动外展的幅度小于40°，被动外展到40°以上又可继续完成主动外展动作，为冈上肌完全断裂。如肩关节外展过程中有疼痛，但到上举时疼痛反而减轻或消失，可能为三角肌下滑囊炎或肩峰下滑囊炎。如肩关节被动外展运动，如超过90°以上时，肩峰处有疼痛，可能有肩峰骨折。如肩关节能主动外展，但无力继续上举，可能为斜方肌瘫痪或上臂丛麻痹。如肩关节从外展60°～120°范围内时，出现疼痛，常称“疼痛弧”；可能为冈上肌损伤或炎症、肩峰下滑囊炎、肩袖损伤等（图7-45）。

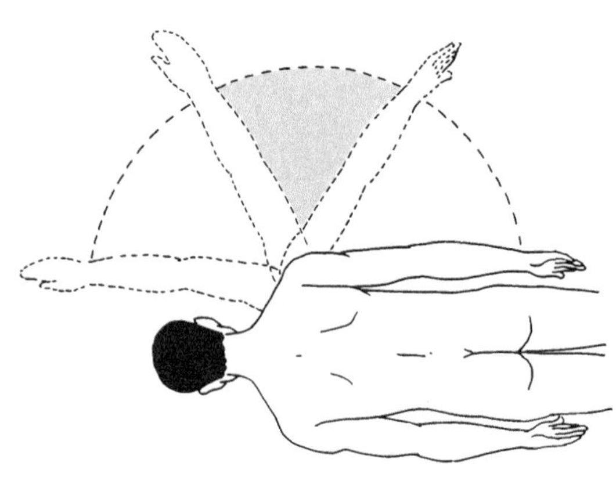

图7-45 肩关节外展试验

六、肘 部

1. 腕伸肌紧张试验（Mill's test） 又称密勒征。患者伸肘屈腕，同时将前臂旋前。如果肱骨外上髁处出现疼痛则为阳性，常见于肱骨外上髁炎（图7-46）。

2. 屈肌紧张试验 让患者握住检查者的手指（食指至小指），强力伸腕握拳，检查者手指与患者握力作对抗。如果肱骨内上髁处出现疼痛则为阳性，常见于肱骨内上

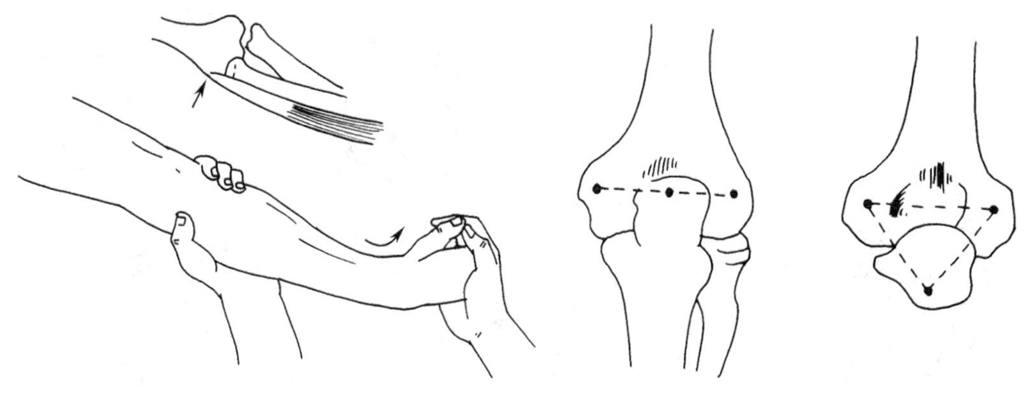

图 7-46　腕伸肌紧张试验　　图 7-47　肘后三角

髁炎。

3. 肘后三角（Hüter's line、Hüter's triangle）　正常情况下，肘关节伸直时，肱骨内上髁、肱骨外上髁与尺骨鹰嘴突三点在一条直线上；当肘关节屈曲时，三点形成一个等腰三角。当肘关节后脱位或有关节内骨折时，三者关系改变；而当肱骨髁上骨折时，三者关系不变（图 7-47）。

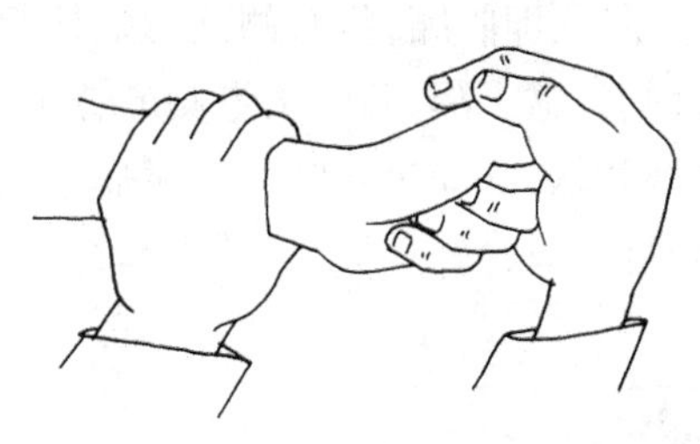

图 7-48　伸肌紧张试验

4. 肘外翻挤压试验　患者肘关节伸直，检查者一手握住患者腕部，另一手扶患者肘部，并使其外翻。如果出现疼痛则为阳性，提示桡骨小头骨折。

5. 伸肌紧张试验（Cozen's test）　又称柯宗试验。嘱患者屈腕、屈指，检查者将手压于各指的背侧做对抗，再嘱患者抗阻力伸指和背伸腕关节，如果肱骨外上髁处出现疼痛则为阳性。常见于网球肘（图 7-48）。

七、腕与手部

1. 屈腕试验　患者腕关节掌屈位，检查者用拇指压迫腕管区 1～2 分钟。如果手掌麻木感加重，疼痛加剧并放射至食指、中指则为阳性，提示有腕管综合征（图 7-49）。

2. 腕三角软骨挤压试验（triangular fibrocartilage compression test）　嘱患者屈肘 90°，掌心向下，检查者一手握住患者前臂远端，另一手握患手掌，使患手腕关节向尺侧偏斜，然后伸屈腕关节，使腕关节尺侧发生挤压和研磨。如果疼痛明显则为阳性，提示有腕三角软骨的损伤（图 7-50）。

3. 握拳试验（Finkel-Stein's test）　又称尺偏试验。嘱患者握拳（拇指埋于拳内），使腕关节被动尺偏。如果桡骨茎突处出现疼痛则为阳性，提示桡骨茎突狭窄性腱鞘炎（图 7-51）。

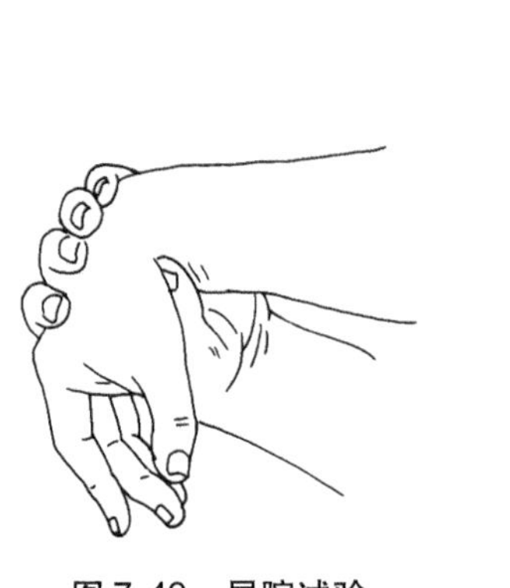
图 7-49 屈腕试验

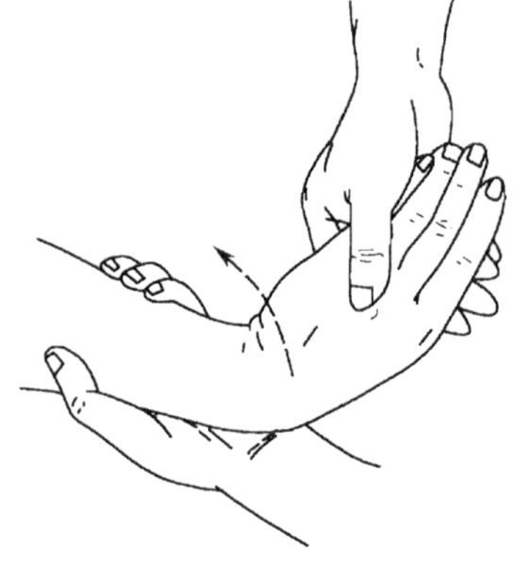
图 7-50 腕三角软骨挤压试验

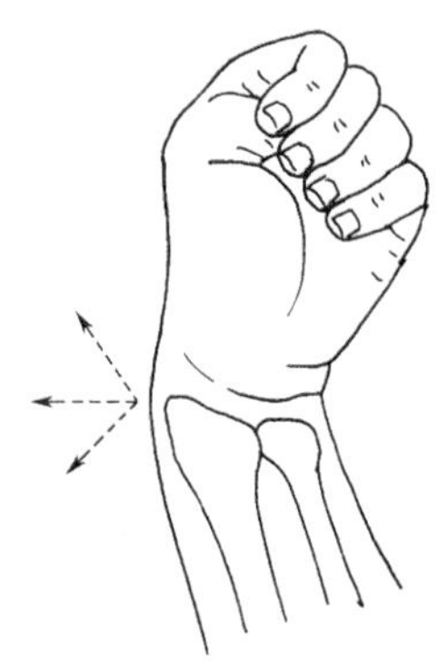
图 7-51 握拳试验

八、髋 部

1. 臀中肌试验（Trendelenburg's sign） 又称髋关节承重功能试验、单腿独立试验。患者直立位，背向检查者，嘱患者单腿站立，负重的臀中肌立即收缩，将对侧到骨盆抬起，表明负重的臀中肌功能正常，试验为阴性。如果不负重侧骨盆下降，表明负重侧的臀中肌无力或功能不全为阳性，提示持重侧臀中肌、臀小肌麻痹和松弛，如小儿麻痹后遗症、高度髋内翻；或骨盆与股骨之间的支持性不稳，如先天性髋脱位、股骨颈骨折等（图 7-52）。

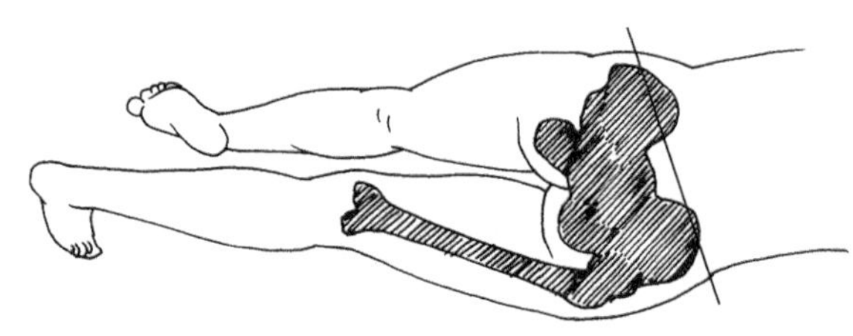
图 7-52 臀中肌试验

2. 下肢缩短试验（Allis' test） 患者仰卧位，双侧髋膝关节屈曲并拢，两足并齐，平放于床面，正常两膝顶点等高。如果一侧低于另一侧则为阳性，提示较低一侧股骨或胫骨短缩，或髋关节后脱位（图 7-53）。

3. 望远镜试验（Dupuytren's test） 又称套叠征或巴洛夫试验。患儿仰卧位，检查者一手固定骨盆，另一手握患侧膝，然后上下推拉股，如果觉察有抽动和音响则为阳性，提示髋关节不稳定或有脱位等。

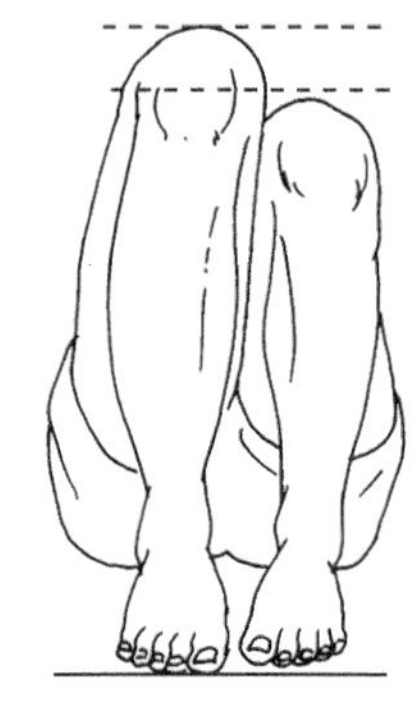
图 7-53 下肢缩短试验

4. 蛙式试验（breaststroke test） 又称双髋外展试验。患儿仰卧位，检查者手扶患者两侧膝部，将双侧髋、膝关节均屈曲 90°，再做双髋外展外旋动作，呈蛙式位。如果一侧或两侧股不能接触床面则为阳性，提示可能有先天性髋关节脱位（图 7-54）。

5. 托马斯征（Thomas' test） 又称髋关节屈曲挛缩试验。患者仰卧位，尽量屈曲健侧髋关节，股贴近腹壁，使腰部紧贴于床面，克

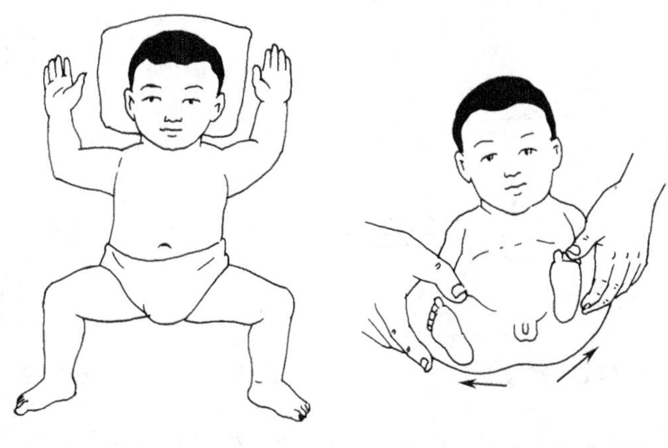

图 7-54　蛙式试验

服腰部前凸增加的代偿作用，让患者伸直患侧下肢，如果患侧下肢不能平放于床面则为阳性，提示该髋关节有屈曲挛缩畸形。常见于髋关节结核、类风湿关节炎等(图 7-55、图 7-56)。

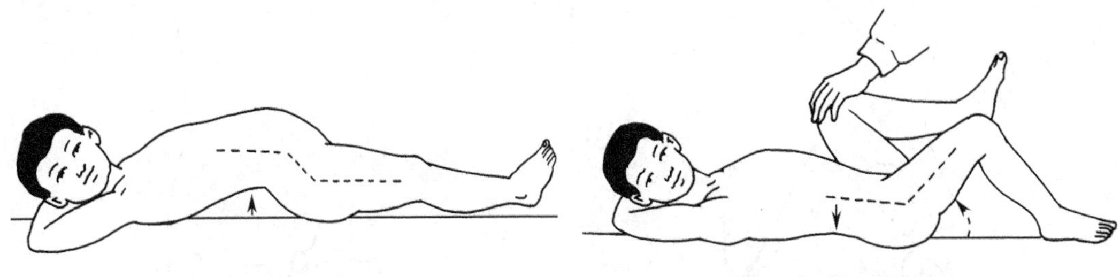

图 7-55　托马斯征 1　　图 7-56　托马斯征 2

6. 髂胫束挛缩试验(Ober sign)　患者侧卧位，健侧在下，屈髋屈膝，减少腰椎前凸，检查者站在患者背后，一手固定骨盆，另一手握患肢踝部，屈膝到 90°，然后将髋关节外展后伸，再放松握踝之手，让患肢自然下落。如果外展股不能自然下落，并可于股外侧触及条索状物；或患肢主动内收，足尖不能触及床面，则为阳性，提示髂胫束挛缩或阔筋膜张肌挛缩。常见于小儿麻痹后遗症(图 7-57)。

7. 髂股三角(Bryant's triangle)　患者仰卧位，自髂前上棘向床面做垂线，测大转子与此垂线的最短距离，比较两侧这一距离，正常时应相等。连线大转子与髂前上棘，构成直角三角形。如直角的两边等长，则为正常。如果大转子顶点到髂前上棘与床面的垂线之间的距离变短，提示该大转子向上移位(图 7-58)。

8. 髂坐线(Nelaton's line)　又称髂、坐骨结节连线。患肢侧卧位，髂前上棘到坐骨结节的连线正通过大转子的最高点。否则为阳性，提示髋关节脱位、股骨颈骨折(图 7-59)。

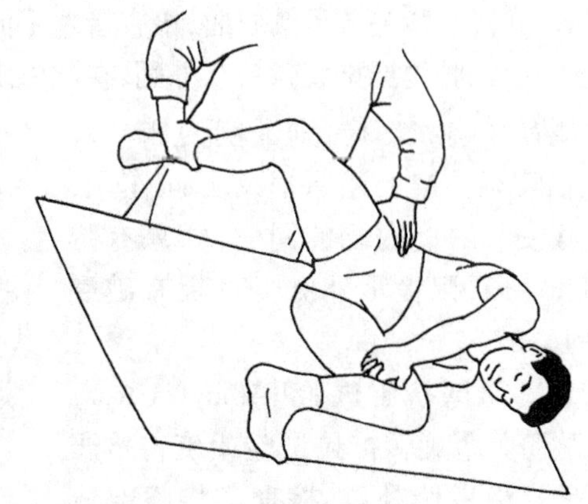

图 7-57　髂胫束挛缩试验

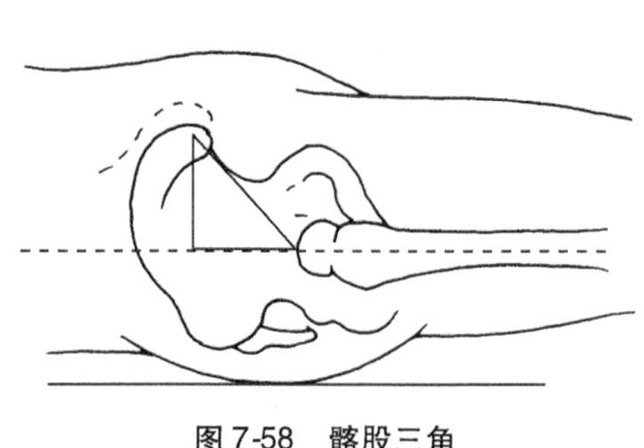
图 7-58 髂股三角

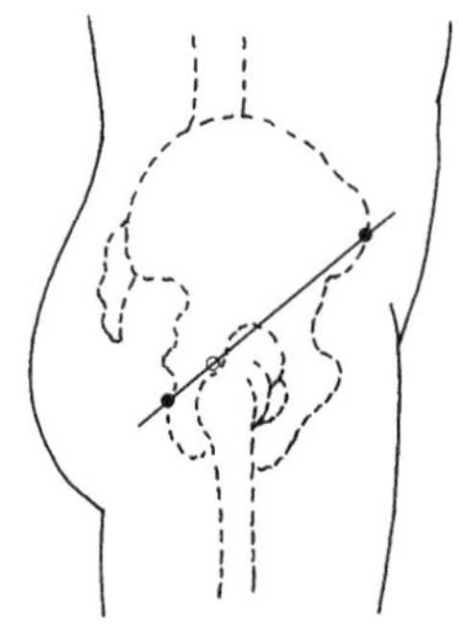
图 7-59 髂坐线

9. 髂股连线(Shoemaker's line) 患者仰卧位,双下肢伸直中立位,两侧髂前上棘在同一水平面上,检查者从双侧髂前上棘与股骨大转子顶点分别做连线,即髂股连线。正常时两连线交于脐或脐上中线,称为卡普兰(Kaplan)交点。如果一侧大转子上移,则延长线交于健侧脐下且偏离中线,提示股骨头、股骨颈有短缩性病变。常见于股骨颈骨折(图 7-60、图 7-61)。

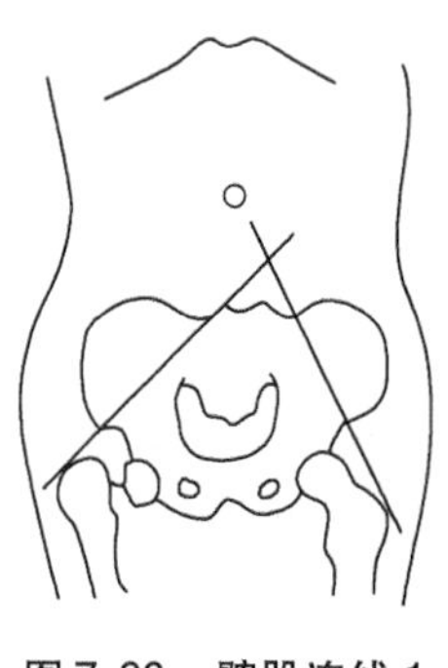
图 7-60 髂股连线 1

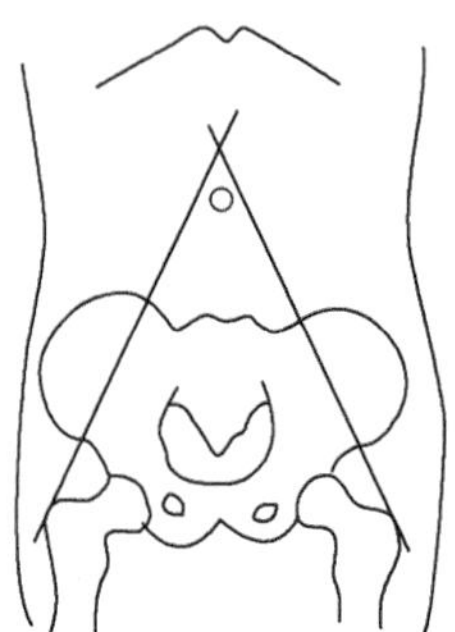
图 7-61 髂股连线 2

九、膝 部

1. 回旋挤压试验(McMurray's test) 又称麦克默里试验、麦氏征或回旋研磨试验。患者仰卧位,膝关节尽量屈曲,检查者左手固定膝关节,右手握足踝部,尽量用力使胫骨外旋,左手在腓侧推挤使膝关节外翻,在此外旋外翻力量作用的同时,慢慢伸直膝关节,如果内侧有弹响和疼痛,则证明内侧半月板有破裂。按上述原理反方向作用,在膝关节内旋内翻的同时,如果有弹响和疼痛,则提示外侧半月板有破裂(图 7-62)。

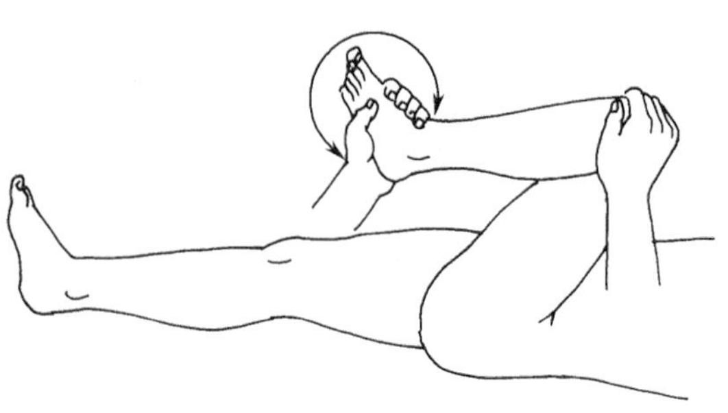
图 7-62 回旋挤压试验

2. 研磨挤压试验(Apley's test) 又称膝关节旋转推拉试验或旋转挤压试验。患者俯卧位,检查者将膝部放于患股的后侧,双手握持患肢足部,向上提拉膝关节，并向内侧或外侧旋转，如果发生疼痛，表示韧带损伤；反之，双手握持患肢足部，向下挤压膝关节，并向外侧或内侧旋转，同时屈曲到最大限度再伸直膝关节，如果发生疼痛，则提示内侧或外侧半月板有破裂（图 7-63、图 7-64）。

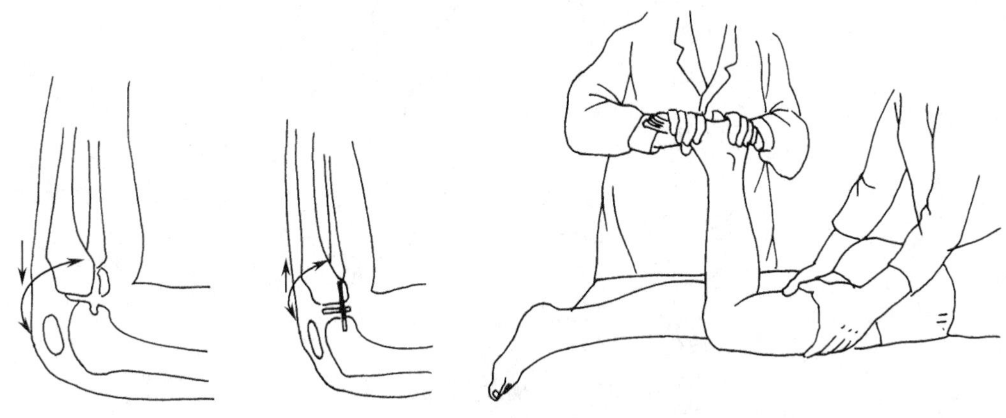

图 7-63　研磨挤压试验 1　　　图 7-64　研磨挤压试验 2

3. 浮髌试验（ballotable patella sign）　患者仰卧伸膝位，放松股四头肌，检查者一手手掌在髌骨上方挤压髌上囊，并用手指挤压髌骨两侧，使液体流入关节腔，然后用另一手手指轻压髌骨并快速抬起。如果感到髌骨浮起即为阳性，多提示关节腔内有积液（图 7-65）。

4. 髌骨摩擦试验（Soto-Hall sign）　又称索-霍征。患者仰卧位，检查者将手放患膝髌骨上，嘱患者自动伸屈膝关节，使髌骨与股骨髁间凹部（髌股关节面）产生摩擦。如果有摩擦音，或触及摩擦感，或出现疼痛，则为阳性。常见于髌骨软化症、膝关节骨性关节病等。

5. 抽屉试验（drawer test）　又称推拉试验。患者仰卧位，屈膝 90°，检查者双手握住膝部胫骨上端，向前施压，如果出现胫骨前移位，则提示前交叉韧带损伤或松弛；向后施压，如果出现胫骨后移位，则提示后交叉韧带损伤或松弛（图 7-66）。

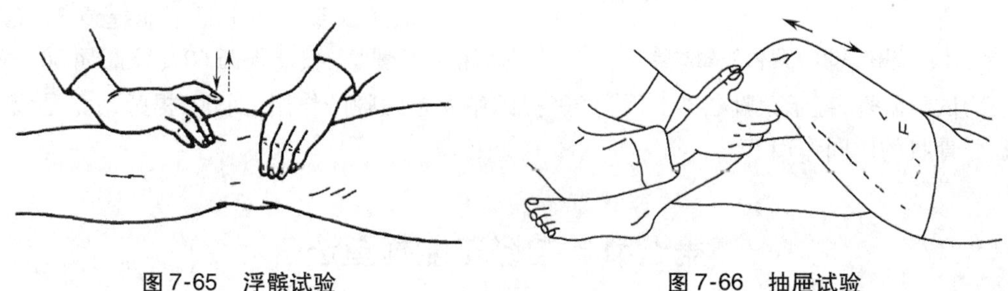

图 7-65　浮髌试验　　　图 7-66　抽屉试验

6. 侧方挤压试验（knee valgus stress test）　又称膝关节分离试验、侧副韧带紧张试验或侧位运动试验。患者伸膝，检查者一手握踝，另一手扶膝，做侧位运动。如果向内侧推时外侧痛或异常活动，提示有外侧副韧带损伤；向外侧推时内侧痛或异常活动，提示有内侧副韧带损伤（图 7-67）。

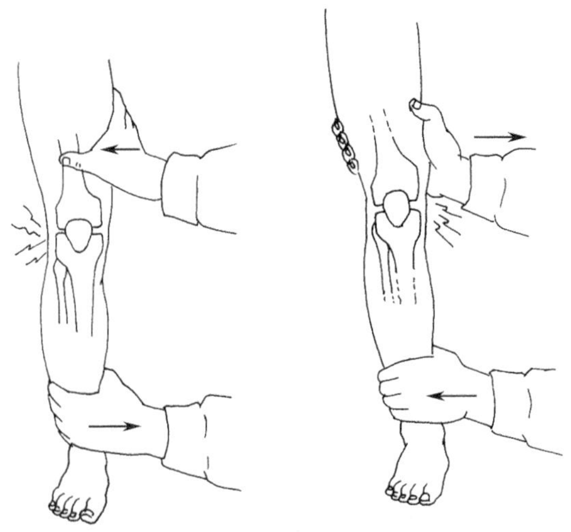

图 7-67 侧方挤压试验

十、踝与足部

1. 踝关节背伸试验（ankle extension test） 如果患者屈曲膝关节时踝关节能背伸，而当伸膝时踝关节不能背伸，提示腓肠肌挛缩；如果屈膝或伸膝时，踝关节均不能背伸，提示比目鱼肌挛缩。此试验是鉴别腓肠肌与比目鱼肌挛缩的方法。

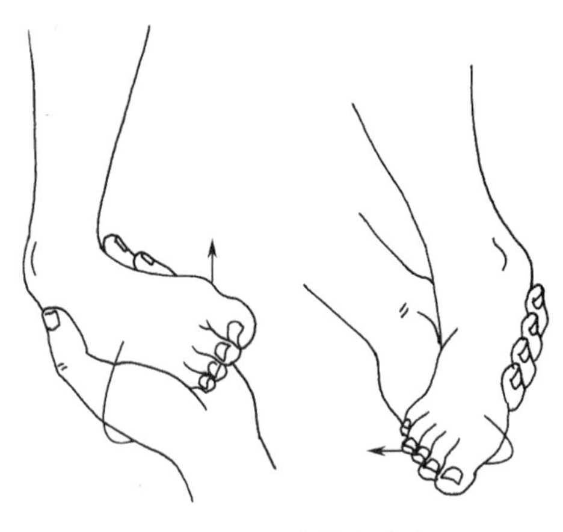

图 7-68 足内外翻试验

2. 前足横向挤压试验 检查者双手自前足两侧挤压前足。如果引起疼痛为阳性，提示跖骨骨折、跖骨间肌损伤。

3. 足内外翻试验 将足内翻及外翻时，如果发生疼痛，提示内侧或外侧韧带损伤（图 7-68）。

4. 提踵试验 如患足不能提踵 30°（踝跖屈 60°）站立，仅能提踵 60°（踝跖屈 30°）站立，为试验阳性，提示跟腱断裂。因为 30°提踵站立是跟腱的作用，而 60°提踵站立是胫后肌、腓骨肌的协同作用。

第五节 神经功能检查法

一、感觉检查

（一）感觉检查内容

一般感觉可分为浅感觉（包括痛觉、温度觉和触觉）和深感觉（包括运动觉、位置觉和振动觉等）。在一般感觉基础上还产生复合感觉，包括实体觉、定位觉、两点辨别觉、图形觉等。感觉功能检查时注意患者需闭目，以避免主观或暗示作用。

1. 触觉 用棉签轻触皮肤或黏膜，自躯干到四肢上端逐次向下，询问有否觉察及敏感程度。对异常区域做出标记。

2. 痛觉 用锐针轻刺皮肤，询问有无疼痛感及疼痛程度。要求用力适当，并将结果记录。检查时应自上而下，从一侧至另一侧，从无痛觉区移向正常区，不应遗漏空白区。

3. 温度觉 分别用盛冷(5～10℃)、热(40～45℃)水的试管轻触皮肤，询问患者感觉(冷或热)。

4. 运动觉 检查者轻轻夹住患者的手指或足趾，向上或向下被动移动，询问是否觉察及其移动方向。

5. 位置觉 检查者将患者肢体放在某一姿势，询问能否描述该姿势或用对侧肢体模仿。

(二) 感觉检查的临床意义

1. 感觉障碍 感觉系统受到刺激或兴奋性增高时，引起感觉过敏、减退或消失等。

(1) 感觉减退或消失：是指在意识清晰下，受检者对刺激不能感知或感知力减低，这是由于感觉神经遭受破坏性损害，使感受器冲动全部或部分不能传导到感觉中枢所致。

(2) 感觉过敏：感觉的刺激阈降低，对轻微的刺激出现强烈反应或对正常刺激敏感性增加。是由于感觉神经受到刺激性损害所致，见于早期病变。

2. 感觉异常 系指无外界刺激而出现自发的感觉，例如麻木、蚁走、针刺感或寒凉、灼热感等。常见于感觉神经早期、不全性损害时。

3. 感觉障碍的定位诊断 感觉通路的受损水平不同，所产生的感觉障碍的分布区域亦不同。根据病变部位及特征，可将感觉障碍分为周围神经型和脊髓型。脊髓节段检查体表分布表见下表(表 7-3)。

表 7-3 脊髓节段检查体表分布表

脊髓颈段	脊髓胸段	脊髓腰段	脊髓骶段
C_2-枕部	T_1-前臂尺侧	$L_{1\sim3}$-股前面	S_1-外踝及足背外侧面
C_3-颈部	T_2-上臂尺侧、胸骨角、腋窝	L_4-小腿内侧面	$S_{2\sim3}$-下肢后面
C_4-肩部及锁骨上部	T_4-乳头平面	L_5-小腿外侧面及足背内侧面	$S_{4\sim5}$-臀内侧面、肛门、会阴部
C_5-上臂外侧	T_6-剑突		
C_6-前臂桡侧，拇、食指	T_8-肋弓下缘		
C_7-中指	T_{10}-脐平面		
C_8-环指、小指	T_{12}-腹股沟		

（1）周围神经型：周围神经型除了受损神经支配区域感觉障碍外，该神经相应区域常伴有麻木、疼痛、肌力减退、肌肉萎缩、肌张力降低，以及感觉障碍区腱反射减弱或消失。

1）末梢神经损害：主要表现为双侧对称性的四肢末端，手套样及袜套样感觉障碍。受损区域内各种感觉均有障碍，常表现为近端轻远端重，上肢轻下肢重，如末梢神经炎。

2）神经干损害：某一周围神经干受损时，其支配区皮肤的各种感觉呈条、块状障碍。但感觉障碍的程度可不一致，在中心部可为感觉消失，而周边部可为感觉减退。如尺神经麻痹等。

3）神经丛损害：当颈、臂、腰、骶丛的任何一个神经丛损害时，则出现该神经丛支配区的各种感觉障碍。感觉障碍的范围为该神经丛所分布的各神经干感觉纤维支配区，故感觉障碍的区域要比神经干型大。

4）神经根损害：浅、深感觉均受影响，其范围与脊髓神经节段分布相一致，并伴有损伤部位的疼痛，称为“根性疼痛”。

（2）脊髓型

1）脊髓横断性损害：指脊髓完全性横贯性损害，除了病变节段水平以下各种感觉障碍外，还伴有膀胱肛门括约肌功能障碍和截瘫。

2）半侧脊髓损害：病变侧深感觉障碍、锥体束损害，对侧痛、温觉障碍。因为触觉纤维在两侧传导，故触觉无障碍。

3）后角损害：由于深感觉及部分触觉的纤维进入脊髓后走向后索，而痛觉及温度觉的纤维进入后角，因此后角损害，表现为病灶同侧的节段性痛觉和温度觉障碍，触觉大致正常，深感觉正常，即所谓的浅感觉分离。

二、肌力检查

肌力检查，是通过对肌肉容量、肌张力、肌力的检查，了解是否存在肌萎缩、肌麻痹及肌张力变化情况，并以此判断运动神经元损害的情况。

（一）肌力检查内容

1. 肌容量　注意观察肌肉有无萎缩、肥大，并注意其分布和范围，进行两侧比较。肌肉萎缩检查时，可见肌肉组织体积缩小，触之松软无力。可为神经营养因素引起，也可为长期肢体废用所引起。肌肥大可见于进行性肌营养不良或先天性肌强直等。

2. 肌张力　肌张力是肢体在静止不动完全放松时，肌肉所保持的紧张度，其实质是一种牵张反射，即骨骼肌受到外力牵拉时产生的收缩反应，这种收缩是通过反射中枢控制的。受检者肢体处于完全放松的情况下，观察并触摸肌肉的张力情况，被动运动以测其肌肉阻力。

（1）肌张力减低：肌肉松软，伸屈其肢体时阻力低，关节活动范围扩大。常见于周围神经病变、小脑疾患、低血钾、深度昏迷及肌肉疾患。

（2）肌张力增高：触摸肌肉有坚实感，伸屈其肢体时阻力增加。

1）痉挛状态（spasticity）：在被动伸屈患者肢体时，开始时阻力大，终末突然阻力降低，也称折刀现象，为锥体束损害现象。

2）铅管样强直（lead-pipe rigidity）：即屈肌与伸肌的肌张力均增高，被动运动时各个方向的阻力增大并始终保持均匀一致，为锥体外系损害现象。

3. 肌力

（1）肌力：是指肌肉运动时的最大收缩力。检查目的在于判断下运动神经元或肌肉损害程度、范围及其分布的情况。肌力检查有主动法和被动法。主动法是受检者做主动运动时医生观察其运动的幅度、速度和力量，被动法是检查时给予阻力，受检者用力抵抗以测其肌力。肌肉瘫痪肌力下降，其原因可能是神经损伤，也可能是其他疾患如进行性肌营养不良、低血钾性肌麻痹。

（2）肌力测定标准：目前通用的是 Code 六级分法。

0 级：肌力完全消失，无收缩活动。

Ⅰ级：肌肉能收缩，但不能带动关节活动。

Ⅱ级：肌肉能收缩，关节稍有活动，但不能对抗肢体重力。

Ⅲ级：能对抗肢体重力使关节活动，但不能对抗外来阻力。

Ⅳ级：能对抗外来阻力使关节活动，但肌力较弱。

Ⅴ级：肌力正常。

（二）各部位肌肉肌力测定法

1. 颈、肩、背部肌力检查

（1）胸锁乳突肌肌力测定：患者头向一侧倾斜，脸转向对侧，检查者对此动作给以阻力。或平卧位嘱患者抬头，检查者给予阻力。

（2）斜方肌肌力测定：嘱患者耸肩，检查者对此给以阻力。或俯卧位嘱患者头颈后伸，检查者给予阻力。

（3）胸大肌、胸小肌肌力测定：嘱患者肘关节稍屈曲，上肢外展，然后内收上臂，检查者给予阻力。

（4）肩胛提肌肌力测定：嘱患者做提肩动作，并给以阻力。

（5）菱形肌肌力测定：嘱患者俯卧，两肘向后用力，检查者对其肘部给予阻力。

（6）前锯肌肌力测定：嘱患者面对墙壁，上肢伸直，做推墙动作，检查者用手触摸前锯肌的收缩，并观察肩胛骨有无离开胸廓而突起。

（7）冈上肌肌力测定：嘱患肩外展。检查者给以阻力。

（8）冈下肌肌力测定：嘱患者肘关节屈曲，再使上臂外旋，检查者给以阻力。

（9）肩胛下肌及大圆肌肌力测定：嘱患者肘关节屈曲位，上臂内旋，检查者给以阻力。

（10）背阔肌肌力测定：嘱患者上臂外展至 90°后，做内收动作，检查者一手抵住患者的肘部，并给以阻力，一手触摸肩胛下角肌肉的收缩。

（11）三角肌肌力测定：嘱患者将上肢外展 15°～90°，检查者对此动作给以阻力。

2. 脊柱及腹部肌力检查

（1）骶棘肌肌力测定：患者俯卧位，躯干向后背伸，检查者触摸该肌肉的收缩。

（2）腹外斜肌、腹内斜肌肌力测定：患者仰卧位，嘱其向对侧旋转躯干，在此基础上做仰卧起坐动作，检查者触摸该侧腹肌。

（3）腹直肌肌力测定：患者仰卧，做起坐动作，检查者对此动作给以阻力，并触摸该肌肉的收缩。

3. 上肢肌力检查

（1）肱二头肌、肱肌、喙肱肌肌力测定：嘱患者前臂置旋后位，然后屈肘，检查者对此动作给以阻力，并分别触摸肱二头肌及肱肌之收缩。

（2）肱三头肌、肘后肌肌力测定：肩外展肘屈曲，做抗阻力伸肘动作，并触摸肱三头肌、肘后肌之收缩。

（3）旋前圆肌、旋前方肌肌力测定：患者肘伸直，前臂旋后位，嘱其前臂旋前，检查者给以阻力。

（4）桡侧腕屈肌肌力测定：嘱患者腕关节背伸，继做屈腕动作，检查者对此给以阻力，并触摸桡腕关节处紧张的肌腱。

（5）掌长肌肌力测定：嘱患者握拳，并尽量屈腕，可见掌长肌突于皮下，检查者对屈腕动作给以阻力。

（6）指浅屈肌肌力测定：嘱患者屈曲食指至小指中任一手指的近端指间关节，其余手指由检查者固定于伸直位，检查者对屈指动作给以阻力。

（7）拇长屈肌肌力测定：检查者固定拇指近端指节，嘱患者屈拇指末节，并给以阻力。

（8）指深屈肌肌力测定：患者手指伸直位，检查者固定手指中节，嘱其屈手指末节，并给以阻力。

（9）拇短展肌肌力测定：嘱患者拇指做外展动作，检查者对此动作给以阻力，并触摸拇短展肌的收缩。

（10）拇指对掌肌肌力测定：嘱患者拇指向小指做对指动作，检查者对此动作给以阻力。

（11）拇短屈肌肌力测定：嘱患者屈曲近节拇指，检查者在拇指近节掌面给以阻力。

（12）尺侧腕屈肌肌力测定：嘱患者腕关节呈内收位，在此位置上，做屈腕动作，检查者对此动作给以阻力。

（13）拇收肌肌力测定：嘱患者做拇指内收动作，检查者给以阻力。

（14）小指展肌肌力测定：嘱患者手指伸直，小指做外展动作，检查者对此动作给以阻力。

（15）小指短屈肌肌力测定：嘱患者拇、食、中、无名指伸直，然后小指的掌指关节屈曲，检查者给以阻力。

（16）小指对掌肌肌力测定：嘱患者小指置伸直位，然后小指向拇指方向对合，检查者对此动作给以阻力。

（17）蚓状肌、骨间肌肌力测定：嘱患者食、中、无名、小指在近端和远端指间关节伸直位时，屈曲掌指关节，检查者对此动作给以阻力。

（18）骨间背侧肌肌力测定：以患者中指为中心，嘱其将食指、无名指、小指分开，检查者对此动作给以阻力。

（19）骨间掌侧肌肌力测定：以患者中指为中心，先将食指、无名指和小指伸直并分开，再嘱患者将食指、无名指、小指向中指靠拢，检查者给以阻力。

（20）肱桡肌肌力测定：患者前臂置于中立位与旋后位之间，嘱其前臂旋前并屈肘，检查者对此动作给以阻力。

（21）桡侧腕长伸肌、桡侧腕短伸肌肌力测定：嘱患者腕关节于外展位，并做伸腕动作，检查者对此动作给以阻力。

（22）旋后肌肌力测定：患者前臂置于旋前位，嘱其做旋后动作，检查者对此动作给以阻力。

（23）指总伸肌肌力测定：嘱患者掌指关节伸直位，中、末节手指屈曲位，然后做伸直手指的动作，检查者给以阻力。

（24）尺侧腕伸肌肌力测定：嘱患者腕关节呈内收位，并做腕背伸动作，检查者对此加以阻力。

（25）拇长展肌肌力测定：嘱患者外展并稍伸直拇指，检查者对此动作给以阻力。

（26）拇短伸肌肌力测定：嘱患者伸直拇指近端指节，检查者对此动作给以阻力。

（27）拇长伸肌肌力测定：嘱患者拇指末节伸直，检查者对此动作给以阻力。

4. 下肢肌力检查

（1）长收肌、短收肌、大收肌肌力测定：患者仰卧，先将双下肢伸直外展，然后做夹腿动作，检查者对此动作给以阻力。

（2）股薄肌肌力测定：嘱患者股内收，膝关节屈曲，小腿内旋，检查者触摸该肌肉的收缩。

（3）髂腰肌肌力测定：患者坐位或仰卧位，先屈曲膝关节，再做屈髋动作，检查者给以阻力。

（4）缝匠肌肌力测定：患者坐位，膝关节半屈曲位，嘱其外旋股，检查者对此动作给以阻力，并触摸该肌肉的收缩。

（5）股四头肌肌力测定：患者坐位或仰卧位，膝关节屈曲，嘱其伸直膝关节，检查者给以阻力。

（6）梨状肌、股方肌肌力测定：患者仰卧位，髋、膝关节伸直，下肢外旋，检查者给以阻力。

（7）臀中肌肌力测定：患者侧卧位，下肢伸直内旋，股做外展动作，检查者给以阻力，并触摸肌肉收缩。

（8）阔筋膜张肌肌力测定：患者俯卧位，膝关节屈曲，小腿向外移动，检查者对此动作给以阻力，并触摸该肌肉的收缩。

（9）臀大肌肌力测定：患者俯卧位，小腿屈曲，股后伸，检查者给以阻力。

（10）半腱肌、半膜肌、股二头肌肌力测定：患者仰卧位，髋、膝关节屈曲至 90°，在此位置上嘱患者屈曲膝关节，检查者给以阻力，并分别触摸股二头肌和半腱肌、半膜肌的收缩。

（11）腓肠肌肌力测定：患者俯卧位，膝关节伸直。嘱其踝关节跖屈，检查者给以阻力,并触摸该肌肉的收缩。

(12) 比目鱼肌肌力测定:患者俯卧位,膝关节屈曲至90°,使踝关节跖屈,检查者给以阻力,并触摸肌肉的收缩。

(13) 胫骨前肌肌力测定:嘱患者足背伸、内翻,检查者给以阻力,并触摸该肌肉的收缩。

(14) 胫骨后肌肌力测定:嘱患者足部跖屈并同时做足的内收、内旋动作,检查者对此动作给以阻力,并在足舟状骨结节的后下方可触及该肌腱。

(15) 趾长屈肌肌力测定:患者近端趾节伸直位,嘱其屈曲2~5趾之末节,检查者在其趾端跖面给以阻力。

(16) 足拇长屈肌肌力测定:将患者拇趾的跖趾关节固定在伸直位,嘱其屈曲拇趾末节,检查者在其拇趾端跖面给以阻力。

(17) 趾短屈肌肌力测定:检查者将患者的2~5趾跖趾关节固定于伸直位,嘱其屈曲2~5趾近端趾间关节,并对此动作给以阻力。

(18) 足拇短屈肌肌力测定:患者拇趾趾间关节保持伸直位,嘱其屈曲拇趾跖趾关节,并给以阻力。

(19) 足拇展肌肌力测定:嘱患者用力将拇趾与第2趾分开,检查者对此动作给以阻力。

(20) 小趾展肌、小趾短屈肌、跖方肌肌力测定:嘱患者外展小趾,检查者对此动作给以阻力。

(21) 足蚓状肌肌力测定:嘱患者足趾的跖趾关节屈曲,近端和远端趾间关节伸直,检查者对此动作给以阻力。

(22) 足骨间肌肌力测定:嘱患者做足趾的分开与合拢的动作,检查者对此动作给以阻力。

(23) 腓骨长肌肌力测定:嘱患者足尽量跖屈,并使足外翻,检查者给以阻力。

(24) 腓骨短肌肌力测定:嘱患者足背伸并外展,检查者给以阻力。

(25) 趾长伸肌肌力测定:嘱患者伸2~5趾末节,检查者对趾端背侧给以阻力。

(26) 足拇长伸肌肌力测定:拇趾伸直位,嘱患者做拇趾背伸动作,检查者给以阻力。

三、反射检查

神经反射是由反射弧的形成而完成,反射弧包括感受器、传入神经元、中枢、传出神经元和效应器等。反射弧中任一环节有病变都可影响反射。生理性反射在正常情况下应能引出,分为浅反射和深反射。刺激皮肤或黏膜引起的反射,称为浅反射。刺激肌腱、骨膜引起的反射,称为深反射。病理反射系皮质运动区或锥体束损伤后失去了对脑干和脊髓的抑制作用所产生的,又称为锥体束征。

1. 浅反射

(1) 腹壁反射(abdominal reflex):患者仰卧位,下肢稍屈曲,用钝头竹签分别沿肋缘下划向剑突、外侧脐平划向脐、腹股沟上向耻骨联合方向,轻划腹部皮肤。正常反应为局部腹壁收缩。上腹壁反射消失见于胸髓7~8节病损,中腹壁反射消失见于胸髓9~10节病损，中腹壁反射消失见于胸髓11～12节病损。

（2）提睾反射（cremasteric reflex）：患者仰卧位，下肢稍屈曲，用钝头竹签自下而上轻划股内侧上方皮肤，可引起同侧提睾肌收缩，睾丸上提。双侧反射消失见于腰髓1～2节病损，一侧反射减弱或消失见于锥体束损害。

（3）肛门反射（anal reflex）：用钝头竹签轻划肛门周围皮肤，可引起肛门括约肌收缩。反射障碍见于骶髓4～5节或肛尾神经病损。

2. 深反射

记录方法为：明显亢进并伴有持续性的阵挛（+++++）、亢进并伴有非持续性的阵挛（++++）、增强（+++）、正常（++）、减退（+）、消失（-）。

（1）肱二头肌反射（biceps reflex）：患者前臂屈曲位，检查者以一手拇指放在患者肘部肱二头肌腱上，然后另一手持叩诊锤叩击左拇指，可使肱二头肌收缩，前臂快速屈曲。反射中枢为颈髓5～6节（图7-69）。

（2）肱三头肌反射（triceps reflex）：患者外展上臂，肘关节半屈曲位，检查者用一手托住其前臂，另一手用叩诊锤叩击鹰嘴上方的肱三头肌腱，可使肱三头肌收缩，前臂伸展。反射中枢在颈髓6～7节（图7-70）。

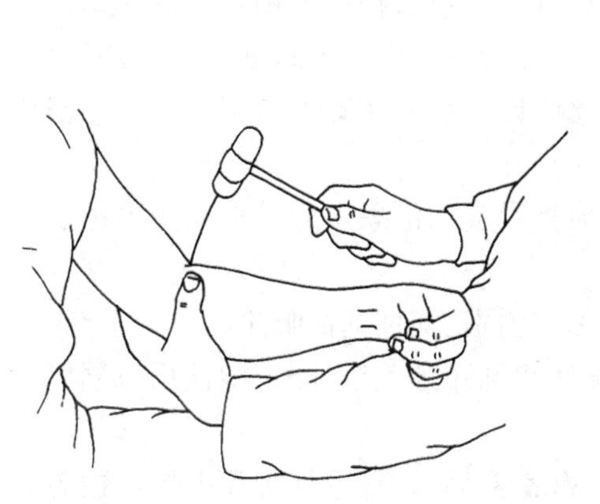

图7-69　肱二头肌反射

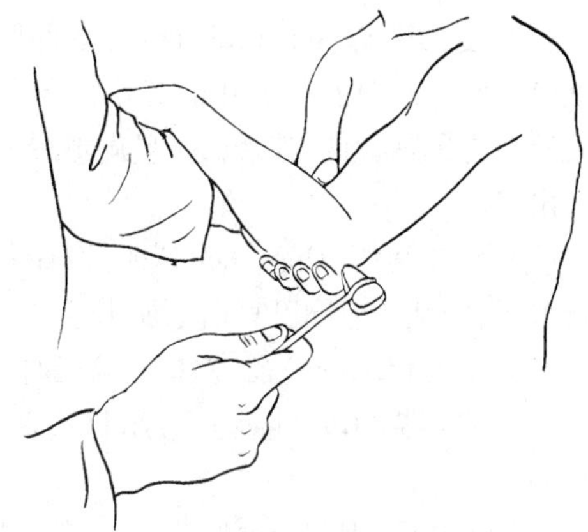

图7-70　肱三头肌反射

（3）桡骨膜反射（radioperiosteal reflex）：患者前臂半屈半旋位，检查者以一手托住其腕部，并使腕关节自然下垂，随即用叩诊锤叩击桡骨茎突，可引起肱桡肌收缩，发生屈肘和前臂旋前动作。反射中枢在颈髓5～6节。

（4）膝腱反射（knee reflex）：患者仰卧，检查者一手托起膝关节使之屈曲约120°，用右手持叩诊锤叩击髌骨下方股四头肌腱，可引起小腿伸展。反射中枢在腰髓2～4节（图7-71）。

（5）跟腱反射（achilles tendon reflex）：患者仰卧，髋及膝关节半屈曲，下肢外旋外展位。检查者一手将患者足部背屈呈直角，一手以叩诊锤叩击跟腱，反应为腓肠肌收缩，足向跖面屈曲。反射中枢在骶髓1～2节（图7-72）。

3. 阵挛

（1）踝阵挛（ankle clonus）：患者仰卧，髋、膝关节稍屈位，检查者一手托住患者小腿，

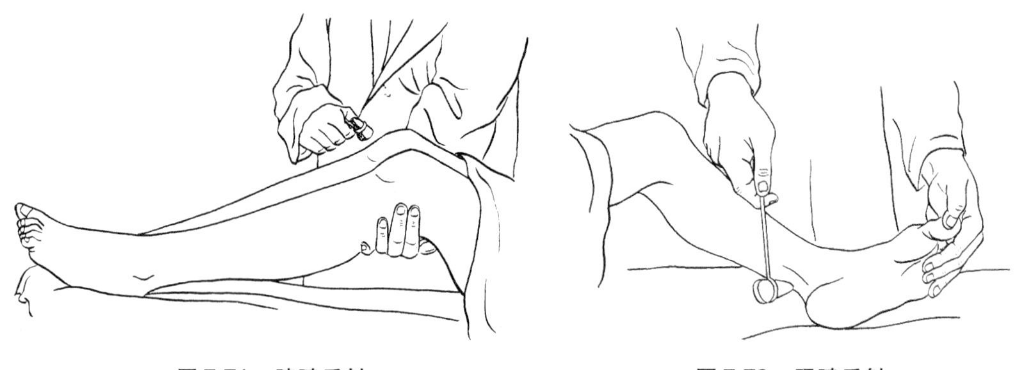

图 7-71 膝腱反射　　图 7-72 跟腱反射

一手持患者足掌前端,突然用力使其踝关节背屈后维持适当的推力。阳性反应为腓肠肌与比目鱼肌发生连续性节律性收缩而致足部呈现交替性伸屈运动。

(2) 髌阵挛(patellar clonus):患者仰卧,下肢伸直位,检查者用一手的拇、食两指抵住髌骨上极,用力向远端快速连续推动数次后维持适当的推力。阳性反应为股四头肌发生节律性收缩使髌骨上下移动。

4. 病理反射

(1) 巴宾斯基(Babinski)征:患者仰卧,双下肢伸直位,检查者用竹签或叩诊锤柄的尖端沿足底外侧向前至小趾根部并转向内侧轻划,正常时反应为踇趾及其他四趾跖屈。阳性反应为踇趾背伸,其余四趾呈扇形展开。此征见于锥体束疾患,亦可在意识不清或深睡时出现。

(2) 奥本海姆(Oppenheim)征:检查者用拇指及食指沿患者胫骨前缘用力由上向下进行滑压,阳性反应同巴宾斯基征阳性。

(3) 戈登(Gordon)征:握挤腓肠肌时,阳性反应同巴宾斯基征阳性。

(4) 查多克(Chaddock)征:用竹签划足背外侧到跖趾关节处时,阳性反应同巴宾斯基征阳性。

(5) 霍夫曼(Hoffmann)征:检查者一手持患者腕部,另一手食指和中指夹住患者中指并稍向上提,使腕部处于轻度过伸位,以拇指的指甲向掌侧弹刮患者中指的指甲。阳性反应为拇指屈曲内收,其余手指末节有屈曲动作。

5. 反射检查的临床意义

(1) 深反射:深反射减弱或消失表示反射弧的抑制或中断,可由周围神经、神经根或脊髓灰质的病变引起。深反射亢进常由上运动神经元病变引起,如皮层运动区和锥体束受损后,使脊髓反射弧的抑制释放,引起深反射亢进。

(2) 浅反射:浅反射减弱或消失可因为上运动神经元受损害,皮层反射通路受影响所引起。

(3) 反射对比:对称性的反射减弱或增强,未必都是神经损害的表现,而反射的不对称性是神经损害的有力指征。故检查时必须两侧对比。

(4) 腹壁反射:双侧上、中、下部反射均消失见于昏迷和急性腹膜炎患者。肥胖、老年及经产妇由于腹壁过度松弛也会出现腹壁反射减弱或消失。

(5) 提睾反射:可因年老、阴囊睾丸疾患而消失。正常情况下也可以两侧不对称。

(6) 病理反射:一般见于上运动神经元损害。但一岁半以内婴幼儿由于神经系统发育未完善,也可出现这种反射,不属于病理性。

(7) 其他:少数正常人亦可引出双侧霍夫曼征。

四、自主神经检查

自主神经系统包括交感神经和副交感神经,它们的作用往往是相互拮抗的,它们在大脑皮质,丘脑下部等大脑高级中枢控制下,互相协调共同完成对机体的调节功能。其功能主要是支配平滑肌、腺体、心脏和血管的活动。独立的自主神经系统疾病很少。自主神经系统的检查,主要是为了协助临床诊断,很少只进行这方面的单独检查。

(一) 检查内容

1. 皮肤、毛发和指甲的营养改变　自主性神经刺激性病变时,表现为该自主神经支配区皮肤潮红、发热、潮湿、角化过度及脱皮等。自主性神经破坏性病变,则表现为该自主神经支配区指甲变脆、变形,毛发过多或脱落,皮肤无汗、干燥、粗糙、色泽减退、冰凉、菲薄甚至发生营养性溃疡、褥疮等。

2. 颈交感神经麻痹综合征　又称霍纳(Horner)综合征,表现为患侧眼睑下垂,瞳孔缩小、眼球轻度下陷、面部无汗等症状。

3. 括约肌功能及性功能情况　有无尿潴留或尿失禁,有无便秘或大便失禁。是否已形成自主性膀胱、反射性膀胱或随意性膀胱。

(1) 骶神经损伤、急性脊髓损伤休克期:随意性膀胱(无张力性膀胱)——尿潴留,需导尿处理。

(2) 脊髓损伤休克期后:自主性膀胱——患者无膀胱充盈感觉,排尿时需压迫下腹部,不能完全排空。

(3) 骶髓以上脊髓损伤:反射性膀胱——当膀胱充盈时,患者下腹部胀感,出现微头胀、出汗等,不能随意控制排尿,通过刺激股内侧、会阴皮肤,可引起反射性排尿。

4. 皮肤划痕试验　用钝竹签在皮肤上适度加压划一条线,数秒钟后,皮肤先出现白色划痕(血管收缩)高出皮面,然后变红,属正常反应。如白色划痕持续较久,超过5分钟,提示交感神经兴奋性增高。如红色划痕迅速出现、持续时间较长、明显增宽甚至隆起,提示副交感神经兴奋性增高或交感神经麻痹。

(二) 自主神经检查的临床意义

1. 周围神经及脊髓损伤的表现　损伤节段以下皮肤缺少光泽,出现粗糙、无汗、脱屑,甚至发生营养性溃疡或褥疮。

2. 颈交感神经节或颈7、胸1脊髓病变　可以出现颈交感神经麻痹综合征。

3. 骶神经损伤及急性脊髓损伤表现　损伤节段以下皮肤划痕反应减弱、消失,有助于病损定位。

五、共济失调检查

1. 指鼻试验(finger-to-nose test) 嘱患者外展上肢,闭眼,用自己的食指快速指向并触及鼻尖。不能完成者为阳性。多见于小脑病变。

2. 闭目难立试验(Romberg sign) 嘱患者站立后闭目,双手向前平伸。出现身体摇晃或倾斜者为阳性。多见于脊髓结核、多发性周围神经炎及小脑病变。

3. 跟-膝-胫试验(heel-to-knee-shin test) 嘱患者仰卧,足跟放于对侧膝上,然后沿胫骨前方向足面滑动。不能完成者为阳性。多见于小脑及后索病变。

六、四肢神经损伤检查

四肢神经损伤检查主要包括对桡神经、正中神经、尺神经、股神经、坐骨神经、腓总神经、胫神经的检查。了解其感觉支支配哪些皮肤感觉区域及神经肌支支配哪些肌肉运动,在此基础上检查其感觉区有无感觉障碍,检查其肌支支配的肌肉的肌力,以判断有无神经损伤。

(一) 上肢神经检查

1. 桡神经 主要检查肱三头肌与前臂伸肌群的功能。尺神经损伤后,表现为相应感觉区麻痹。当其所支配的所有肌肉麻痹时,表现为腕下垂、腕关节不能背伸,掌指关节不能伸直,拇指不能伸直,肘关节无主动伸展功能。因旋后肌麻痹及伸肌麻痹,前臂常处于旋前位(图7-73)。

2. 正中神经 主要检查前臂旋前功能和桡侧屈腕肌、掌长肌及屈拇长肌的功能。正中神经损伤后,表现为相应感觉区麻痹。正中神经损伤晚期,大鱼际肌萎缩,对掌肌麻痹,掌心凹陷消失,表现为“猿手”畸形(图7-74)。

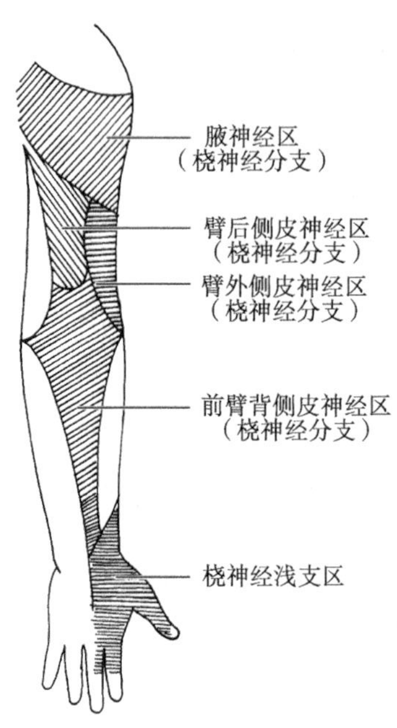

图7-73 桡神经支配的皮肤感觉区

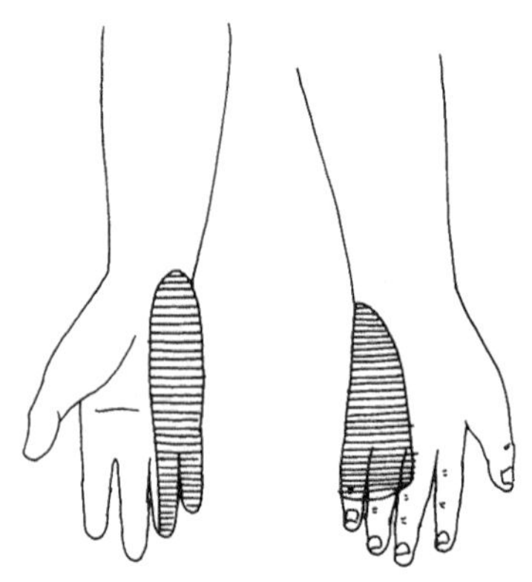
图7-74 正中神经支配皮肤感觉区

3. 尺神经 主要检查尺侧屈腕肌，无名指、小指屈指深肌，第一背侧骨间肌及小指外展肌的功能。尺神经损伤后，表现为相应感觉区麻痹。尺神经损伤晚期，可见骨间肌及小鱼际明显萎缩，尤其以第一背侧骨间肌显著，表现为“爪形手”畸形（图7-75）。

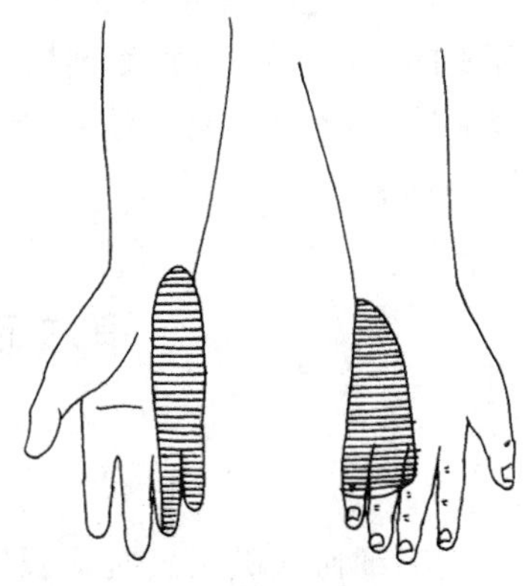
图7-75 尺神经支配皮肤感觉区

（二）下肢神经检查

1. 股神经 主要检查髂腰肌和股四头肌肌力的功能。股神经损伤后，主要表现为股四头肌萎缩、麻痹，甚至不能伸膝，膝反射消失，股前内侧、小腿及足内侧皮肤感觉障碍。如果损伤平面高可同时伴有髂腰肌麻痹而致影响髋屈曲功能；损伤平面较低或为不完全损伤，则可能尚有部分皮肤感觉或肌力完好（图7-76）。

2. 坐骨神经 坐骨神经损伤，一般多为不完全损伤，常表现为腓总神经麻痹。如果在臀部有完全性损伤，则出现胫神经和腓总神经完全麻痹的征象，即足趾的活动完全消失。腘绳肌虽亦麻痹，但因缝匠肌和股薄肌未瘫，而仍能屈膝。小腿下2/3及足的大部分皮肤感觉消失，而小腿及足内侧由来自股神经的隐神经支配，而不受影响。

3. 腓总神经

（1）腓总神经麻痹时：足不能自动背伸、外展、外翻及伸趾运动，足下垂呈马蹄状，足背及小腿下2/3的皮肤感觉消失。

（2）腓深神经损伤时：足与趾的伸肌瘫痪发生马蹄足，但无内外翻现象。皮肤感觉丧失仅限于踇趾与第2趾背侧趾蹼的小三角区。

（3）腓浅神经损伤时：足背中部及各趾皮肤感觉丧失较为显著，同时足的外翻因腓骨长、短肌瘫痪将受到影响。

4. 胫神经 主要检查腓肠肌、比目鱼肌、趾长屈肌、踇长屈肌、足底肌的功能。胫神

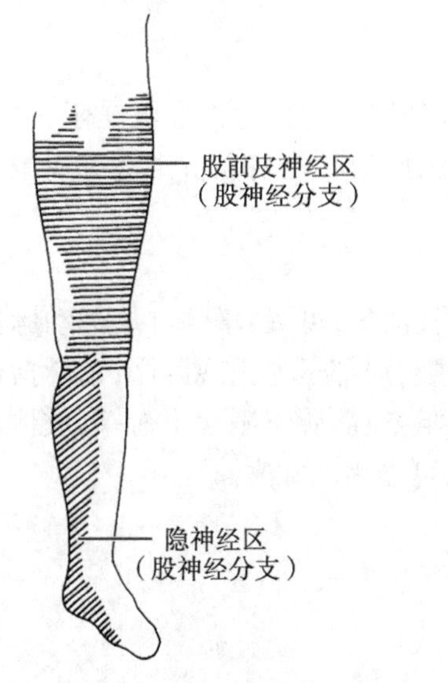

图7-76 股神经支配皮肤感觉区

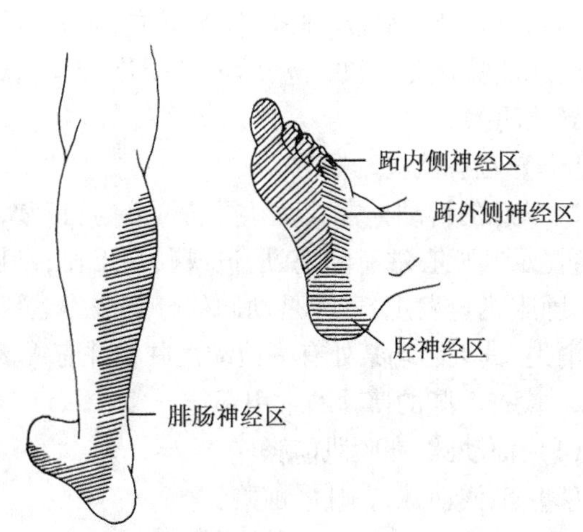

图7-77 胫神经支配皮肤感觉区

经膝上损伤，见于坐骨神经损伤，膝下损伤多为小腿骨折、小腿骨筋膜室综合征等。损伤平面不同而出现不同症状与体征。可有股后下方和小腿肌肉萎缩，屈膝功能障碍，足和趾不能跖屈，也不能用足趾站立，日久表现为“爪形足”。跟腱反射减弱或消失，足跟及足底皮肤感觉消失（图 7-77）。

第六节　四肢血管临床检查法

一、血管破裂与出血的检查

1. 毛细血管破裂出血　表现为缓慢的、少量的、弥漫的鲜红渗血，检查时擦去渗血，可见点状的毛细血管出血小点。

2. 静脉破裂出血　表现为缓慢的、持续而均匀的淌血，量多，色黯红。检查时压迫静脉的远心端可止血。

3. 颈根部静脉破裂出血　除一般静脉出血特点以外，还有血中带有泡沫，或随着呼吸时可闻及创口有吸吮的声音的特点。这种泡沫和声音是空气被吸入大静脉的危险征象。常见于合并有气道损伤。

4. 动脉破裂出血　表现为出血如喷泉，或如涌泉，可呈搏动性或持续性喷射，色鲜红。如病人发绀，血色也可呈黯红色。如创口较深，或其浅表有组织阻挡其喷射的血液，则可见创口出血，而不见血从何来。

（1）小动脉破裂出血：小动脉破裂后，其管壁张力立即降低，故开始出血时为喷射状，以后则呈持续状涌血，与静脉出血类似。压迫动脉近心端可止血。多为一点出血，与毛细血管出血有多个小出血点不同。

（2）大动脉干出血：颈总动脉、腋动脉、股动脉等大动脉破裂出血时，可闻及“嘶嘶”声。该动脉营养范围内，因缺血而变得苍白，远心端动脉搏动减弱或消失。

二、动脉的检查

动脉可因骨折移位、血肿、骨痂形成，夹板、石膏等外固定物压迫而血流受阻，也可因血栓闭塞性脉管炎、闭塞性动脉粥样硬化、大动脉炎、急性动脉栓塞和雷诺病等周围血管疾病导致闭塞。

（一）动脉的搏动情况

1. 动脉的搏动异常　动脉搏动可分为：正常，减弱，消失，可疑，增强。局部动脉搏动消失，提示其近心端有阻塞、压迫或破裂出血；动脉破裂，局部迅速出现肿胀；动脉搏动存在，但肿胀迅速发生，可能是动脉的分支破裂、受压或阻塞、静脉干破裂出血等；肢体动脉搏动消失，其近心端某处有一搏动性肿物并有震颤感，可能为动脉瘤。

2. 检查动脉的搏动的常用部位

（1）面动脉：在咬肌前缘。

（2）颞浅动脉：在耳屏前侧。

（3）颈总动脉：在颈动脉三角内（图 7-78）。

（4）肱动脉：在肱骨内侧和肘窝内（图 7-79）。

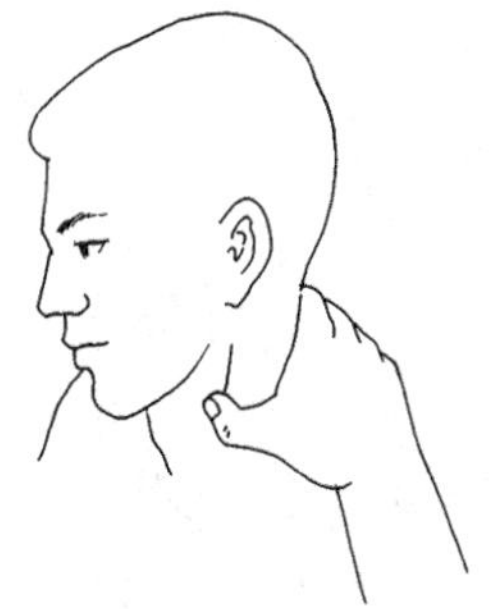

图 7-78　颈总动脉搏动触诊

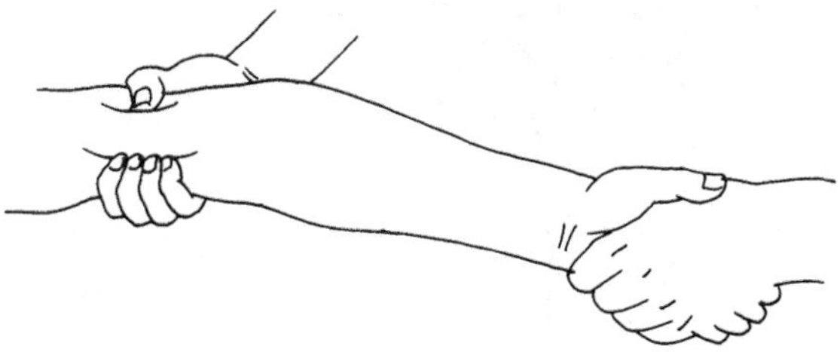

图 7-79　肱动脉触诊法

（5）桡动脉:在桡骨下段(图 7-80)。

（6）尺动脉:在前臂下段,尺侧腕屈肌外侧。

（7）指动脉:在指根部两侧。

（8）腹主动脉:在脐左旁。

（9）股动脉:在腹股沟韧带中点下两横指处(图 7-81)。

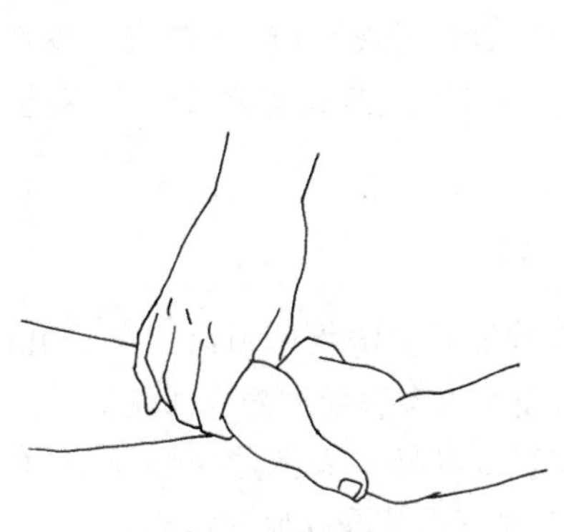

图 7-80　桡动脉触诊法

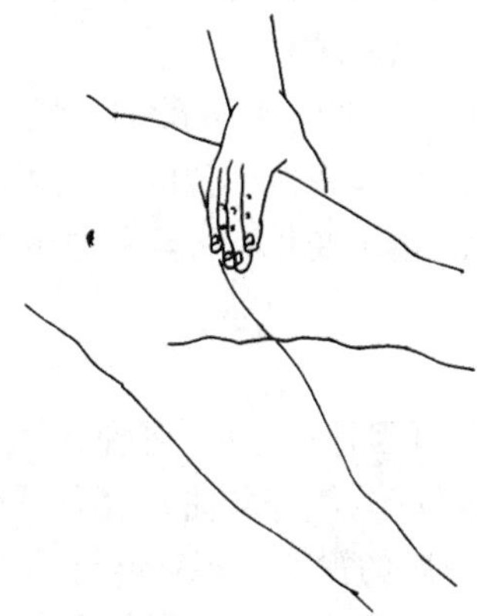

图 7-81　股动脉触诊法

（10）腘动脉:在腘窝正中的深处。

（11）足背动脉:在足背踇长伸肌腱的外侧(图 7-82)。

（12）胫后动脉:在内踝后一指宽处(图 7-83)。

（二）动脉功能的检查

1. 如果患肢局部固定或牵引治疗时,应检查肢体位置、循环情况、指(趾)端活动、牵引重量、夹板及石膏等情况。肢体闭合性骨折如胫腓骨骨折、尺桡骨骨折时应仔细检查肢体指(趾)端血供情况,防止出现骨筋膜间室综合征。

2. 动脉阻塞后侧支循环检查　检查桡尺动脉时,按压两动脉,阻断血流,先只放开桡动脉,若手部血运立即改善,说明桡动脉及手部侧支循环通畅;同样方法,放开尺动脉,观察手的血运情况。

3. 微循环再充盈试验　选择骨面比较平坦部位,以指压迫其皮肤,如额部、胸骨表面、指端、趾端、胫骨前内侧面等处。压迫片刻,使皮肤发白,放手后微血管内迅速充盈而

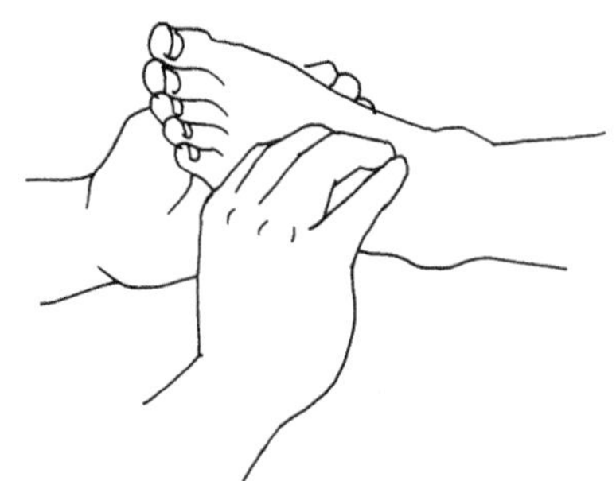

图7-82 足背动脉触诊法

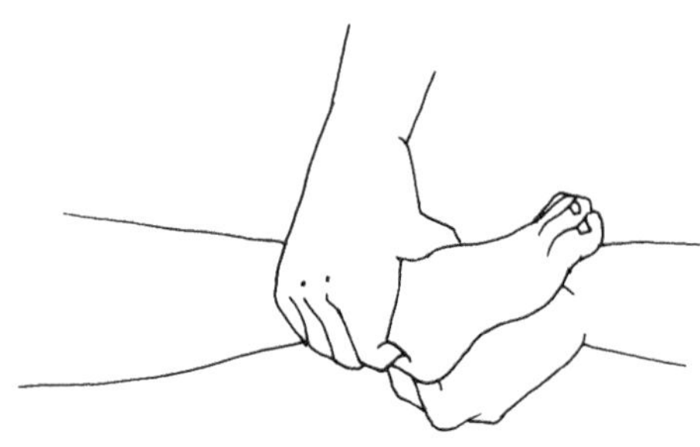

图7-83 胫后动脉触诊法

转红。正常充盈时间约2秒钟，充盈时间延长，提示末梢循环障碍。多见于休克、肢体局部动脉阻塞的患者。

4. 肢体皮肤温度 一般用手测法，大致判断肢体动脉或静脉阻塞以及末梢循环状态。检查时，必须对两侧对称部位进行对比检查。先将肢体暴露于室温中半小时，室内不要通风。检查者手要温暖，以食、中、无名三指背面触诊，在两侧肢体同等部位来回触诊数次，即可知其肢体冷暖。动脉功能不全时，患肢较冷；末梢循环衰竭时，肢体厥冷；局部静脉阻塞时，患肢较暖。

5. 肢体功能与营养障碍 肢体动脉阻塞、狭窄、动静脉瘘、动脉瘤等引起肢体远端缺血，可出现肢体缺血部位的皮肤厥冷、苍白、麻木、运动障碍、肌肉萎缩或痉挛，甚至发生溃疡或坏死，指甲变化与神经损伤相类似。

三、静脉的检查

静脉可因骨折移位、血肿、骨痂形成，夹板、石膏等外固定物压迫而回流受阻，也可因静脉瓣膜缺陷、浅静脉曲张、深静脉血栓形成等周围血管疾病导致静脉回流受阻。

1. 静脉的视诊 观察静脉有无萎缩、扩张或怒张等异常表现，判断静脉回流有无受阻现象。出现下肢疼痛、肿胀等情况注意检查是否存有下肢静脉血栓形成。

（1）浅表曲张静脉的部位及范围：原发性下肢静脉曲张，浅静脉曲张常位于小腿部，曲张成团且凸于皮肤上，股部位很少见。深静脉血栓形成时，浅静脉曲张范围较广泛，曲张较轻，不凸于皮肤，于髋、股外侧和下腹壁、会阴部多发。

（2）患肢皮肤颜色改变：静脉曲张或慢性静脉回流障碍时，由于红细胞外渗破坏而致色素沉着，色素沉着区从小腿下段内侧开始，严重时则呈袜套式。

（3）肿胀及水肿：浅静脉曲张其水肿部位，常局限于该段静脉的引流区。如髂股静脉阻塞，其肿胀及水肿可达股根部。股静脉阻塞时，其肿胀及水肿至膝上。腘静脉阻塞则水肿至踝部。

（4）皮肤及皮下组织增厚：皮肤及皮下组织增厚是由于长期水肿刺激而引起的纤维组织增生，加上色素沉着，致该段皮肤呈象皮样。

2. 静脉的触诊 触摸静脉，检查静脉有无硬化条索或曲张团块内有无硬化的结节，沿深层静脉走行有无压痛，深层静脉阻塞所致肿胀，使软组织张力增高。

四、特殊检查

1. 阿德森试验 又称 Adson 征或深呼吸试验。患者坐位，手放在膝部，检查者手摸患侧桡动脉，嘱患者快速深吸气后屏住呼吸，再嘱患者仰头并将下颌转向患侧。如果桡动脉搏动减弱或消失则为阳性，提示锁骨下动脉受压，常见于胸廓出口综合征等。

2. 压脉试验(Allen's test) 嘱患者快速握拳数次，然后握紧，检查者用一手压挤患者紧握的拳，另一手拇指及食指分别放在桡、尺动脉上，将血管压瘪。嘱患者张开手掌，此时手掌应呈苍白色，松开腕部一条动脉，继续压迫另一条动脉，正常时手会立刻变红。红得很慢者为阳性，提示动脉有阻塞。同样方法检查另一条动脉。注意两手对比。此试验是检查尺动脉和桡动脉的血液供应是否充分的一种方法。

3. Wright 征 患者取坐位，检查者一手触摸病人桡动脉，另一手将此上臂被动过度外展，桡动脉搏动减弱或消失为阳性。

4. 双下肢肢围 测量双侧髌骨上缘以上 10～15cm 和髌骨下缘下 10cm 患肢周长。比较双侧下肢同一部位的周径之差大于 1cm 以上有临床意义。增粗可见于下肢深静脉血栓形成、动静脉瘘；减小见于动脉缺血性疾患。

5. 霍曼(Homans)征 患者仰卧，下肢伸直，并略抬高，检查者用手握住患者足部用力背屈而牵拉小腿腓肠肌，下肢后方出现绳索样紧硬疼痛者为阳性。提示存在下肢深静脉血栓。检查时注意鉴别腓肠肌本身的疾病，如损伤、炎症、周围组织粘连等引起的假阳性(图 7-84)。

6. 尼霍夫(Neuhof)征 患者仰卧，自然屈膝，放松下肢，检查者用手指压迫患者小腿腓肠肌，有饱满紧韧感和压痛者为阳性。提示存在下肢深静脉血栓(图 7-85)。

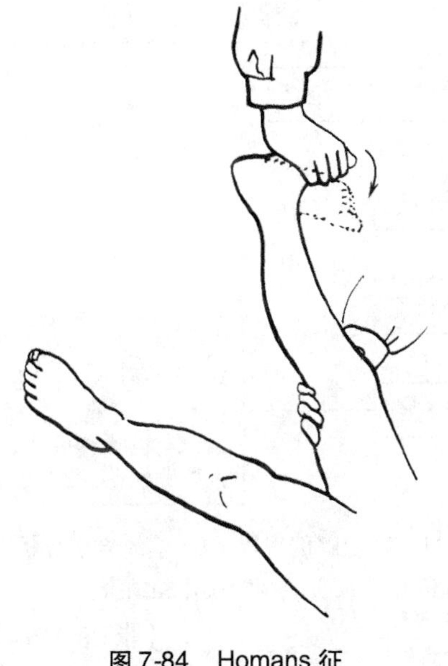

图 7-84 Homans 征

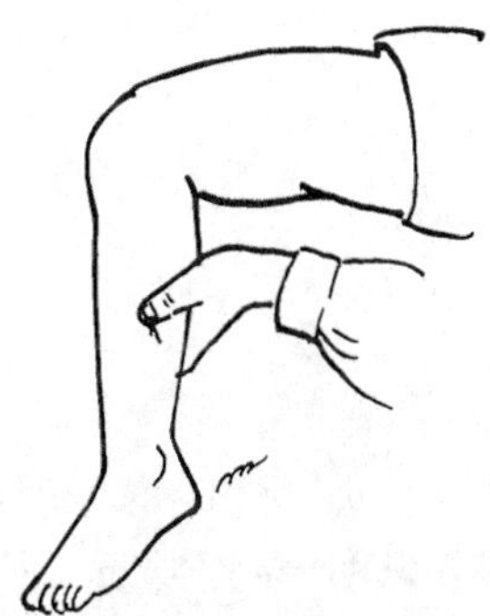

图 7-85 Neuhof 征

7. 叩击试验(Chevrier 征) 检查者一手的食指为触诊指放于大隐静脉远端，另一手的食指为叩诊指叩击大隐静脉近端，触诊指感到有传导冲击感者为阳性，提示瓣膜关闭不全。

学习小结

1. 学习内容

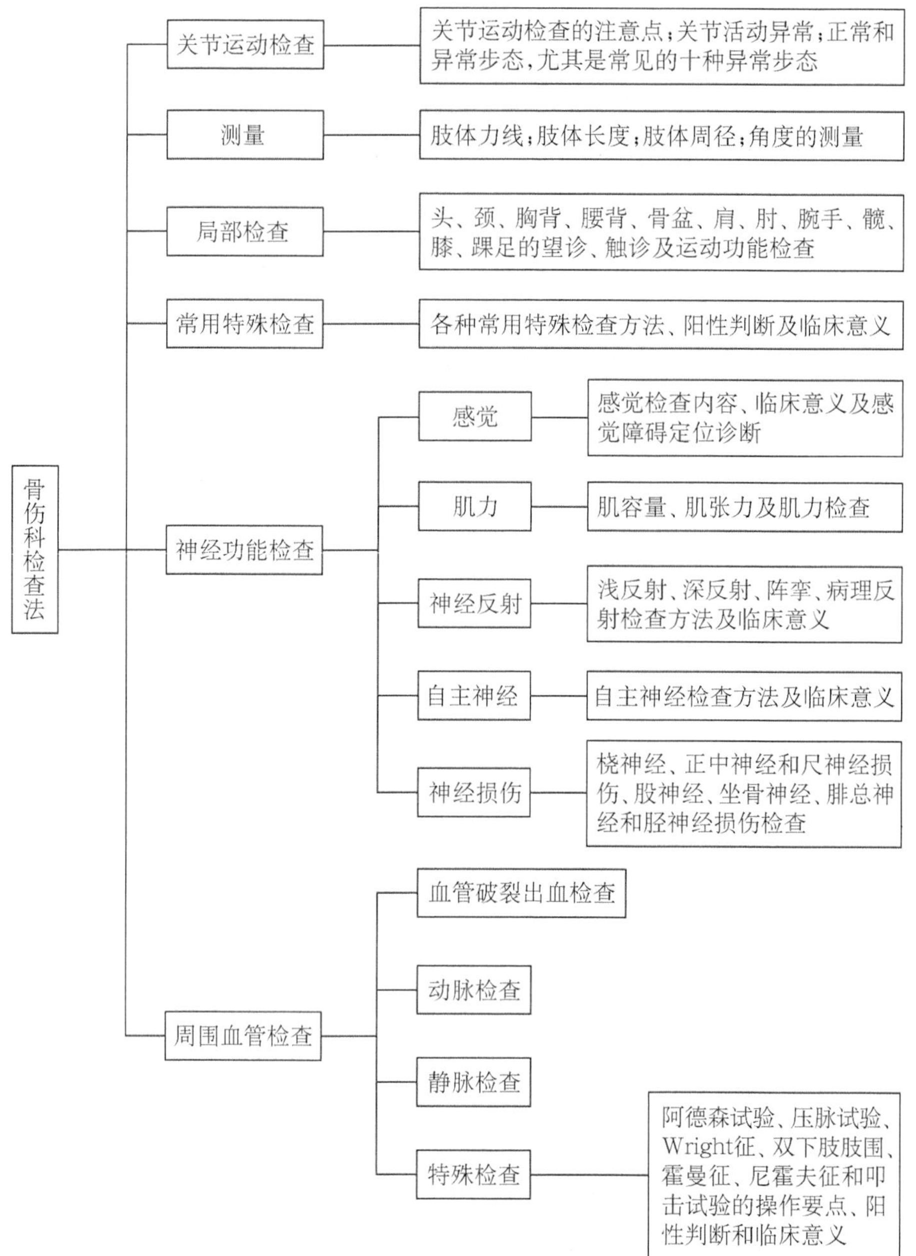

2. 学习方法 本章内容与解剖知识联系紧密，学习时结合解剖采取类比、演绎方法分析有助于理解掌握本节知识和培养整体观念。同时学习时要重视理论知识和实践技能操作相结合。

（张杰 古恩鹏）

复习思考题

1. 如骨盆倾斜,一侧肢体比另一侧肢体长,如何测量下肢长度?
2. 简述四肢神经损伤检查的解剖基础。
3. 思考各部位特殊检查设计原理。
4. 简述膝关节回旋挤压试验的检查方法及临床意义,是否会有其他疾病干扰阳性结果?
5. 哪些检查方法用于检查静脉血栓是否存在?

第八章　影像学及其他检查

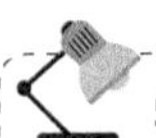

学习目的

通过本章学习，深入理解和掌握常见病及多发病影像学及其他临床检查表现，为进一步临床工作应用奠定基础。

学习要点

X 线、CT 与 MRI 等检查方法成像特点、优缺点及在骨伤临床中的应用范围；超声检查、关节镜在骨关节疾病的诊断和治疗应用，关节穿刺术；骨髓穿刺术操作方法、适应证及注意事项；切开活检术、活体组织穿刺术、套针活检术操作方法、适应证及注意事项。血液学、骨科相关的生化检查、免疫检测项目及临床意义。

第一节　X 线检查

德国物理学家伦琴发现 X 射线后，首先被用到医学诊断上，第二年就提出了用于治疗的设想。在这一百多年当中，X 射线在医学、安检、无损检测、工业探伤等领域中发挥了巨大作用。近 20 年来，随着计算机技术的飞速发展，与计算机技术密切相关的影像技术的发展日新月异，医学影像学成为医学领域发展最快的学科之一，医学影像学设备全面走向数字化，随着 PACS/RIS 系统的成熟和普及以及与 HIS 的集成，医学影像进入了全新的数字时代，引领临床医学进入数字化时代。

X 线的产生必须具备以下三个条件：自由活动的电子群；电子群以高速度运行；电子群在运行中被突然阻止。以上三个条件的发生，又必须具备两项基本设备，即 X 线管和高电压装置。它具有穿透性、荧光作用、感光作用、电离作用及生物作用。X 线检查广泛运用于骨伤科的诊断及临床检查。骨骼是人体中含钙量较多，密度高，且 X 线不易穿透的组织，其与周围软组织形成良好的对比条件，因此在 X 线检查时能呈现清晰的影像。通过 X 线检查我们可以观察骨骼生长发育的情况，以及某些营养和代谢性疾病对骨骼的影响。通过 X 线检查，我们也可以了解骨骼及关节损伤的部位、类型、范围、性质、程度和周围软组织的关系，从而进行疾病的鉴别诊断，为治疗提供可靠的参考，还可在治疗过程中判断骨折、脱位的手法整复、牵引、固定等治疗效果，病变的发展以及预后等。

（一）X 线检查位置的选择

1. 正位　正位片又可分为后前正位和前后正位。X 线球管从患者后方向前投照，则为后前位；若球管在患者前方、照相底片在体后是前后位。

2. 侧位　X 线球管置拍摄部位的侧方，底片置拍摄部位另一侧，投照后获得侧位片，和正位片结合起来，即可获得被检查部位的完整影像。

3. 斜位　常在侧位片重叠阴影太多时运用。在检查脊柱时常拍摄斜位片，用于显示椎间孔或椎板病变；斜位片也常运用于观察骶髂关节间隙时及手足的疾病辅助诊断。

4. 开口位　常用于观察第1～2颈椎，因其被门齿和下颌重叠，开口位X线片可以看到齿状突骨折、齿状突发育畸形、寰枢椎脱位等病变。

5. 过伸过屈位　常用于了解椎间盘退变情况、椎体间稳定情况等，将X线球管由侧方投照，令患者过度伸展和屈曲颈椎或腰椎，拍摄X线侧位片，也叫脊椎运动检查。

6. 断层摄影检查　常用于观察病变中心的变化情况，例如肿瘤、椎体爆裂性骨折；断层摄影检查采用X线焦距的不同，使病变影像分层显示，减少组织重叠。

（二）X线诊断原则

1. 全面观察　通过全面细致的观察，达到发现病变的目的。观察中，应用解剖、病理、生理和X线基础知识辨认出异常，并防止遗漏微小病变（图8-1）。

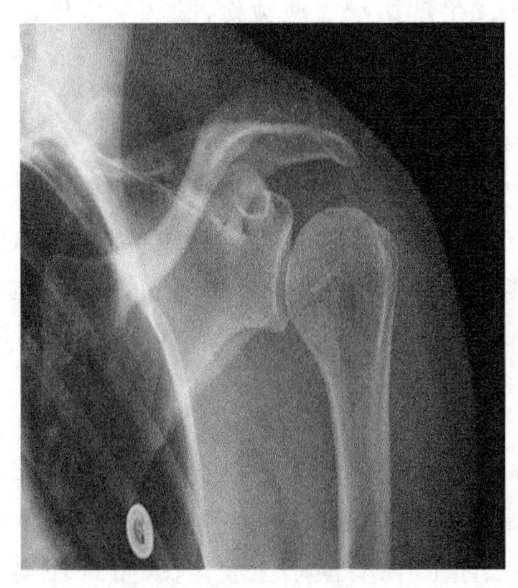

图8-1　左肩关节正位片

2. 具体分析　运用解剖、病理学等方面的知识，分析异常阴影所代表的病理意义。分析时应注意下列各点。

（1）病变的位置及分布：某些疾病有一定的好发部位，例如化脓性关节炎好发于软骨，以关节承重部分显著；关节结核常见于关节面的边缘，承重部分晚期出现破坏。

（2）边缘及形态：骨质破坏区的边缘模糊者多为急性炎症或恶性肿瘤；边缘清晰者，多为慢性炎症或良性肿瘤。

（3）数目及大小：转移性骨肿瘤多为全身骨骼多发溶骨型或成骨型破坏；骨髓瘤多为穿凿状溶骨型破坏，多见于颅骨、骨盆、肋骨等。

（4）密度和结构：骨密度增高者代表增生硬化，减低者代表疏松或破坏。

（5）周围组织情况：如脊柱结核，周围可见梭形冷脓肿。骨折时注意观察有无关节脱位。

（6）发展情况：如骨折愈合、骨痂形成等。

3. 结合临床　由于在工作中常常发生“同影异病，同病异影”问题，必须结合临床、实验室检查和其他辅助检查进行分析，明确该病变的性质、阴影代表何种疾病。分析时应注意现病史和既往史、年龄和性别、居住地区流行病和地方病等。

4. 做出诊断　经过观察、分析和结合临床后，所得X线诊断有三种：肯定诊断、怀疑诊断、现象诊断，故应提出进一步检查意见及其他建议。

（三）X线在骨伤科中的运用

1. 常见骨病

（1）骨折：在外伤和骨病变因素作用下，骨结构的完整性和连续性丧失，称骨折。主要有局部疼痛、肿胀、瘀斑、畸形、功能障碍、叩击痛、异常活动和骨擦音等。X线表现：骨折线呈密度减低或密度增高致密线，骨皮质及骨小梁扭曲紊乱，碎骨片，骨变形，骨折端呈横移位、纵移位、成角移位和旋转移位、局部软组织肿胀；观察骨折应注意骨折部位、类型、对位对线、愈合情况、与外界是否相通、脱位、金属异物和骨骺损伤等。

(2) 骨软骨缺血性坏死:股骨头缺血性坏死,又称扁平髋,为缺血性坏死中最常见疾病。单侧发病较多,双侧较少。X 线表现:早期无明显骨病变发现,可见股骨颈变短。病变进展期的股骨头密度不均匀增高,见囊状低密度影、变扁,股骨颈粗短,晚期可见股骨头畸形呈蕈状,髋臼浅平,外缘骨增生,髋内翻畸形。

(3) 骨结核

1) 长骨结核:长骨结核约占骨关节结核的 6%。好发于股骨上下部,其次为胫骨及肱骨上部。长骨结核中以骨骺及干骺端结核为常见。X 线表现:①常先于干骺端偏侧靠近骨骺盘处出现局限性类圆形破坏区,边缘较清楚,周围一般无骨硬化,其内有沙粒样死骨;②多个病灶融合后,破坏区则呈分叶状;③病变早期出现骨质疏松,随病变进展而加重;④病灶即使靠近骨皮质,也很少有骨膜增生;⑤治疗不及时,病变侵入关节形成骨型关节结核。

2) 脊椎结核:脊椎结核是最常见的骨关节结核,占 40% ~50%。女性略多;青年常见,其次为 10 岁以下幼儿。最常见于腰椎,其次为胸腰段,颈、胸椎。往往多个脊椎受累。X 线表现:①脊椎破坏,依最先破坏部位分为中心型、边缘型、韧带下型和附件型,破坏区边缘不清,其内可有小死骨,多椎受累常见,单椎受累少见;②椎间隙狭窄或消失;③椎体楔形变伴脊柱后凸或(和)侧弯畸形;④冷脓肿形成。颈椎为咽后壁脓肿,胸椎为椎旁脓肿,腰椎为腰大肌脓肿。冷脓肿可钙化。

(4) 骨髓炎

1) 化脓性骨髓炎:骨组织感染化脓菌,使骨、骨髓和骨膜发炎。青少年多见。X 线表现:①急性骨髓炎早期软组织肿胀,干骺端出现骨质疏松;进展期出现跳跃式斑点状骨破坏,骨膜增生及条状死骨形成;②慢性骨髓炎则见骨脓肿,骨质增生硬化,大量骨外膜增生。骨瘘孔形成,死骨反复出现;③急慢性骨髓炎均有增生和破坏,急性以破坏为主,慢性以增生为主;④愈合期骨髓炎骨增生逐渐恢复,死骨清除,骨脓腔消失。

2) 慢性硬化性骨髓炎:本病又称干性骨髓炎、Garre 骨髓炎。一般认为是低毒化脓菌引起轻度炎性反应及骨质硬化,但无死骨形成。好发于青年,男多于女。好发于长骨骨干,以胫骨和股骨更常见,局部软组织轻微肿胀及疼痛。X 线表现:①受累范围广泛,骨皮质增厚,骨髓腔狭小或闭塞,骨外形粗大及边界不规则,骨密度加大;②高千伏摄影或断层摄影,有的病例出现不规则斑点状破坏;③病变区可有骨膜增生;④无死骨形成。

(5) 骨肿瘤

1) 骨质破坏:①囊性骨质破坏:肿瘤组织呈团块状生长形成囊状骨质破坏。破坏边缘清楚硬化者,常提示为生长缓慢的良性肿瘤。边缘模糊、生长迅速者多提示为恶性肿瘤;②膨胀性骨质破坏:这是囊状破坏继续扩大,使骨质变薄向外膨胀的改变,多见于良性肿瘤。恶性肿瘤因发展迅速,破坏较快,一般无膨胀性改变,或有轻度膨胀;③浸润性破坏:是肿瘤组织侵蚀骨与骨髓的结果。

2) 软骨破坏:当肿瘤继续进展时,软骨组织可被肿瘤组织所替代。

3) 瘤骨和瘤软骨:瘤骨是由瘤细胞形成的骨质。良性骨肿瘤所形成的瘤骨与正常骨质相似。而恶性骨肿瘤所形成的瘤骨则为一团无骨结构的杂乱致密影。

2. 关节类疾病

（1）关节病变的基本X线表现

1）关节肿胀：X线表现为关节间隙增宽，关节周围软组织影肿胀，周围脂肪垫和肌肉脂肪层影移位变形或显示不清，关节腔的密度增高，这种改变多见于急性关节炎。

2）关节破坏：X线表现为关节间隙狭窄，关节面毛糙不光整，严重的破坏可累及全关节，可以产生关节半脱位和畸形。

3）关节强直：可分为骨性和纤维性两种。骨性强直X线表现为关节间隙显著变窄或完全消失，骨小梁贯穿于关节间隙之间，使两骨紧密融合犹如一骨。纤维性关节强直在临床上虽然关节活动已消失，但X线片上仍可见到狭窄的关节间隙，且无骨小梁贯穿其间。

4）关节脱位：表示构成关节的两个骨端的正常相对位置的改变，依其程度可分为半脱位或全脱位。

5）关节周围软组织改变：表现为关节囊外软组织肿胀、增厚、密度增高，关节周围的脂肪组织影被推移或消失。

6）退行性骨关节病：系关节软骨退行性变引起新骨增生的慢性骨关节病。X线表现：好发于脊柱、四肢、大关节和负重关节。脊柱多见于颈椎、腰椎，椎体缘及小关节面致密增生、硬化，边缘骨刺、骨赘和骨桥形成，椎间隙狭窄。四肢关节的关节间隙不均匀性狭窄，关节面致密硬化，关节边缘和韧带附着处骨赘形成，关节腔内游离体形成。

7）类风湿关节炎：本病是一种常见的慢性关节炎。X线表现：常侵犯腕、手、足小关节，偶可侵犯大关节。早期关节周围软组织呈梭形肿胀，关节间隙增宽，骨质疏松。进展期关节边缘出现囊状骨质破坏，关节间隙狭窄，部分关节呈半脱位改变，出现关节强直以纤维强直多见。

（2）关节感染性病变：化脓性关节炎，本病较常见，化脓菌通过血行感染、邻近骨髓炎蔓延或外伤进入关节而致病。X线表现：①早期有关节软组织肿胀，关节间隙增宽，部分病例发生半脱位或脱位；②进展期（发病1～2周内）有关节间隙狭窄，关节面广泛骨破坏，负重部分更明显，破坏区边缘模糊；③恢复期出现纤维性或骨性强直，而以骨性强直更多见；④骨髓炎或外伤引起的化脓性关节炎，可见骨折，异物存留，骨质增生、破坏及死骨等。

（3）关节结核：关节结核占骨关节结核第二位。男性略多，好发于青少年，最常见于髋、膝关节，多为单关节发病。依病变首先侵犯关节部位，分为滑膜型、骨型和全关节型。X线表现：①滑膜型初期有关节软组织肿胀，关节间隙增宽，骨骺呈方形，患肢骨质疏松。进展期则见关节骨端边缘非负重部分骨破坏，边缘模糊，关节间隙不对称狭窄，关节出现脱位或半脱位。②骨型则有干骺或（和）骨骺骨质破坏，关节软组织肿胀，关节间隙不对称狭窄等。③全关节型为上述两型发展结果，常显示关节面严重破坏，关节间隙明显狭窄或消失，出现脱位或半脱位，有时并发感染等。

3. 脊柱类疾病

（1）颈椎病：系颈椎间盘退变引起椎体、小关节骨质增生及软组织水肿，从而压迫脊髓、神经根、椎动脉、食管而出现的综合征。X线表现：X线平片出现颈椎曲度变直或反向，椎间隙变窄，椎体后缘、关节突及钩椎关节骨质增生，椎体不稳，椎间孔狭小、变形，病变平面出现双突征和双边征，项韧带及纤维环前缘钙化，椎管矢状径<12mm。

（2）腰椎间盘突出症：系腰椎间盘纤维环破裂，脱出的髓核及（或）破裂的纤维环压迫神经根引起腰腿痛。X 线表现：①平片：一般采用正侧位及侧位前屈、后伸功能位照片，显示椎体缘增生硬化，椎间隙狭窄，典型者为前窄后宽状改变，相对缘密度增高；②脊髓造影：直接征象即游离骨块，侧位见椎管内致密骨块后或新月状硬膜囊压迹；间接征象为硬膜囊前外侧压迹>3mm；③硬膜外造影：一般摄正侧位，造影剂用非离子型碘水。造影征象有造影剂柱前外侧方出现半圆形、圆形、横带状充盈缺损或完全阻塞，神经根受压、变形和移位。

4. 发育畸形类疾病

（1）先天性髋关节脱位：先天性髋关节脱位系患儿持重前发生的髋关节脱位。女性较多。患儿站立或行走较晚，单侧者跛行，双侧者呈鸭步，肢缩短等。X 线表现为：①股骨头骨化中心发育不良，小而不规整或出现延迟。股骨头向外上方移位；②髋臼顶发育不良，呈倾斜状，髋臼角增大（正常者新生儿约 30°，1 岁约 23°，2 岁约 20°，成人约 10°）；③患肢股骨发育细小，股骨干颈角加大（正常 120°～130°）及前倾角加大（正常 15°～20°）。有时股骨小粗隆发育较大。有时股骨头骨骺可发生缺血坏死而破裂；④测量法可帮助判断有无脱位。脱位时，Shenton 线不连续。股骨头骺位于 Perkin 方格外上区。

（2）脊柱侧弯畸形：脊柱侧弯分为原发性和继发性。X 线表现：侧弯多发生在胸椎上部，其次为胸腰段。侧弯一般呈 S 形，有三个弯曲，中间的一个为原发侧弯，上下两个为代偿侧弯。病程较久者可出现椎间盘退行性改变。脊柱侧弯角度可在正位片上测量，方法是：①Cobb 法：在原发侧弯上端椎体的上缘及下端椎体的下缘做平行线，此两线的交角或此两线上再做垂线的交角，即侧弯角度；②Ferguson 法：原发侧弯两端的椎体中心和侧弯顶点的椎体中心之连线的交角。

（3）椎弓崩裂与脊椎滑脱：椎弓崩裂系指椎弓峡部裂隙，若引起椎体前移者称脊椎滑脱。崩裂好发于第 5 腰椎，且多为双侧，亦可为单侧。X 线表现：①前后位：第 4 腰椎以上的椎弓峡部能清楚显示。崩裂时，在环形椎弓根影的下方（峡部）可见透亮裂隙，由内上斜向外下，宽约 2mm，边缘不整及硬化；②侧位：裂隙在椎弓根后下方，上下关节突之间，自后上斜向前下，可有硬化边。此位置还可确定有无滑脱及其程度；③斜位：正常椎弓及附件的影像似一“猎狗”形。狗嘴为同侧横突，耳为上关节突，眼为椎弓根的断面，前腿为下关节突，颈部即为椎弓峡部。崩裂时，在“狗颈部”可见一带状裂隙，犹如狗脖上戴了一个“项圈”。脊椎滑脱时，可因横突和上关节突随椎体前移，而形似其狗头被砍掉。

第二节　计算机体层成像

计算机体层成像，即 CT（computed tomography，CT）是用 X 线束围绕人体具有一定厚度的检查部位旋转，进行层面扫描，由探测器接收透过该层面的 X 线，在转变为可见光后，由光电转换器转变为电信号，再经模拟数字转换器转为数字，输入计算机处理。CT 图像是由一定数目像素组成的灰阶图像。

自 1973 年 Hounsfield 发表第一篇关于 CT 的文章至今，CT 技术已经历了几代更新。20 世纪 90 年代初，单层螺旋 CT（single-slice helical computed tomography，SSCT）开始应用于临床，因其特有的容积数据采集，使后处理技术在临床中的应用逐渐成熟起来。它改变了传统的显示方式，且具有多种后处理功能。1998 年多层螺旋 CT 的推出是 CT 发展史上的巨大飞跃。多层螺旋 CT 与单层螺旋 CT 相比，具有扫描速度快、层厚更薄、纵轴分辨力更高等优点。近几年，多层螺旋 CT 发展迅速，已从 1998 年的双层发展为现在的 64 层，将来会发展为平板 CT。

一、CT 图像的特点

1. CT 图像是由一定数目、不同灰度的像素按矩阵排列所构成的灰阶图像，这些像素反映的是相应体素的 X 线吸收系数。

2. CT 图像反映器官和组织对 X 线的吸收程度。所以，CT 可以更好地显示由软组织构成的器官，并在良好的解剖图像背景上显示出病变的影像。

3. CT 图像是断层图像，常用的是横断位或称轴位。为了显示整个器官，需要多帧连续的断层图像，通过计算机的图像后处理可重组冠状位和矢状位的断层图像。

二、CT 检查技术

CT 以高密度分辨力和横断面成像为特点。骨伤科疾病一般先用 X 线摄片以发现病变，了解病变性质与范围。当临床和 X 线诊断有疑难时可选用 CT 做进一步检查，对骨骼解剖较复杂的部位如骨盆和脊柱，可首选 CT。CT 扫描分平扫、对比增强扫描和造影扫描（图 8-2）。

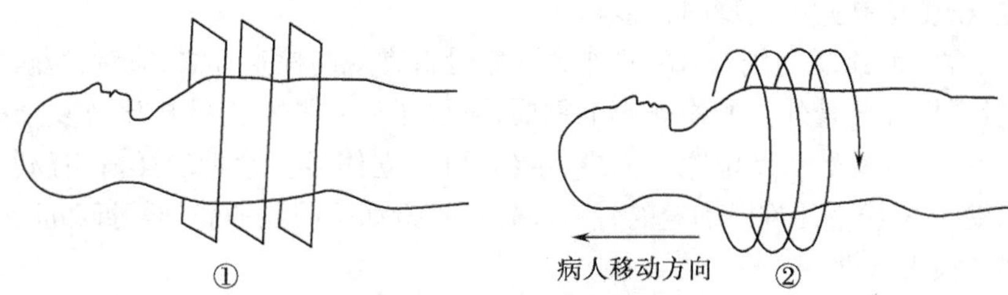

图 8-2　扫描方式的几何图对比

1. 平扫　是指不用对比增强或造影的扫描，一般都是先行平扫。

2. 对比增强扫描　是经静脉注入水溶性有机碘对比剂后再行扫描的方法。

3. 造影扫描　是先行器官或结构的造影，然后再行扫描的方法。

三、CT 在骨伤科中的应用

1. 骨骼的基本病变

（1）骨质疏松：骨质疏松的 CT 表现主要是骨密度减低。在长骨可见骨小梁变细、减少、间隙增宽，骨皮质出现分层和变薄现象。在脊椎，椎体内结构呈纵行条纹，周围骨皮质变薄，严重时，椎体内结构消失，椎体变扁，其上下缘内凹，而椎间隙增宽，呈梭形，致椎体呈鱼的椎体状。疏松的骨骼易发生骨折，椎体有时可压缩呈楔状。

（2）骨质软化：骨质软化的 CT 表现主要是由于骨内钙盐减少而引起的骨密度减低，以腰椎和骨盆为明显。与骨质疏松不同的是骨小梁和骨皮质边缘模糊，系因骨组织内含有大量未经钙化的骨样组织所致。

(3) 骨质破坏:骨质破坏的 CT 表现是骨质局限性密度减低,骨小梁稀疏消失而形成骨质缺损,其中全无骨质结构。骨松质的早期破坏可形成斑片状的骨小梁缺损。骨皮质破坏,在早期发生于哈氏管而引起它的扩大在 CT 线上呈筛孔状。骨皮质表层的破坏,则呈虫蚀状。当骨破坏进展到一定程度时,往往有骨皮质和骨松质的大片缺失。

(4) 骨质增生硬化:骨质增生硬化的 CT 表现是骨质密度增高,伴或不伴有骨骼的增大,骨小梁增粗,增多,密集,骨皮质增厚,致密。明显者,则难于分清骨皮质与骨松质,发生于长骨可见骨干粗大,骨髓腔变窄或消失。

(5) 骨膜异常:骨膜异常习惯上称为骨膜增生,在早期是一段长短不定、与骨皮质平行的细线状致密影,同骨皮质间可见 1 ~2mm 宽的透亮间隙。继而骨膜新生骨增厚,常呈与骨皮质表面平行排列的线状、层状或花边状表现。骨膜增生的厚度与范围同病变发生的部位、性质和发展阶段有关。

(6) 骨内与软骨内钙化:骨内与软骨内钙化可为生理性的或病理性的,软骨类肿瘤可出现肿瘤软骨内钙化,骨梗死所致骨质坏死可出现骨髓内钙化,少数关节软骨退行性变也可出现软骨内钙化。肿瘤软骨内钙化的 CT 线表现为颗粒状,小环或半环状的致密影,数量不等,可在瘤体内广泛分布或局限于某一区域。

2. 周围软组织病变

(1) 对软组织病变的观察 CT 明显优于 X 线,X 线所不能显示或显示不清的一些病变在 CT 上可清晰显示。水肿表现为局部肌肉肿胀,肌间隙模糊,密度正常或略低,邻近的皮下脂肪层密度增高并可出现网状影。

(2) 骨骼与软组织的创伤:CT 不作为一般骨折常规的检查方法,但对骨盆、髋、肩、膝等关节以及脊柱和面骨外伤的检查非常重要,可以了解这些解剖结构比较复杂的部位有无骨折和骨折碎片的数目及位置。三维重组时可以立体显示骨折的详情,有利于临床处理。此外,对于 X 线平片难以确定的骨折和软骨骨折如不明显的肋骨骨折和肋软骨骨折,CT 检查亦有很大帮助。

3. 脊柱骨折　CT 检查:X 线检查常不能完全显示脊椎外伤的范围和严重程度,而 CT 可以充分显示脊椎骨折的骨折类型、骨折片移位程度、椎管变形和狭窄以及椎管内骨碎片或椎管内血肿等。CT 还可以对某些脊髓外伤情况做出判断。

CT 较容易发现各种椎体附件骨折和椎间小关节脱位。如椎弓骨折、椎板骨折和横突骨折等。CT 检查的重点是观察骨折对脊髓和神经根的影响,了解有无骨折片突入椎管以及骨折移位对脊髓的压迫情况。

4. 关节病变

(1) 关节肿胀:关节肿胀在 CT 上可见软组织密度的关节囊肿胀、增厚,关节腔内积液表现为关节腔内水样密度影,如合并出血或积脓其密度可较高,关节附近的滑液囊积液表现为关节邻近含液的囊状影。

(2) 关节破坏:虽然目前 CT 尚不能显示软骨,但软骨破坏导致的关节间隙狭窄却易于发现,尤其是与健侧对比时,CT 可清晰地显示关节软骨下的骨质破坏,即使是微细的改变也能发现。

(3) 关节脱位:CT 图像避免了组织的重叠,易于显示一些平片难以发现的关节脱位,如胸锁关节前、后脱位和骶髂关节脱位。

第三节　磁共振成像

磁共振成像(magnetic resonance imaging,MRI)是近20年发展起来的高新影像诊断技术。它是继CT之后影像诊断领域里的又一场革命性的进展。它不是应用传统的X线技术而是应用质子从外加的射频脉冲中获得能量,受激发而发生“共振效应”,并以共振频率将能量放射至周围环境,这种能量可被检测出来,称为磁共振信号。信号的强弱在人体各部分根据质子的不同差数、活动质子的密度、质子的分子环境、温度与黏稠度等因素而有差异。磁共振器中的电子计算机利用磁共振信号的强弱重组信息,从而得到各种脏器显示出来的各种不同图像。不同组织在MRI图像上可显示不同的灰阶,其信号强度有高低不同。从而极大地拓展了影像诊断的范围,提供了比X线诊断技术更丰富的诊断信息,也使过去许多无法诊断或难于判断的临床疑难病变,尤其是相当部分肿瘤良恶性的鉴别诊断成为可能。

在20世纪80~90年代初,磁共振成像基本上依靠自旋回波(SE)的T1W1(T1加权相)和T2W1(T2加权相)来对各种病变进行判断。近5年来磁共振成像技术有了飞速发展,改变了过去成像时间长、图像质量不稳定、无法进行动态扫描的局面,并由当初单纯的形态学成像发展成今天包括形态学和功能成像、分子成像在内的综合性检查手段。MRI进展包括扫描及成像速度的提高,场强、梯度场强及梯度切换率的提高,新扫描序列、对比剂的开发和新技术的应用以及功能成像的发展等。

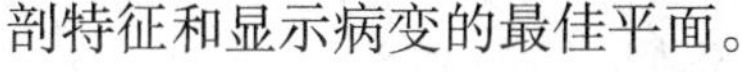

一、磁共振成像检查和诊断的优点

1. 无X线辐射损伤,可一次完成多脏器、大范围扫描,如全身成像、全身血管成像和全脊柱成像等,并可短期重复(图8-3)。

2. 可进行任意方向的断层扫描,常用轴位、冠状位和矢状位。方向的选择取决于解剖特征和显示病变的最佳平面。

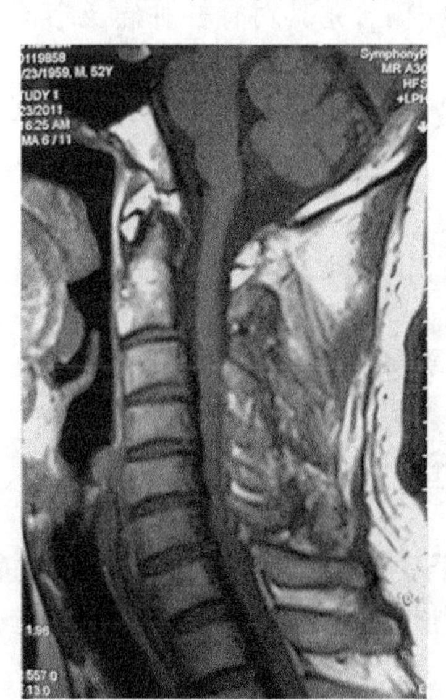

图8-3　颈椎MRI矢状位T_1像

3. 可显示高对比分辨率和高信噪比图像,如脑灰白质、神经核团、关节软骨、半月板和子宫内膜等显示优于CT。

4. 无骨伪影,特别在显示后颅凹和颅颈交界处病变时,明显优于CT(图8-4)。

5. 磁共振成像血流相关增强和流空特征可用于心脏、大血管形态和功能的诊断和研究,包括动脉期、静脉期或门静脉期等,可动态显示血管灌流影像。

6. 可进行磁共振灌注成像和无对比剂的灌注成像(ASL),心肌灌注成像有优势。

7. 可进行磁共振扩散成像(DWI)和脑扩散张量成像(DTI)。

8. 可进行磁共振分子影像学成像。

9. 术中磁共振成像、磁共振介入治疗和MR/PET

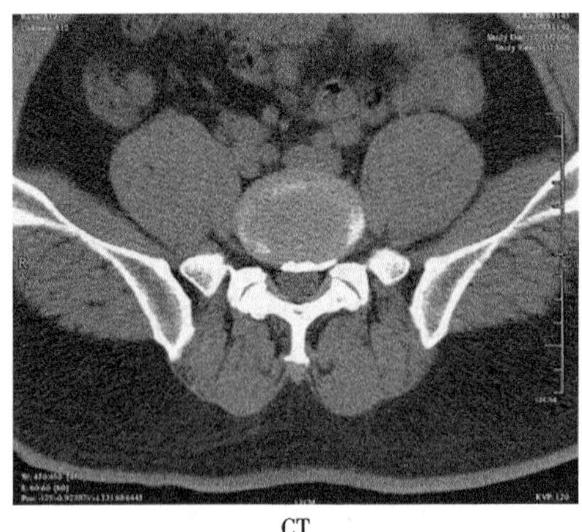
CT

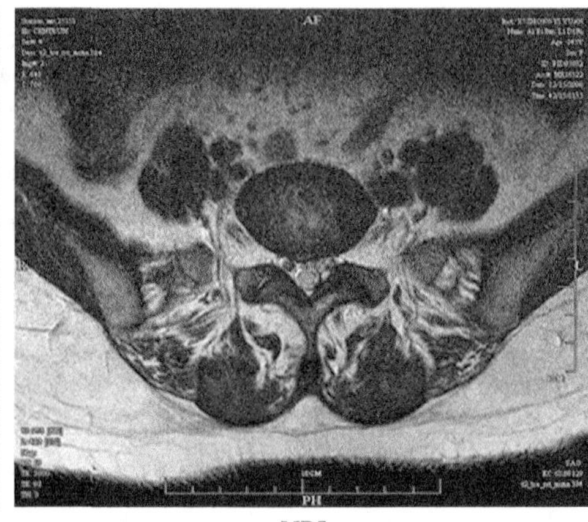
MRI

图 8-4 CT 与 MRI 对比

等新技术有很好的发展前景。

二、磁共振成像检查和诊断的缺点

1. 磁共振成像速度慢。
2. 磁共振成像不能像 CT 那样一次采集迅速完成三维重建。
3. 磁共振成像对钙化不敏感。
4. 磁共振成像有来自设备、人体的运动和金属异物的伪影。
5. 磁共振检查有禁忌证,对危重病人的应用受限制,少数病人有幽闭恐惧症。

三、MRI 在骨伤科的应用

1. 脊柱病变 MRI 图像可显示脊椎、椎间盘、硬膜、黄韧带、脊髓、前纵韧带、后纵韧带、硬膜外脂肪、侧隐窝及神经根,对椎管狭窄、椎间盘突出症,尤其对脊柱肿瘤及结核等疾病的诊断具有重要的价值。

2. 骨坏死类疾病 磁共振成像对骨坏死有明显的敏感性和特异性,较 CT 更能早期发现病变,能区分正常的、坏死的骨质和骨髓以及修复区带。是一种有效的非创伤性早期诊断方法。

3. 关节病变 MRI 对膝关节半月板和后交叉韧带损伤、肩袖损伤的诊断可提供重要的诊断依据。

4. 骨折类疾病 MRI 对一些隐匿骨折的诊断具有重要的价值。

第四节 造影检查

造影检查是指对于缺乏自然对比的结构或器官,可将高于或低于该结构或器官的物质引入器官内或共用网间隙,使之产生对比以显影即为造影检查,被引入的物质称为造影剂或对比剂。大部分造影剂中含有碘,碘过敏者应注意。

(一) 关节造影

关节造影是将对比剂注入所需检查的关节腔内再行 CT 扫描。对比剂可以是气体或稀释的有机碘水溶液或两者合并使用(双重对比)。穿刺部位常规消毒后行局麻、穿刺关节等,确认针头到达关节腔后注入适量对比剂,关节适当活动使对比剂分布均匀,然后进行 CT 扫描(图 8-5)。

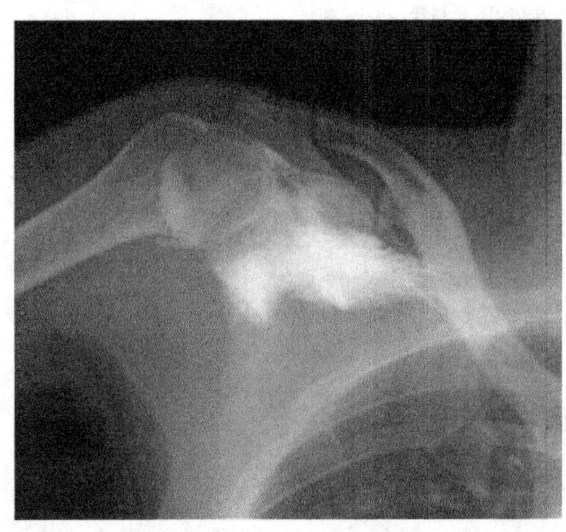

图 8-5　肩关节造影检查

(二) 脊髓造影

1. 适应证　椎管内肿瘤、蛛网膜粘连、椎间盘脱出、黄韧带肥厚以及某些外伤、炎症和血管畸形等,以了解脊髓压迫症原因。

2. 禁忌证　急性蛛网膜下腔出血,穿刺部位有炎症。不宜手术治疗者也应视为相对禁忌证。

3. 脊髓造影的目的

(1) 确定病变的部位和范围:可以明确椎管内病变,如脊髓内、外压迫。可以确定病变阶段水平和病变范围,如椎管狭窄的部位和范围及损伤后椎管形态变化,以此作为临床治疗前后的辅助诊断。

(2) 有助于诊断和鉴别诊断:鉴别引起脊髓病变的某些不易鉴别的病理因素,如脊髓本身的病变、椎管内病变等。

(3) 探索性研究:采用高质量水溶性造影剂注入椎管内(蛛网膜下隙),研究动态条件下形态或容量变化。这种研究常在腰椎或颈椎造影同时进行,也可在尸体上研究。

4. 造影方法　造影剂必须选择可被吸收、刺激性小的碘类,经腰椎穿刺注入造影剂,必须证实穿刺针已进入蛛网膜下腔才能注药,注入应均匀缓慢。通常应将造影剂集中在椎管蛛网膜下腔最下方盲囊,然后逐渐抬高脚端床面,使油柱缓慢上行,充填病变区域,以显示椎管内结构。

5. 脊髓造影的影像学表现

(1) 正常表现:造影剂在蛛网膜下腔呈致密柱状,正位观,两侧对称,每于椎间隙水平略内凹,有时可见造影剂沿神经根鞘流出呈小刺状突出。油柱两侧一般与椎弓根保持等距,二者间距不超过 1.5mm。油柱在腰段偶可显示多条平行的纵行条状负影,为马尾神经造成。侧面观,油柱每于椎间隙后方略有凹陷,但不超过 2mm。

(2) 异常表现:椎间盘脱出轻度压迫者,适对椎间隙水平出现浅凹陷,但其深度必在 2mm 以上。明显的脱出,凹陷可达油柱中心。无论脱出程度如何,其压迫必须适对椎间隙水平,而又必须由前方压迫。髓内肿瘤呈杯口状缺损。髓外硬膜下肿瘤呈偏侧性缺损,该侧蛛网膜下腔扩大。髓外硬膜外肿瘤呈脊髓和蛛网膜下腔同向一侧推移。

第五节　放射性核素骨扫描

放射性核素骨扫描是核医学中最常用的一种显像检查之一。它不但能较为敏感地反映骨骼的血液供应和代谢状况，同时能清晰地显示骨骼形态。因此，对于各种骨伤科疾病的诊断、检测和疗效观察具有重要价值。因放射性核素骨扫描敏感性高，常作为骨伤科各类疾病的早期诊断。

一、放射性核素骨扫描的原理

人体的骨骼是由无机盐和有机物构成，骨组织干重约有2/3为无机盐，主要成分为羟基磷灰石晶体，其表面积很大，成年人骨骼中的晶体总面积可达318m^2，羟基磷灰石晶体主要通过和体液中各种可交换的相应离子或化合物发生离子交换或化学吸附而进行代谢更新。$^{99}Tc^m$标记的磷酸盐静脉注射后，能通过化学吸附和骨组织中有机成分相结合而沉积在骨骼内，使骨骼显像。骨骼局部血流量、无机盐代谢更新和成骨细胞活跃程度均与显像剂的聚集有密切联系。根据体内各部位放射性核素分布情况，可以了解骨骼各部位的解剖结构及其功能变化。

二、放射性核素骨扫描的方法

放射性核素骨扫描的方法包括动态显像、静态显像，静态显像又分为全身扫描、局部扫描、全身分段显像及断层显像。

1. 动态显像 静脉注射骨显像剂，对受检部位进行连续动态采集，可分别获得局部血流相、血池相及延迟相的情况。其中，较大血管的血流灌注和通畅情况由血流相所反映，而软组织的血液分布情况由血池相反映，局部骨骼的代谢情况由延迟相反映，故又称为三时相骨显像。动态观察骨局部系列影像，综合分析各时相，可提高对某些骨骼疾病诊断的准确率，有助于良恶性病变的鉴别，还能对骨骼疾病发病机制进行研究。利用计算机勾画ROI(region of interest)技术，还可进行半定量分析。

2. 静态显像 静脉注射骨显像剂2～4小时后进行骨扫描，可根据临床需求选择全身、局部、全身分段骨显像，必要时加放射性核素断层扫描。同时利用计算机ROI技术对左右对称部位进行半定量分析，计算出左右放射性摄取比值。

三、放射性核素骨扫描在骨伤科的应用

1. 骨骼系统疾病 $^{99}Tc^m$ 磷酸盐作为亲骨作用强且血液清除率快的骨显像剂，具有骨骼摄取量高的特点，因此骨骼的显像清晰。它可比X线检查早3～6个月发现病灶，其阳性发现率比X线高25%。因其阳性率较高，目前已较广泛地运用于临床骨伤科疾病的诊断中(图8-6)。

2. 骨转移瘤的早期诊断 常见恶性肿瘤常发生骨转移，且在转移过程中表现为无骨痛症状。放射性核素骨扫描一般可比X线检查早3～6个月甚至更长时间发现骨转移灶，且能发现X线、CT及MRI等检查发现范围以外的病灶，是早期诊断骨转移瘤的首选方法，也是骨转移灶治疗后疗效观察的主要方法。

3. 原发性骨肿瘤的诊断与疗效观察 肿瘤的良恶性主要通过三时相骨显像进行辅助鉴别，恶性骨肿瘤时血流相、血池相和延迟相在病变部位均表现为放射性明显增浓。恶性骨肿瘤放疗后放射性核素骨扫描示病变范围缩小且放射聚集程度减低，表明治疗有效。

4. 代谢性骨病的诊断 代谢性骨病是指一组以骨代谢异常为主要表现的疾病，都具

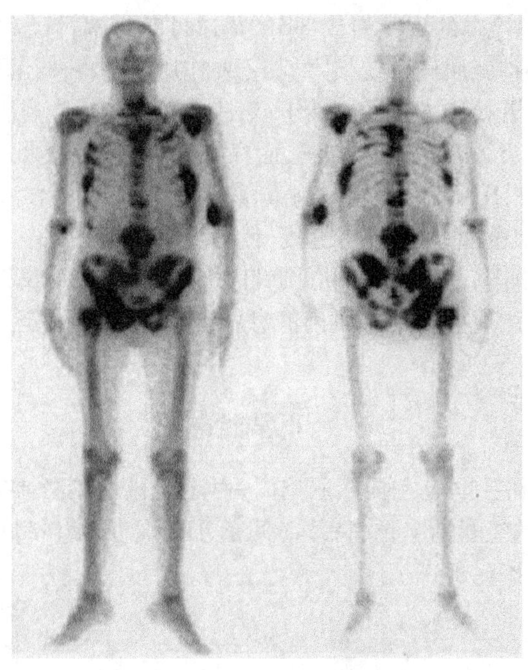

图 8-6　放射性核素骨扫描

有较明显的一般影像特征且各有特点。但是,畸形性骨炎和骨质疏松症的影像表现较为特殊,畸形性骨炎活动期影像学特点是长骨或扁平骨大片状明显放射性浓集,边界整齐,骨外形增宽或弯曲。骨质疏松症的典型表现为骨普遍性放射性减低,常伴有个别椎体放射性浓集,为压缩性骨折所致。

5. 骨关节病的诊断　放射性核素骨扫描在骨关节病出现临床症状之前常可呈现异常放射性聚集,若有坏死则可表现为放射性稀疏或缺损。

6. 股骨头无菌性(缺血性)坏死的早期诊断　放射性核素骨扫描能比 X 线提前 3～6 个月发现股骨头坏死。股骨头坏死放射性核素骨扫描结果早期常呈现为放射性减低区,后随病情发展股骨头放射性缺损区周边呈现放射性浓聚,形成“炸面圈”样影像成为本病特征性表现,以后病情继续发展,放射性聚集逐渐增多。

7. 骨折的诊断及急性骨髓炎的早期诊断　临床上大多数骨折运用 X 线即可诊断,运用放射性核素骨扫描的意义在于发现部位较为隐蔽的骨折,还能鉴别骨折类型及监测骨折的修复过程,如应力性骨折、隐匿性骨折等。而在急性骨髓炎发病后 24 小时内放射性核素骨扫描即可显示为异常放射性聚集,这是由于病变局部血流增加和代谢异常所致,而此时 X 线检查通常是阴性的。

8. 移植骨的监测　放射性核素骨扫描常用于监测移植骨的血供、成活状态、修复速率以及并发症的发生,对于判断移植骨是否成活具有独特的价值。

第六节　肌　电　图

广义的肌电图包括肌电图(electromyography,EMG)与神经传导研究(nerve conduction

studies)，是神经电生理检查的重要组成部分，是通过对周围神经和肌肉细胞电活动的检测，判断是否存在周围神经肌肉系统损害，其主要作用就是将神经源性疾病与肌源性疾病区分开来。近年来，随着检查方法的不断丰富，肌电图已包括常规肌电图、单纤维肌电图、巨肌电图、运动单位数目评估等检测方法；而在神经传导研究中发展出包括神经传导速度、神经传导速度、F 波、H 反射、重复电刺激、瞬目反射等检测方法。在骨伤患者中常使用的检测方法有常规肌电图、神经传导速度、F 波、H 反射等。

肌电图即常规肌电图，是指采用同心圆针电极插入肌肉中，收集针电极附近一组肌纤维的动作电位，其在检测过程中观察肌肉静息状态、轻用力自主运动时运动单位电位，最大用力时募集状态。

一、正常肌电图

1. 插入电活动　在针电极在插入肌肉时，由于机械地刺激或损伤肌纤维，而产生各种大小不同形态不同的短暂的电位，持续时间是几百毫秒，随着针电极停止移动，插入电活动消失，进入静息状态（图 8-7）。

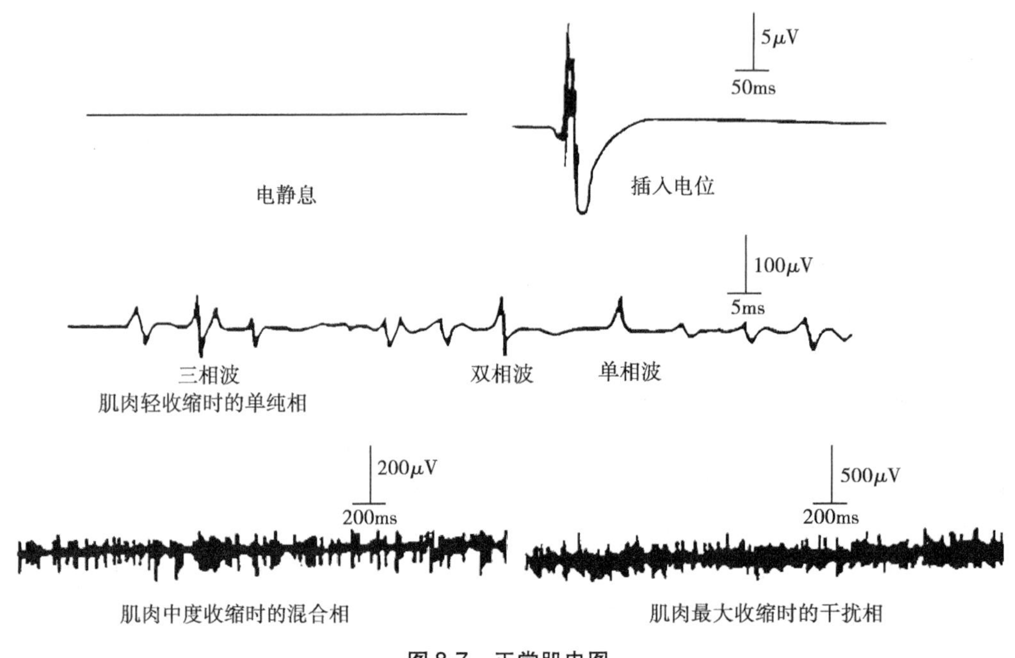

图 8-7　正常肌电图

2. 轻用力自主运动状态　肌肉轻度收缩状态下记录的一个运动神经元所支配的一群肌纤维所兴奋的电位，即运动单位（MUP）。评价运动单位的时限、波幅、多相波百分比的变化，且不同的肌肉存在不同的正常范围。

3. 最大用力收缩状态　观察肌肉的募集状况，当肌肉大力量收缩时，许多运动单位很快地发放冲动，由于许多不同的运动单位同时兴奋，因此不能辨认各个单独的运动单位，即干扰相。

二、异常肌电图

1. 插入电活动的改变　插入电活动减少甚至消失常见于严重萎缩或已纤维化的肌肉，而插入电活动延长大多出现在肌炎或者存在肌强直疾病患者中。

2. 异常自发活动

（1）纤颤电位常为双相或三相棘波，时限 1～5ms，波幅 20～200μV，初始为正相，为细胞外记录的肌纤维动作单位，在扬声器中可听到清脆的声音。

（2）正锐波为长时限双相电位，初始为锐利的正相，而后为时限较长的负相，时限 10～30ms，波幅 20～200μV。

（3）束颤电位指在静息状态下，一个运动单位单独自发放电所引发的电位。

（4）其他：如肌纤维颤搐放电、复合重复电位等。

3. 肌强直放电　在肌肉自主收缩或受到机械刺激后出现的有节律的放电，频率 25～100Hz，波幅 10μV～1mV 之间，在扬声器中可听到飞机俯冲时发出的声音。

4. 异常运动单位

（1）神经源性损害，其运动单位表现为 MUP 时限增宽，波幅增高，多相波百分比增高。见于运动神经元病、脊髓灰质炎、脊髓空洞症、周围神经病变，或神经损伤后的再支配等。

（2）肌源性损害，其运动单位表现为 MUP 时限缩窄，波幅下降，多相波百分比增高，常见于肌炎及进行性肌营养不良等肌肉疾病。

5. 异常募集形式

（1）单纯相：在肌肉最大用力下，发放的运动单位明显减少，肌电图上仅出现单个的独立运动单位。

（2）混合相：在肌肉最大用力下，发放的运动单位减少，肌电图上显示单个的独立运动单位和难以分辨的电位同时存在。

（3）病理干扰相：指由于肌肉纤维变性坏死造成运动单位减少，大力收缩时出现参与收缩的运动单位数量增多，在肌电图上表现为低波幅干扰相，即病理干扰相。

三、异常肌电图检测临床意义

主要用于区分神经源性损害和肌源性损害，结合神经传导速度可以鉴别前角细胞、神经根、周围神经及肌源性损害等。

四、神经传导速度

神经传导速度（NCV）主要用于评价周围神经感觉、运动传导功能的检测技术，分为运动神经传导速度（MCV）、感觉神经传导速度（SCV）。

1. 检测方法

（1）运动神经传导速度（MCV）：通过使用超强刺激神经干上远、近两点后，在该神经支配的远端肌肉产生两个肌肉复合动作电位（CAMP）即 M 波，测定两个刺激点之间的距离，然后以两个潜伏期的差除该段距离，得出这一段运动传导速度。

（2）感觉神经传导速度（SCV）：用环状电极刺激手指或足趾，在相应的神经近端记录动作电位（SNP），为顺向法；相反，在神经的近端刺激，手指或足趾记录为逆向法，用传导时间除相应的距离，就得出该神经的感觉传导速度。

2. 异常 NCV 临床意义　NCV 的测定用于各种原因的周围神经病的诊断和鉴别诊断，能够发现周围神经病的亚临床病灶，结合 EMG 可以鉴别前角细胞、神经根、周围神经及肌源性损害等。

3. F 波（F wave）　F 波是一种多突触脊髓反射。用超强电流刺激四肢周围神经干时，常见在其支配肌肉上记录到诱发动作电位 M 波后，出现的第二个较 M 波小的诱发电位。由于切断脊髓后根仍有 F 波，所以它是电刺激运动神经纤维产生的逆行冲动到达脊髓所引起的一种反射。

（1）检测方法：其记录电极摆放与 MCV 检查相同，但刺激电极摆放与 MCV 方向相反采用超强电流刺激，通常连续测定 10 ~ 20 个 F 波，然后计算其平均值，F 波的出现率为 80% ~ 100%，F 波出现率的减少或潜伏期延长均提示神经传导异常。

（2）异常 F 波临床意义：主要反映运动神经近端的传导功能，补充 MCV 的不足，有助于诊断运动神经近端包括神经根病变。

4. H 反射（H reflex）　H 反射是采用较小电量刺激胫神经，所引发冲动沿感觉神经纤维上行至脊髓，再通过单突触连接传入脊前角运动神经元而引发相应肌肉活动。属于单突触反射。

（1）检测方法：刺激电极置腘部胫后神经上，记录电极置腓肠肌内侧头肌腹，参考电极置于肌腱，地线置刺激电极与记录电极之间。

（2）异常 H 反射临床意义：目前利用小腿三头肌记录的胫神经 H 反射稳定性较好，其 H 反射消失或者潜伏期延长表示 S_1 根受损，是腰骶神经损害中 S_1 根损害的一个敏感指标。

五、肌电图在骨伤科的临床应用

在骨伤科就诊的患者中，各种骨折、关节、椎间盘病变可以引发多种周围神经损害，还有一些骨伤科疾病需要跟一些周围神经病相鉴别。这就使得在骨伤科医生需要评估患者神经肌肉系统是否存在损害，而肌电图检查是公认的诊断和鉴别诊断神经肌肉系统损害必备客观检查手段。目前肌电图检查骨伤科的应用主要体现在单神经病和嵌压性神经病、脊神经根损害判定等。

1. 单神经病和嵌压性神经病　在骨伤科门诊常有一部分患者以肢体麻痹、感觉异常、无力等症状来就诊，而最终检查结果显示，他们当中很多病人是由于神经在走行过程中在某些特定位置出现嵌压所造成的。常见损害神经有肩胛区的肩胛上神经、肌皮神经、腋神经，骨盆区的股外侧皮神经、股神经、坐骨神经，较远的有正中、尺神经、桡神经、腓神经、胫神经。其嵌压的位置不同，则引发各种不同的嵌压综合征（表 8-1）。其在肌电图检查中显示神经嵌压位置远端的肌肉出现神经源性损害，神经传导显示嵌压位置上下段传导速度减慢，波幅下降及 F 波检查异常。

表 8-1　常见嵌压部位及嵌压神经病

神经	嵌压部位或综合征
肩胛上神经	肩胛冈关节盂切迹
臂丛下干或者内侧束	在胸出口的颈肋或纤维束带
正中神经	
腕部	腕管综合征
肘部	旋前圆肌综合征
尺神经	
腕部	尺管综合征(Guyon 管)
肘部	肘管综合征
桡神经	桡神经沟处
后骨间神经	桡管-进入旋后肌入口处(Frohse 弓)
股外侧皮神经	腹股沟韧带
闭孔神经	闭孔
胫神经	跖管、内踝-屈肌支持带
趾间跖神经	跖筋膜、第 3 和第 4 跖骨头(Morton 跖痛)

2. 脊神经根损害判定　神经根病是指在蛛网膜下腔内由脊髓到椎间孔之间的任何部位损害。目前,虽然已经有了先进的 MRI 检查仪器,由于影像学检查主要是对那些可视性的病变包括脊髓、脊神经根病变及其与椎骨、椎间盘的关系起诊断作用,却不能了解神经的功能状态,而肌电图则弥补了 MRI 的缺点,它除了可以确定神经的功能状态外,还可以确定损害的部位和范围。目前常见的脊神经根损害常表现为颈腰椎椎间盘突出。其中颈椎间盘突出患者中,由于颈神经根前 7 条神经根从同节段椎体上缘穿出,以最常见的颈 5 ~6 椎间盘发生突出为例,所引发损害的神经根为 C_6;而在腰椎间盘突出患者中,腰骶神经根从相应椎体下缘穿出,所以,其神经根受压并非和相应的椎间盘一致。当腰 4 ~5 椎间盘出现突出时,常出现腰 5 神经根损害。在肌电图上表现为神经根相对应肌肉出现神经源性损害,但无神经传导速度的异常。

第七节　躯体感觉诱发电位检查

躯体感觉诱发电位(somatosensory evoked potential,SEP)是通过刺激肢体末端感觉神经,在躯体感觉上行通路不同部位记录的电位。SEP 能评估周围神经及其近端(神经根)、脊髓后索、脑干、丘脑及皮质感觉区的功能状态。

一、检测方法

1. 上肢 SEP　记录电极分别置于头顶(C3’、C4’)、Erb’s 点、第 7 颈椎棘突(C_7),参考电极为前额(FPz),采用脉冲电刺激双侧腕部正中神经走行部位。刺激强度 5 ~15mA,叠加 128 次。

2. 下肢 SEP　记录电极置于头顶(Cz),参考电极为前额(FPz),采用脉冲电刺激双侧踝关节内侧胫神经走行部位。刺激强度 15 ~ 25mA，叠加 128 次。

二、SEP 异常的判断标准和影响因素

SEP 异常判断标准：①各波潜伏期大于正常均值+3 倍标准差；②波幅下降、波形分化不良及波形消失；③当出现单侧病变，波幅两侧差异超过 50%。影响因素主要为年龄、身高、温度等。

三、SEP 临床应用

通过躯体感觉诱发电位检查可以对受测者的感觉神经传导功能进行评判，躯体感觉诱发电位完全消失，其脊髓完全性损伤的可能性极大；潜伏期延长及波幅下降可以反映其感觉神经传导功能存在不同程度的障碍。常用来对颅脑损伤及脊髓损伤的预后进行客观的评价。在脊髓手术，尤其是脊椎畸形矫正手术中采取躯体感觉诱发电位，可以减少不必要的脊髓损伤。还可以用于脑死亡的判断等。

第八节 超声检查

超声诊断的发展迄今为止有几十年的历史，1942 年奥地利 K. T. Dussik 使用 A 型超声装置探测颅脑，我国从 1958 年开始应用超声诊断，至今已积累了很多资料，有了相当丰富的经验，并有新的创造和改进，目前应用的仪器类型、探查方法逐渐增多，诊断的疾病也日趋广泛，超声诊断已从单一器官扩大到全身，从静态到动态，从定性到定量，从模拟到全数字化，从单参数到多参数，从二维到三维显示，多普勒彩色血液显示代替了创伤性导管检查，形成了一门新兴的介入性超声学，在骨科疾病的诊治中超声检查可用于血管、肌肉骨骼病变，异物、内脏复合损伤等疾患的诊断。

一、原 理

听觉可感到的声波称可听声，可听声波的频率范围在 20 ~ 20 000Hz 之间，高于 20 000Hz的称为超声。超声在介质中传播的过程内，遇到不同的声阻抗的界面，声能就发生反射折回，超声仪将这种声的机械能转变为电能，再将这种信号处理放大，在荧光屏上显示出来。将回声转换成的电信号显示为振幅高低不同的波型时，即 A 型超声诊断法（A 超声示波）；显示为光点扫描时，即 M 型超声诊断法（M 超声光点扫描）；显示为灰度不同的光点，进而组成图像的，即 B 型超声诊断法（B 超声显像）；显示超声的多普勒（Doppler）效应所产生的差频时，即 D 型超声诊断法（D 超声频移）。

二、应用范围

1. 血管病变 如下肢深静脉血栓、各种血管损伤等的诊断。CDI 诊断仪采用彩色编码技术，可通过不同颜色显示血流信号。可诊断脉管炎、动静脉阻塞、动脉瘤等血管疾病。

2. 肌肉骨骼病变 随着现代高性能超声诊断仪以及高频探头的应用，超声对于皮肤、皮下组织、肌肉、肌腱等软组织病变及骨软骨病变的分辨力显著提高，已成为 X 线检查和 CT 扫描的极好补充，可检查肌肉病变、断裂、血肿、骨化性肌炎、关节腔积液（积脓、积

血）、滑囊炎、青枝骨折、骨髓炎等。

3. 四肢软组织内异物　金属异物的诊断及处理均较容易，而非金属异物因X线诊断困难，易漏诊，术中处理较困难。超声检查不受异物物理性质的限制，可以弥补X线及CT等其他影像学诊断方式在非金属异物伤诊断方面的局限性，特别是B型超声仪拥有超高频探头，可以分辨出微小异物，其诊断准确性极高，在对浅表软组织异物的显像与诊断方面有独特的优势。

4. 内脏复合损伤　骨折合并内脏损伤如肝脾破裂内出血的诊断。

5. 各种心血管及内脏疾患　超声检查外周血管可以观察血管形态、走行、管壁结构、管腔内病变（如血栓）及血管与周围组织的关系等；Doppler频谱分析可为临床提供多种血流动力学参数：如血流方向、血流性质、血流速度、阻力指数等。由于超声诊断是一种无损伤的检查法，尤其是B超能实时成像，可以观察到各种脏器的动态情况，因此它已被广泛地应用。

6. 脓肿探测　用于深部感染的脓肿、结核寒性脓肿定性、定位、范围等诊断，B超引导下治疗等。

第九节　骨密度测定

骨质疏松症是以骨量减少、骨组织显微结构退化为特征，从而导致骨的脆性增高及骨折危险性增加的一种全身性骨病。目前临床上常用的骨质疏松症诊断方法主要是通过测定骨密度来反映患者的骨量情况。骨密度是指单位体积内骨矿物的含量。在国内各个医院条件不同，诊断骨质疏松症的手段各异，其方法主要包括：核素法、X射线法、超声波法以及生化检验法等。其中以X射线法、超声波法应用最为普遍。为了统一诊断标准，1994年世界卫生组织（WHO）将一种特殊的X射线检测方式定义为骨测量的金标准，即DXA法。骨密度测定最早使用X线光密度法，因其不能早期反映骨密度改变而少用，后又出现单光子、双光子吸收法，双能X线吸收法进行定量测定；定量CT方法能进行精确定位、定量测定骨密度，精确度高。现就这些方法各自特点介绍如下。

一、原　　理

核素双光子吸收法（DPA）是使用两种不同的放射性核素或发射两种不同能量射线的放射性核素作为放射源，对同一部位扫描，通过单独测量这两种能量光子的吸收情况，计算出骨组织等量吸收的部分，从而消除软组织的影响，行骨矿含量（BMC）定量测量。

双能X线吸收法的测定原理与双光子吸收法基本相同，由X线射线源得到两种不同能量的光子，以此对检测部位扫描，再由同步运行的探测器测出光子能量吸收衰减值，经计算机处理后的X线吸收图像，BMC及骨面密度（BMD）数据以打印资料显示出来。

定量CT法使用常规的CT机配以校准体模、适当的软件来测定骨密度，扫描时把校准体模放在患者下面与患者椎体同步扫描，将扫描层兴趣区的CT均值，参考同步扫描的校准体模内各种溶液的CT值，按公式进行校正计算，换算成骨密度值。

二、应 用

1. 核素双光子吸收法 适用于软组织较厚或差异较大的部位如腰椎及股骨等。此方法可测量躯干骨(脊柱、骨盆等)皮质及松质,可消除软组织及骨髓组织对测量结果的影响。DPA 测量的结果是 γ 射线所经扫描通路上衰减值的总和,不仅是椎体松质骨,还包括富于皮质骨的椎体终板和后部附件所致之衰减值在内,是一种较好的早期检测骨质疏松的工具。但不能识别因椎体压缩性骨折、脊椎侧弯及后凸、椎小关节增生肥大、椎体边缘骨赘以及骨旁钙化等导致的假阴性。

2. 双能 X 线吸收法(DXA) 该方法被视为金标准,是测量骨密度最可取的方法,精确度高,可准确定位,能除去异位钙化的影响,测量范围广,可做全身或任意部位测量,可采用任意扫描角度,免去变换病人体位的麻烦。同时也可行形态学与骨矿含量结合诊断,提高其对骨折的预测性。这是目前被大量的国际化的临床实验所证实为最有效、最准确的诊断手段。但腰椎骨质增生、主动脉钙化、肋骨及髂骨重叠常使测量值偏高。测量常选择的部位是股骨颈。

3. 定量 CT 法 定量 CT 法是通过图像重建技术获得骨的剖面图像,采用图像分割处理,可分别给出皮质骨、亚皮质骨、松质骨区的骨密度,可分析感兴趣区内小梁骨总数、小梁骨直径和面积,作为无创伤、高精度的骨量测定仪得到广泛应用。

定量 CT 是唯一能提供三维分布的骨密度测量方法,主要反映代谢活跃的骨小梁状况,敏感性高,可选择最佳的测量部位,避免异位钙化影响,是松质骨与皮质骨 BMD 值可以分开计算的唯一方法。可选择感兴趣区测量,还可以测量皮质骨和综合 BMD。理论上定量 CT 可以测量全身任何部位,但实际上绝大多数都集中在腰椎($L_{1\sim3}$)。定量 CT 测量受椎体脂肪影响,随年龄的增加,脂肪含量增加,测得的 BMD 值比实际要低。定量 CT 方法能精确测定特定部位的骨密度,精确度达 2% ~3%,它是唯一一种可分别评估皮质骨及松质骨密度的定量方法。但不足之处是放射量大,因而限制了它在临床的应用。

第十节 关节镜检查

关节镜检查是应用于关节腔内部检查的一种内镜,借助它可以直接观察滑膜、软骨、半月板与韧带,特别是通过关节镜技术采取滑膜更为诊断各种关节炎提供了病理依据。它使医务人员可在直视下对关节内进行检查和各种手术操作。在各种关节疾病的诊断、治疗及科研工作中起着其他手段不能代替的作用。它不只为关节病提供直观的信息,同时可在非开放性手术条件下进行关节内病变组织的切除和修复,具有痛苦少、恢复快、减少术后并发症和手术费用等优点。

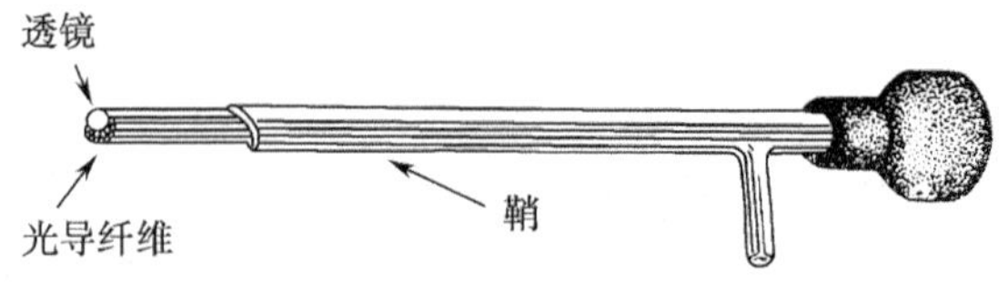

图 8-8 关节镜棒镜系统

关节镜是由不同规格内镜、光源系统、显像和录像系统以及镜内各种操作器械等所组成，基本构造是一个光学系统，中央是采集图像的棒镜系统，周围是导入光源的光导纤维，外面是金属保护鞘（图8-8）。通过在皮肤上建立约0.8～1.0cm微小切口，将关节镜放入关节内，并在其后方接驳摄像和显示设备，可直接观察关节内形态和病变，并通过使用特殊器械，对关节内疾病进行治疗，从而避免许多关节切开手术。

目前关节镜已发展成为检查、诊断与治疗关节内病损的一种有效器械，尤常用于膝关节、肩关节等部位。主要用于膝关节检查和直视手术，如关节内游离体的清除、滑膜切除、半月板部分切除术、关节软骨修复术、肿瘤切除术等。

（一）用于诊断

关节镜可用于检查关节腔内各种病变，对关节内各种组织结构的状况进行详细评估及记录，还可获取关节液或病变组织，在关节镜监视下进行活检取病理组织，进一步行实验室检查和病理检查。

1. 非感染性关节炎的鉴别。从观察到的关节滑膜的充血和水肿、软骨损伤的程度以及关节内有无晶体物等病理改变，可协助区别类风湿关节炎、骨关节病及晶体性关节炎。
2. 了解膝关节半月板损伤的部位、程度和形态。
3. 膝关节交叉韧带及腘肌腱止点损伤情况。
4. 了解关节内软骨损害情况，有无关节内游离体等，以确诊骨关节病，尤其是髌骨软骨软化症。
5. 分析慢性滑膜炎的病因，例如色素沉着绒毛结节性滑膜炎。
6. 膝关节滑膜皱襞综合征及脂肪垫病变的诊断。
7. 肩袖破裂的部位、程度及肱二头肌腱粘连情况。
8. 关节滑膜活检。

（二）用于治疗

1. 运动损伤　对膝、肩关节的一些病变，在明确诊断后，可在镜视下用特殊器械进行手术，而取得满意效果。例如膝关节撕裂半月板部分或全部切除术、半月板修补缝合术、前交叉韧带修复重建术、滑膜皱襞切除术、关节内粘连松解术、胫骨平台或髁间嵴骨折修整术、肩袖清创术、肱二头肌腱粘连松解术。

2. 关节滑膜病变　关节镜治疗色素沉着绒毛结节性滑膜炎，彻底切除整个关节内的病变滑膜，同时关节内全面检查，处理相关病损，有利于功能恢复，降低关节僵硬的发生率，最大限度地恢复关节功能。

3. 退行性疾病　退行性骨性关节炎的药物治疗通常仅限于控制症状，当药物等保守治疗无法缓解和控制症状时，关节镜是治疗骨性关节炎的重要手段之一，磨削关节面，切除骨赘；摘除关节游离体及清除炎性介质，可有效地减少滑膜刺激症状。术中维持关节持续冲洗。滑膜切除有消肿、止痛、改善关节功能的作用；清除病理性软骨，能使软骨面再生修复；关节内冲洗既清除了坏死组织、炎症介质，又能通过大量的保持一定压力的灌注生理盐水调整关节的渗透压、酸碱度和补充电解质，改善关节内在环境，使滑膜炎症迅速消退，正常的滑液分泌得以恢复；对裸露的硬化骨钻孔，可诱导纤维软骨再生，通过钻孔，来自骨髓腔的干细胞在转换生长因子的刺激下分化成纤维细胞和软骨细胞而形成一层纤维软骨样组织，修复原来的软骨缺损区。

4. 关节骨折微创治疗 关节内骨折在关节镜下行内固定物植入、取出术等。

5. 治疗化脓性关节炎 随着关节镜技术的广泛应用，国内外尝试采用关节镜治疗化脓性关节炎。在关节镜直视下，按顺序彻底清理坏死组织、纤维蛋白沉积炎性滑膜组织和脓苔，大量生理盐水冲洗，并在关节镜直视下有效放置冲洗引流管，使引流管的位置更加合理，术后抗生素盐水持续冲洗，继续冲洗出坏死组织，使炎症得到控制。关节镜下清理术结合术后持续灌洗术是有效的治疗手段，安全简单，术后恢复快，创伤小，能够迅速控制病情的发展，有利于关节功能的恢复，是一种理想的治疗方法。

（三）关节镜手术的优点

1. 切口小，美观，可避免晚期因关节表面和运动部位的瘢痕而引起的刺激症状。

2. 属于微创手术，痛苦小，术后反应较小，患者易于接受。

3. 术后早期即可活动和使用肢体，避免长期卧床并发症，减少护理人员和费用。

4. 并发症相对较少。

5. 基本不影响关节周围肌肉结构，术后可早期进行功能锻炼，防止关节长期固定引起的失用和并发症。

6. 可以在近乎生理环境下对关节内病变进行观察和检查，可对关节进行动力性检查，提高了诊断能力，某些疾病如滑膜皱襞综合征，是通过关节镜才确立的。

7. 关节镜可施行以往开放性手术难以完成的手术，如半月板部分切除术等。

第十一节 穿刺检查

骨科的穿刺检查常用于关节、骨髓、腰椎管穿刺，以吸出关节内容物、骨髓、脑脊液进行生化、细菌培养或细胞学等检查，以明确诊断。

一、关节穿刺术及关节液检查

关节穿刺术是以空心针刺入关节腔，达到吸出关节内容物、注入药物或造影对比剂等目的的一项医疗技术。

（一）适应证

1. 关节炎的确诊 关节有病变时，吸出关节液化验、细菌培养或细胞学检查，以明确诊断。

2. 治疗的需要 关节病变时，吸出关节液做引流，并注入药物进行治疗。

3. 特殊检查需要 需进行造影者，行关节穿刺后注入造影对比剂，并摄片检查。

（二）操作方法

1. 穿刺前准备 常规准备皮肤，操作必须在严格无菌条件下进行。用定位笔标出穿刺点后，再进行皮肤消毒，术者和助手均戴口罩、帽子与无菌橡皮手套。

2. 操作方法 在距离关节腔最近的皮肤表面处穿刺，勿损伤周围重要器官、血管及神经。在穿刺点先注入1%普鲁卡因2～10ml，而后用备妥的注射器和16～18号针头垂直穿入皮肤，并徐徐向前推进，当穿刺针头进入关节腔时，术者有阻力消失的感觉，并可见关节内液体流入注射器。如关节内液体量较少而欲尽量吸出积液,可由助手按压关节周围,以便积液集于针头处,吸出积液后,应迅速拔出该针。如欲将抗生素注射于关节内,可在将积液吸去后自该针注入。

3. 穿刺标本　将穿刺所得材料,根据穿刺目的和需要应处理(涂片或固定等),送交实验室进行检查。

4. 术后包扎　对渗出性积液或关节内出血,穿刺抽液后应加压包扎。

(三) 各关节穿刺途径

1. 肩关节

(1) 后侧穿刺(图 8-9):①上臂轻度外展、内旋;②在肩胛冈外端,紧贴肩峰下缘穿刺;③针尖可垂直进入。

(2) 前侧穿刺(图 8-10):①上臂轻度外旋、外展,肘关节屈曲位。②在肱骨小结节与肩胛喙突间连线的中点穿刺。③针尖斜向后、内侧穿入。肩关节或附近滑液囊有化脓性炎症时,不宜采用前侧穿刺。

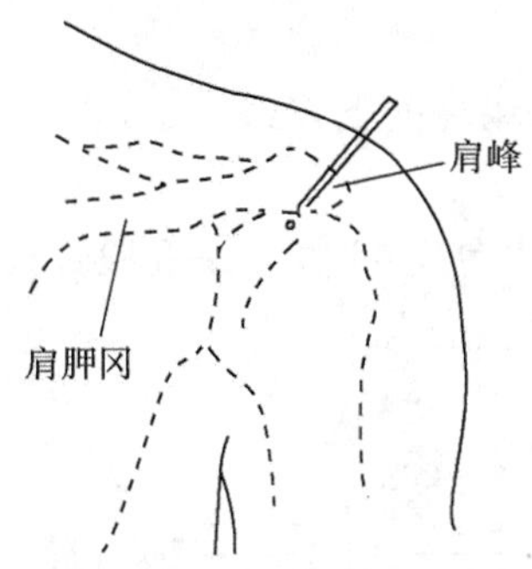

图 8-9　肩关节后侧穿刺部位

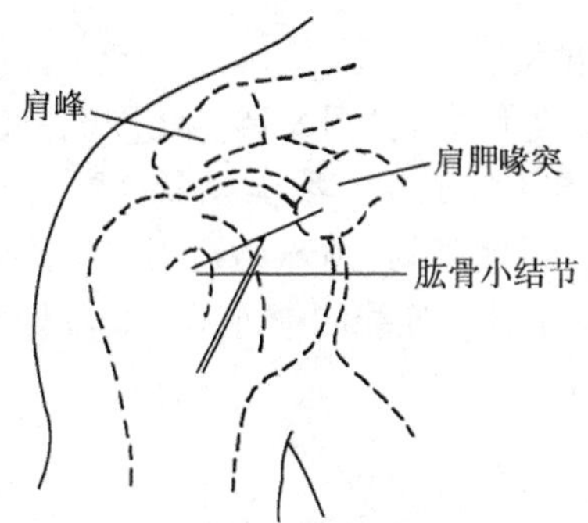

图 8-10　肩关节前侧穿刺部位

2. 肘关节

(1) 后侧穿刺(图 8-11):①肘关节屈曲 90°。②在尺骨鹰嘴尖端,经肱三头肌腱穿刺,或在尺骨鹰嘴与肱骨外髁之间穿刺。③针尖向前、向下进入关节腔。

(2) 桡侧穿刺(图 8-12):①肘关节轻度屈曲。②贴桡骨头上部,在桡骨头与肱骨小头之间穿刺。③针尖可垂直进入。

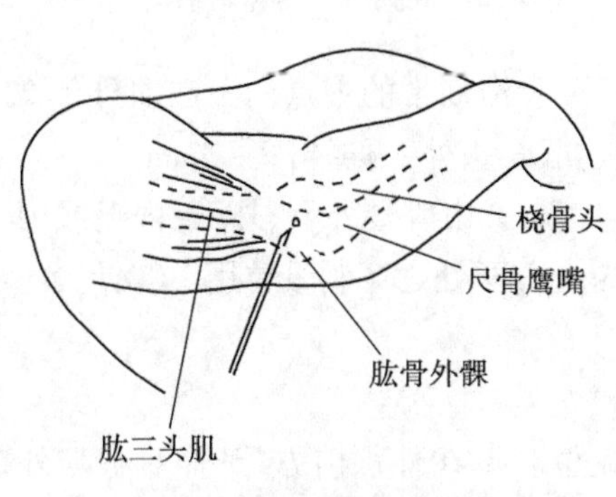

图 8-11　肘关节后侧穿刺部位

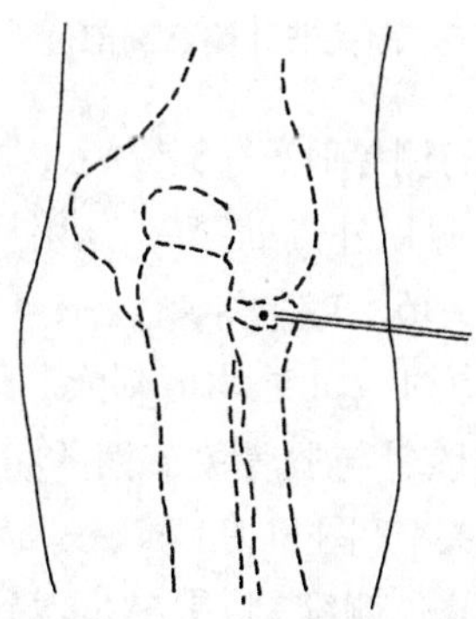

图 8-12　肘关节桡侧穿刺部位

3. 腕关节

(1) 桡侧、背侧穿刺(图 8-13):①腕取轻度掌屈及向尺侧倾斜位。②在腕关节韧带下缘,拇长伸肌腱与食指固有伸肌腱之间,穿入桡骨与舟骨之间隙。亦可自桡骨茎突远端“鼻烟壶”处穿入。③针尖垂直进入。

(2) 尺侧旁穿刺(图 8-14):①腕关节轻度掌屈及向桡侧倾斜位。②在尺骨茎突尖端,尺侧腕伸肌腱与指总伸肌腱之间穿入。③针尖垂直进入。

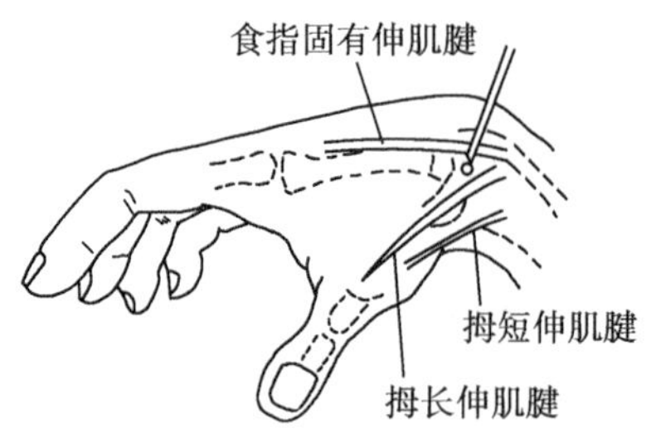

图 8-13 腕关节桡背侧穿刺部位

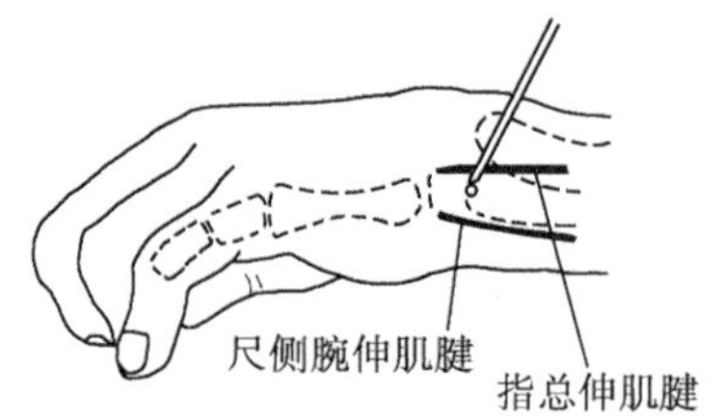

图 8-14 腕关节尺侧穿刺部位

4. 髋关节

(1) 外侧穿刺(图 8-15):①取侧卧位。②由股骨大粗隆前下方穿入。③针尖向上向内,针管与下肢成 45°角,紧贴骨骼穿入 5 ~ 10cm。

(2) 后侧穿刺(图 8-16):①取半俯卧位,腹壁与手术台成 45°角。②在股骨大粗隆中点与髂后上棘之连线的中外 1/3 交界处穿入。③针尖垂直进入。

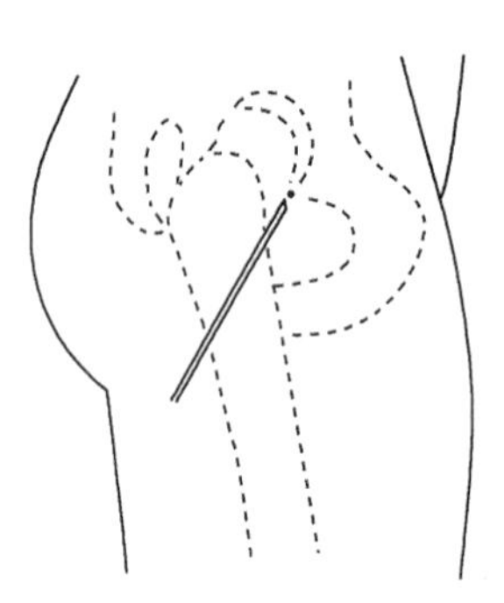
图 8-15 髋关节外侧穿刺部位

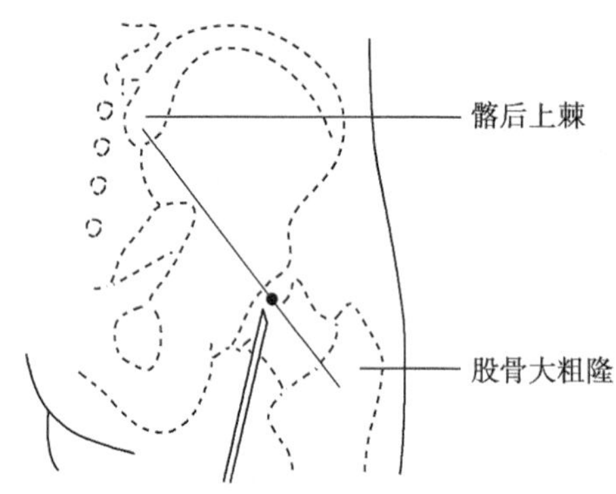

图 8-16 髋关节后侧穿刺部位

(3) 前侧穿刺(图 8-17):①取仰卧位。②自腹股沟韧带的中点向下和向外侧 2. 5cm 处,即股动脉稍外侧处穿入。③针尖垂直进入直达股骨头处,再退出 2 ~ 3mm。

5. 膝关节 髌周穿刺(图 8-18):①膝关节伸直。②由髌骨外上、外下、内上或内下方距髌骨边缘约 1cm 处均可刺入。但以外上方及内上方两处之穿刺最常用。③针尖与额面平行,斜向髌骨与股骨关节面的间隙穿刺。

6. 踝关节(图 8-19)

(1) 前外侧穿刺:①患足取轻度下垂及内收位。②在外踝前方,趾伸肌腱与外踝之间,向踝关节面(在约高于外踝尖端 1. 5 横指处)水平部位穿刺。③针尖斜向内后方

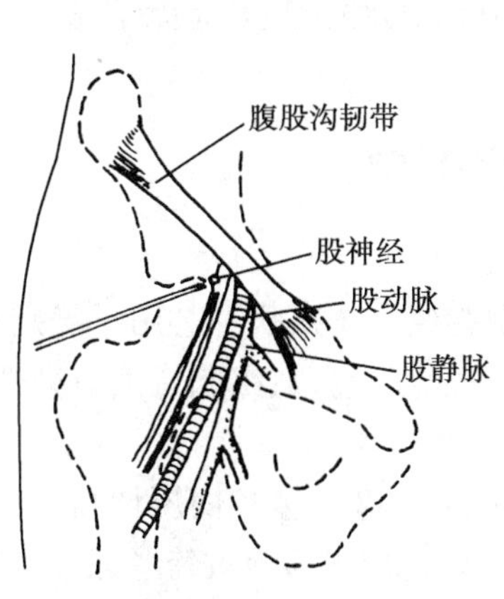

图 8-17　髋关节前侧穿刺部位

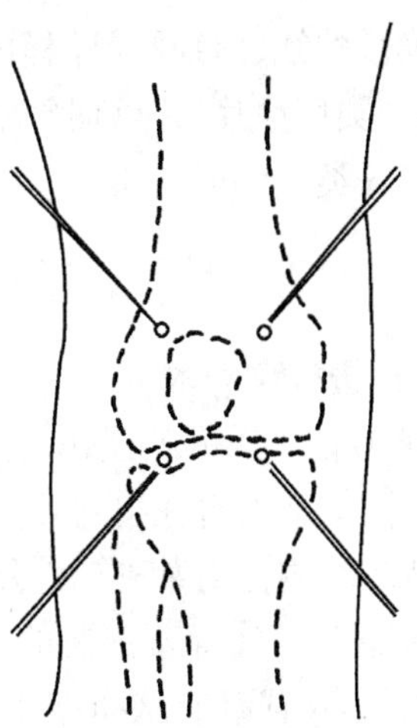

图 8-18　膝关节穿刺部位

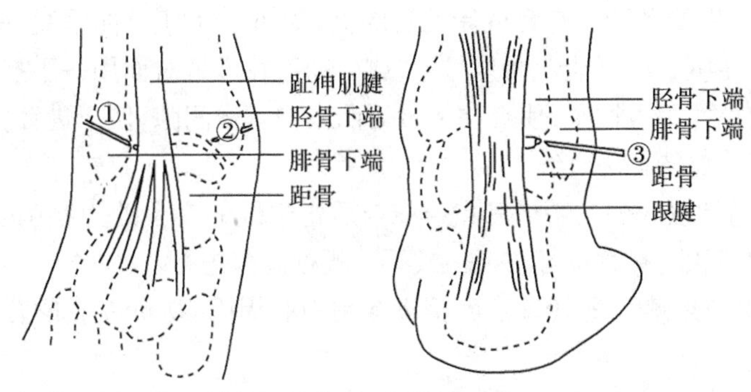

图 8-19　踝关节穿刺部位

①前外侧穿刺部位；②前内侧穿刺部位；③后外侧穿刺部位

进入。

（2）前内侧穿刺：①患足取轻度下垂及外翻位。②在内踝前方，高于内踝尖端约一横指处紧贴胫骨前肌腱内侧与内踝之间，向踝关节水平部位穿刺。③针尖斜向外后方进入。

（3）后外侧穿刺：①踝关节轻度背屈。②紧贴外踝后侧，在高于外踝尖端两横指处向踝关节水平部位穿刺。③针尖斜向前内方进入。

（四）关节液检查

1. 肉眼观察　仔细观察穿刺液的性质、黏度与外观。如穿刺液为血性，表示关节严重损伤，应摄 X 线片检查有无骨折，如无骨折，则应考虑关节软骨面、韧带及滑膜囊的损伤；若内含脂肪滴，往往提示有关节内骨折；急性化脓性关节炎初期，关节穿刺液呈淡黄色，黏稠度不大；若炎症继续发展，则关节液逐渐转成浆液纤维蛋白性，其黏稠度显著增加，甚者为脓性，慢性损伤性滑膜炎和滑囊炎，穿刺液亦多为淡黄色并黏稠；冷脓肿者，穿刺液中可见到蛋花汤样薄片。

2. 细胞检查　取 2～5ml 滑膜液，放入有肝素抗凝的瓶内，按血液细胞计数操作方法检查滑膜液的红、白细胞，稀释液要用生理盐水，盐水内放入一滴亚甲蓝液，便于辨认细胞，细胞分类用涂片，并以瑞氏染液染色。此外，用偏光显微镜检查有无结晶体，如有结晶体应加以分类。

二、腰椎穿刺术及脑脊液检查

（一）腰椎穿刺术

1. 适应证 ①颅脑损伤、脊髓损伤或其他中枢神经系统疾病。②用于辨别有无蛛网膜下腔梗阻。③通过注射对比剂做髓腔造影。④在治疗上可放出脑脊液以减低颅内压。⑤麻醉或拟鞘内注射某种治疗用药物。

2. 禁忌证 ①穿刺部位的软组织感染或脊椎感染。②严重颅内压增高，有显著视神经乳头水肿者，或疑有脑疝存在者。③已有脑干症状者，应视为绝对禁忌证。④对已处于休克或濒临休克，或躁动不能充分合作的病人均不宜行腰椎穿刺。

3. 操作方法

（1）体位：患者侧卧于检查台或床的边缘上，背部与台（床）面垂直，头部尽量向前胸屈曲，双手抱膝，使躯干尽可能弯曲呈弓形；或由助手在术者对面用一手挽患者头部，另一手挽双下肢腘窝处并用力抱紧，使脊柱尽量后凸以增宽椎间隙，便于进针，头下置一枕头，使头的位置与脊柱保持在一直线。

（2）定位：通常以双侧髂嵴最高点连线与后正中线的交会处为穿刺点，此处，相当于第3～4腰椎棘突间隙，有时也可在上一或下一腰椎间隙进行。

（3）消毒：用5%碘酊及70%乙醇消毒穿刺中心周围10cm左右的背部皮肤，戴无菌手套、铺上消毒洞巾。

（4）麻醉：用2%利多卡因自皮肤到椎间韧带做逐层局部麻醉，此时拇指仍按住第三腰椎之棘突不动。

（5）穿刺：术者用左手固定穿刺点皮肤，右手持穿刺针以垂直背部、针尖稍斜向头部的方向缓慢刺入，成人进针深度4～6cm，儿童2～4cm。当针头穿过韧带与硬脑膜时，有阻力突然消失落空感。此时可将针芯慢慢抽出（以防脑脊液迅速流出，造成脑疝），可见脑脊液流出。如遇到骨性阻碍，表示针头方向不对，应稍将针退出，略调整角度再行刺入。

（6）取脑脊液：当针头的阻力减小，或刺入深度已达到预计的程度时，将针芯拔出，可见有脑脊液滴出。如未见脑脊液流出，则复将针芯置入穿刺针，并缓慢地将针按毫米数逐渐退出，每退1mm则拔出针芯，检查有无脑脊液溢出，这样直至有脑脊液流出为止。有时稍转动针头可使脑脊液流出通畅。放液前先接上测压管测量压力。正常侧卧位脑脊液压力为70～180mmH_2O或40～50滴/分钟。

（7）撤去测压管，收集脑脊液2～5ml送检；如需做培养时，应用无菌试管留标本。

（8）术毕，将针芯插入后一起拔出穿刺针，覆盖消毒纱布，用胶布固定。

（9）去枕平卧4～6小时，以免引起术后低颅压头痛。

4. 并发症 腰椎穿刺可能发生以下并发症：①化脓性脑膜炎或脊椎骨髓炎、假性脑膜炎。②枕骨大孔脑疝、小脑幕脑疝压迫脑干，引起昏迷，停止呼吸，甚至死亡。③头痛、恶心呕吐和眩晕。④腰部疼痛和神经根痛。⑤硬脊膜外出血,蛛网膜下腔出血。⑥椎间盘损伤(较少见)。⑦动眼神经、展神经或其他脑神经瘫痪(少见)。⑧腰椎穿刺针根部折断,残留于穿刺部位。

5. 穿刺后处理

(1) 体位:疑有脑疝者,做腰椎穿刺后应用枕垫高腰部,仰卧6~8小时,头勿垫枕头或取头低位,然后平卧2~3日。

(2) 卧床休息:一般患者做腰椎穿刺后至少平卧1日,以减少头痛等并发症。

(3) 病情记录:腰椎穿刺后,一般应记录穿刺部位,脑脊液初压、终压,放液量,脑脊液,外观和标本的处理,并密切观察和记录病情,如发生前述各种并发症,应及时处理。

(4) 脑脊液检查:①颜色:脑脊液为无色透明的液体,如为红色,表示混有血液,出血量多为深红色,量少为淡红色。陈旧性出血为黄色,新鲜出血为鲜红色。白色系由白细胞增多所致,多为化脓性脑膜炎的结果。②取量:取脑脊液标本,不能过量,否则会引起头痛等后遗症。一般用两个无菌试管采标本,第一管收集脑脊液3~5ml,因可能混有血液,做生物化学和细菌学检查;第二管收集1~2ml做细胞计数和球蛋白试验用。③送检时间:脑脊液标本取得后,应立即送检,因标本放置过久,产生变性,影响检验结果。如发生凝块,影响细胞计数;细胞破坏,影响分类计数;细菌溶解,影响细菌检出率等。

(二) 脑脊液压力测定

1. 操作步骤　腰椎穿刺成功后,穿刺针内有脑脊液滴出,接上测压管,嘱病人肌肉放松,张口呼吸,观察测压表内水柱上升情况,待水柱稳定后记下压力读数,然后取下测压管。

2. 压颈试验　即奎肯(Queckenstedt test)试验,是压迫颈静脉,以检查脊髓蛛网膜下腔有无梗阻及梗阻程度的方法。

(1) 操作方法:先用血压计气袋将患者颈部缠好,腰椎穿刺成功后,测量脑脊液初压。然后由助手迅速将血压计充气至2.67kPa压力,每5秒记录脑脊液压力1次,至不再升高时为止,或持续30秒,再由助手迅速放出气袋内空气,仍继续每5秒记录脑脊液压力一次,直至压力不再下降为止。

再按上述方法,将血压计分别再充气至5.38kPa及8kPa压力,记录该结果,最后将三次试验结果绘出曲线图进行分析(图8-20)。

(2) 结果分析:①椎管内无梗阻:正常人侧卧位脑脊液压力为0.78~1.76kPa,在加压后15~20秒时,应迅速上升至最高点1.96~2.45kPa,当颈部加压至8kPa时,脑脊液压力常可升高至3.92~4.9kPa。放松颈部压力后,脑脊液压力则迅速下降至初压水平。②部分梗阻:颈静脉加压试验时,脑脊液压力上升及下降均缓慢;或上升快,下降慢;或解除压力后,脑脊液压力不能降至初压水平。③完全梗阻:压颈试验时脑脊液压力无改变或仅有轻度上升。

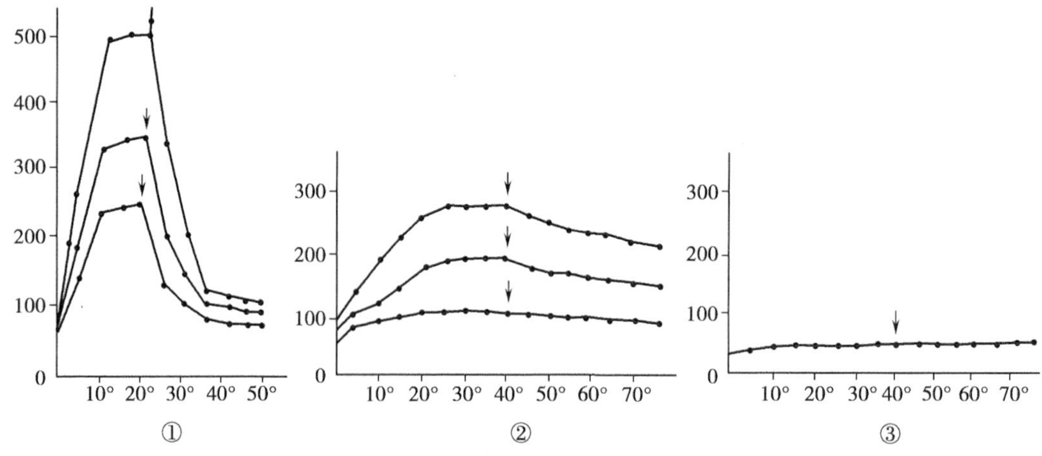

图 8-20 脑脊液压力测定曲线图

①椎管腔无梗阻;②部分梗阻;③完全梗阻

三、骨髓穿刺术

(一) 适应证

骨髓增生异常综合征、低增生性白血病、骨髓转移癌,再生障碍性贫血、多发性骨髓瘤等。

(二) 操作方法

1. 选择穿刺部位 ①髂前上棘穿刺点:髂前上棘后 1 ~2cm 处,该处骨面平坦,易于固定,操作方便,危险性极小。②髂后上棘穿刺点:骶椎两侧、臀部上方突出的部位。③胸骨穿刺点:胸骨柄、胸骨体相当于第 1、2 肋间隙的部位。此处胸骨较薄,且其后有大血管和心房,穿刺时务必小心,以防穿透胸骨而发生意外。但由于胸骨的骨髓液丰富,当其他部位穿刺失败时,仍需要进行胸骨穿刺。④腰椎棘突穿刺点:腰椎棘突突出的部位。

2. 体位 采用髂前上棘和胸骨穿刺时,病人取仰卧位;采用髂后上棘穿刺时,病人取侧卧位;采用腰椎棘突穿刺时,病人取坐位或侧卧位。

3. 麻醉 常规消毒局部皮肤,操作者戴无菌手套,铺无菌洞巾。然后用 2% 利多卡因做局部皮肤、皮下和骨膜麻醉。

4. 固定穿刺针长度 将骨髓穿刺针的固定器固定在适当的长度上。髂骨穿刺约 1.5cm,胸骨穿刺约 1.0cm。

5. 穿刺 操作者左手拇指和食指固定穿刺部位,右手持骨髓穿刺针与骨面垂直刺入,若为胸骨穿刺则应与骨面成 30° ~40°角刺入。当穿刺针针尖接触骨质后,沿穿刺针的针体长轴左右旋转穿刺针,并向前推进,缓缓刺入骨质。当突然感到穿刺阻力消失,且穿刺针已固定在骨内时,表明穿刺针已进入骨髓腔。如果穿刺针尚未固定,则应继续刺入少许以达到固定为止。

6. 抽取骨髓液 拔出穿刺针针芯,接上干燥的注射器(10ml 或 20ml),用适当的力量抽取骨髓液。当穿刺针在骨髓腔时，抽吸时病人感到有尖锐酸痛，随即便有红色骨髓液进入注射器。抽取的骨髓液一般为0.1～0.2ml，若用力过猛或抽吸过多，会使骨髓液稀释。如果需要做骨髓液细菌培养，应在留取骨髓液计数和涂片标本后，再抽取1～2ml，以用于细菌培养。

7. 涂片　将骨髓液滴在载玻片上，立即进行核细胞计数和制备骨髓液涂片数张。

8. 加压固定　骨髓液抽取完毕，重新插入针芯。左手取无菌纱布置于穿刺处，右手将穿刺针拔出，并将无菌纱布敷于针孔上，按压1～2分钟后，再用胶布加压固定。

（三）注意事项

1. 骨髓穿刺前应检查出血时间和凝血时间，有出血倾向者应特别注意，血友病病人禁止骨髓穿刺检查。

2. 骨髓穿刺针和注射器必须干燥，以免发生溶血。

3. 穿刺针针头进入骨质后要避免过大摆动，以免折断穿刺针。胸骨穿刺时不可用力过猛、穿刺过深，以防穿透内侧骨板而发生意外。

4. 穿刺过程中，如果感到骨质坚硬，难以进入骨髓腔时，不可强行进针，以免断针。应考虑为大理石骨病的可能，及时行骨骼X线检查，以明确诊断。

5. 做骨髓细胞形态学检查时，抽取的骨髓液不可过多，以免影响骨髓增生程度的判断、细胞计数和分类结果。

6. 行骨髓液细菌培养时，需要在骨髓液涂片后，再抽取1～2ml骨髓液用于培养。

7. 由于骨髓液中含有大量的幼稚细胞，极易发生凝固。因此，穿刺抽取骨髓液后立即涂片。

8. 送检骨髓液涂片时，应同时附送2～3张血涂片。

9. 麻醉前需做普鲁卡因皮试。

第十二节　活体组织检查

活体组织检查是诊断骨肿瘤的一个重要的环节。获取活体组织常常采用手术的方法，不恰当的活检手术往往给患者带来难以弥补的危害。在未确定整个治疗计划之前，不应轻易进行活检手术。活检手术前全面的影像学和实验室检查有利于帮助医师判断骨肿瘤患者是否需要活检，采用何种方法活检以及在什么部位进行活检。骨肿瘤的活检手术在切口、进路、取材和引流等操作方面都有其特殊要求，应特别重视操作规范，以减少并发症的发生。

在临床影像学设备的引导下进行活检手术，会提高活检手术的准确性。超声、X线透视及CT，是最常见的引导活检的工具。X线透视一般用于表浅病损，CT多用于病变较小、硬化性或囊液性病变，或椎体、骨盆等深部病损，或靠近血管神经束的病损。骨肿瘤的活体组织检查按标本采集方法可分为闭合活检与切开活检，闭合活检又分为针吸活检与套针活检。按病理切片制作方法可分冰冻活检及石蜡切片，前者主要用于术中快速的初步诊断，后者主要用于术后获取准确的病理学结果。

一、活体组织穿刺

穿刺活体组织检查是一种简便安全的方法。穿刺标本经染色后可迅速获得结果,且可重复穿刺,故临床应用较广。但此法主要缺点是不能获得充足的诊断材料,有时不易确诊,诊断的准确性,在很大程度上取决于标本的采集是否正确。在进行组织学分级,如区分一些恶性肿瘤亚组的亚型,及辨别低度恶性肿瘤和良性或交界性病变上存在困难,骨组织活检的标本要求获得组织细胞团块,才能辨认其组织结构的性质。例如骨囊肿需取囊肿壁上的组织,如只取其囊肿液,则将无法明确诊断。此外,四肢骨干的骨质较硬,穿刺不易获得组织团块。软骨肉瘤易于形成种植病灶,且穿刺物难以与软骨瘤进行鉴别,因此有一定局限性。

1. 操作方法

(1) 常规皮肤消毒后,在局部麻醉下用尖刀片将皮肤穿刺点做一刺口,以免抽吸时吸入皮肤组织。

(2) 将细穿刺针头套入粗针头进行穿刺,细针头作为导向之用,待触及骨质达病变处时,如无活动性出血,拔除细针,将粗针继续深入少许。穿过骨皮质时,可突然感到阻力感降低(如骨质完全破坏则无此感觉)。

(3) 固定针头,将20ml注射器接于针头上,徐徐抽吸,使注射器内形成负压,并在不同深度与方向抽吸,最后连同针头在保持负压下拔出。

(4) 将抽吸出的组织少许置于玻璃片上,做细胞涂片检查。其余抽吸物用盐水在玻璃器皿内反复冲洗,分开血液与小块组织,置于固定液中送检。

2. 穿刺物分析

(1) 血性者常见于巨细胞瘤、动脉瘤样骨囊肿、溶骨性肉瘤、外伤性或病理性骨折引起的血肿等。

(2) 黄色液体见于单纯性骨囊肿。

(3) 脓性物见于特异性或非特异性炎症。

(4) 干酪样物质,多见于结核病变。

(5) 胶体黏稠样物质,一般为黏液癌、滤泡样甲状腺癌转移或恶性肿瘤黏液变性。

(6) 白色软组织,多为肉瘤。

3. 注意事项

(1) 严格遵守无菌操作。

(2) 熟悉局部解剖,选择不致损伤神经、血管和其他器官的途径和部位。

二、套针活检

套针活检又称芯针活检。应用套管针深入肿瘤内部取材,可得到直径3~6mm的组织芯块,可做石蜡包埋或冰冻切片进行组织学检查以及细胞学检查和免疫组化等辅助检查。该方法可重复操作,组织结构破坏小。获取标本量虽较针吸活检大,但创伤也较针吸活检大,可能引起血肿而污染周围组织。套针活检一般需要在影像学的精确定位下进行操作,较适合于脊柱、骨盆等深部活检,特别是对诊断转移性病变的阳性率最高。在CT引导下，确定进针点、穿刺角度和深度，穿入定位针，沿定位针套入扩张套筒，用套管针取出病理组织。最好在取出前 CT 扫描一次以确定活检部位是病变部位。对骨肿瘤溶骨性病损的诊断准确率高于硬化性或混合性病损，对四肢病损的诊断准确率高于脊柱和骨盆病损，对骨转移病损的诊断准确率高于原发性病损，对恶性肿瘤的诊断准确率高于良性肿瘤。

三、切开活检

切开活检可以是单纯切开活检或者是切除活检，在直视下切取肿瘤组织取材。单纯切开活检应用最广泛，几乎是所有恶性肿瘤的常规选择。其最大的优势是可以获得充分的组织以用于诊断，组织学分级准确率最高；缺点是易造成肿瘤局部或全身播散，组织污染可能大，伤口愈合时间长，有时会影响治疗进程。因此，切开活检目前多用于“疑难病例”及闭合活检失败的病例。术前还应充分考虑如何减少活检手术中的出血，避免病理性骨折，或为病理性骨折的预防性内固定做充分的准备。切除活检可兼顾诊断和治疗，适用于骨肿瘤的初期或病损区较小，或影像学诊断考虑为良性，或一些需取较大组织块才能确诊的肿瘤（如骨样骨瘤须显示瘤巢，骨软骨瘤需显示软骨帽等）。对肿瘤发生于可牺牲的骨，如腓骨、肋骨或锁骨等，特别是对活检前考虑为侵袭性良性肿瘤或低度恶性肿瘤，应尽可能考虑一期广泛切除活检，而不必事先做单独切开活检。

第十三节　实验室检查

实验诊断是通过临床实验室分析所得到的信息，为预防、诊断、治疗疾病和预后评价所用的医学临床活动。临床实验室以诊、防、治人体疾病或评估人体健康提供信息为目的，对取自人体的材料进行生物学、微生物学、免疫学、化学、血液学、生理学、细胞学、病理学或其他检验学的分析。通过检验结果所反映的机体功能状态、病理变化或病因等客观资料，进行全面系统的综合分析，来判断健康状况及指导临床诊断、病情监测、疗效观察和预后评估等。

实验室检查的内容包括：

1. 血液学检验　血液和造血组织的原发性血液病以及非造血细胞疾病所致的血液学变化的检查。包括红细胞、白细胞和血小板的数量、形态学和细胞化学等的检验；止血功能、抗凝和纤溶功能的检验；血型鉴定和交叉配血试验等。

2. 体液与排泄物检验　对尿、粪和各种体液、排泄物、分泌液的常规检验。

3. 生化学检验　对组成机体的生理成分、代谢功能、重要脏器的生化功能等的临床生物化学检验。包括糖、脂肪、蛋白质及其代谢产物和衍生物的检验；血液和体液中电解质和微量元素的检验；血气和酸碱平衡的检验；临床酶学检验；激素和内分泌功能的检验；药物和毒物浓度检测等。

4. 免疫学检验　免疫功能检查、临床血清学检查、肿瘤标志物等的临床免疫学检测检验。

在骨伤科临床实验室检查中,比较常见的有以下几种:

1. 类风湿因子的检测 类风湿因子(RF)是变性 IgG 刺激机体产生的一种自身抗体,主要存在于类风湿关节炎患者的血清和关节液内。类风湿性疾病时,RF 的阳性率可高达 70% ~90%,类风湿关节炎的阳性率为 70%。IgG 型与患者的滑膜炎、血管炎和关节外症状有关,IgM 型与 IgA 型的效价与病情有关,与骨质破坏有关。其他自身免疫性疾病,如多发性肌炎、硬皮病、干燥综合征、自身免疫性溶血、慢性活动性肝炎等也见 RF 阳性。

2. 血尿酸检测 尿酸为核蛋白和核酸中嘌呤的代谢产物,既可来自体内,亦可来自食物中嘌呤的分解代谢。血尿酸浓度受肾小球滤过功能和肾小管重吸收功能的影响。血尿酸浓度升高见于:①肾小球滤过功能损伤。②体内尿酸生成异常增多:常见为遗传性酶缺陷所致的原发性痛风以及多种血液病、恶性肿瘤等因细胞大量破坏所致的继发性痛风。

3. 碱性磷酸酶检测 碱性磷酸酶升高见于骨骼疾病:如纤维性骨炎、佝偻病、骨软化症、成骨细胞瘤及骨折愈合期。

4. 酸性磷酸酶检测 酸性磷酸酶是在酸性条件下能催化磷酸基转移反应的酶,主要存在于细胞的溶酶体中。酸性磷酸酶增高见于:前列腺癌、原发性骨肿瘤、恶性肿瘤骨转移、代谢性骨病等。

5. 血清抗链球菌溶血素"O"试验 溶血素"O"是 A 群溶血性链球菌产生的具有溶血活性的代谢产物,相应抗体称抗链球菌溶血素"O"(抗 O 或 ASO)。阳性表示病人近期内有 A 群溶血性链球菌感染,常见于活动性风湿热、风湿性关节炎、风湿性心肌炎、急性肾小球肾炎、急性上呼吸道感染、皮肤和软组织的感染等。

6. C-反应蛋白检测 C-反应蛋白(CRP)是一种由肝脏合成的,能与肺炎双球菌细胞壁 C-多糖起反应的急性时相反应蛋白。①CRP 升高:见于化脓性感染、组织坏死(心肌梗死、严重创伤、大手术、烧伤等)、恶性肿瘤、结缔组织病、器官移植急性排斥等。②鉴别细菌性或非细菌性感染:前者 CPR 升高,后者不升高。③鉴别风湿热活动期和稳定期:前者升高,后者不升高。④鉴别器质性和功能性疾病:前者升高,后者不升高。但是,孕妇含量较高。

7. HLA-B27 检测 外周血 HLA-B27 的表达及其表达程度与强直性脊柱炎的发生有很大程度的相关性。

8. 红细胞沉降率测定 红细胞沉降率是指红细胞在一定条件下沉降的速率。

红细胞沉降率增快临床常见于:生理性增快,12 岁以下的儿童、60 岁以上的高龄者、妇女月经期、妊娠 3 个月以上红细胞沉降率可加快。病理性增快,各种炎症性疾病:急性细菌性炎症时,炎症发生后 2 ~3 天即可见红细胞沉降率增快。风湿热、结核病时,因纤维蛋白原及免疫球蛋白增加,红细胞沉降率明显加快。组织损伤及坏死如急性心肌梗死、恶性肿瘤等。红细胞沉降率减慢一般临床意义较小,严重贫血、球形红细胞增多症和纤维蛋白原含量重度缺乏者,红细胞沉降率可减慢。

学习小结

1. 学习内容

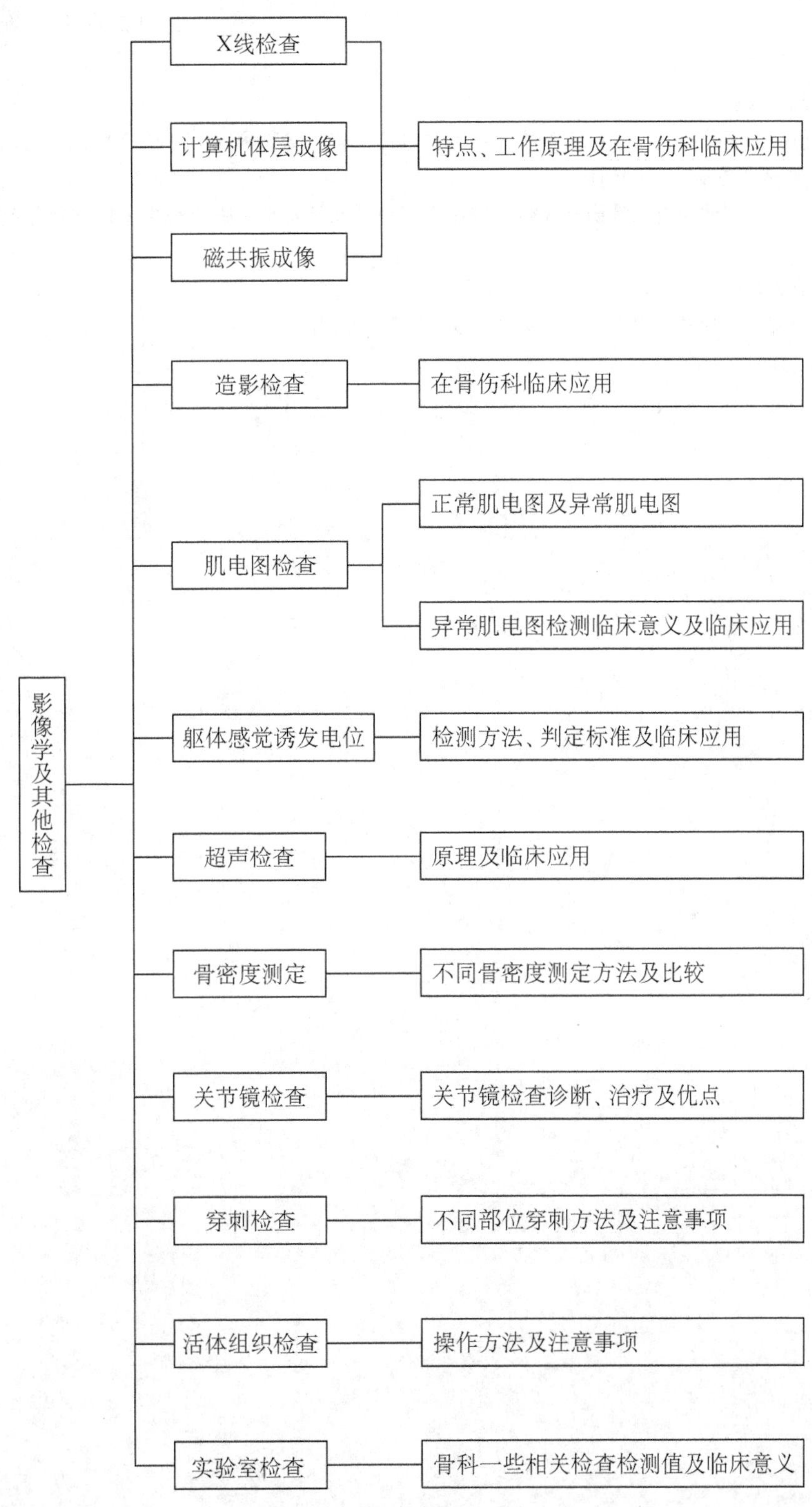
影像学及其他检查
X线检查
计算机体层成像
磁共振成像
特点、工作原理及在骨伤科临床应用
造影检查
在骨伤科临床应用
肌电图检查
正常肌电图及异常肌电图
异常肌电图检测临床意义及临床应用
躯体感觉诱发电位
检测方法、判定标准及临床应用
超声检查
原理及临床应用
骨密度测定
不同骨密度测定方法及比较
关节镜检查
关节镜检查诊断、治疗及优点
穿刺检查
不同部位穿刺方法及注意事项
活体组织检查
操作方法及注意事项
实验室检查
骨科一些相关检查检测值及临床意义

2. 学习方法 采用归纳、对比记忆的学习方法。影像学检查可通过 X 线片、CT 及磁共振所见形象记忆，其他检查部分应注意掌握在骨伤科诊断及治疗中的应用。

（孟庆才 陈锋）

复习思考题

1. 放射性核素骨扫描、肌电图、躯体感觉诱发电位检查在骨伤科疾病中的应用范围有哪些？其正常表现与异常表现在临床中如何区别？

2. 影像学及其他检查在骨伤科疾病的诊疗中有何意义和价值？临床医生怎样才能做到对这些检查手段的合理运用？

3. 关节镜常用于哪些骨关节疾病的诊断和治疗？

4. 选择哪一种骨密度测定法做定量骨密度测定较好？为什么？

下　篇

第九章　手 法 治 疗

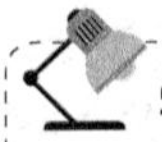

学习目的

了解各类手法的注意事项，为进入临床课程的学习奠定基础。

学习要点

各类手法的适应证与禁忌证、操作要领及临床应用原则。

概　述

手法是指医生用手、指、掌、腕、臂或身体其他部位，运用一定的技巧作用于患者体表或穴位，通过经络的传导作用由表入里，以达到治疗疾病、正骨复位、强壮身体的一种治疗方法。手法包括正骨手法、上骱手法、理筋手法，是骨伤科四大治疗方法之一，在骨伤科临床治疗中占有重要地位，临床上应用范围很广，如骨折、脱位及筋伤均需要应用手法，而手法对骨折、脱位畸形错位的矫正起着更为重要的作用。

一、手法施用原则

辨证施治是骨伤科临床治疗应遵循的原则。损伤时由于受伤程度（轻重）、受伤部位（皮肉、筋骨、关节等）、患者年龄、体质的不同，因此在治疗时要求依据伤情而选用相应的治疗手法，做到“因人而治，因病而治，因部位而治”。

（一）掌握病情，明确诊断

在施用手法之前，必须了解患者的受伤史、症状、详细的临床检查及必要的辅助检查，以明确诊断，特别是对于骨折、脱位的患者，医生通过“手摸心会”做到心中有数，如骨折的性质、移位方向，有无血管神经损伤；脱位的性质、脱出方向、有无合并骨折；筋伤者有无肌腱、韧带断裂、组织粘连及其程度等。

（二）依据病情，制订方案

根据患者具体病情，结合其年龄体质及全身健康状况，制订出相应的治疗方案，包括以下几方面：

1. 确定手法，配合协调　针对患者损伤的具体情况选择相应的治疗手法、手法的力度和步骤以及助手应如何配合。如桡骨远端骨折可选用拔伸牵引、屈曲折顶等手法。

2. 选择体位，医患合作 应选用适合实施手法的患者体位，并保持在较舒适的位置上，目的可使肌肉充分放松，便于施用手法。包括施用手法时患者身体所处体位（如坐、卧位）、患肢的体位（如前臂中立位等）以及医生和助手站立的位置；做好患者的思想工作，解除其紧张和顾虑，几方配合协调方可取得满意效果。

3. 选择麻醉，备好器材 手法时是否需要麻醉，采用何种麻醉或止痛方法。准备好固定时需要的一切器材如夹板、扎带、绷带、石膏、外敷药物、牵引器材以及急救药品等。

（三）手法的基本要求

施用各种手法时要遵循早、准、稳、巧的原则。

1. 早 指手法治疗越早越好。《仙授理伤续断秘方》说："凡损伤，其初痹而不痛，应拔伸捺正，三二日后方痛。"《伤科真传秘抄》也指出："最好随伤随治，瘀血未凝，着手较易。若过半月，则内部瘀血，已凝结成块……势难救治。"所以"治宜及早"。伤后半小时内局部痛轻，肿胀亦轻，肌肉未痉挛，最宜复位；4～6 小时瘀血未成，复位易成功；或在 1～2 天内进行复位效果也较好。骨折 2～3 周内一般均可进行手法复位，超过 3 周则复位困难。因此，早期恰当而及时施用手法，患者痛苦少，损伤修复好，功能恢复快。

2. 准 指手法要用力准确，恰到病位。既包括运用手法时动作要准确、实效，力度轻重适当，避免不必要的动作；又包含医生对局部解剖、患者伤情及损伤特点的把握要熟识准确。

3. 稳 指要稳妥不能用暴力。施用手法时一方面要求医生动作稳妥不用暴力，另一方面要注意置患者于舒适稳妥又便于医生施术的体位。

4. 巧 指手法轻灵没有拙笨之感。施用手法时医生动作要熟练、灵活、敏捷、轻巧，不拖泥带水，才能达到既省力有效，又能减轻患者的痛苦。切忌鲁莽粗暴而加重或造成新的损伤。

二、手法的适应证与禁忌证

（一）手法适应证

1. 骨折 大多数骨折可采用手法整复。如肱骨外科颈骨折、肱骨髁上骨折、桡骨远端骨折等。

2. 脱位 各部位关节脱位也可采用手法进行复位。如下颌关节脱位、肩关节脱位、肘关节脱位等。

3. 筋伤 软组织不同程度的损伤均可采用手法进行治疗。如颈椎病、落枕、急性腰扭伤、踝关节扭伤。

4. 损伤后遗症 如骨折后关节粘连、挛缩所致的关节僵硬，长时间固定引起的肌肉萎缩等。

5. 劳损及退变性疾病 如腰肌劳损、颈椎病、骨性关节病等。

6. 内伤 如胸胁迸伤、岔气、损伤后气血脏腑功能紊乱所致的便秘、食欲不振等。

（二）手法禁忌证

1. 急性传染病、高热、恶性肿瘤、骨关节结核、脓肿、骨髓炎、血友病等。

2. 诊断不明确的损伤，应查明原因后采用相应的治疗方法。

3. 脊柱损伤或伴有脊髓压迫症状、不稳定性脊柱骨折。

4. 肌腱、韧带完全断裂或大部分断裂者。

5. 妊娠期妇女腰骶部、腹部及相关穴位如三阴交。

6. 治疗部位有皮肤病或化脓性感染者。

7. 醉酒及精神病患者，对治疗不能合作者。

8. 施行手法后疼痛加重或出现异常反应者应停止手法治疗，查明原因后对症处理。

9. 其他患有严重内科疾病者。

三、手法的分类

对于手法的分类，早在《医宗金鉴·正骨心法要旨》中就将其归纳为"摸、接、端、提、推、拿、按、摩"八法，现在习惯称之为"正骨八法"。新中国成立后经过整理已成为一套比较完整具体的手法，如手摸心会、拔伸牵引、旋转屈伸、端提挤按、夹挤分骨、折顶回旋、按摩推拿、屈伸收展、足蹬膝顶等。由于手法主要作用于骨折、脱位、筋伤，故均属于理伤手法。因此，根据其作用的不同可分为正骨手法、上骱手法、理筋手法。

第一节 正骨手法

正骨手法，又称整骨、接骨手法，是根据不同的骨折类型采用相应手法将畸形的断骨恢复正常。

一、骨折复位原则

骨折复位必须掌握"以子求母"，即以远端对近端的原则。

二、基本手法

1. 手摸心会　为施用手法前的必要步骤，即在整复前医生必须先用手触摸骨折局部，触摸时要先轻后重，由浅及深，从远到近，两头相对，根据触摸所得，结合 X 线片所见，确定骨折断端移位的程度和方向，达到"知其体相，识其部位，一旦临证，机触于外，巧生于内，手随心转，法从手出"的目的。

2. 拔伸牵引　拔伸牵引贯穿于整个整复过程中，是骨折、脱位复位的最基本手法。其主要作用是克服肌力，矫正患肢的重叠与成角移位，恢复肢体的长度。按照"欲合先离，离而复合"的原则，开始牵引时先保持肢体原始畸形的方向进行(即顺畸形牵引)，然后沿着肢体纵轴分别由远、近骨折断端做对抗牵引，然后再逐渐将肢体置于所需位置。牵引力的大小应根据病人而定，轻重适宜，持续稳妥。青壮年男性，肌肉发达者牵引力量加大，小儿、老人及女性牵引力不能太大；肌肉丰厚的部位如股骨干骨折应配合持续骨牵引(图 9-1)。

3. 旋转屈伸　旋转和屈伸手法，主要是矫正骨折断端间的旋转移位及近关节的短小的骨折段(图 9-2)。

(1) 旋转法：肢体有旋转移位、部分关节内或近关节骨折的移位时，医生用手握其远骨折段，与助手在拔伸情况下围绕肢体纵轴向左或向右旋转，以恢复其正常生理轴线。

(2) 屈伸法：多用于近关节骨折或关节内骨折的复位，或其他骨折整复后检查关节在屈伸时有无阻碍。这是由于近关节的骨折段受某一单方向肌肉的牵拉，牵引力量越大，

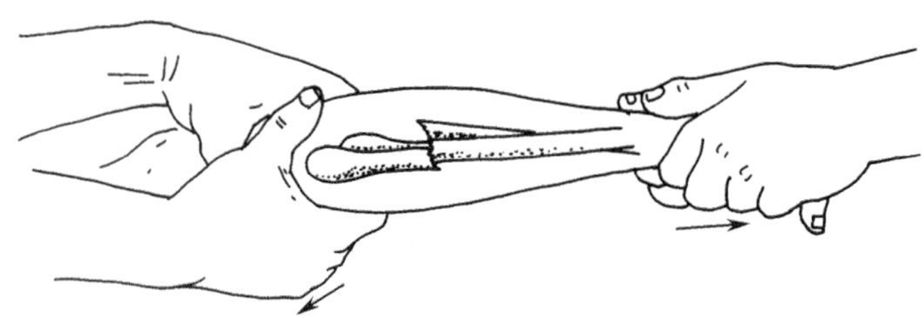

图 9-1 拔伸牵引

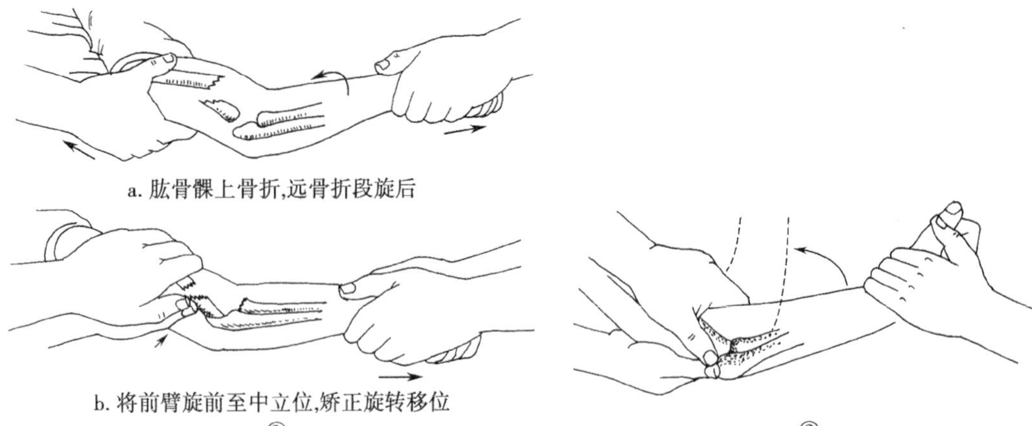

图 9-2 旋转屈伸
①旋转法;②屈伸法

越难复位,而屈伸手法可使该肌肉紧张或松弛便于整复。

4. 提按端挤 当旋转、成角及重叠移位得到矫正后,侧方移位就成为主要畸形。提按和端挤的手法就是医生用手掌、手指分别置于骨折断端的前后、左右,用力挤按迫使骨折复位。即上提下按,外端内挤。以人体的中轴线来讲,侧方移位可分为前后侧(上下侧)和内外侧(左右侧)的移位(图 9-3)。

(1) 提按法:用于矫正前后侧(上下侧)移位。医生用两手拇指按压突出的骨折端向下,两手四指提拉下陷的骨折断端向上。

(2) 端挤法:用于矫正内外侧(左右侧)移位。医生用一手固定骨折近端,另一手握住骨折端,将向内移位的骨折段推向外侧谓之端,将向外移位的骨折段推向内谓之挤。

操作时用力要适当,方向要正确,部位要准确,着力点要稳固。医生手掌、指应与患者皮肤紧密接触,切忌在皮肤上摩擦造成皮肤破损。

5. 摇摆触碰 用于横断或锯齿形骨折断端紧密接触或嵌插,增加其稳定性。一般情况下多数骨折经过上述一些手法即可基本复位,但横断或锯齿形骨折的断端间仍有间隙,则采用摇摆触碰法(图 9-4)。

(1) 摇摆法:医生用两手固定骨折部,助手在维持牵引下上下左右轻轻摇动骨折远端,若骨擦音逐渐变小或消失,则骨折断端已紧密接触。

(2) 触碰法:即叩击手法,横断骨折复位、夹板固定后,为使骨折断端紧密接触避免出现分离时,可用一手固定骨折部,另一手轻轻叩击骨折远端,使骨折断端嵌插,复位更加

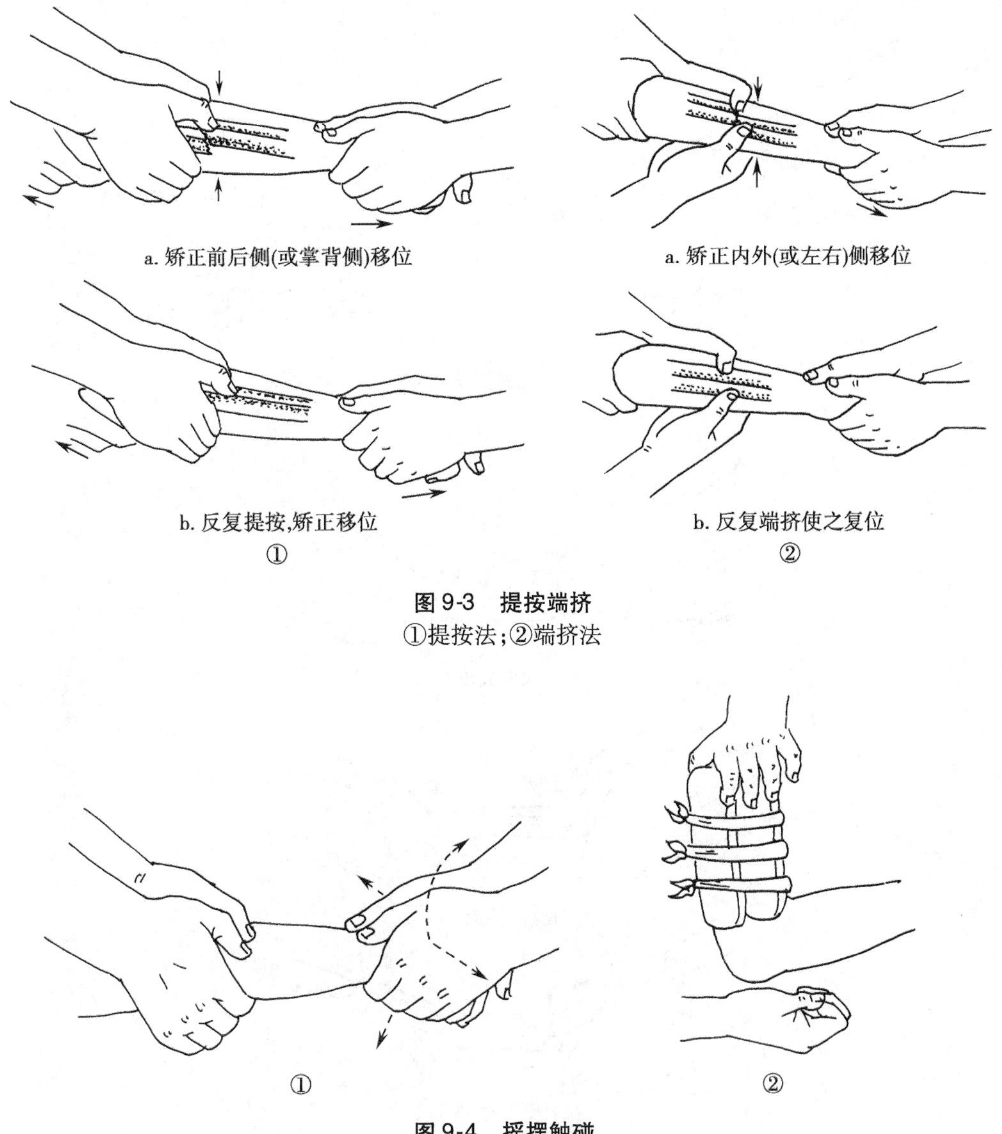

图 9-3　提按端挤

①提按法;②端挤法

①　②

图 9-4　摇摆触碰

①摇摆法;②触碰法

稳固。一般经过上述手法,骨折整复即可结束。

6. 夹挤分骨　用于矫正两骨(或以上)并列部位的骨折移位。尺桡骨、胫腓骨、掌骨、跖骨等部位发生骨折后,骨折段因骨间膜或骨间肌的牵拉而相互靠拢并发生侧方移位,而分骨手法则是其复位的重要手法之一。复位时医生以两手拇指及食、中、无名指三指,相对夹挤骨折间隙,使松弛靠拢的骨间肌紧张,则骨折段分开,远近骨折段相对稳定,并列双骨折就能像单骨折一样,一起复位(图 9-5)。

7. 折顶回旋(图 9-6)

(1) 折顶法:主要用于横断或锯齿形骨折,因患者肌肉发达,单靠拔伸牵引不能完全矫正重叠移位时。复位时,在助手牵引下,医生两手拇指抵于突出的骨折一端,其他手指重叠环抱于下陷的另一端,用力向下挤压突出的骨折端,加大成角,拇指感觉到两骨折断

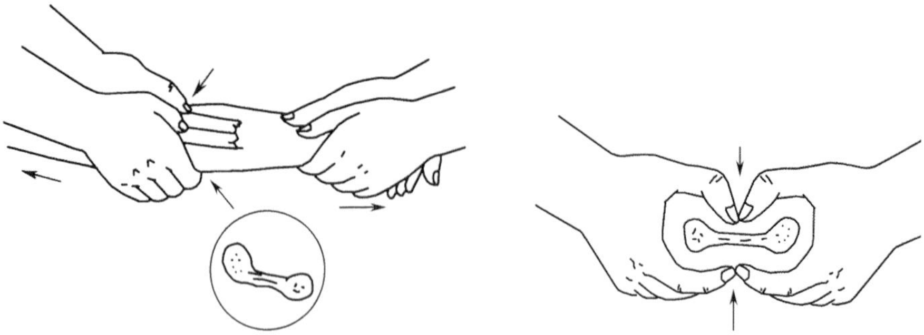

图 9-5 夹挤分骨法

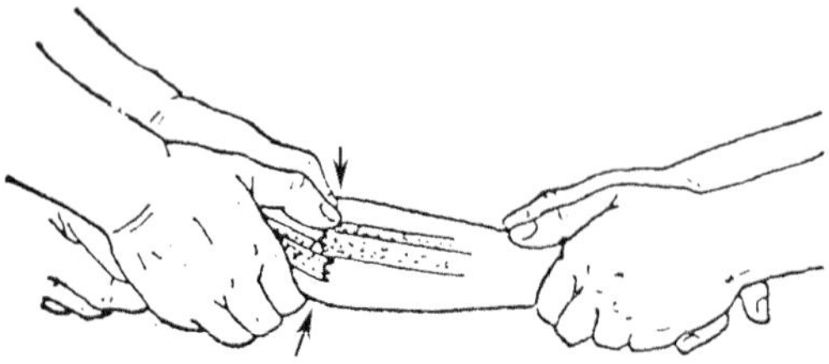

a.加大成角

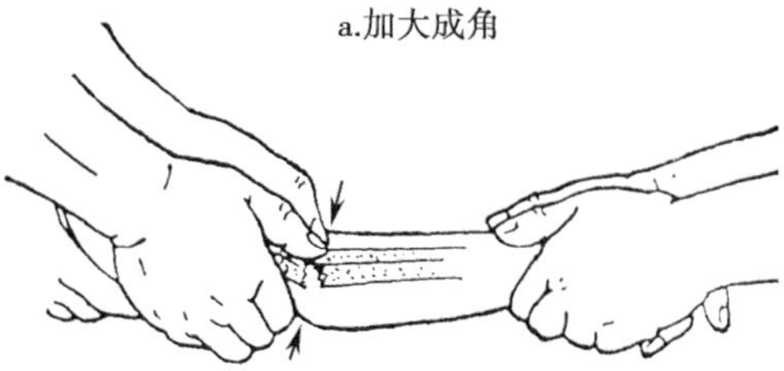

b.断端相顶

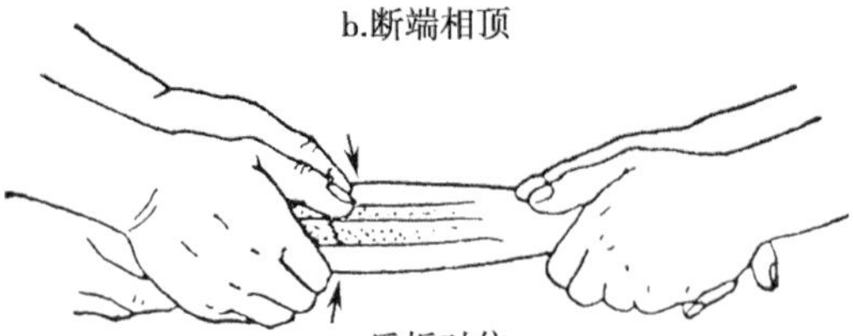

c.反折对位

①

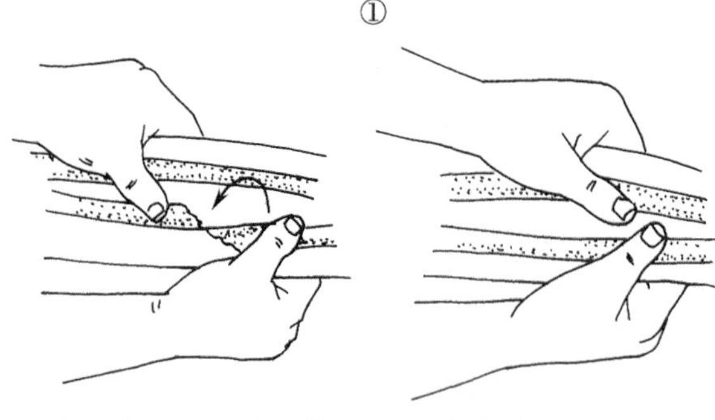

a.沿移位的相反方向回旋　　b.背对背矫正移位

②

图 9-6 折顶回旋

①折顶法；②回旋法

端皮质相对时，骤然反折。用力大小、折顶方向应依据患者移位情况而定，如单纯前后移位可正位折顶，伴有侧方移位者可斜向折顶。

（2）回旋法：多用于矫正有背向移位的斜形、螺旋形骨折或骨折断端之间有软组织嵌入，拔伸等手法不能将其解脱者。对于有软组织嵌入的横断骨折，应加大牵引力先将两骨折断端分离，使嵌入的软组织解脱，在维持牵引下医生握住远、近骨折段依原骨折移位方向逆向回转，使骨折复位并根据骨擦音判断复位是否成功。对于有背向移位的斜形骨折则不能用加大牵引力的方法复位，应首先判断背向移位的途径，以骨折移位的相反方向施用回旋手法。复位时应将两骨折段相互靠紧以避免损伤周围组织，若感到回旋有阻力时则须改变复位的方向，从而使骨折完全复位。

8. 按摩推拿　用于骨折复位后，主要作用是调理骨折周围的软组织，使扭转、曲折的肌肉、肌腱，随着骨折的复位，也能舒展通达，特别对骨关节周围的骨折更为重要。操作时手法要轻柔，用拇指按照肌肉、肌腱的行走方向，由下而上，推捋筋肌，达到舒筋活血的目的。

第二节 上骱手法

上骱手法即脱位复位手法，是对关节脱位进行复位的重要手法。脱位是指正常的骨端关节之间的相互关系发生分离移位而不能自行复位者。关节脱位之后，骨端解剖关系发生改变，其病理机制与骨折不同，因此手法也不同。

一、复位原则

1. 复位时应在“手摸心会”的基础上，根据“欲合先离，离而复合”的原则先使用拔伸牵引的手法。

2. 对于新鲜关节脱位者，根据“骨错则筋挪”的原理，应先用捻揉、捋顺等舒筋手法使筋回位；若为陈旧性脱位则需依据病情先采用牵引、中药熏洗配合手法按摩、推拿数日后再试行复位或手术。

3. 脱位合并骨折者，一般应先整复脱位，后整复骨折移位。

4. 根据脱位情况选择适宜的手法、麻醉方法及便于操作和肌肉放松的体位。

5. 复位时要求刚柔相济，掌握好复位的力度和方向，灵活轻巧，禁用暴力，以避免造成骨折或神经血管的损伤。

二、基本手法

1. 手摸心会　用手仔细触摸受伤部位，辨明关节脱位的程度和方向，做到心中有数。

2. 拔伸牵引　是整复脱位的最基本手法，持续的拔伸牵引可以克服肌肉的痉挛性收缩。在四肢关节脱位中，由于骨端关节从臼中脱出，关节附近的相关肌肉和韧带就会因受到牵拉而紧张，同时周围肌肉由于疼痛引起反射性痉挛，这些紧张痉挛的肌肉和韧带使脱位的骨端关节弹性固定在异常位置。因此，要使脱位的关节复位，必须进行拔伸牵引。操作时，助手固定肢体近端，医生握远端与之相对牵引，并同时进行屈曲、伸直、内收、外展及旋转等手法，牵引力量和方向应根据脱位情况如部位、类型、程度以及患者肌肉丰厚及紧张程度而定。

为克服单纯手力牵引力量不足以及持续牵引易疲劳的情况，临床上常采用助手借助

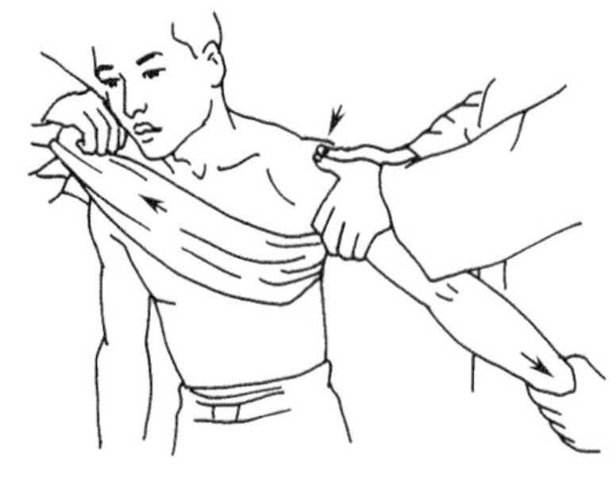

图 9-7 拔伸牵引

宽布带或治疗巾固定近端便于做对抗牵引(图 9-7)。

3. 屈伸回旋 临床上常用的整复关节脱位的手法,是将屈曲、伸直、内收、外展、旋转等多种手法的联合应用,适用于肩关节、髋关节脱位的复位。临床上,由于脱位的关节骨端被关节囊、肌腱、韧带等软组织卡住,拔伸牵引往往使其更紧张而复位困难。因此常可采用屈伸回旋的手法,使脱位的骨端沿脱出路径回复。如肩关节前脱位先牵引下外展外旋患肢,然后逐渐内收内旋,利用杠杆的作用使关节复位。髋关节后脱位,应在屈髋屈膝位牵引患肢,然后内收、屈曲股,再外展、外旋、伸直患肢,使其复位(图 9-8)。

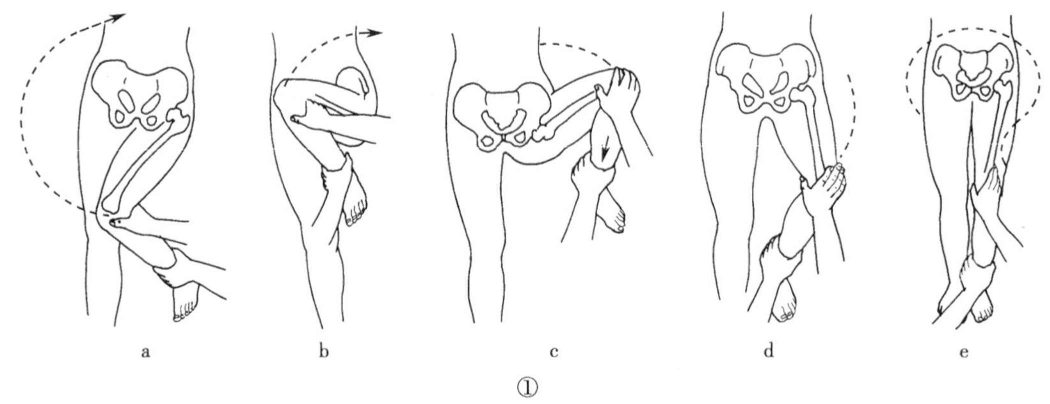

①
a. b. 屈髋屈膝位牵引 c. 外展 d. e. 外旋伸直患肢

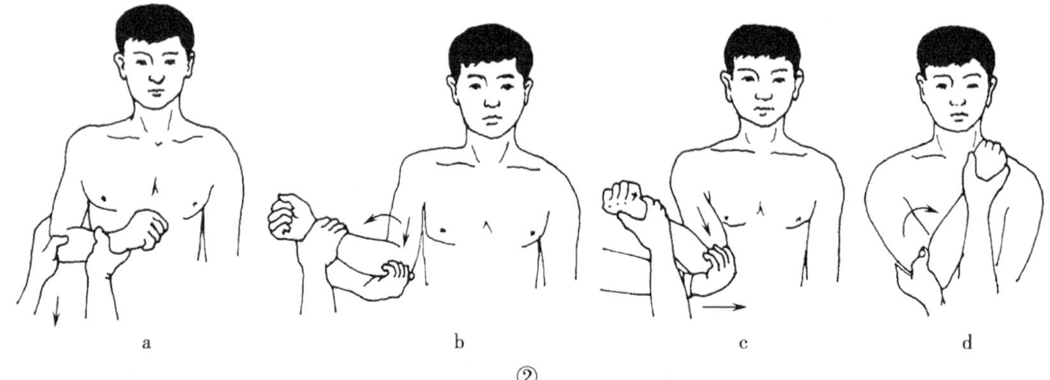

②
a. 向下牵引 b. 外展、外旋 c. 内收 d. 内旋将患肢搭于健肩

图 9-8 屈伸回旋
①髋关节后脱位回旋复位法;②肩关节脱位旋转复位

4. 端提捺正 包括端、提、挤、按四种手法,既可单独使用,也可联合运用,适用于各种脱位,常与拔伸牵引配合使用,如下颌关节脱位,用两手拇指与四指相对用力端提下颌骨。桡骨头半脱位时,医生用拇指向内下挤压桡骨头(图 9-9)。

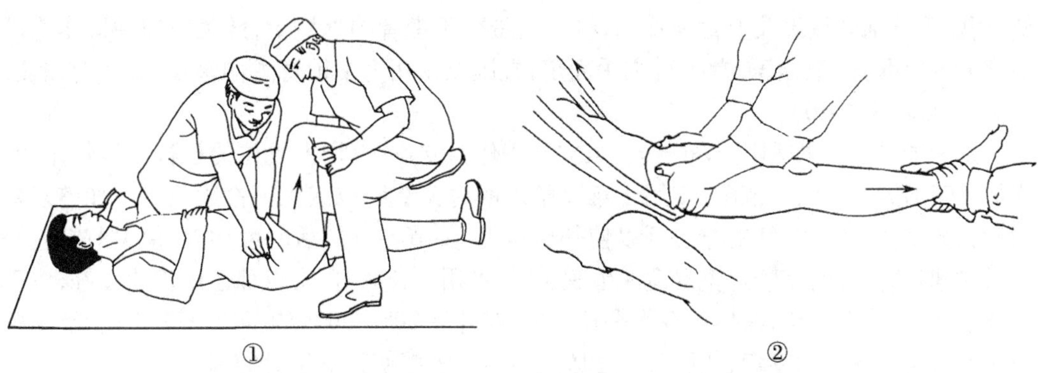

图9-9 端提捺正

①髋关节脱位端提法;②髋关节脱位捺正法

5. 足蹬膝顶 包括手牵足蹬法、膝顶法,其作用原理是利用足蹬与膝顶形成杠杆的支点,在维持拔伸牵引的情况下利用杠杆的作用力将脱位的关节复位。优点是减少操作人员的情况下,加大牵引力量。

(1) 手牵足蹬法:适用于肩、髋关节前脱位。如整复右肩关节前脱位时,患者仰卧,医生站于患侧,双手握住患肢腕部,将患肢伸直并外展,医生脱去右脚的鞋子,以足底蹬于患者右腋下(左侧脱位用左足,右侧脱位用右足),手牵足蹬,缓慢用力持续牵引,并在牵引下使患肢外旋、内收,同时足底用力蹬顶肱骨头,使之复位。

(2) 膝顶法:适用于肘关节脱位。如整复肘关节后脱位时,患者取坐位,医生站在患

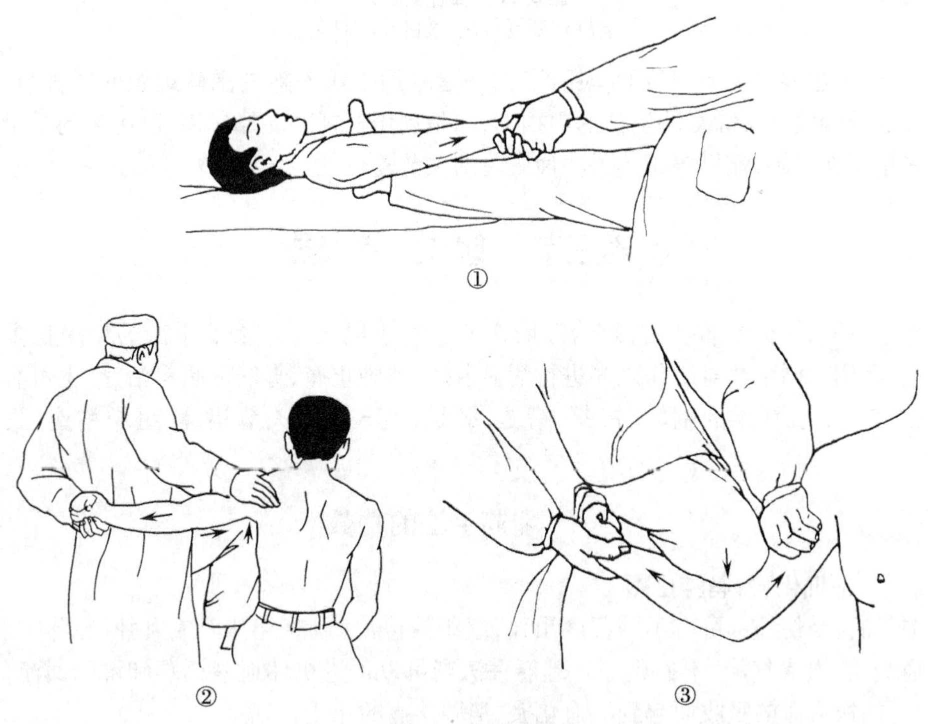

图9-10 足蹬膝顶法

①手牵足蹬法;②膝顶法;③肘脱位膝顶法

侧，用两手分别握住患肢上臂和腕部，将一足蹬踩于患者的坐椅上，膝关节屈曲置于患肢肘部前方，用力向下顶压，握上臂之手固定，握腕之手用力沿前臂方向牵拉，并将肘屈曲，使关节复位（图9-10）。

6. 杠杆支撑　即利用木棍、椅背或立柱等作为支点，以增大复位的杠杆支撑作用力，来加大牵引力量和活动范围，多用于难以整复的肩关节脱位或陈旧性脱位等。如整复陈旧性关节脱位，利用杠杆支撑法可以使外展角度、关节各方向活动度加大，使关节粘连松解，解除肌肉韧带的痉挛。整复肩关节脱位时，可用一长木棍，支点部位用棉垫裹好，置于患肢腋窝，两助手上抬，医生用双手握住腕部，在外展20°~30°位置向下缓缓牵引，解除关节周围肌肉与韧带的痉挛，使肱骨头摆脱关节盂的阻挡使其复位（图9-11）。

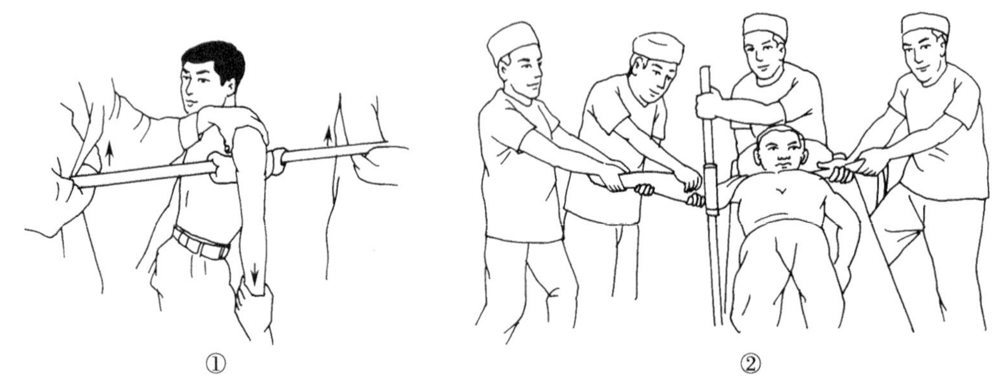

①　②

图9-11　杠杆支撑法
①坐位杠杆复位法；②卧位杠杆复位

总之，手法整复关节脱位的作用原理，一是利用手法解除周围软组织的紧张与痉挛，使脱位的骨端关节解除影响复位的阻挡物；二是利用杠杆的支撑作用，以医生的手足或器具等采用屈伸回旋、端提捺正等手法使脱位的关节复位。

第三节　理筋手法

理筋手法，又称治筋手法，是治疗筋伤的主要手段之一。治筋手法的作用是多方面的，主要利用不同手法对所伤之筋进行活血散瘀、消肿止痛、舒筋活络等治疗，也可有效纠正肌腱、韧带、肌纤维的翻转、扭曲、错缝、滑脱、痉挛以及关节错缝、组织粘连、关节僵硬等。

一、理筋手法的功效

（一）活血化瘀，消肿止痛

损伤后，受伤局部可有不同程度出血，组织液渗出，血离经脉而成血肿，经脉阻塞，气血流通受阻，血瘀气滞，不通则痛。理筋手法则可以促进机体血液循环和淋巴回流，使气血通畅，加快瘀血的吸收而起到活血化瘀、消肿止痛的作用。

（二）舒筋通络，解除痉挛

因急性或慢性损伤所产生的疼痛可以反射性地引起局部肌肉、筋脉痉挛，而痉挛又可加重疼痛,影响肢体的功能活动。理筋手法具有镇痛解痉的作用,可以直接作用于受伤局部使患处脉络通畅,疼痛减轻,解除由于损伤所引起的肌肉痉挛,起到舒筋通络、解除痉挛的作用,为组织修复和肢体功能的恢复创造条件。

(三)理顺筋络,整复错位

理筋手法也是临床治疗损伤所造成的肌肉、肌腱、韧带、筋膜等组织的破裂、滑脱或关节的脱位、错缝主要手段之一,如腰椎小关节紊乱、腰椎间盘突出症、颈椎病等。理筋手法对于软组织损伤、关节滑脱、错缝具有整复、理顺、复位的作用。

(四)松解粘连,通利关节

软组织损伤后由于局部出血,血肿机化,组织粘连引起关节活动障碍。而理筋手法具有活血化瘀、松解粘连、滑利关节作用,因此临床上对于组织粘连、关节功能活动障碍者,可采用舒筋弹拨和关节活络手法,配合功能锻炼,使关节粘连得以松解,关节功能逐渐恢复。

(五)通经活络,祛风散寒

肢体损伤后期或慢性劳损,经络不通,气血不和,常表现为肢体麻痹疼痛等。理筋手法具有镇痛、止痛的作用,如点穴法就是利用手法刺激相应的穴位使之得气或局部反复强刺激,起到调和气血、温经通络,散寒除痹的功效,达到促进肢体功能恢复的目的。

二、理筋手法的基本要求和操作

(一)基本要求

施用手法治疗筋伤时,手法的基本要求有以下几点:

1. 持久　是指手法的操作能持续运用一定的时间,并保持动作和力量的连贯性,特别是治疗部位的手法操作更应维持较长时间,使治疗部位得到足够的刺激量(即得气),以增强治疗效果。

2. 有力　是指手法必须具有一定的力量,这种力量应根据患者的体质及治疗部位等不同情况而酌情增减。

3. 均匀　是指手法要有一定的节律性,手法操作的频率要有节奏而协调,不能时快时慢,也不能时轻时重,用力均匀沉稳。

4. 柔和　是指手法要轻而不浮,重而不滞,不可用暴力或蛮力,变换手法要自然。

要做到熟练掌握各种理筋手法并在临床灵活运用,必须经过长时间的手法练习和临床实践,做到由生而熟,熟能生巧,最后达到运用自如。

(二)基本手法

1. 推法　医生用指、掌、肘或拳背近侧指间关节等部位,着力于治疗部位,做单方向的直线运动的手法称为推法,包括指推法、掌推法、肘推法等。操作时要求指、掌或肘部要紧贴体表,用力要稳,速度要缓慢而均匀(图 9-12)。

推法具有疏通经络、理筋活血、活血散瘀、缓解痉挛的作用。在临床上多用于腰背及四肢部,可治疗风湿痹痛及各种慢性劳损、肌肉拘急、感觉迟钝麻木等症。

2. 捋顺法　医生用手掌单方向由肢体近端向远端推动(离心)的手法称为捋法;由肢体远端推向近端(向心)的手法称为顺法,即“捋下来,推上去”。两手法的力度与推法相同(图 9-13)。

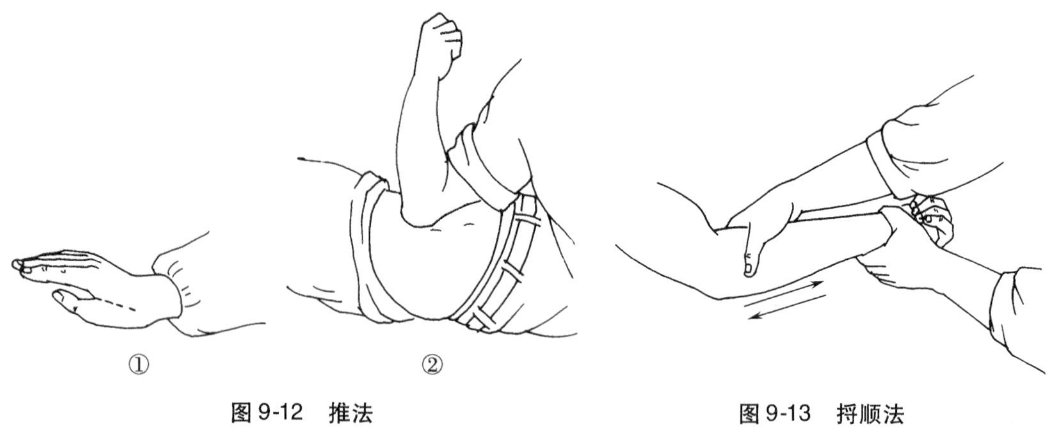

图 9-12 推法
①掌推法;②肘推法

图 9-13 捋顺法
向心推为顺法,离心推为捋法

3. 摩法 医生用食、中、环三指指腹或手掌附着于治疗部位或穴位上,以腕关节为中心做环形而有节律抚摩的手法称为摩法。操作时要求肘关节自然屈曲,腕部放松,掌指关节伸直,动作和缓而协调,抚摩而不带动皮下组织。包括轻度按摩法(又称浅表摩法)(图9-14)、深部按摩法(又称推摩法)(图9-15)。

摩法具有镇静止痛、消瘀退肿、缓解紧张的作用。临床上常作为理筋开始的手法,目的是使患者能有一个逐渐适应的过程或作为治疗的结束手法,以缓和强手法的刺激。多用于胸腹、背、腰部。

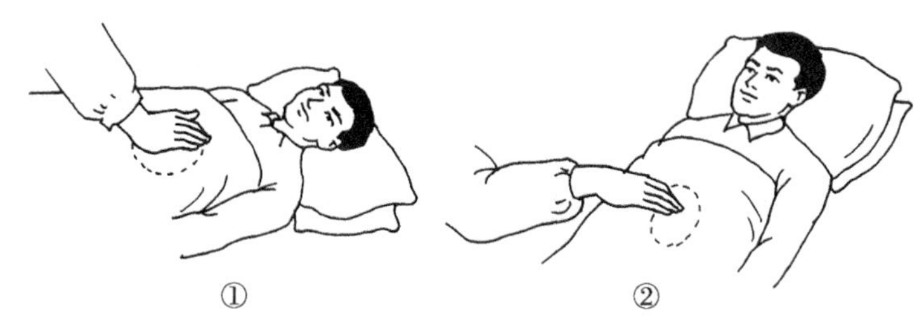

图 9-14 轻度按摩法
①掌摩法;②指摩法

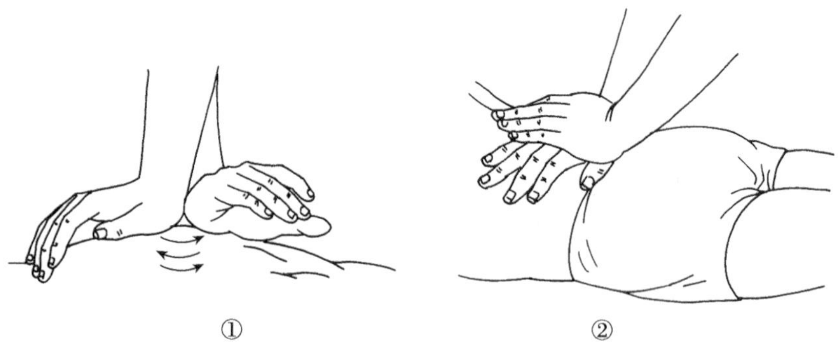

图 9-15 深部按摩法
①单掌推摩法;②叠掌推摩法

4. 揉法　医生用手指、手掌或掌根吸定于治疗部位或穴位，做轻柔和缓的回旋运动的手法称为揉法。操作时要求腕部放松，以前臂带动腕和掌指关节活动，着力部位一定要吸定皮肤、穴位并带动皮下组织一起运动。包括指揉法、掌根揉法等。

揉法刺激缓和，具有活血祛瘀、消肿止痛、放松肌肉、缓解痉挛的作用。临床上多用于治疗肢体急性外伤肿痛、慢性劳损、风湿痹痛等症（图9-16）。

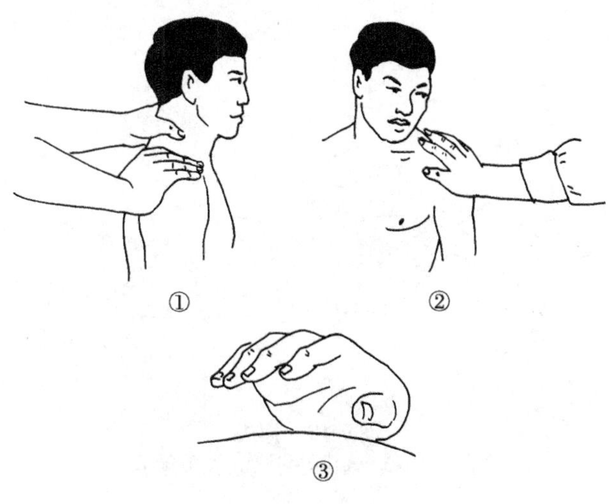

图9-16　揉法
①指揉法；②掌揉法；③掌根揉法

5. 按法　医生用拇指指端、指腹、掌根、掌面或双掌重叠或肘尖按压治疗部位的手法称为按法。操作时要求紧贴治疗部位，不可移动。用力要由轻到重，不可用暴力。包括指按法、掌按法、肘按法。

按法具有松弛肌肉、开通闭塞、活血止痛、温经散寒的作用。指按法常用于全身各部穴位；掌按法常用于腰背和胸腹部；肘按法则仅适用于腰臀等肌肉丰厚的部位。临床上多用于治疗急慢性腰腿痛、肌肉痉挛、筋脉拘急等症（图9-17）。

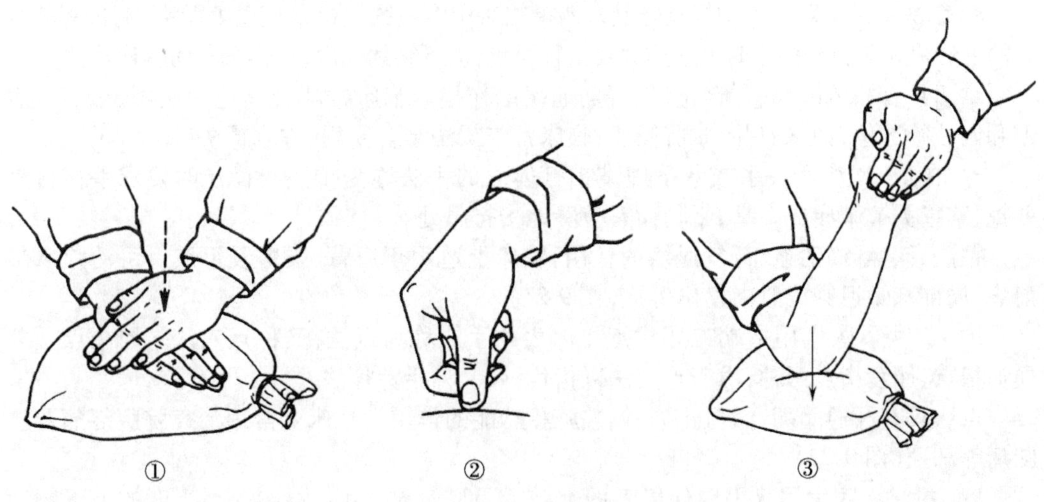

图9-17　按法
①掌按法；②指按法；③肘按法

6. 擦法 医生以一手大、小鱼际或掌面附着在患者体表治疗部位或穴位，快速地做上下或左右直线往返的摩擦的手法称为擦法。操作时应手指自然伸开，着力部位要贴住治疗部位，移动时以上臂带动手掌，往返距离要直而长，动作均匀有连续性，由于直接在皮肤上操作，因此常配合用介质，如按摩乳等，防止擦伤皮肤又能增强疗效。

擦法具有活血散瘀、消肿止痛、温经通络、松解粘连、软化瘢痕的作用。临床上适用于腰背部以及肌肉丰厚处，可治疗慢性劳损和风湿痹痛等症（图 9-18）。

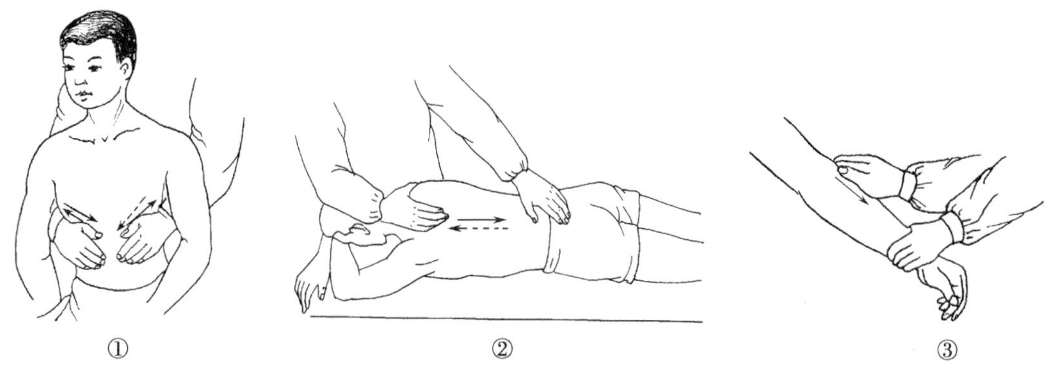

图 9-18 擦法

①掌擦法；②小鱼际擦法；③大鱼际擦法

7. 㨰法 医生以一手呈半握拳状，以手的尺侧缘（侧㨰法）或第 3 ~5 掌指关节的背侧（立㨰法）贴附于治疗部位，通过腕关节的屈伸和前臂的旋转，带动手部做连续滚动的手法称为㨰法。操作时，着力部位要紧贴体表，以使产生的压力轻重交替而持续不断地作用于治疗部位，不可跳动或拖泥带水。

㨰法具有舒筋活血、调和营卫、滑利关节的作用，可以有效地缓解肌肉、韧带痉挛，增强肌肉、韧带的活动能力，促进血液循环以及消除肌肉疲劳等作用。临床上适用于颈肩背、腰臀及四肢等肌肉丰厚的部位，治疗陈伤、慢性劳损所致的筋骨痹痛、麻木不仁，如颈椎病、落枕、腰椎间盘突出症等（图 9-19）。

8. 拿法 医生以一手用拇指与其余四指相对用力一紧一松拿捏患处肌肉、韧带等软组织的手法称为拿法。操作时要求用力要由轻至重，不可突然用力，动作缓和而有连贯性。

拿法具有祛风散寒、开窍止痛、舒筋通络的作用。临床常配合其他手法用于颈项、肩部和四肢等部位，如拿肩井、拿腓肠肌；临床常与揉法结合使用，称拿揉法（图 9-20）。

9. 拍法 医生用一手或双手虚掌拍打体表的手法称为拍法。操作时要求手指自然并拢，掌指关节微屈成虚掌，平稳而有节奏地拍打患处。

拍法具有舒筋活血、行气通络的作用，临床上适用于肩背、腰臀及下肢。可治疗风湿痹痛、局部感觉迟钝或肌肉痉挛等症（图 9-21）。

10. 点法 医生用指端或屈指点压体表的手法称为点法，又称点穴法。屈指点又分屈拇指点、屈食指点两种，由于点穴法以指代针，又称指针疗法。

点法具有开通闭塞、活血止痛、调整脏腑功能的作用。临床上常用治疗脘腹疼痛及腰腿痛等病证（图 9-22）。

11. 抖法 医生用双手握住患者的上肢或下肢远端，用力做连续小幅度的上下颤动的手法称抖法。操作时要求颤动幅度要小，频率要快。

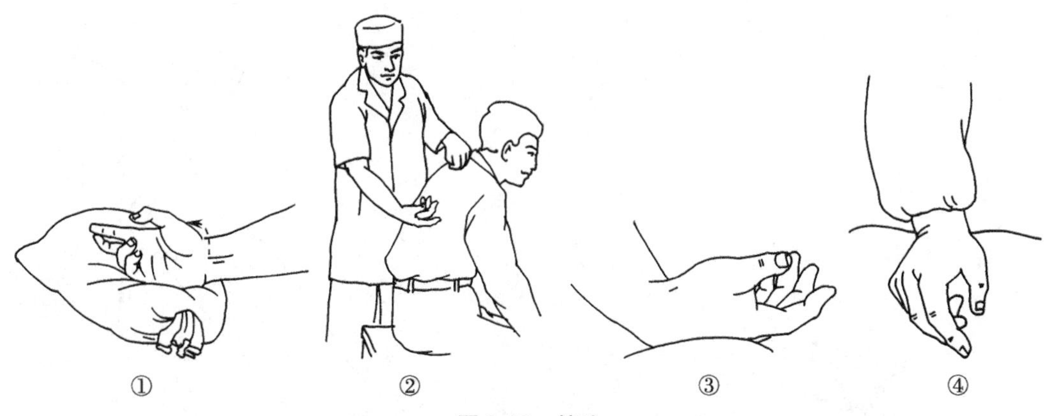

图 9-19 㨰法
①沙袋练习；②人体操作；③侧㨰法；④立㨰法

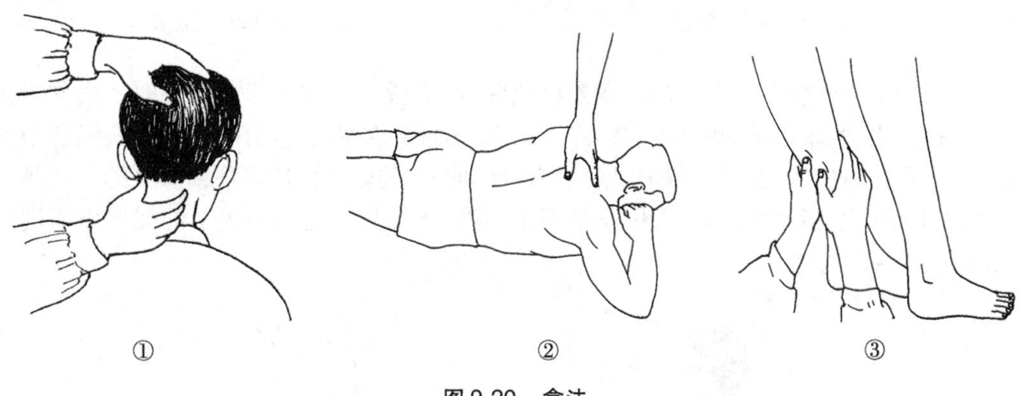

图 9-20 拿法
①拿揉法；②拿捏斜方肌；③拿捏腓肠肌

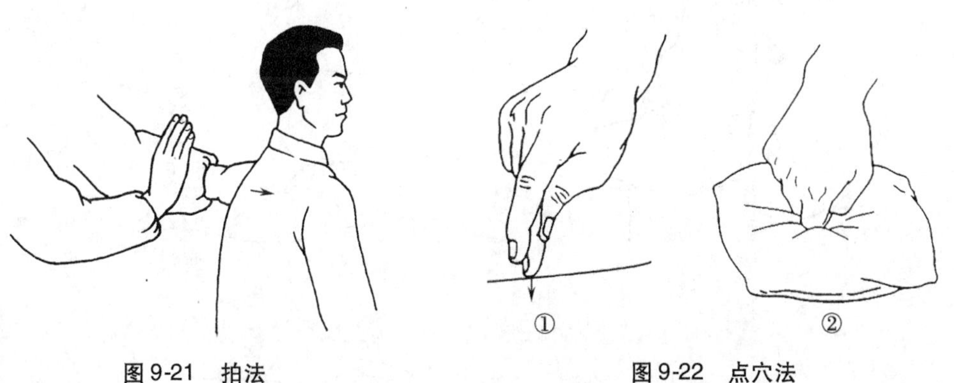

图 9-21 拍法

图 9-22 点穴法
①中指点穴法；②屈指点穴法

抖法具有调和气血、舒筋通络的作用。可用于四肢，以上肢最常用。并与搓法配合使用，称搓抖法（图 9-23）。

12. 搓法 医生用双手掌面夹住一定的部位，相对用力做快速搓揉，同时做上下往返移动的手法称为搓法。操作时要求双手用力要对称，搓动要快，移动要慢。

搓法具有调和气血、舒筋通络、缓解肌肉痉挛的作用，是临床上缓解肌肉疲劳的常用手法之一。最多用于上肢，常与抖法配合使用，并作为推拿的结束手法（图 9-24）。

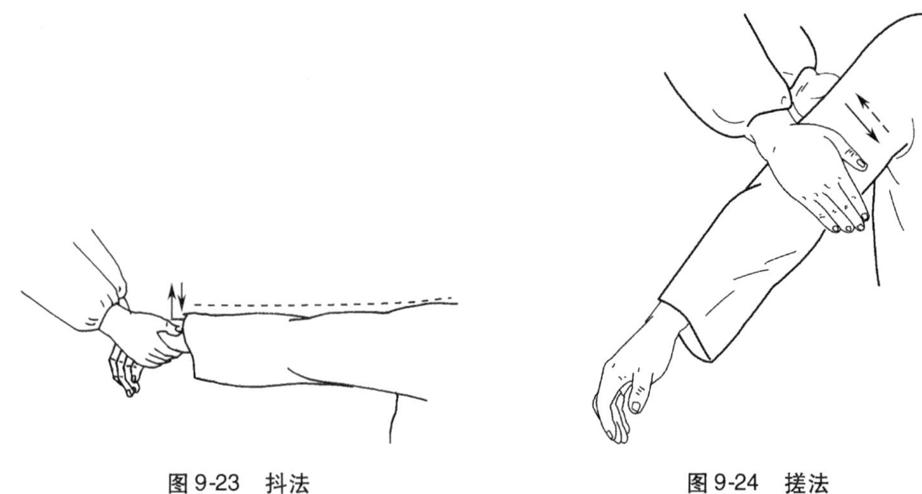

图 9-23 抖法　　图 9-24 搓法

13. 击法　医生用拳背、掌根、掌侧小鱼际、指尖或用桑枝棒叩击体表的手法称为击法。包括拳击法、掌击法、侧击法、指尖击法。操作时要求用力轻巧而有弹性，快慢适中而有节律。拳击时应手握空拳；侧击时应手指自然伸直，腕略背伸用单手或双手的小指侧击打；掌击时应使手指放松，腕伸直用掌根叩击；指尖击法则是运用腕关节的屈伸以指端轻轻击打（图 9-25）。

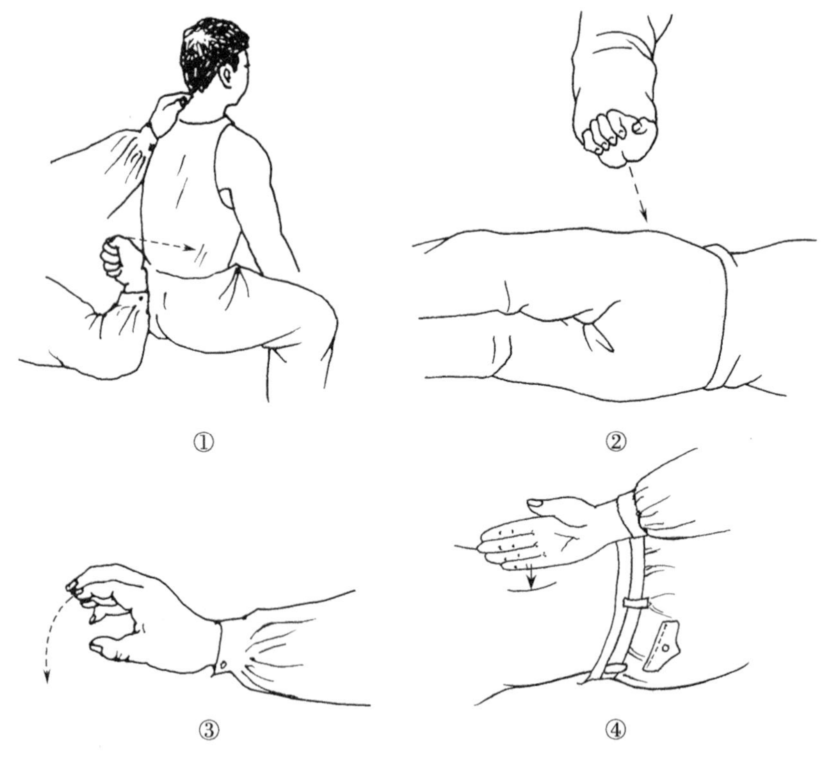

图 9-25 击法
①拳击法；②掌根击法；③指尖击法；④侧击法

击法具有舒筋通络、调和气血、祛风散寒、消除疲劳的作用，临床常用于治疗风湿痹痛、局部感觉迟钝、肌肉痉挛或头痛等症。拳击法常用于腰背部，掌击法常用于腰骶臀部及四肢部，侧击法用于腰背及四肢部，指尖击法用于头面、胸腹部。

14. 扳法　医生用双手用力将肢体做相反方向扳动的手法称为扳法。包括颈部扳法、胸背部扳法、腰部三扳法。

（1）颈部扳法：医生用一手托住下颌，另一手扶住头枕部，两手向上用力托起，做颈部缓慢的环旋摇晃后，向一侧旋至最大限度后瞬间用力扳动或一手托下颌，另一手按住偏歪的颈椎棘突做旋转扳动，可听到“咯嗒”的响声（图9-26）。

（2）腰部三扳法：包括腰部后伸扳腿法、腰部后伸扳肩法、侧扳法（图9-27）。

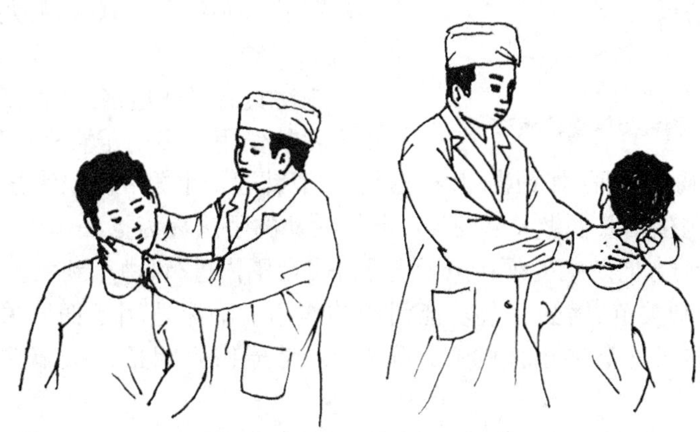

图9-26　颈部扳法

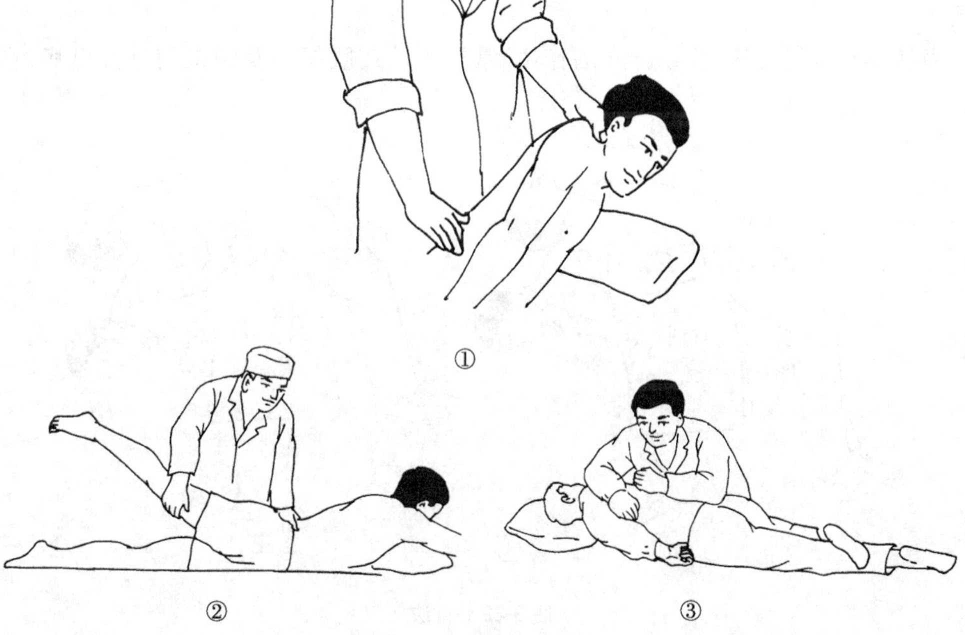

①　②　③

图9-27　腰部三扳法

①腰部后伸扳肩法；②腰部后伸扳腿法；③侧（斜）扳法

(3) 腰椎旋转复位扳法：患者坐在方凳上，腰部放松，两足分开与肩同宽，以向右侧旋转为例，一助手面对患者站立，用两腿夹住患者左股，双手按住其左股根部，以固定患者。医生坐在患者右后侧，右手自患者右腋下穿过，绕至颈后，以手掌扣住其颈项，左手拇指向左顶住偏歪的棘突，然后先使患者腰椎慢慢前屈至一特定角度时，右手用力将腰椎向右侧屈并旋转，左手拇指同时用力向左前方推顶棘突，常可听到“咔嗒”声和拇指下有棘突跳动感，提示复位成功(图9-28)。

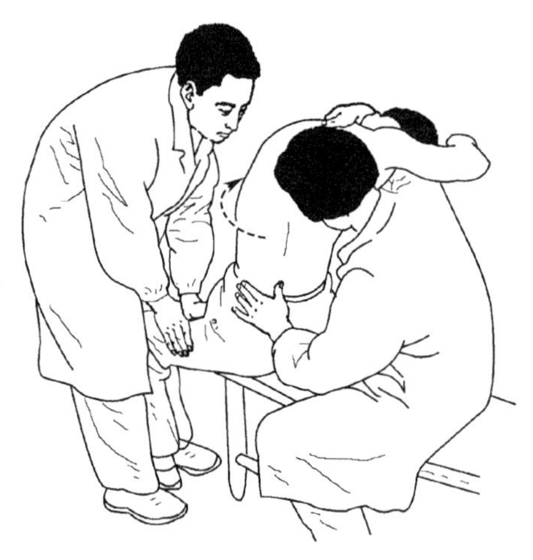
图9-28 腰椎旋转复位扳法

扳法具有舒筋通络、滑利关节、纠正解剖位置失常的作用。多用于脊柱四肢关节，特别是关节旋转功能障碍的病证，如颈椎、腰椎僵硬，关节粘连及小关节滑脱错缝等。

15. 摇法 医生用双手做关节的被动环转活动的手法称为摇法。操作时要求动作缓和，用力要稳，摇动方向及幅度须在患者生理许可范围内进行，由小到大。

摇法具有滑利关节、增强关节功能活动的作用。临床适用于四肢关节及颈、腰椎，是治疗颈椎病、腰椎间盘突出症的有效手法，也是损伤后期帮助关节功能恢复的有效手法。

16. 背法 医生和患者背靠背站立，用两肘套住患者肘弯部，然后弯腰屈膝挺臀，将患者反背起，使其双足离地，以牵引患者腰及脊柱，最后再做快速伸膝挺臀动作，并以臀用力颤动或摇动患者腰部。操作时要求臀部的颤动与两下肢的屈伸动作协调一致。

背法具有滑利关节、通经止痛的作用，常用于治疗腰扭伤及腰椎间盘突出症(图9-29)。

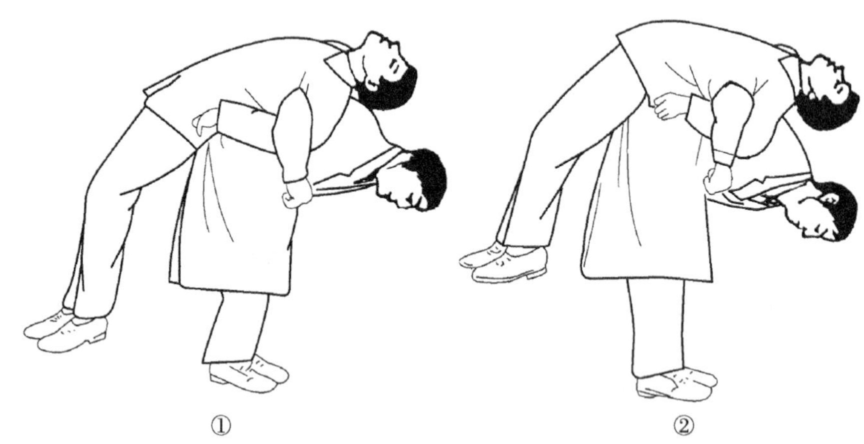

图9-29 背法
①弯腰屈膝挺臀；②伸膝臀部颤动

学习小结

1. 学习内容

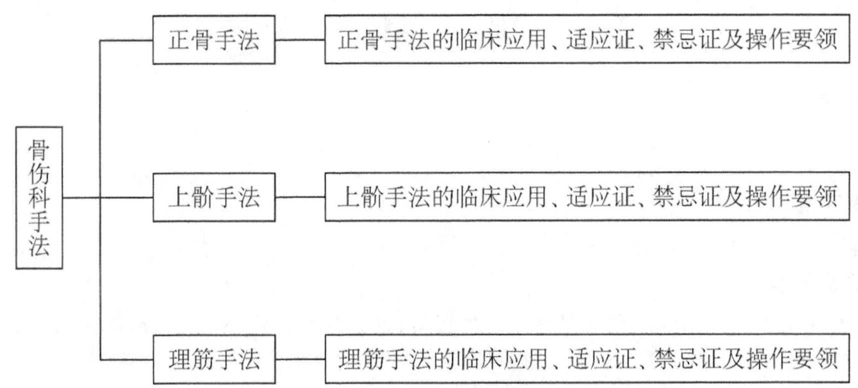

2. 学习方法　骨伤科手法主要是用于骨伤疾病的治疗，在学习时要掌握各类手法基本要求、操作要领、适应证、禁忌证及临床应用，先同学相互之间练习，熟练掌握后在老师的指导下逐渐应用到临床治疗中。

如"手摸心会"练习：首先要认真复习解剖知识，对骨与关节的形态结构等要了解，随后在自己或同学身上进行触摸练习。做到对骨与关节各个解剖标志之高凸、凹陷心中有数，之后才可用于患者身上体验。

对于理筋手法的练习：可备24cm长、12cm宽的布袋一只，袋内装适量沙或小米。主要是练习手法的灵活性，使之熟练。练习时用力要均匀，不能用死劲按住沙袋，要求重而不滞，轻而不浮，刚中有柔，柔中有刚。同时思想要集中，呼吸要均匀。开始时沙袋可系紧，较熟练后宜放宽，使指法、手法渐趋柔软。待手法能达到持久、均匀、有力、柔和的要求时，则可与同学相互进行人体练习。最后才能真正进入临床在患者身上实践。

（林彩霞）

复习思考题

1. 试比较骨伤科各类手法的异同。
2. 试述古代医家对手法的认识。
3. 试述正骨手法的临床应用。

第十章　固　　定

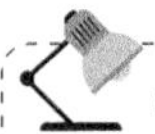

学习目的

通过对骨伤科的常用固定方法学习，为骨伤专业各门临床学科的学习打下扎实基础。

学习要点

夹板固定和石膏固定在骨伤科治疗中的应用，包括其适应证、禁忌证、操作及注意事项。

为了维持损伤整复后的良好位置，防止骨折、脱位再移位，保证损伤组织正常愈合，在复位后必须予以固定。固定是治疗损伤的一项重要措施。常用的固定方法有外固定与内固定两大类。外固定有夹板、石膏、绷带、骨外固定器械、支具等；内固定有接骨板、螺丝钉、髓内钉、钢丝等。良好的固定方法应具有以下标准：

1. 能起到良好的固定作用，对被固定肢体周围的软组织无损伤，保持损伤处正常血运，不影响正常的愈合。

2. 能有效地固定骨折，消除不利于骨折愈合的旋转、剪切和成角外力，使骨折端相对稳定，为骨折愈合创造有利的条件。

3. 对伤肢关节约束小，有利于早期功能活动。

4. 对骨折整复后的残留移位有矫正作用。

第一节　外　固　定

外固定是指损伤后用于体外的一种固定方法。目前常用的外固定方法有：夹板固定、石膏固定、骨外固定器械固定及支具固定等。

一、夹 板 固 定

骨折复位后选用不同的材料，如柳木板、竹片、杉树皮、纸板等，根据肢体的形态加以塑形，制成适用于各部位的夹板，并用系带扎缚，以固定垫配合保持复位后的位置，这种固定方法称为夹板固定。夹板固定是从肢体功能出发，通过扎带对夹板的约束力，固定垫对骨折端防止或矫正成角畸形和侧方移位的效应力，并充分利用肢体肌肉收缩活动时所产生的内在动力，克服移位因素，使骨折断端复位后保持稳定。

（一）夹板固定的作用机制

1. 扎带、夹板、固定垫的外部作用力　扎带的约束力是局部外固定力的来源，这种作用力通过夹板、固定垫和软组织传导到骨折段或骨折端，以对抗骨折发生再移位。如三垫固定的挤压杠杆力可防止骨折发生成角移位，二垫固定的挤压力可防止骨折发生侧方移位。总之，用扎带、夹板、固定垫可防止骨折发生侧方、成角移位，合并持续骨牵引能防止骨折端发生重叠移位。

2. 肌肉收缩的内在动力 骨折经整复后，夹板只固定骨折的局部和一个关节，一般不超上下关节，这样既有利于关节屈伸及早期进行功能活动，又不妨碍肌肉纵向收缩活动，使两骨折端产生纵向挤压力，加强骨折端紧密接触，增加稳定性。另一方面，由于肌肉收缩时体积膨大，肢体的周径随之增大，肢体的膨胀力可对固定垫、夹板产生一定的挤压作用力。与此同时，骨折端亦承受了由夹板、固定垫产生的同样大小的反作用力，从而也加强了骨折断端的稳定性，并起到了矫正骨折端残余移位的作用。当肌肉舒展放松时，肢体周径恢复原状，夹板也恢复到原来的松紧度。因此，按照骨折不同类型和移位情况，在相应的位置放置恰当的固定垫，并保持扎带适当的松紧度，可把肌肉收缩的不利因素转化为对骨折愈合的有利因素。但肌肉收缩活动必须在医护人员的指导下进行，否则可引起骨折再移位。

3. 伤肢置于与移位倾向相反的位置 肢体骨折后的移位可由暴力作用的方向、肌肉牵拉和远端肢体的重力等因素引起。即使骨折复位后，这种移位倾向仍然存在。因此应将肢体置于与损伤机制相反方向的位置，以防止复位后骨折端的再移位。

（二）夹板固定的适应证和禁忌证

1. 适应证 ①不全骨折和稳定性骨折。②四肢闭合性管状骨骨折。股骨干骨折因肌肉发达，收缩力大，须配合持续骨牵引。③四肢开放性骨折，创面小或经处理伤口闭合者。④陈旧性四肢骨折可运用手法整复者。

2. 禁忌证 ①较严重的开放性骨折。②难以整复的关节内骨折。③难以固定的骨折。④严重肿胀或伴有张力性水疱者。⑤伤肢远端脉搏微弱，末梢血液循环较差，或伴有动脉、静脉损伤者。

知识链接

夹板局部外固定是中国传统医学治疗骨折的特色，小夹板治疗骨折最早见于汉代《中藏经》的记载："大段折伤者，上更以竹片夹之。"晋代葛洪著《肘后救卒方》指出："以竹片夹裹之，令遍病上，急缚勿令转动。"从而奠定了治疗骨折应用夹板外固定疗法的基础。到了唐代，蔺道人的《仙授理伤续断秘方》从夹板制作、应用、夹缚、功能锻炼、解除夹板时间等方面做了详细的阐述，特别指出整复和固定是治疗骨折所不可缺少的方法。宋朝的《太平圣惠方》、《圣济总录》都有关于小夹板的记载，其材料多样化，如竹片、杉木、篦子、柳树条枝等。元朝危亦林在小夹板的应用方面，除了使用杉木皮、竹片夹板外，对下肢骨折还应用长木板的副夹板，用软衣垫之或外加砖头靠实；为了加强脊柱骨折的固定效果，提出用杉木板与桑白皮并用的方法，并提出"莫令屈"的主张。到了明朝，小夹板固定疗法迅速发展。王肯堂《证治准绳》记载：用超关节小夹板固定桡骨下端骨折，并明确指出了四肢骨折可用夹板固定，关节内骨折不宜用夹板，可用绢布软包扎固定法。朱橚《普济方》记载："如破伤折骨用正副夹缚定，正夹用杉皮去外重皮、约手指大、排肉上、以药敷杉皮上，药上用副夹、甩竹皮去里黄、疏排夹缚。"清代是小夹板应用的鼎盛时期，吴谦《正骨心法要旨》一书中比较集中地反映了当时骨伤科使用小夹板的状况。书中介绍了"诸如裹帘、杉篱、披肩、腰柱、通木、抱膝器"。夹板材料中有竹帘、竹片、竹篱、树皮（苦楝树皮、桉树皮、杉树皮等）、木板（柳木、橄榄木、榆木、杨木、松木等）。除了固定物外，也注意到用棉絮、白布或麻布以贴身垫好，免致疼痛及皮肤压疮。

新中国成立后，中医小夹板治疗骨折法得到充分发掘。1960 年方先之出席罗马国际医学会议，并在大会上宣读《小夹板治疗前臂骨折》的学术论文，引起国际骨科同道的重视。

因地域和取材不同，目前小夹板主要有南北派之分，南派以杉树皮小夹板为代表，北派以柳木夹板为代表，两者各具特色。

（三）夹板的材料与制作要求

夹板的材料应具备以下性能：

1. 可塑性　制作夹板材料能根据肢体各部的形态塑形，以适应肢体生理弧度的要求。

2. 韧性　具有足够的支持力而不变形，不折断。

3. 弹性　能适应肌肉收缩和舒张时所产生的肢体内部的压力变化，发挥其持续固定复位作用。

4. 能被X线穿透　有利于骨折复位后X线的复查。

常用的夹板材料有：杉树皮、柳木板、竹片、厚纸板、胶合板、金属铝板、塑料板等。木板、竹片应按损伤的部位和类型，锯成长宽适宜的形状，并将四角边缘刨光打圆。需要塑形者，用热水浸泡后再用火烘烤，预弯成各种所需要的形状，内粘毡垫，外套袜套。按大、中、小成套备用（图10-1）。

夹板长度应视骨折的部位不同而异，分不超关节固定和超关节固定两种，前者适用于骨干骨折，夹板的长度等于或接近骨折段肢体的长度，以不妨碍关节活动为度；超关节固定适用于关节内或近关节处骨折，其夹板通常超出关节处2～3cm，以能用扎带捆住为度。夹板固定一般为4～5块，总宽度相当于所需要固定肢体周径的4/5或5/6左右。每块夹

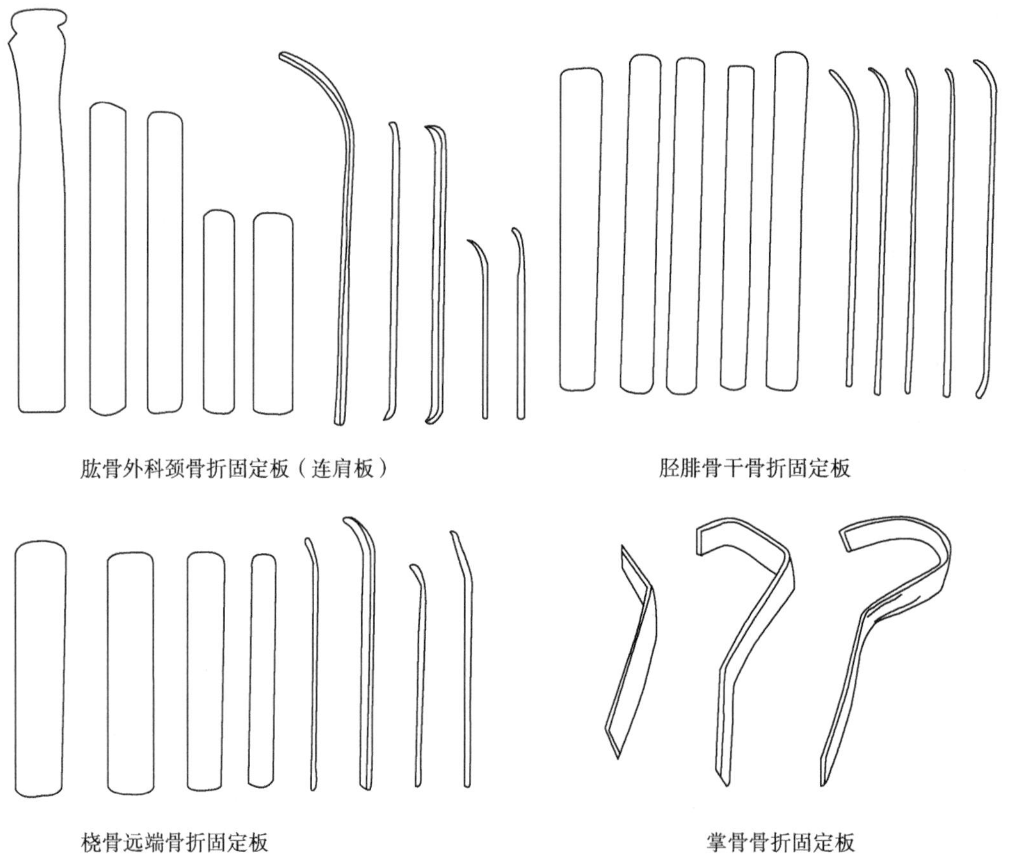

图10-1　塑形配套夹板

板间要有一定的间隙。夹板不宜过厚或过薄，一般来说，竹片为1.5～2.5mm，木板为3～4mm，如夹板增长时，其厚度也应相应增加。纸板以市售工业用纸板为佳，厚度1～2mm，可根据肢体的部位和形态剪裁，两板间距约一指宽，在夹板内面衬以0.5cm厚毡垫或棉花。

（四）固定垫

固定垫又称加压垫，一般安放在夹板与皮肤之间。利用固定垫所产生的压力或杠杆力，作用于骨折部，以维持骨折断端在复位后的良好位置。固定垫必须质地柔软，并具一定的韧性和弹性，能维持一定的形态，有一定的支持力，能吸水，可散热，对皮肤无刺激。可选用毛头纸、棉花、棉毡等材料制作（内放金属纱网等）。固定垫的形态、厚薄、大小应根据骨折的部位、类型、移位情况而定。其形状必须与肢体外形相吻合，以维持压力平衡。固定垫安放的位置必须准确，否则会起相反的作用，使骨折端发生再移位。

1. 固定垫种类　常用的固定垫有以下几种（图10-2）：

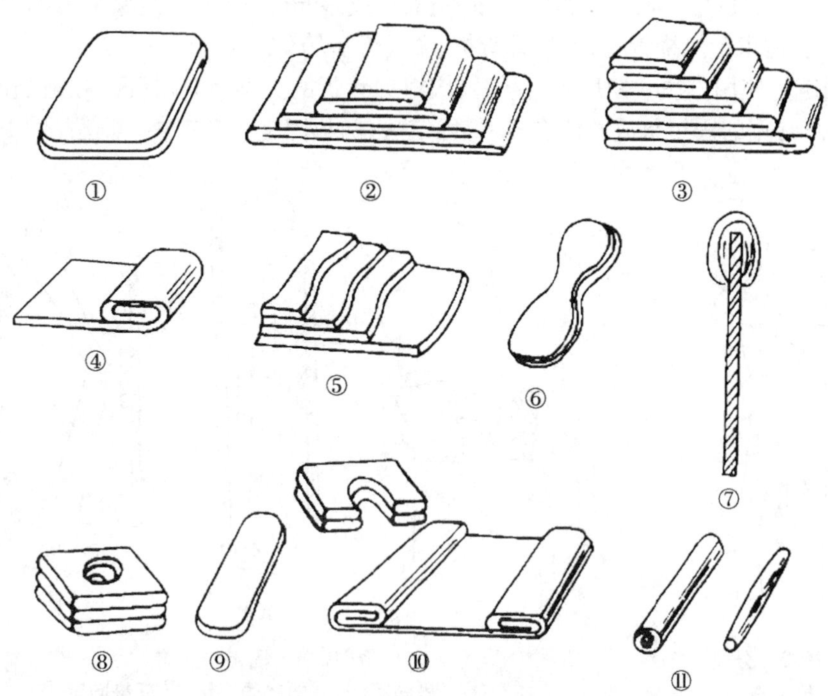

图10-2　常用的几种固定垫

①平垫；②塔形垫；③梯形垫；④高低垫；⑤抱骨垫；⑥葫芦垫；⑦大头垫；⑧空心垫；⑨横垫；⑩合骨垫；⑪分骨垫

（1）平垫：适用于肢体平坦部位，多用于骨干骨折。呈方形或长方形，其宽度可稍宽于该侧夹板，以扩大与肢体的接触面；其长度根据部位而定，一般2～6cm；其厚度根据局部软组织厚薄而定，为1.5～4cm。

（2）塔形垫：适用于肢体关节凹陷处，如肘、踝关节。做成中间厚、两边薄、状如塔形的固定垫。

（3）梯形垫：一边厚，一边薄，形似阶梯状。多用于肢体有斜坡处，如肘后、踝关节等。

（4）高低垫：为一边厚、一边薄的固定垫。用于锁骨骨折或复位后固定不稳的尺桡骨骨折。

（5）抱骨垫：一侧呈半月状，一侧呈方形。适用于髌骨及尺骨鹰嘴骨折。最好用绒毡剪成。

（6）葫芦垫：厚薄一致，两头大、中间小，形如葫芦状。适用于桡骨头骨折或脱位。

（7）大头垫：用棉花或棉毡包扎于夹板的一头，呈蘑菇状。适用于肱骨外科颈骨折。

（8）空心垫：将平垫的中央切割成一圆孔。适用于内外踝等骨隆起部位，防止压迫性溃疡。

（9）横垫：为长条形厚薄一致的固定垫，长6～7cm，宽1.5～2cm，厚约0.3cm。适用于桡骨下端骨折。

（10）合骨垫：呈中间薄或凹陷、两边厚的固定垫，适用于下尺桡关节分离。

（11）分骨垫：用一根铅丝为中心，外用棉花或纱布卷成（不宜过紧），其直径约1cm，长6～8cm。适用于尺桡骨骨折、掌骨骨折、跖骨骨折等（图10-3）。

2. 固定垫使用方法　使用固定垫时，应根据骨折的类型、移位情况，在适当的位置放置固定垫。常用的固定垫放置法有：一垫固定法、两垫固定法及三垫固定法（图10-4）。

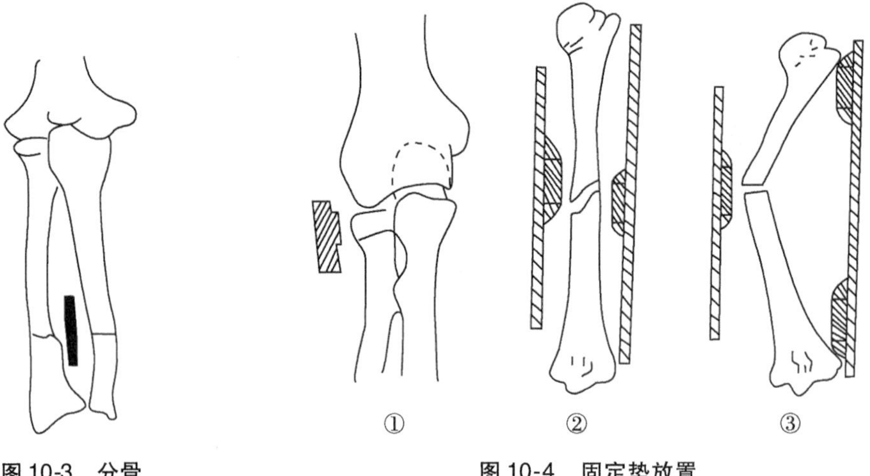

图10-3　分骨垫放置

图10-4　固定垫放置

①一垫固定法；②两垫固定法；③三垫固定法

（1）一垫固定法：主要压迫骨折部位，多用于肱骨内上髁骨折、桡骨头骨折及脱位等。

（2）两垫固定法：用于有侧方移位的骨折。骨折复位后，将两垫分别置于两骨端原有移位的一侧，以骨折线为界，两垫不能超过骨折端，以防止骨折再发生侧方移位。

（3）三垫固定法：用于有成角畸形的骨折。骨折复位后，一垫置于骨折成角突出部位，另两垫分别置于靠近骨干两端的对侧。三垫形成杠杆力，防止骨折再发生成角移位。

（五）扎带

扎带的约束力是夹板外固定力的来源。临床常用宽1.5～2cm的扁平布带，将夹板放置恰当后，依次捆扎中间、远端、近端，缠绕两周后打活结于夹板的前侧或外侧，便于调整扎带的松紧。扎带的松紧度要适宜，以能提起扎带在夹板上下移动1cm左右为度，即扎带的拉力为800g左右。扎带太紧会影响肢体的血液循环，造成压迫性溃疡或肌肉缺血性坏死等不良后果；太松则起不到固定的效果，引起骨折端的移位。

（六）夹板固定的操作步骤

各部位及不同类型骨折，其固定方法亦不一样。现以长骨干骨折局部小夹板固定为例，说明其操作步骤。

根据骨折的部位、类型及患者肢体情况，选择大小、形状合适的夹板，将固定垫、扎带等所需用的固定器材准备齐全。先手法整复，在助手维持牵引下，如需外敷药者将药膏摊平敷好，再将所需的压垫安放于适当的位置，用胶布固定。将棉垫或棉纸包裹于伤处，勿使其有皱褶，将夹板置于外层，排列均匀，夹板间距以1～1.5cm为宜。夹板的两端不能超过棉垫，骨折线最好位于夹板之中央，由助手扶持夹板，术者依次捆扎系带。两端扎带距板端1～1.5cm为宜，防止滑脱。固定完毕后，如需附长板加固者，可置于小夹板的外层，以绷带包缠；如需持续牵引者，按牵引方法处理。

（七）夹板固定后注意事项

1. 抬高患肢，以利肿胀消退。

2. 密切观察伤肢的血运情况，特别是固定后3～4天内更应注意观察肢端皮肤颜色、温度、感觉及肿胀程度。如发现肢端肿胀、疼痛、皮温下降、颜色紫黯或苍白、肢端麻木、伸屈活动障碍并伴剧痛者，应及时处理。切勿误认为是骨折引起的疼痛，否则有发生缺血坏死，造成严重并发症的危险。

3. 注意询问骨骼突出处有无灼痛感，如患者持续疼痛，则应解除夹板进行检查，以防止发生压迫性溃疡。

4. 1～2周内要经常检查并调整扎带的松紧度。一般在4日内，因复位而引起继发性损伤，局部损伤性炎症反应，夹板固定后静脉回流受阻，组织间隙内压有上升的趋势，可适当放松扎带。待组织间隙内压下降，血循环改善，扎带松弛时应及时调整扎带的松紧度，确保上下1cm的正常移动度。

5. 定期进行X线检查，了解骨折是否发生再移位，特别是在1周以内要经常检查，如有移位应及时处理。

6. 指导患者进行合理的功能锻炼，并将固定后的注意事项及练功方法向患者及家属进行宣教和指导，取得患者的合作，医患合作才能取得最终的良好疗效。

（八）拆除夹板固定的时间

夹板固定时间的长短，应根据骨折临床愈合的具体情况而定。达到骨折临床愈合标准，即可解除夹板固定。一般成人需4～6周，儿童2～3周。

二、石膏固定

医用石膏的成分为无水硫酸钙，是由天然结晶石膏（$CaSO_4 \cdot 2H_2O$）煅制而成。将天然石膏捣碎，碾成细末，加热至100～200℃，使其失去水分，变成白色粉状，即为无水硫酸钙（熟石膏）。使用时石膏粉吸水后又变成结晶石膏而凝固。凝固的时间随温度和石膏的纯度而异，在40～42℃温水中，10～20分钟即凝固。水温越高、环境气温越高，石膏凝固越快，反之则越慢。临床上通过调节水温来控制石膏凝固的时间。石膏中加少许盐可缩短凝固时间。石膏凝固后体积膨胀 1/500，故使用石膏管形不宜过紧。石膏干燥一般需要 24 ~48 小时。

（一）石膏固定的分类

石膏固定按包裹的范围可分为石膏托（图 10-5）、石膏夹板（图 10-6）、石膏管形（图 10-7）等，按固定部位可分为上肢石膏、前臂石膏、上肢肩人字形石膏（图 10-8）、下肢短腿石膏、下肢长腿石膏、下肢髋人字形石膏（图 10-9）、石膏背心（图 10-10）、头颈胸石膏（图 10-11）等。

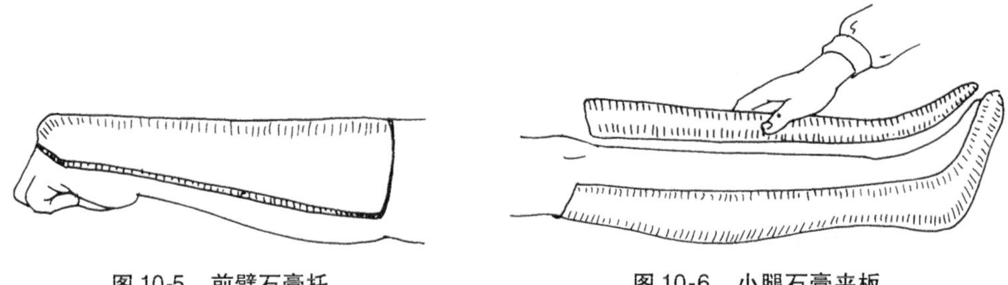

图 10-5 前臂石膏托　　图 10-6 小腿石膏夹板

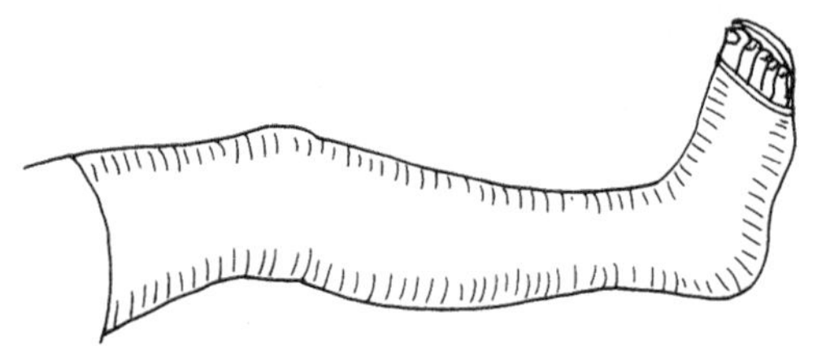

图 10-7 下肢石膏管形

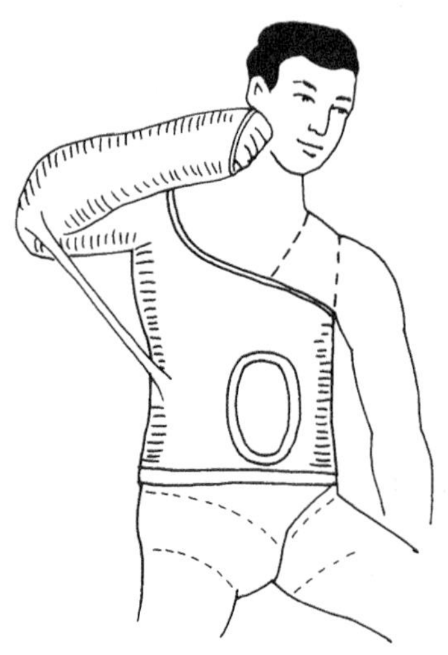

图 10-8 上肢肩人字石膏

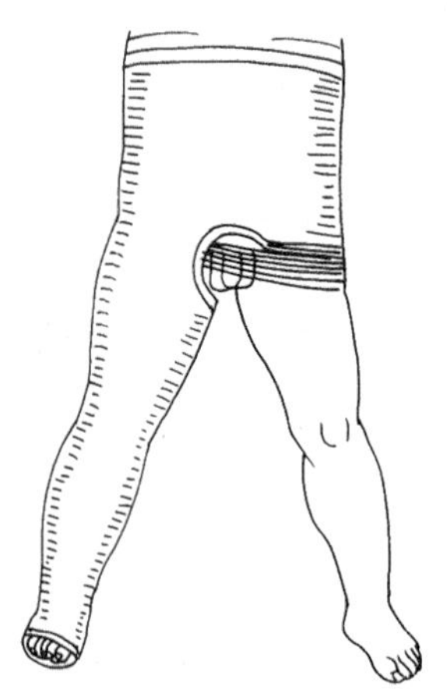

图 10-9 下肢髋人字石膏

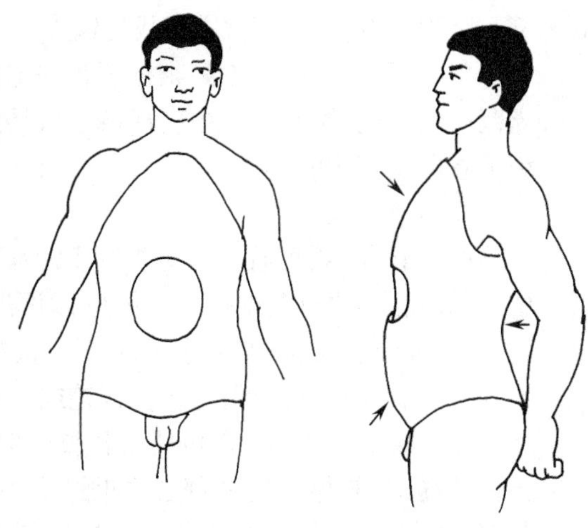

图 10-10 石膏背心

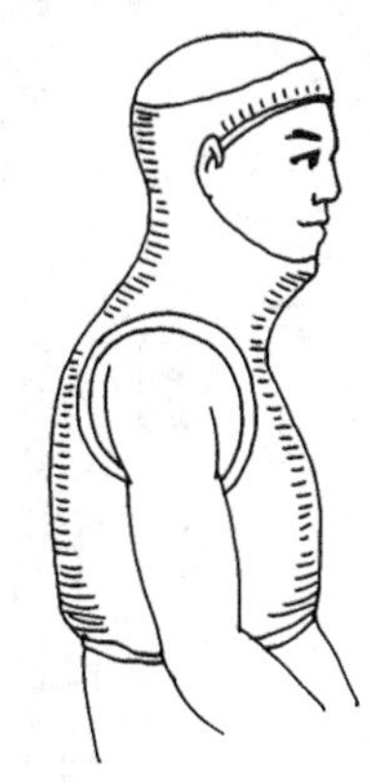

图 10-11 头颈胸石膏

（二）石膏绷带的用法

临床上使用的石膏，多已制成现成的石膏绷带卷。使用时将石膏绷带卷平放在 30～40℃温水桶内，待气泡出净后取出（图 10-12），以手握其两端，挤去多余水分（图 10-13），即可使用。石膏在水中不可浸泡过久，或从水中取出后放置时间过长。因耽搁时间过长，石膏很快硬固，如勉强使用，各层石膏绷带将不能互相凝固成为一个整体，从而影响固定效果。

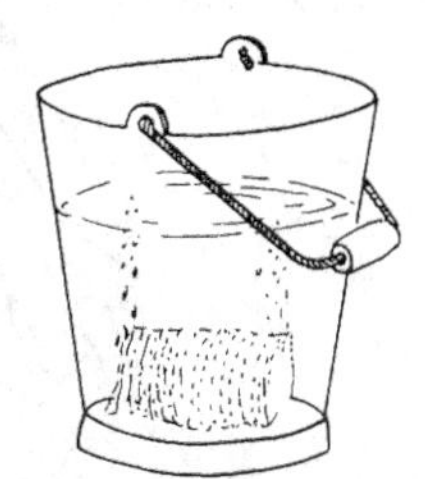

图 10-12 石膏卷浸泡

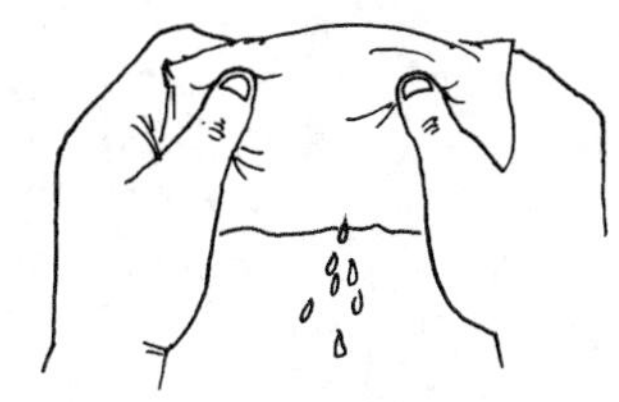

图 10-13 石膏卷挤水

（三）石膏绷带内的衬垫

为了保护骨隆突部的皮肤和其他软组织不受压，包扎石膏前必须先放好衬垫。常用的衬垫有棉纸、棉垫、棉花等。根据衬垫的多少，可分为有衬垫石膏和无衬垫石膏。有衬垫石膏衬垫较多，即将整个肢体先用棉花或棉纸自上而下全部包好，然后外面包石膏绷带。有衬垫石膏，患者较为舒适，但固定效果略差，多在手术后做固定用。无衬垫石膏，也需在骨突处放置衬垫（图 10-14），其他部位不放。无衬垫石膏固定效果较好，石膏绷带直接与皮肤接触，十分服帖确实，但骨折后因肢体肿胀，容易影响血液循环或压伤皮肤。

（四）石膏绷带操作步骤

1. 包扎前准备

（1）人员安排：小型石膏 1～2 人即可，大型石膏，如髋人字石膏，需 3 人以上。

（2）患者准备：向患者言明石膏固定的注意事项，清洗伤肢。有伤口者先换药，胸腹

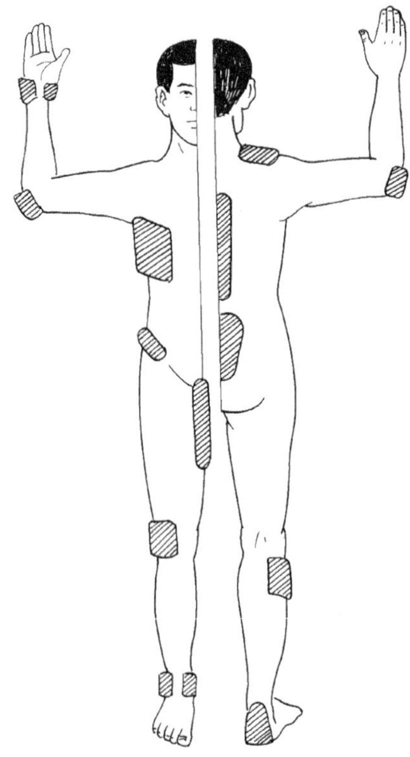

图 10-14 需放置衬垫的位置

部石膏固定者,患者不宜空腹或过饱。

(3) 石膏及工具准备:根据石膏固定的大小与范围的不同,需要准备相应规格与数量的石膏绷带卷以及相应的工具。

2. 操作步骤

(1) 体位:将患肢置于功能位或特殊要求体位。如患者无法持久维持这一体位,则需有相应的器具,如牵引架、石膏床等,或有专人扶持。

(2) 保护骨隆突部位:放上棉花或棉纸。

(3) 制作石膏条:在包扎石膏绷带时,先做石膏条,放在肢体一定的部位,加强石膏绷带某些部分的强度。其方法是在石膏桌上,按所需要的长度和宽度,折叠 10 ~ 15 层(图 10-15),每层石膏绷带间必须抹平,切勿形成皱褶。也可不用石膏条,在包扎过程中,可在石膏容易折断处或需加强部,按肢体的纵轴方向,往返折叠数层,以加强石膏的坚固性。

(4) 石膏托的应用:将石膏托置于需要固定的部位,为避免关节部位石膏皱褶,可将其横向剪开一半或 1/3,呈重叠状,然后迅速用手掌将石膏托抹平,使其紧贴皮肤。对单纯石膏托固定者,按体形加以塑形。此时,内层先用石膏绷带包扎,外层则用纱布绷带包扎。包扎时一般先在肢体近端缠绕两层,然后再一圈压一圈地依序达肢体的远端(图 10-16)。关节弯曲部注意勿包扎过紧,必要时应横向将绷带剪开适当宽度,以防边缘处的条索状绷带造成压迫。对需双石膏托固定者,依前法再做一石膏托,置于前者相对的部位,然后用纱布绷带缠绕二者之外。

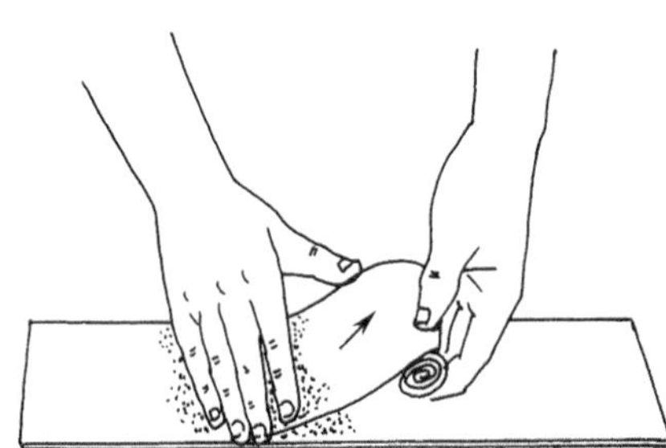

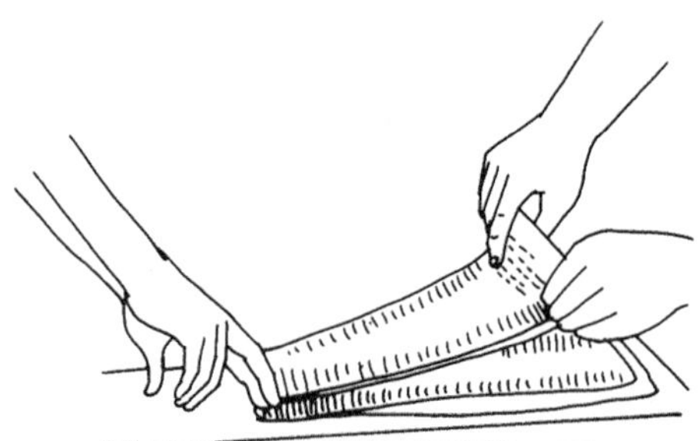

图 10-15 制作石膏条

(5) 包扎石膏的基本方法:环绕包扎时,一般由肢体的近端向远端缠绕,且以滚动方式进行,切不可拉紧绷带(图 10-17),以免造成肢体血液循环障碍。在缠绕的过程中,必须保持石膏绷带的平整,切勿形成皱褶,尤其在第一、二层更应注意。由于肢体的上下粗细不等,当需向上或向下移动绷带时,要提起绷带的松弛部并向肢体的后方折叠(图 10-

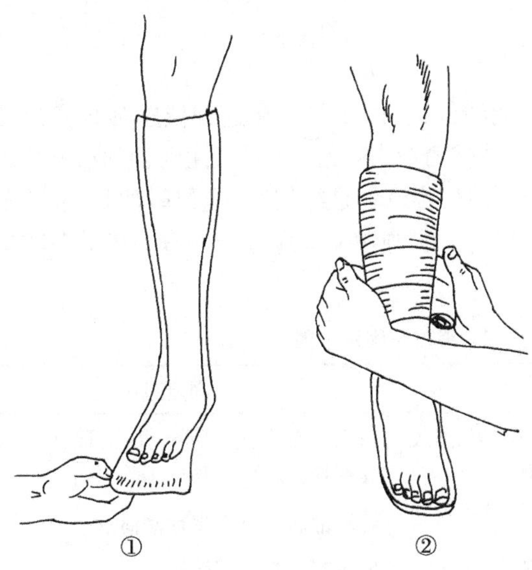

图 10-16　小腿石膏托固定
①小腿后铺石膏托;②绷带外包扎

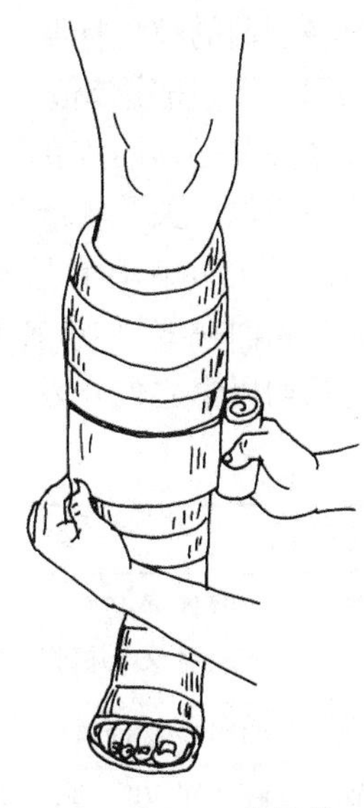

图 10-17　石膏绷带环向缠绕

18),不可翻转绷带。操作要迅速、敏捷、准确,两手互相配合,即一手缠绕石膏绷带,另一手朝相反方向抹平(图 10-19),使每层石膏紧密贴合,勿留空隙。石膏的上下边缘及关节部要适当加厚,以增强其固定作用。整个石膏的厚度,以不致折裂为原则。上肢一般10～12 层左右,下肢一般 12～15 层左右。最后将石膏绷带表面抹光,并按肢体的外形或骨折复位的要求加以塑形。因石膏易于凝固,必须在凝固成形前数分钟内完成,否则不仅达不到治疗目的,反而易使石膏损坏。对超过固定范围部分和影响关节活动的部分(不需固定关节),应加以修削。边缘处如石膏嵌压过紧,可将内层石膏托起,并适当切开。对髋人字石膏、蛙式石膏,应在会阴部留有较大空隙。最后在石膏显著位置标记诊断及日期。有创

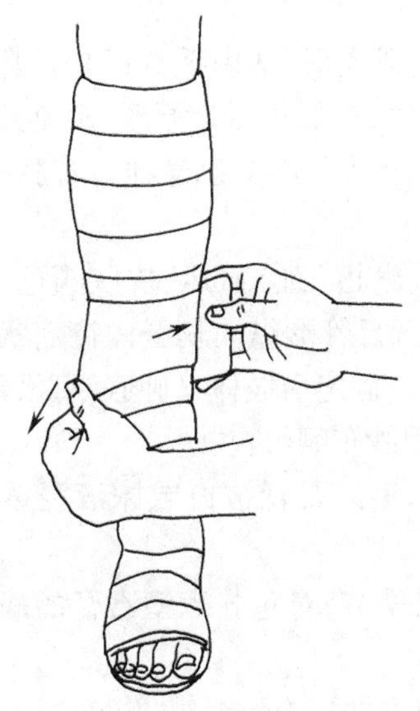

图 10-18　石膏绷带松弛部向后折叠

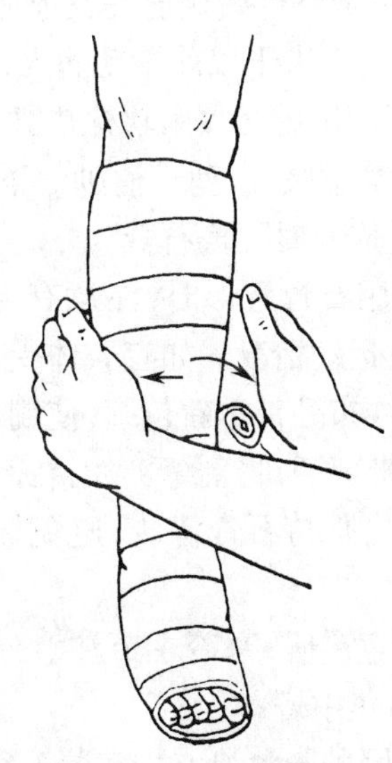

图 10-19　边包扎边用手抹平

面者应将创面的位置标明，以备开窗。

（五）石膏固定体位

肢体关节必须固定在能发挥最大功能的位置（即使关节在这种位置强直），此位置称为关节功能位。关节功能位是相对的，在选择时应考虑患者年龄、性别、职业，该关节的主要功能以及关节活动情况等。以髋关节为例，若患者是缝纫工，坐位时间长，髋关节功能位就要多屈曲一些；如患者职业以站立体位为主，则髋关节应适当伸直。各关节功能位及固定范围均以中立位0°法计（表10-1）。

表10-1 关节功能位及固定范围

关节	功能位置	固定范围
肩关节	上臂外展45°～60°，前屈30°，外旋15°，肘关节屈肘90°，拇指尖对准鼻尖为准	肩人字石膏，包括胸、肩、上臂、肘及前臂。女性托起乳房防受压
肘关节	屈曲90°，前臂中立位	自腋部起下至手掌远侧横纹
腕关节	腕背屈20°～30°，手半握拳，拇指对掌位	肘下至手掌远侧横纹
手指关节	掌指关节屈曲60°，指间关节屈30°～45°	前臂至手指
髋关节	屈曲15°～20°，外展10°～15°，外旋5°～10°	从乳头至足趾，必要时包括对侧髋关节，下至膝关节上缘
膝关节	屈膝10°～15°，小儿全伸	股根部至足趾
踝关节	中立位，无内外翻	小腿至足趾
脊柱	尽量按正常生理弧度。两髋稍屈，并适当外展，膝关节稍屈曲	T_4 以上包括头颈部，L_4 以下包括两侧股

（六）石膏固定后注意事项

1. 石膏固定完成后，要维持恰当体位直至完全干固，以防断裂。为加快石膏的干固，可用电吹风或红外线照射等其他办法烘干。

2. 在石膏未干以前搬动病人，注意勿使石膏折断或变形，常用手掌托起石膏，忌用手指捏压，回病房后必须用软枕垫好。翻身或改变体位时，应保护石膏原形，避免折裂变形。

3. 抬高患肢，以利于消肿。下肢可用软垫垫高，上肢可用支架悬挂。若肿胀消退后石膏松动，应及时更换石膏。

4. 使用石膏管形时，注意有无受压症状，随时观察指（趾）血运、皮肤颜色、皮温、肿胀、感觉及运动情况。如有肢体受压表现，应立即将石膏管形纵向切开。待症状改善后，用浸湿的纱布绷带重新包缠，使绷带与石膏粘在一起。固定后肢体又肿胀，可沿剖开缝隙将纱布绷带剪开，将剖缝扩大，在剖缝中填塞棉花并用纱布绷带包扎。

5. 注意保持石膏清洁，避免被尿、大便等浸湿污染。石膏被血或脓液浸透，应及时处理。

6. 注意冷暖，寒冷季节注意外露肢体保温；炎热季节，对包扎大型石膏的病人，要注意通风，防止中暑。

7. 如因肿胀消退或肌肉萎缩致使石膏松动者，应立即更换石膏。

8. 石膏固定期间应指导患者及时进行未固定关节的功能锻炼。

9. 定期进行X线摄片检查,观察石膏固定的效果。

(七)石膏的开窗、剖开、楔形切开和拆除

切开石膏的工具有石膏剪、石膏刀、石膏锯、撑开器、电锯等(图10-20)。

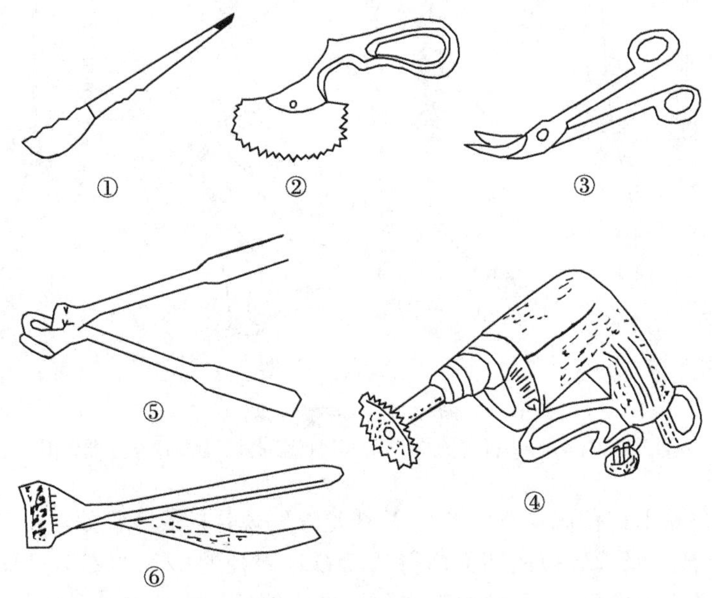

图10-20 拆石膏工具

①石膏刀;②石膏锯;③短石膏剪;④拆石膏电锯;⑤长柄石膏剪;⑥石膏撑开器

1. 开窗 有以下情况者需行石膏开窗。

(1) 术后需要切口换药和缝线拆除者。

(2) 石膏固定后,局部尤其是骨隆突处有持续性疼痛不能缓解者。

需要对石膏开窗者,即在石膏固定完毕后(未干固前)按创面大小、部位,在石膏上做一矩形全层切开,待石膏稍干固后,将石膏块取出,换药后放归原处,外面再用纱布绑带包扎。如果石膏干固后需要开窗者,可按照预先画好的标志用石膏锯全层切开,直至衬垫为止,将石膏块取出,进行处理。完毕后须用棉花塞入石膏窗内,将石膏块安放原位,并用纱布绑带包扎,以免由于该处压力降低致使组织膨出,而在创缘部造成压迫性溃疡。

2. 石膏剖开 用于以下两种情况(图10-21)。

(1) 针对性石膏剖开:急性损伤的肢体,估计在石膏固定过程中(特别是早期),肿胀可能继续加重,甚至造成血循障碍者。石膏管形固定后,选择不影响骨折对位且石膏较薄处,将石膏全层剖开。但必须注意不要损坏石膏管形,在剖开裂隙处填入棉纸,外用绑带包扎。

(2) 急诊石膏剖开:如果在石膏管形固定过程中发现肢体末端有明显肿胀、发绀、疼痛等血循障碍者,应立即在石膏管形的侧方做纵形全层剖开,并用撑开器扩大石膏缝隙,抬高患肢,密切观察血液循环情况。如果上述症状消失,再用纱布绑带包扎或更换石膏。

3. 楔形切开 即在石膏管形一定部位做周径60%~80%环形切开,用于矫正成角畸形。

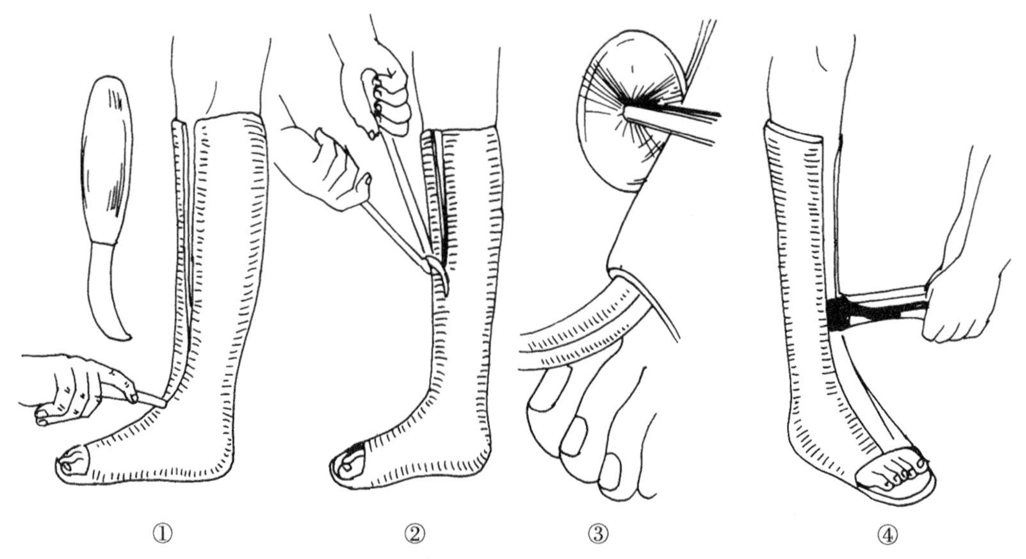

图 10-21 石膏剖开
①石膏刀剖开;②石膏剪剖开;③石膏锯剖开;④石膏撑开器撑开

若骨折成角畸形或行截骨矫形术后,X 线复查发现骨折或截骨处对位尚好,但尚有成角畸形者,可在成角畸形部位的凹面横行切断石膏周径的 2/3,以石膏凸面为支点,将肢体的远侧段向凸面方向反折,即可纠正成角畸形。然后用大小合适的木块填塞石膏之裂隙中,再以石膏绷带缠绕固定,防止木块脱落和石膏断裂(图 10-22)。

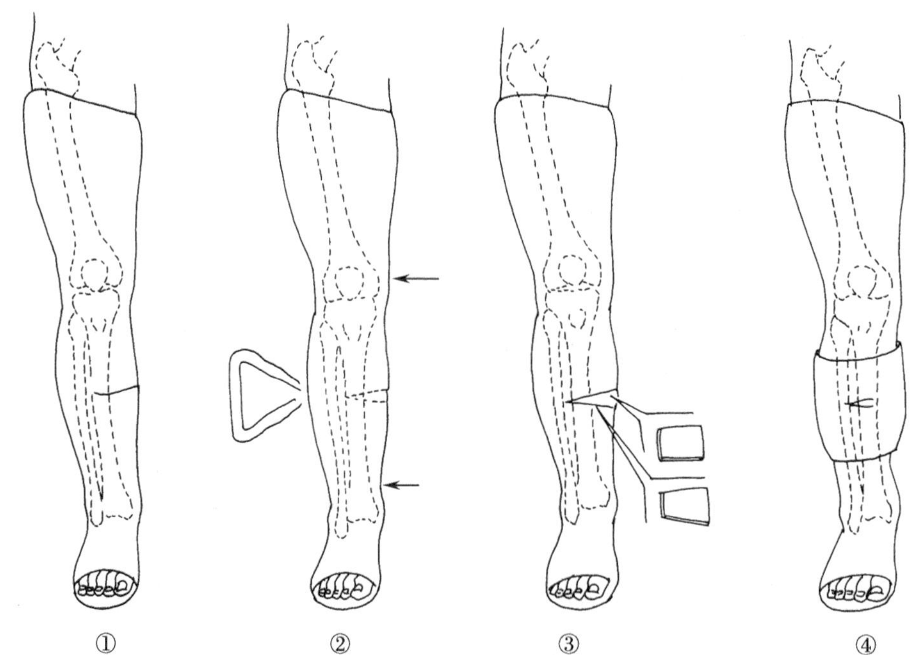

图 10-22 石膏楔形切开
①次环状切开;②矫正成角畸形;③切开处木块撑开;④底部及周围垫以棉花,外包以石膏

4. 拆除石膏 骨折断端经X线复查有足够骨痂形成,或因固定过紧,发生血循环障碍时,需拆除石膏。

三、骨外固定器械固定

现代骨外固定的概念是指依据应力刺激组织再生与重建理论,在微创原则下,应用体外固定调节装置经皮骨穿针与骨构成的复合系统,治疗骨折、矫正骨与关节畸形和肢体组织延长的技术。用于骨外固定技术的机械装置称为骨外固定器械。

(一)骨外固定器械的类型(图10-23)

1. 单边架 在骨折的一侧上下端各穿一组固定针,穿过两层骨皮质,但不穿越对侧的软组织。

2. 双边架 固定针穿过两侧软组织,外露的固定针通过连接杆加以固定。

3. 三角形架 将穿针设在两个或多个平面上,以增加其稳定性。

4. 四边形架 特点是肢体两侧各有两根伸缩滑动的连接杆,每侧两杆之间也有连接结构。这种外固定器的稳定性最佳,但体积较大,灵活性也最差。

5. 半环形架 外固定器呈半环形,安装在肢体一侧,可多向穿针,既能牢稳固定,又兼有复位的作用。

6. 环形架 外固定器呈环形,把肢体完全环绕,可多方向穿针,但不如半环架简便。

7. 梯形架 外固定器呈梯形,用于骨盆骨折。

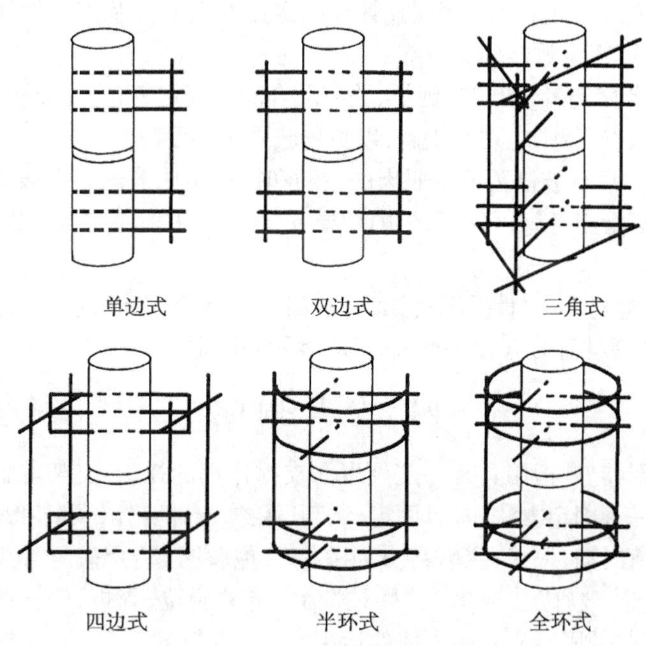

图10-23 骨外固定器械的类型

(二)骨外固定器械的适应证

1. 软组织损伤、肿胀明显的四肢长管状骨开放性骨折。

2. 骨折同时需行交腿皮瓣、肌皮瓣、带血管蒂皮瓣等修复性手术。

3. 骨折需要牵引固定,保持肢体长度。

4. 多发骨折,经骨外固定器械固定保护肢体,便于运送、搬动,观察伤口。

5. 骨折伴有主要血管、神经损伤,在探查血管、神经的同时可行外固定器械固定。

6. 感染性骨折、骨不连,病灶区外穿针固定有助于控制感染,促进骨折愈合。

7. 烧伤合并骨折,用于固定骨折,便于创面处理,将伤肢架空还可以防止植皮区受压。

8. 骨盆骨折与脱位,可用外固定器械早期复位固定,控制出血,减轻疼痛。

9. 断肢再植术,可快速、牢固地固定骨折,有利于神经、血管的吻合。

10. 肢体延长术,或肘、膝、踝关节加压融合术。

(三) 骨外固定器械的优点

1. 能为骨折提供牢固的固定而无需广泛切开软组织。

2. 便于处理创面而不影响骨折复位固定。

3. 允许早期功能锻炼。

4. 骨折断端不存留异物,有利于感染的控制、伤口和骨折的愈合。

5. 易于拆卸,避免二次手术切开。

6. 操作简单,能随时调整固定。

(四) 注意事项

1. 保持针孔的清洁,术后第二天即应更换敷料,每天 1 次用 75% 乙醇滴于针眼处。根据病情适当应用抗生素,防止针道感染。

2. 术后每天观察固定针有无松动,骨外固定器有无移位及固定锁钮是否松动,如有松动及时拧紧,保证固定效能确实可靠。

3. 需多次调节固定者,如肢体延长、关节融合加压固定等,应注意保持固定针与皮肤界面处于无张力状态,否则应切开松解,以免皮肤受压坏死。

4. 鼓励患者术后行肢体关节及肌肉的主动和被动功能锻炼。下肢骨折者,如全身情况允许且骨折固定稳定可靠,可在医生的指导下,于术后 1 周左右扶双拐下地练习不负重或部分负重行走。

5. 定期 X 线检查,了解骨折端有无移位,如发生移位,随时调节外固定器予以矫正。当 X 线片显示骨折线模糊、有骨痂形成时,应拆除外固定器。

四、支具固定

支具又称矫形器,是指用具有一定硬度和支撑作用的托板、支架等器具,固定人体躯干或四肢外面的一种固定方法,具有固定、制动、保护、支撑身体,预防和矫正畸形等作用。

我国早在明清时期,朱橚在《普济方》中关于“抱膝圈”治疗髌骨骨折的记载,吴谦在《医宗金鉴》中关于“披肩”、“通木”、“腰柱”治疗脊柱脱位、骨折、脊柱侧凸的记载,从某种意义上来说,都是外固定支具在人体的运用。

(一) 支具的适应证

1. 先天性疾病　①先天性脊椎裂、脊索瘤伴有截瘫或不全瘫。②3 ~4 岁以下先天性马蹄足。③3 ~4 岁以下先天性髋关节脱位或脱位复位术后的固定。④先天性斜颈、先天性膝关节脱位、先天性平足矫形或矫形术后的固定。⑤先天性脊柱侧凸术前矫形或术后固定。

2. 创伤性疾病 ①腰部及四肢急性扭挫伤。②创伤性关节炎。③外伤性截肢。④外伤性下肢不等长。

3. 术后固定 ①颈椎病前路融合术后。②肌性斜颈术后。③膝关节半月板、滑膜切除术后。④四肢关节脱位手术复位术后。⑤先天性马蹄足矫形术后。

4. 炎症 ①脊柱及四肢的骨与关节的结核或化脓性感染。②风湿和类风湿关节炎。③强直性脊柱炎。

5. 退行性变 ①腰椎间盘退行性变或突出。②颈椎病。③骨性关节病。

6. 瘫痪 ①脑性瘫痪。②脊髓外伤性截瘫。③脊柱结核性截瘫。④脊柱肿瘤性截瘫。⑤周围神经损伤性部分肌肉瘫痪。

（二）支具固定的作用和副作用

1. 支具固定的作用

（1）稳定和支持:通过限制关节的异常活动或运动范围,稳定关节,减轻疼痛,恢复承重功能。

（2）固定和保护:通过对病变肢体或关节的固定和保护,促进病变的康复。

（3）预防和矫正畸形:以预防为主,多用于肌力不平衡或静力作用引起的骨与关节畸形,尤其是用于处于生长发育阶段的儿童。

（4）减轻承重:可减轻肢体、躯干的长轴承重,以利于下肢长管骨损伤的愈合。

(5)改进功能:可改进站立、步行、饮食、穿衣等各种日常生活、工作的能力。

(6)抑制站立和步行中的肌肉反射性痉挛:通过控制关节运动,减少肌肉的反射性痉挛。

2. 支具固定的副作用

（1）肌肉萎缩:支具在对躯干或肢体进行支撑、固定的同时,往往替代该部分肌肉的作用,引起这部分肌肉的萎缩。因此,应当适时取下支具加强活动锻炼。

（2）假性神经瘤:截肢后的残端与支具摩擦和触压,容易在神经末端产生假性神经瘤,产生酸麻和触痛。

（3）皮肤溃疡:支具与肢体或骨隆突部长时间摩擦,往往会引起局部皮肤擦伤及水疱,甚至出现皮肤溃疡。

（4）心理依赖:长时间佩戴使用支具,会使患者对支具产生心理依赖作用,使患者不敢,也不愿意脱离支具进行肢体的功能活动。

（三）支具的分类

1. 按使用目的分类 分为固定性支具、保护性支具、矫形性支具、牵引性支具、免负重支具等。

2. 按制作材料分类 分为金属支具、塑料支具、木制支具、硬纸板支具、组合支具等。

3. 按材料弹性分类 分为软性支具、硬性支具、半硬性支具。

4. 按作用部位分类 分为脊柱支具、上肢支具、下肢支具。

5. 按功能作用分类 分为康复性支具、功能性支具、预防性支具。

（四）常见支具

1. 颈支具 分为前后两块,前块上缘超过下颌,下缘达上胸部;后块上缘达枕骨,下缘达胸背部。主要限制头颈部的屈伸和旋转活动。多用于落枕、颈椎骨质增生、颈椎病、颈椎骨折、颈椎脱位复位后的固定(图 10-24)。

2. 腰支具　又称腰围。前面上缘达剑突下约 1cm,下缘至耻骨联合上缘约 1cm;后面上缘达肋弓,下缘包裹臀肌隆起部。可减少腰骶椎负荷,用以限制腰部和腰骶关节活动,保护腰肌并让其得以休息。适用于急性腰扭伤、腰肌筋膜炎、腰肌劳损及腰椎间盘摘除术后(图 10-25)。

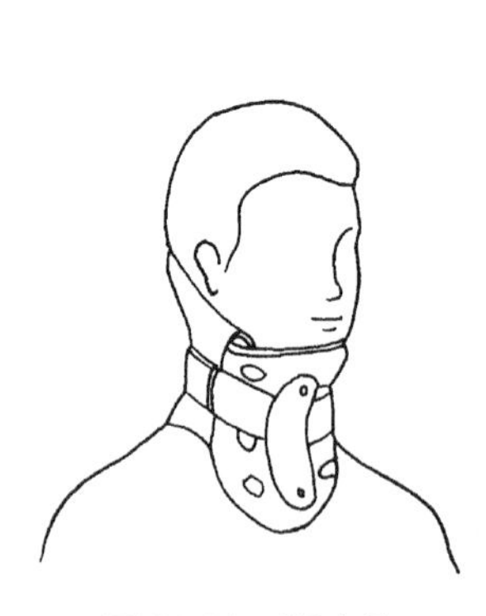

图 10-24　颈支具

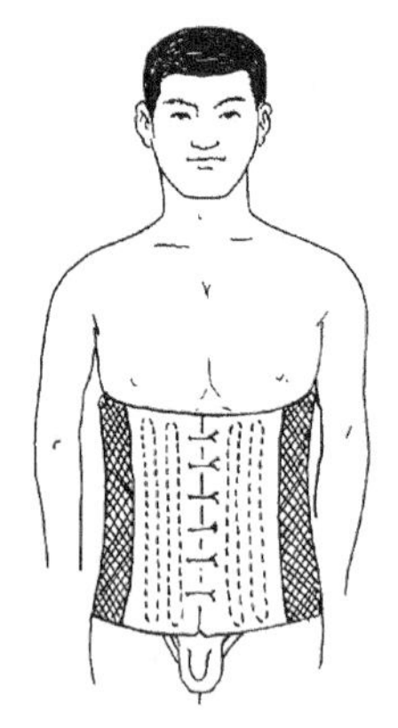

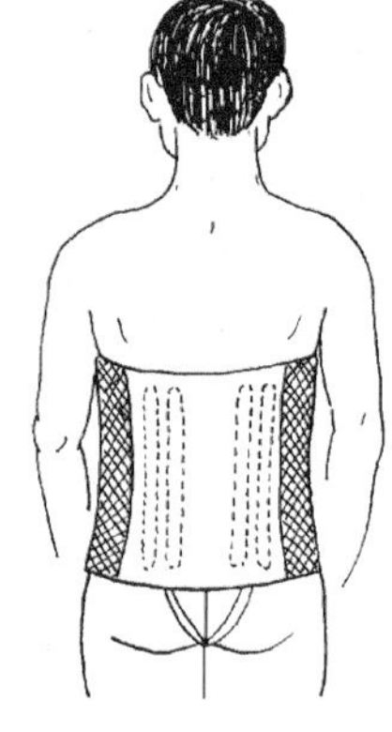

图 10-25　腰支具

3. 肩外展支具　支具主体呈 Z 形,用于安放患侧上肢。患侧上肢在外展支具上分别置肩、肘和腕关节于功能位。可用于固定治疗肱骨外科颈骨折和肱骨干骨折、肩袖损伤、冈上肌腱断裂、急性肩周炎等(图 10-26)。

4. 双髋外展支具　又称 Atlanta 支具。利用股环套和双股撑杆将双股撑开、髋关节外展固定。多用于治疗双侧先天性髋关节脱位以及双侧股骨头缺血性坏死的早期固定(图 10-27)。

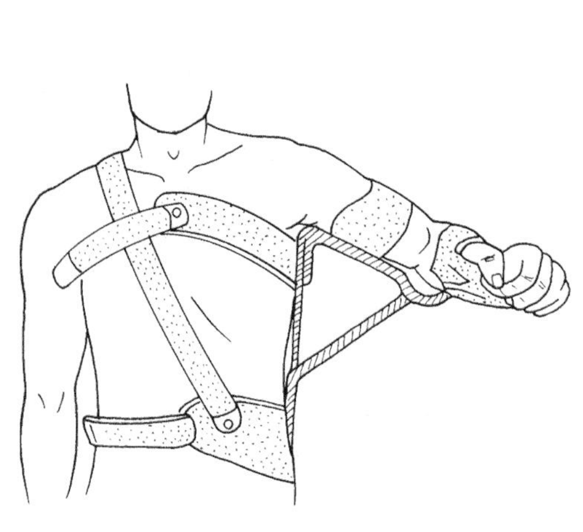

图 10-26　肩外展支具

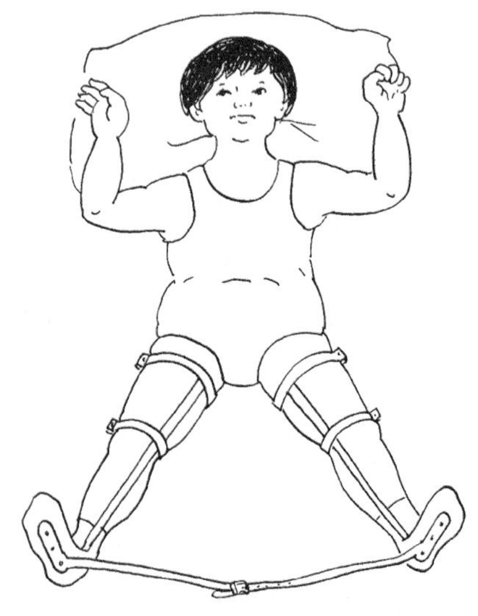

图 10-27　双髋外展支具

第二节 内 固 定

内固定是在骨折复位后,用金属内固定物维持骨折复位的一种方法。内固定是治疗骨折的方法之一,具有严格的适应证。在骨伤科,随着复位与外固定技术不断提高,大多数骨折都能得到治愈,但是有些复杂骨折及合并损伤采用非手术治疗效果不佳,仍需切开复位内固定。

20 世纪 60 年代末,在瑞士成立了专门研究骨折内固定的学术组织,即国际内固定研究学会(Arbeitsgemeinschaft für Osteosynthesefragen/The Association for the Study of Internal Fixation,AO/ASIF)。AO 具有完整的体系,包括固定的理论、原则、技术和内固定物的设计、制造、使用。AO 早期建立的四大原则是:解剖复位、坚强固定、保护血运及功能康复。

在临床实践中,证实了经 AO 技术处理后,一些复杂的骨折获得了前所未有的疗效,但也陆续发现了一系列的缺点和问题。首先是若干骨干骨折按照 AO 原则进行了坚强固定,但却无法早期活动,甚至连早期功能锻炼都需要慎重。其次,在使用加压接骨板固定的骨干骨折愈合后,拆除接骨板再发生骨折。因而提出了应力阻挡和接骨板下皮质骨因血供破坏而出现哈佛系统加速重塑的概念。有鉴于此,AO 学派从原来片面强调以生物力学固定的治疗原则逐渐演变为以生物学为主,兼顾生物力学的治疗原则,即生物学的固定(biological osteosynthesis,BO)原则,即生理的、合理的接骨术的观点,其核心思想是保护骨血运。Palmar 认为"骨折的治疗必须着重与寻求骨折稳固和软组织完整之间一种平衡"。可以说,BO 概念基于 AO,又高于 AO。

一、切开复位内固定的适应证

1. 有移位的关节内骨折,手法不能达到满意复位,或复位后容易移位的骨折,估计以后必将影响关节功能者。
2. 手法复位与外固定未能达到功能复位的标准,而影响肢体功能者。
3. 骨折端有肌肉、肌腱、骨膜或神经、血管等软组织嵌入,手法复位失败者。
4. 撕脱性骨折,多因强大肌群牵拉而致,外固定难以维持其对位。
5. 骨折合并重要神经、血管损伤者,须探查神经、血管进行修复,并同时做骨折内固定。
6. 开放性骨折,在 6 ~ 8 小时之内需要清创,如伤口污染较轻,清创较彻底,可直接采用内固定。
7. 骨折伴有肌腱、韧带完全断裂者。
8. 多发骨折或多段骨折,为了预防严重并发症和便于病人早期活动,对多发骨折某些重要部位可选择内固定;多段骨折难以复位与外固定,如移位严重应采用内固定。
9. 骨折伴有关节脱位,经闭合复位未能成功者。
10. 畸形愈合或骨不愈合造成功能障碍者。

二、切开复位内固定的禁忌证

1. 瘢痕、烧伤、活动性感染或皮炎导致手术部位软组织覆盖太差。

2. 骨质疏松致骨质脆弱不能用内固定来固定的骨折。

3. 对于活动性感染、骨髓炎等,多采用外固定,同时结合生物学方法来控制感染。

4. 已不能成功进行重建的粉碎性骨折。

5. 患者有心、脑、肾等严重的基础疾病,全身情况较差,不能耐受手术、麻醉等。

6. 没有足够手术设备条件和手术技术水平。

三、切开复位内固定的并发症

1. 术后发生感染。骨折处周围软组织因暴力作用已有严重的损伤,手术可增加创伤和出血,致使局部抵抗力下降,如无菌技术不严格,可发生感染,严重者可导致骨髓炎。

2. 术后因骨折断端周围软组织损伤,而引起组织粘连,甚至关节僵硬。

3. 术中损伤周围神经可引起肢体功能障碍,损伤脊髓可引起截瘫。

4. 手术创伤可导致心脑血管意外,甚至危及生命。

5. 切开复位内固定,必然切断部分血管及软组织,剥离骨外膜,影响骨折部的血液供应,可能导致骨折迟缓愈合或不愈合。

6. 内固定材料质量差,可发生电解作用,导致无菌性炎症。也可产生内固定物松动、断裂,内固定失败。

7. 骨折愈合后,内固定物须再次手术取出,造成二次创伤。

四、内固定物的材料要求

用于人体内的内固定物,必须能与人体组织相容,能抗酸抗碱,而且不起电解作用;必须是无磁性的;在相当长的时间内有一定的机械强度,不因长时间使用而发生疲劳性折断等。常用的金属内固定物的材料有铁基合金(不锈钢)、钴基合金(钴铬钼合金)、钛和钛基合金等。

在选择内固定物时需要注意:

1. 内固定物光洁度要求很高,如表面粗糙或有损坏,可形成微电池,而起电解腐蚀作用。

2. 除重建接骨板外,内固定物一般不宜临时折弯,将其变形,否则将损坏内固定物内部结构,破坏了内固定物本身的力学特性。同时,可造成微电池效应,在金属固定物内部起电解腐蚀作用。

3. 用过的接骨板、螺丝钉等,由于其机械强度和耐腐蚀性均降低,故不能再使用。

4. 手术过程中要保护内固定物,不要损伤其表面的光洁度和内部结构。

5. 过去认为,同一部位使用的接骨板和螺丝钉,必须由同一种成分的合金制成,否则会产生电位差而形成电解腐蚀;新的研究表明,纯性合金的混合使用,如钛和钛合金与不锈钢混用,并不增加腐蚀性;但出于安全性考虑,现在仍然不提倡混合使用不同成分的金属内固定物。

五、手术切开内固定的准备

1. 除开放性或合并神经、血管损伤的骨折外,一般均不需要紧急手术,可等 2 ~ 3 天。在此时间内,一方面可使局部创伤、体力和精神各方面都有所恢复;另一方面进行闭合复位或牵引等措施,并同时完善各项术前准备。

2. 如为开放性骨折,术前应用抗生素,并常规注射破伤风抗毒血清 1500 单位和多价气性坏疽抗毒血清 10 000 单位。估计术中出血较多时应备适量红细胞悬液、血浆等。

3. 骨折畸形愈合需行截骨矫形者,术前应根据 X 线片测量截骨角度。

4. 根据手术部位的不同,所采用的内固定术式也不同,需准备相应的内固定器材。常用的有钢丝、螺丝钉、接骨板、克氏针、斯氏针、髓内钉等。还须准备手术所用的特殊器械,如手摇钻或电钻、三叉固定器、螺丝刀、持钉器、持骨器、骨撬等(图 10-28)。

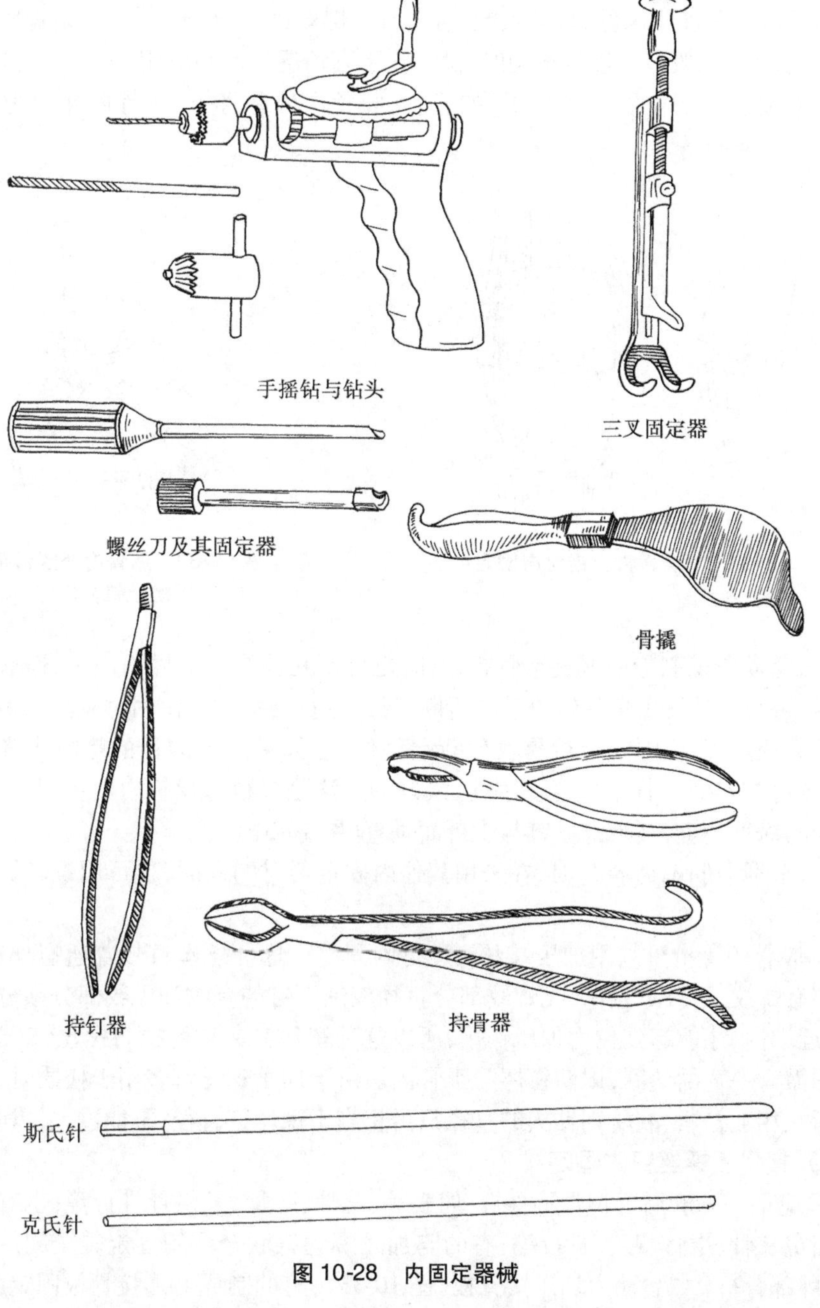

图 10-28 内固定器械

六、内固定方式、种类

（一）不锈钢丝内固定

临床多用于髌骨骨折、尺骨鹰嘴骨折、髁间隆突骨折、短小骨的斜形骨折、长管骨粉碎骨折等，有较大骨片分离而又无其他固定方法者，均可采用不锈钢丝内固定。如髌骨骨折采用钢丝内固定（图10-29）。

（二）螺丝钉内固定

1. 螺丝钉种类　按不同的功能作用和使用方法，内固定螺丝钉可分为：松质骨螺丝钉、皮质骨螺丝钉、加压螺丝钉、自攻螺丝钉、自钻螺丝钉、空心螺丝钉、锁定螺丝钉等。

2. 适应证　一般多与接骨板同时应用，在下列情况可单独应用。

（1）在骨隆突部位发生的骨折，如股骨、胫骨内外髁骨折，肱骨内外髁骨折（图10-30），尺骨鹰嘴骨折等。

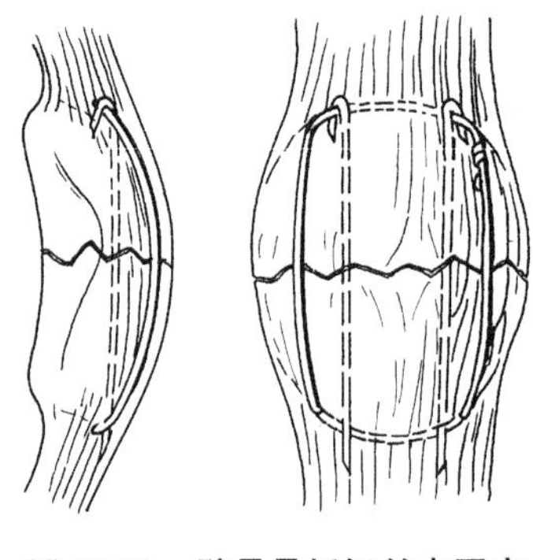

图10-29　髌骨骨折钢丝内固定

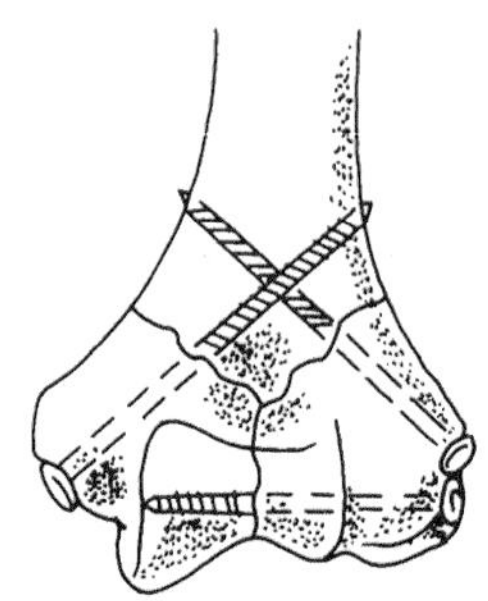

图10-30　肱骨内外髁骨折加压螺丝钉内固定

（2）长管状骨的斜形及螺旋形骨折，有时也可用几枚螺丝钉做内固定，但必须有可靠的外固定，否则容易发生螺丝钉松动或折断，导致骨折再移位。使用时应注意螺丝钉的方向与骨折面相垂直，否则固定后易发生断端移位；但如果固定的目的是防止骨折短缩移位，则螺丝钉方向应与骨干垂直。因此，最好的办法是多枚螺丝钉内固定，其中一枚螺丝钉与骨干的纵轴垂直，其余螺丝钉与骨折面垂直（图10-31）。

（3）长管骨骨折有骨折片时，在采用其他内固定器材的同时，也可用螺丝钉将骨片固定于骨折端上。

（4）股骨颈骨折可以用加压螺丝钉进行内固定。这种螺丝钉较普通螺丝钉粗，仅螺丝钉头部有螺纹，螺纹宽且深，无螺纹部分直径较细。钉的有纹和无纹部分须分别固定于骨折远、近端内，才能起到拉力加压作用，所以这种螺丝钉又称为拉力螺丝钉（图10-32）。螺丝钉尾需有一宽的垫圈，以防钉尾陷于骨内。由于加压螺丝钉多用于松质骨，依靠螺纹将骨折断端相互扣紧，故所用钻头的直径只需相当于螺丝钉直径，不能过大，以防松动。

（三）接骨板螺丝钉内固定

1. 适应证　一般用于长骨干骨折，如股骨、胫骨、肱骨、尺桡骨骨折等；也有特制型接骨板以固定掌骨、指骨、跖骨骨折等；有的与加压螺丝钉联合应用固定转子间或转子下骨折、股骨髁部骨折，如髋动力加压接骨板（图10-33）；有的制成L形接骨板固定股骨髁上、

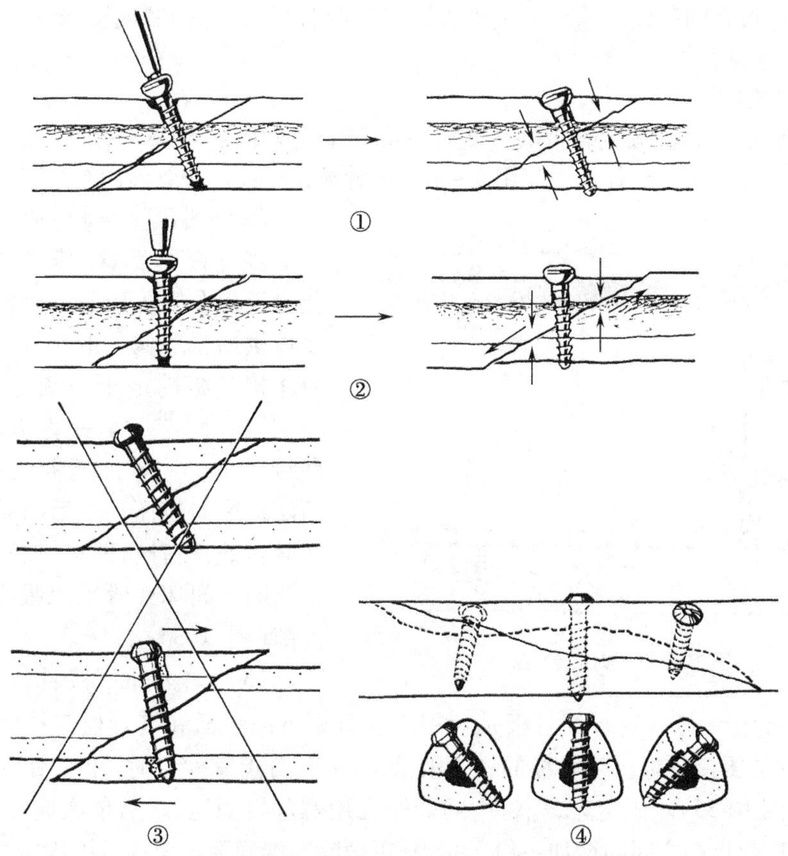

图 10-31　螺丝钉固定斜形或螺旋形骨折

①螺丝钉垂直骨折面；②螺丝钉垂直骨干；③螺丝钉垂直骨折面引起短缩移位；④多枚螺丝钉固定

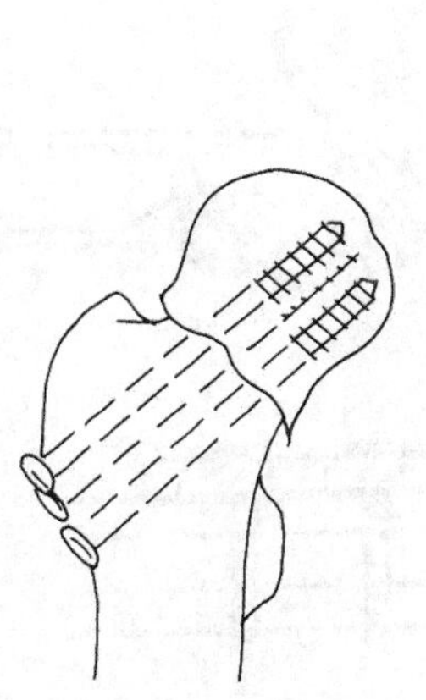

图 10-32　股骨颈骨折加压螺丝钉固定

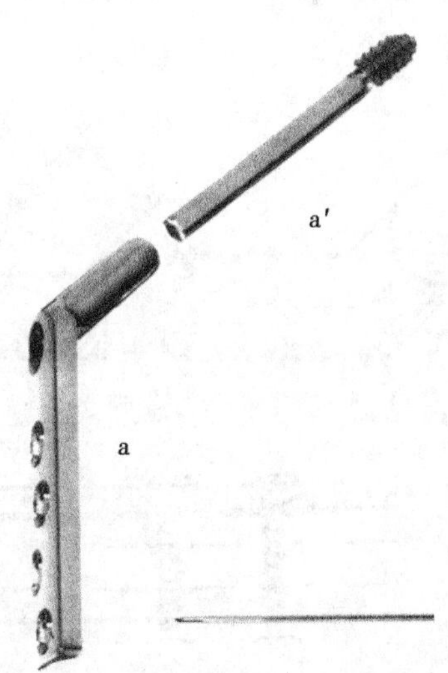

图 10-33　髋动力加压接骨板

胫骨平台骨折;有的制成三叶草形接骨板固定内踝骨折;还有的制成特殊形状的,如跟骨接骨板固定跟骨骨折。

2. 接骨板的种类

(1) 普通接骨板:固定骨折的长度应为骨折部位骨干直径4~5倍。用在股骨固定者须用8~10孔接骨板,胫骨骨折应用6~8孔接骨板,肱骨、尺桡骨多用6孔接骨板。

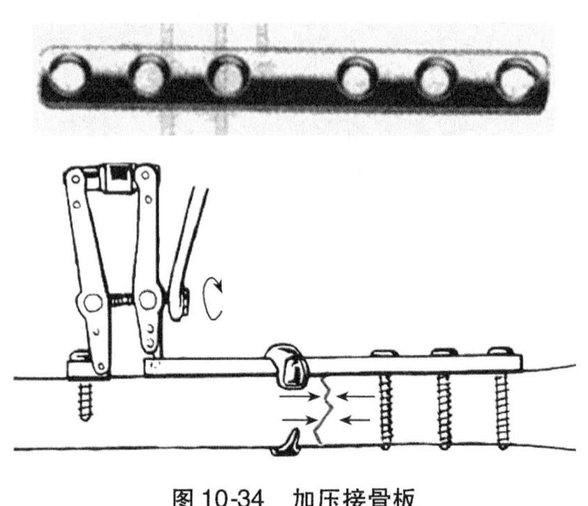

图10-34 加压接骨板

(2) 加压接骨板:加压接骨板较普通接骨板厚而宽,其强度超过普通接骨板。在接骨板的一端洞壁上有一个可供加压器钩住的小孔。先用螺丝钉将接骨板周定于一侧骨折段上,再将加压器固定于另一骨折段上,并钩住接骨板。拧紧加压器的螺母,使骨折断端纵向挤压。然后将接骨板固定于骨折处,使骨折断端维持压缩力,以消除断端间坏死骨组织吸收后残留的间隙(图10-34)。

(3) 动力加压接骨板:采用钴基合金或钛基合金制成。这种接骨板是利用螺丝钉帽下的斜面和接骨板钉孔的“错配”关系而设计的加压接骨板。接骨板的孔有波浪形斜槽,拧上螺丝钉时,能使断端自动压缩,维持高压(图10-35)。固定时,先将中间两个孔用螺丝钉固定,之后依次向外固定,每上一枚螺丝钉,骨折端之间即增加一份压缩力,可消除断端间隙。但高压内固定所导致的接骨板下骨皮质血供破坏和应力遮挡作用,可发生局部骨质疏松,骨折愈合并不能加速,取

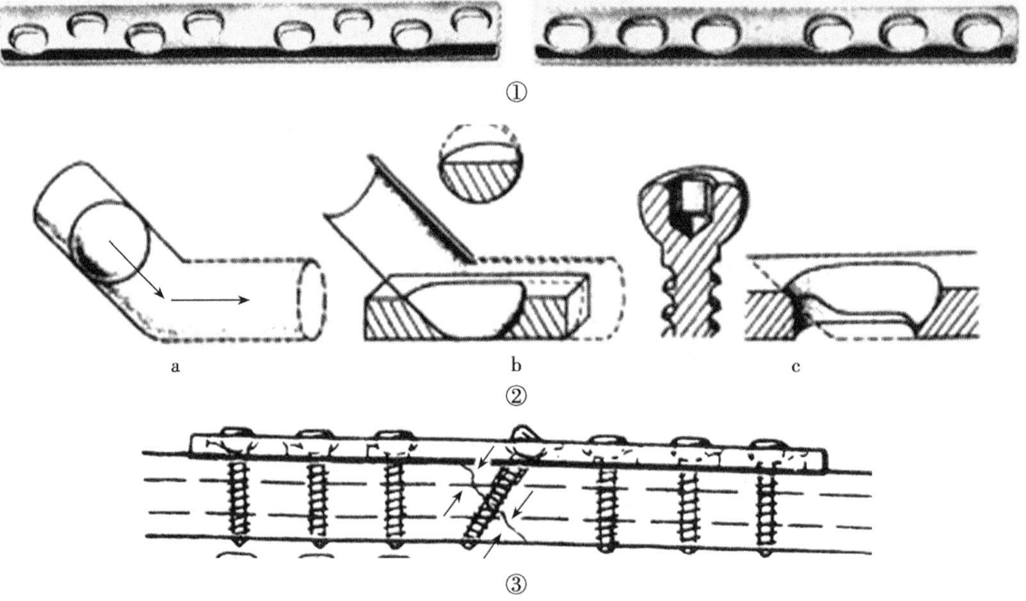

图10-35 动力加压接骨板

①动力加压接骨板;②动力加压原理;③动力加压接骨板固定

出接骨板后可能再发生骨折。

为了能克服这种副作用，在动力加压接骨板的基础上，又提出了有限接触性加压接骨板的概念。较之前者，这种接骨板的螺丝钉孔之间的底面，有横截面呈梯形的沟槽，使得接骨板与骨皮质之间的接触面积大大减少了，从而最大程度地避免了接骨板下的骨质疏松。另外，由于这种接骨板的结构性下表面，使其刚度能均匀分布，容易弯曲成形，而且当弯曲时接骨板在任一钉孔处都没有任何应力集中(图10-36)。

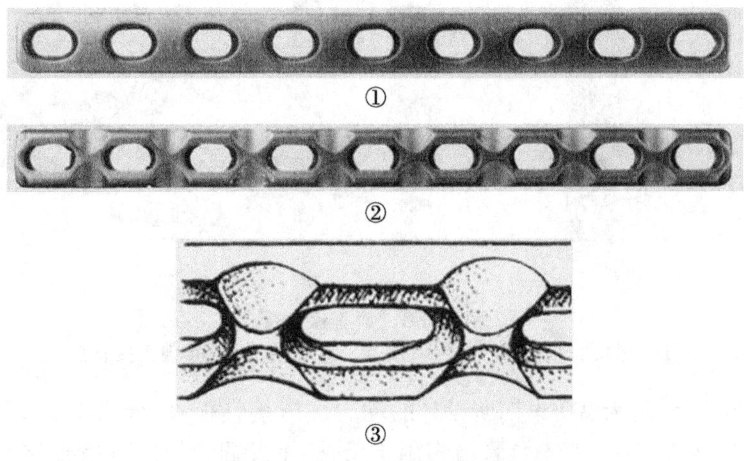

图10-36 有限接触性加压接骨板
①正面观；②反面观；③底面沟槽

(4) 重建接骨板：特征是在接骨板的钉孔之间有很深的沟槽，这样可以将接骨板在平面上准确地改变形状，或者使接骨板弯曲，但是不宜做锐性弯曲。这种接骨板在强度上比上述加压接骨板要弱，在强迫塑形之后其强度会更加减弱。接骨板孔是椭圆形的，可以允许动力加压。这些接骨板特别适用于三维几何形状复杂的骨折，如骨盆、髋臼、锁骨骨折等。在使用时，可以使用折弯器将接骨板进行塑形(图10-37)。

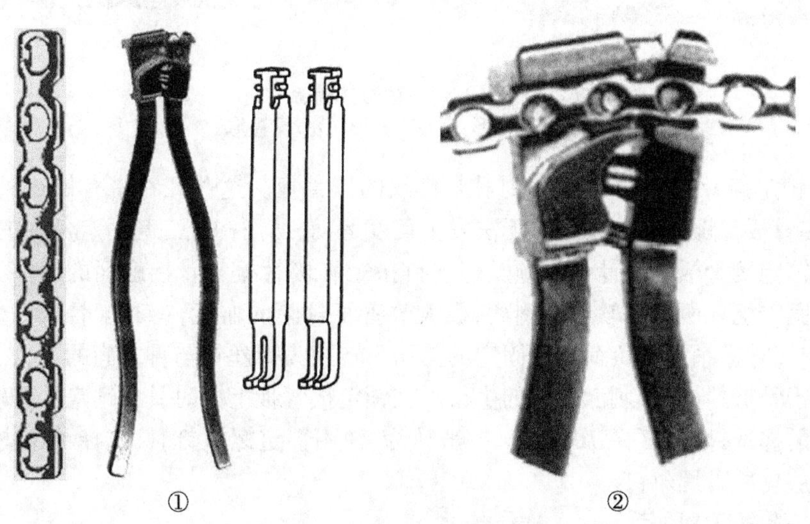

图10-37 重建接骨板
①重建接骨板；②折弯器

（5）解剖接骨板：依据人体四肢关节的自然形态设计而成，可与骨关节自然匹配，表现出良好的贴附性。原则上，解剖接骨板一般不宜再塑形。T 形接骨板、L 形接骨板、三叶草形接骨板、跟骨接骨板都属于解剖接骨板（图 10-38）。

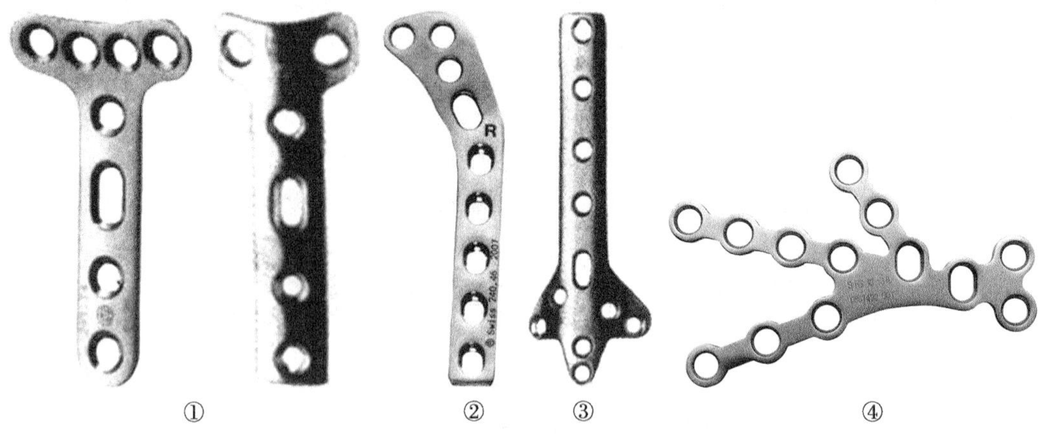

图 10-38 解剖接骨板

①T 形接骨板；②L 形接骨板；③三叶草接骨板；④跟骨接骨板

（6）管形接骨板：为 AO 早期所设计的动力加压接骨板，可分为 1/2 管形、1/3 管形、1/4 管形（图 10-39）。1/2 管形接骨板多用于尺、桡骨近端骨折；1/3 管形接骨板多用于外踝、跖骨、掌骨骨折；1/4 管形接骨板多用于指骨骨折。因为管形接骨板厚度薄（厚度为 1mm），且易于发生疲劳性折断，现已很少使用。

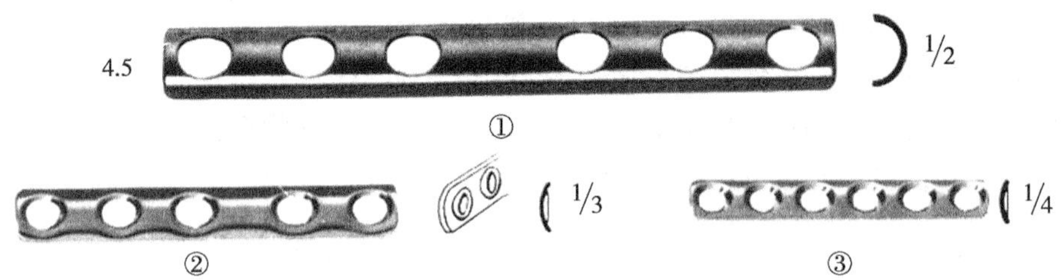

图 10-39 管形接骨板

①1/2 管形；②1/3 管形；③1/4 管形

（7）锁定接骨板：是一种螺丝钉孔带螺纹的接骨板。这些孔在带有螺纹头的螺丝钉拧入后，接骨板与螺丝钉的接触面无法发生角度运动，从而构成一套固定角度的内固定支架系统。锁定接骨板的设计无需顾及螺丝钉扭矩和接骨板与骨接触面的摩擦力，显著减少为了内固定植入所需的软组织剥离，极大改善了骨膜的血运，有利于骨痂的生长；另一方面，锁定接骨板系统将负荷下内固定的剪切力转换为螺丝钉与骨之间的压力，这种力学转换有利于骨折的固定，刺激骨痂的生长。在锁定接骨板上同时具有锁定孔和非锁定孔，以供不同的螺丝钉拧入（图 10-40）。一般认为，使用锁定螺丝钉时，选择单层皮质骨螺丝钉优于双层皮质骨螺丝钉。

（四）髓内钉内固定

髓内钉内固定是用金属长钉在髓腔内固定管状骨骨折的一种方法。其可以牢固地固

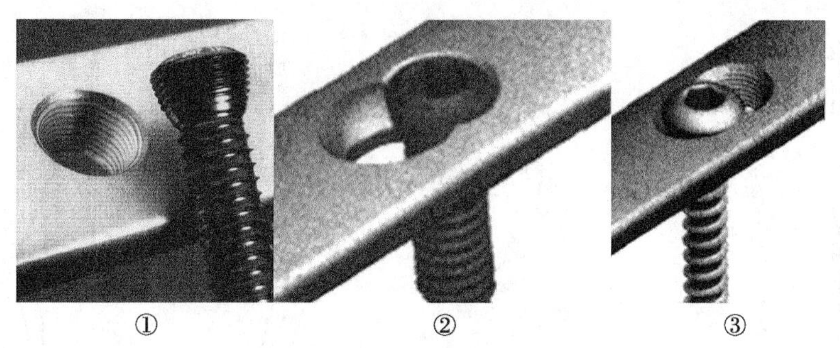

图 10-40　锁定接骨板

①锁定接骨板和锁定螺丝钉;②锁定孔固定;③非锁定孔固定

定骨折,不但保证骨折对位,而且可以控制骨折断端的旋转和成角畸形;而远离骨折部位的闭合穿钉,避免了对骨折局部软组织和血供的破坏。髓内钉内固定术后可不用外固定,行早期功能锻炼,为促进骨折愈合与早期恢复肢体功能,创造了有利的条件,同时可避免因长期固定而产生的并发症。

1. 适应证　①肱骨、胫骨、股骨干的斜形或横行闭合性骨折。②股骨粗隆间骨折。③前臂双骨折。④锁骨骨折。⑤长管状骨的病理性骨折或骨折不愈合、延迟愈合。

2. 禁忌证　①开放性骨折及粉碎性骨折。②儿童及青少年骨干骨折,易破坏骨骺,影响骨骼发育。

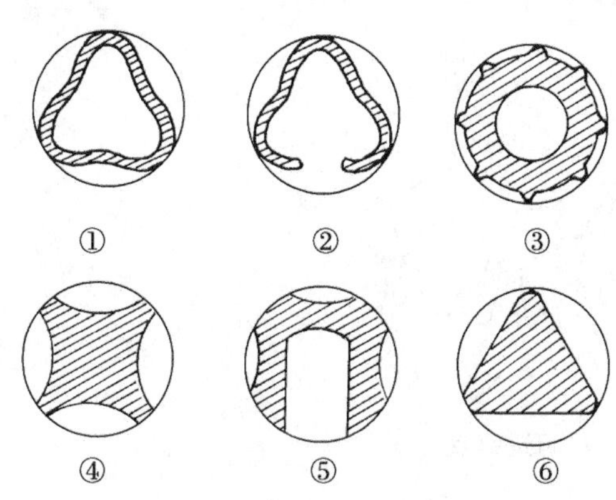

图 10-41　髓内钉的横断面

①闭合三刃形截面;②开放三刃形截面;③梅花形带槽截面;④菱形截面;⑤方形截面;⑥三角形截面

3. 髓内钉的类型　髓内钉有不同的类型,可分为普通髓内钉、交锁髓内钉、弹性髓内钉。以钉的横断面而言,有梅花形、三角形、方形、菱形、三刃形等(图 10-41)。髓内钉一般为直钉,适用于股骨、尺骨,也有预先制成弯形,以适应略有弯曲的肱骨、桡骨或胫骨。交锁髓内钉通过在骨折的近端和(或)远端贯穿拧入螺丝钉以防止骨折端的旋转畸形,若为加压交锁髓内钉,还可以使骨折断端紧密接触,产生动态加压作用。弹性髓内钉一般由多根钢钉组成,因其不需要扩髓,创伤更少,使用更安全;其弹性作用,在髓腔内形成多点动力固定,稳定性更佳(图 10-42)。

(五) 椎弓根钉内固定

经椎弓根内固定技术自 1963 年开始应用于临床以来,已被公认为是脊柱外科重大的进展之一,是一种有效的手术治疗方法。目前椎弓根内固定系统主要分为两类:①钉板系统:如 Steffee、Roy-Camille、Louis 等内固定系统。该类系统抗旋转作用较强,但撑开力量较弱。②钉棒系统:如 C-D、Dick、R-F、A-F、GSS、FASS、DSS、ISObar 等内固定系统。该类系统明显加强了撑开力和压缩力。由于操作简便、创伤小,钉棒系统在临床上更为常用。

适应证:①不稳定性胸腰椎骨折、脱位。②脊柱侧弯畸形、脊柱肿瘤、脊柱结核或脊柱

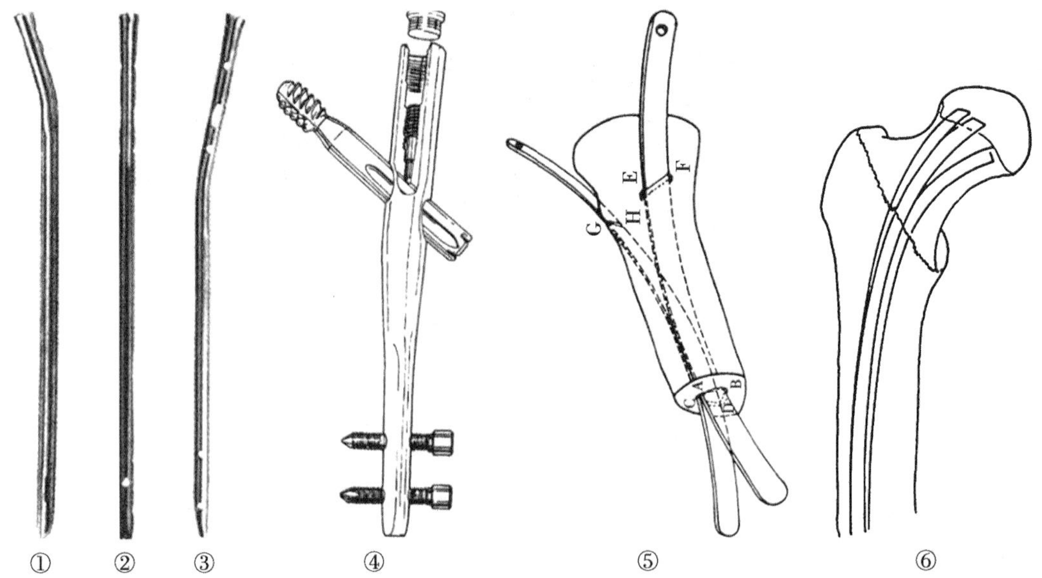

图 10-42 常见髓内钉

①不带锁髓内钉;②直形交锁髓内钉;③预弯形交锁髓内钉;④Gamma 钉;⑤矩形弹性钉;⑥Ender 钉

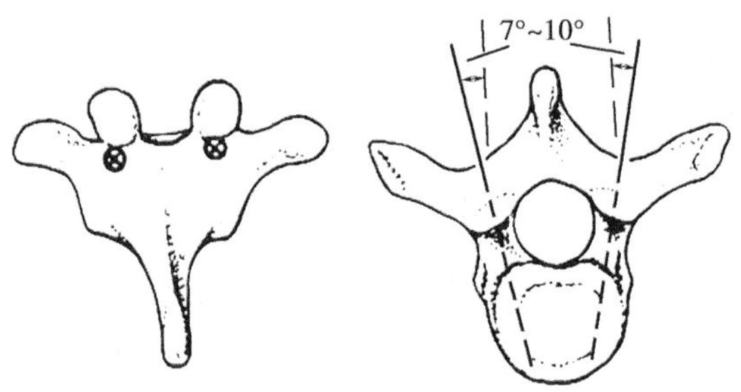

图 10-43 椎弓根钉进钉点

退行性变致脊柱不稳。③其他需行脊椎稳定手术者(图 10-43)。

(六)记忆合金内固定

记忆合金是一种具有记忆效应的合金材料。记忆合金用于内固定的主要原理是利用其形状记忆效应。所谓形状记忆效应,是指一定形状的记忆合金在低温状态下可明显变形,而将合金加热到一定温度后可恢复原有形状,且在形状恢复过程中产生一定的回复力。

现在用于临床的记忆合金主要是镍-钛记忆合金,最早用于口腔正畸,从 1981 年开始逐渐用于骨科临床。

1. 记忆合金的优点　目前普遍认为,镍-钛记忆合金具有强度高、比重低、抗疲劳性能佳、耐腐蚀、耐磨、低磁性、无毒、生物相容性好等优点,可安全地植入人体。

镍-钛记忆合金变形温度为 0 ~5℃,回复温度为 37℃左右,可获得 100% 的形状回复;只要形状未完全回复,就能产生持续的回复力。研究认为,其固定骨折后的应力遮挡率低于接骨板,骨量丢失更少,而抗弯性、抗扭转性与接骨板相仿。

因此，在骨科手术中使用镍-钛记忆合金材料做内固定，固定牢固，操作简单、创伤小，可以明显缩短手术时间。

2. 常用的记忆合金内固定器(图10-44)

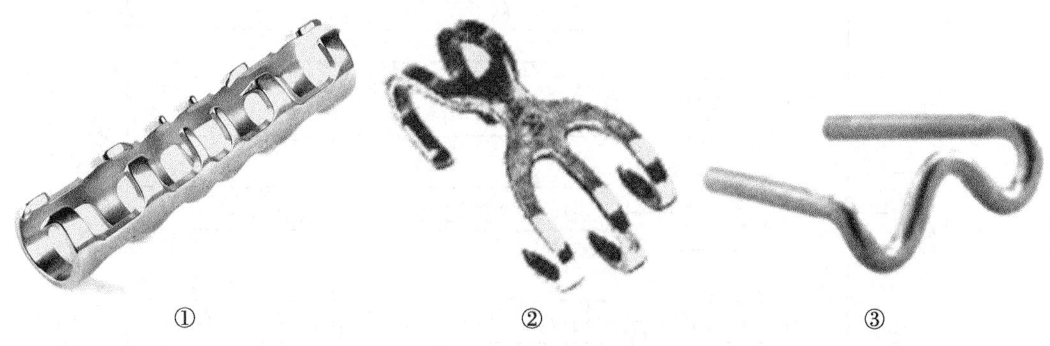

①　②　③

图10-44　记忆合金内固定

①环抱器；②聚髌器；③骑缝钉

(1) 骑缝钉：固定范围小，适用于关节附近骨折或截骨固定。

(2) 环抱器：由体部和臂部组成，体与臂构成约270°圆弧。适用于长管状骨骨干的骨折。

(3) 聚髌器：适用于各种类型的髌骨骨折。

(七) 生物可吸收材料内固定

在临床中使用最普遍的生物可吸收材料是α-羟基聚酯类，这一家族中的代表包括聚乳酸、聚左旋乳酸、聚羟基乙酸、聚异二噁烷等。这类有机高分子化合物在人体内通过水解作用，最后都代谢为 H_2O 和 CO_2 而排出体外。

较之传统的金属内固定物，可吸收材料的优点主要表现在：①弹性模量与骨组织相似。②随着固定物的降解和强度减低，负荷逐渐转移到由骨骼承担，避免了金属内固定应力遮挡效应的发生。③对儿童骨骺骨折的固定无不利影响，对骨骼生长发育无明显障碍。④固定物在体内经降解吸收而排出体外，避免了二次手术。

自20世纪80年代后期以来，随着制作工艺的发展和新技术的出现，所制出的可吸收内固定物不管是在强度还是在刚度上，都已接近或超出了长管状骨；其在体内的最长降解时间也达到3～5年，保证了在骨折愈合前能保持足够的机械强度。

目前，可吸收材料被制成螺丝钉、接骨板、固定棒、髓内钉、椎间融合器等内固定器械，广泛用于全身各部位的骨折、椎间植骨融合以及膝关节交叉韧带重建后的固定。新的观点认为，可吸收内固定物与金属材料在骨折的治疗结果上并无差别。因此，只要适应证选择合适，在某些部位的骨折特别是关节周围的骨折，可吸收材料可以用做金属材料的替代品。

但是可吸收材料也存在一些不足之处，比如这类内固定物无法在X线下显影，使医生不能有效地评价手术的结果；其对骨折端的加压作用不及金属螺丝钉；其强度和刚度虽然不断得到改善，但是对于下肢的负重骨骨折的应用，仍然要慎重，必要时加用外固定；使用可吸收材料做内固定，可能发生远期的体内非感染性炎症反应。

学习小结

1. 学习内容

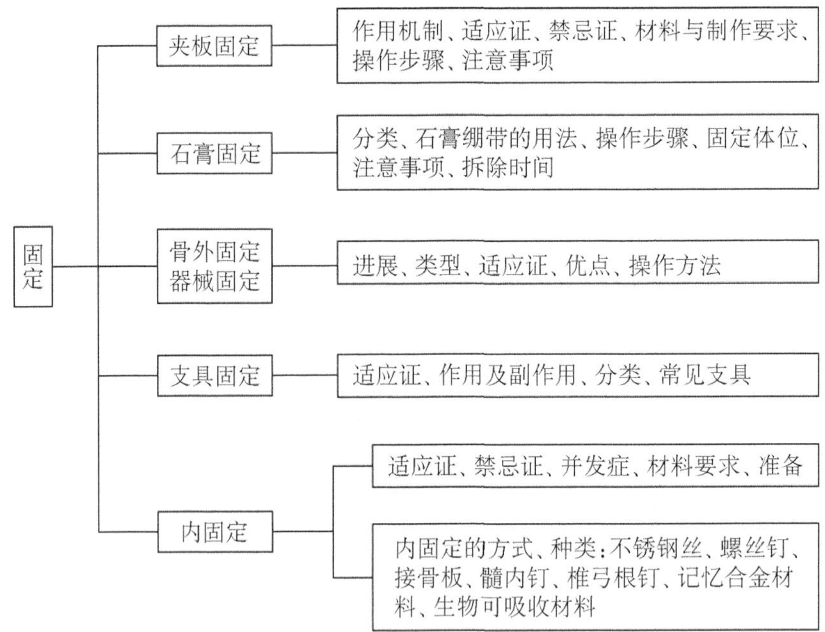

2. 学习方法　对不同固定方式的优缺点及适应证进行归纳对比记忆，对夹板及石膏固定的学习可结合实践技能训练，内固定及外固定可通过影像资料来形象记忆。

（章建华）

复习思考题

1. 骨折经夹板外固定2周后，X线复查发现骨折断端有移位，应当如何处理？
2. 骨折使用管形石膏固定后，肢体肿胀明显、末梢循环不佳，怎样处理？
3. 骨折经手术切开复位内固定后，发生骨折不愈合、接骨板断裂，如何进一步处理？

第十一章　牵引疗法

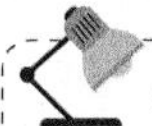

学习目的

通过各类牵引疗法的操作方法、适应证与禁忌证、作用原理及注意事项学习，为进一步临床课程学习奠定理论和实践的基础。

学习要点

骨牵引、皮肤牵引、布托牵引以及各类牵引的施用原则、操作要求、临床应用的适应证和禁忌证。

牵引疗法是通过牵引装置利用悬垂重量作为牵引力，身体重量作为反牵引力，以克服肌肉的收缩力，从而达到整复和固定骨折或脱位，矫正骨折重叠移位，预防和矫正软组织挛缩以及某些疾病术前组织松解或术后制动的一种治疗方法。它既是复位方法，又是固定方法，多用于四肢和脊柱。

我国古代很多医家都善于使用牵引的方法治疗骨折，如元朝的危亦林在《世医得效方》中提出治疗脊柱骨折"须用软绳从脚吊起，坠下身直，其骨使自归窠，未直则未归窠，须要坠下，待其骨直归窠"。

临床常用的牵引疗法包括皮肤牵引、骨牵引和布托牵引等，使用时可根据患者的年龄、体质状况、骨折部位和类型、肌肉发达的程度和软组织的损伤情况等，选择应用。牵引重量以短缩移位的程度和患者的体重而定，应随时进行调整。牵引重量不宜过大或不足，过大可引起过度牵引使骨折断端发生分离移位，造成骨折延迟愈合或不愈合，而牵引重量过小则不能达到复位和固定的目的。

牵引装置

（一）牵引床

可以选用特制的骨科牵引床，或在骨科病床的基础上改造。将骨科病床上铺木板，以便于安装固定牵引装置；安装牵引床架，可以悬吊支架及方便卧床患者的功能锻炼；为方便卧床患者大、小便，可在木板床的中部相当于臀部处开一圆洞，将便盆放在洞下使用（图11-1）。

1. 牵引床架　有木制和铁制两种。目前临床上多采用金属床架，基本结构是在病床两端各固定1～2个支柱，支柱间装有横杆，横杆上装有滑轮和拉手，以便进行悬吊牵引和患者进行功能锻炼。

2. 床头牵引架　结构简单，使用时将其挂在床头即可，多用于下肢水平位的皮牵引、颅骨牵引、枕颌布托牵引等（图11-2）。

（二）牵引支架

1. 勃朗-毕洛支架　该支架的作用是可根据患肢长度和牵引角度进行调整，使用方便，多用于下肢骨折牵引（图 11-3）。

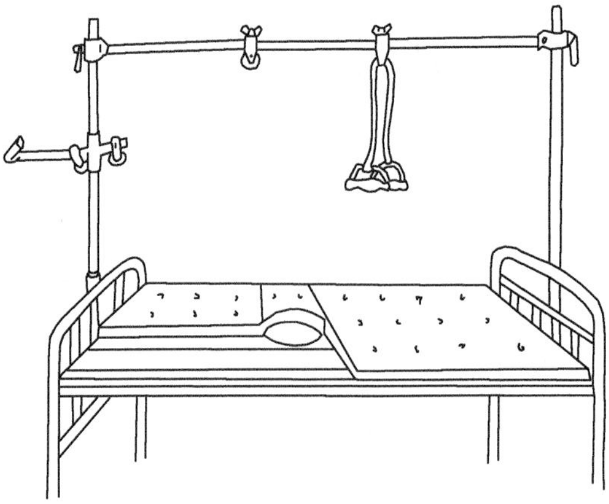

图 11-1 牵引床

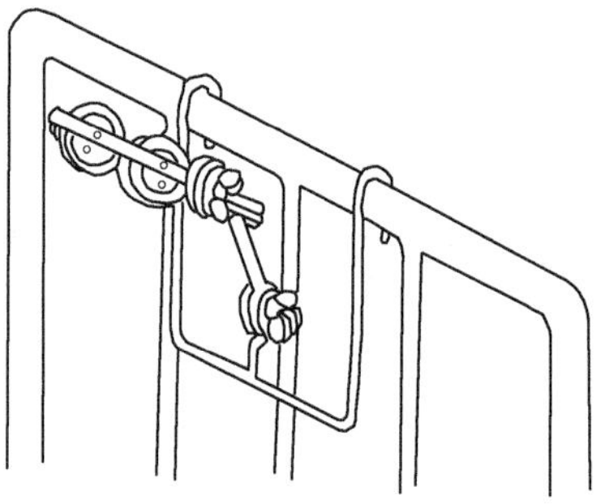

图 11-2 床头牵引架

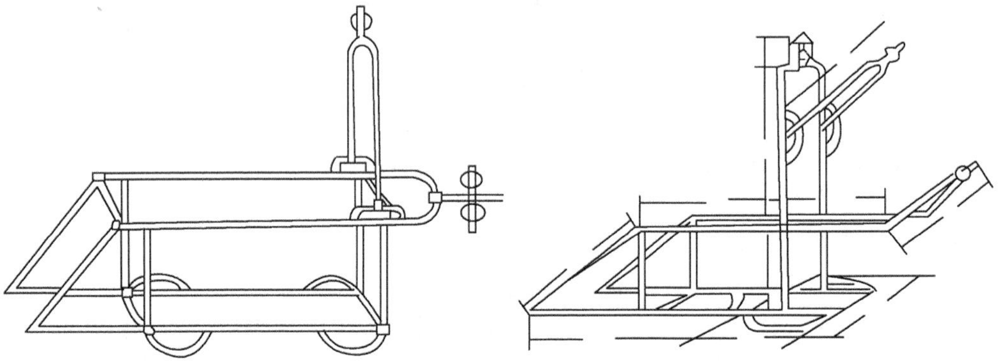

图 11-3 勃朗-毕洛支架

2. 托马氏架 临床上常与 Pearson 小腿附架联合使用，其特点是结构简单、轻便。故可将支架悬吊起来便于患者在床上进行活动（图 11-4）。

3. 床脚垫 主要作用是将床尾抬高后利用患者自身重量来加强对抗牵引力量。

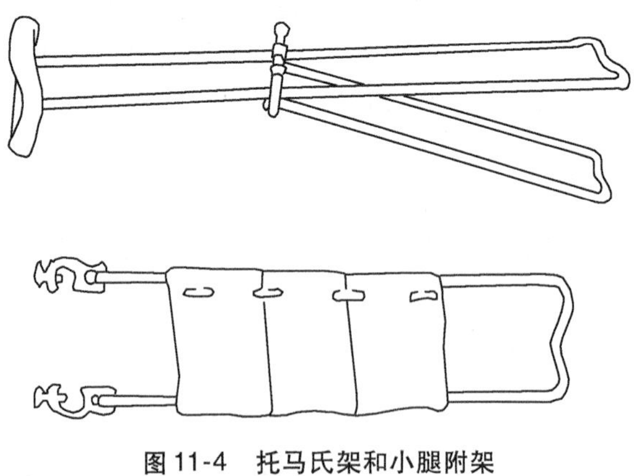

图 11-4 托马氏架和小腿附架

4. 牵引用具

（1）颅骨牵引钳：用于颅骨牵引。

（2）各种牵引弓：用于四肢骨牵引。

（3）扩张板：用于皮牵引、骨牵引。

（4）医用宽胶布：用于皮牵引。

（5）牵引砣：有不同重量的牵引砣，可根据需要选择使用。

（6）牵引绳：尼龙绳。

（7）骨圆针：不同规格以适应不同部位的骨牵引。

（8）专用牵引带：如颈颌牵引带、骨盆悬吊带、腰椎牵引带及踝托牵引带等。

第一节 骨牵引疗法

骨牵引疗法是指通过穿入骨骼内的骨圆针或牵引钳，使牵引力直接作用于骨骼，使骨折复位、固定的治疗方法，是骨科临床常用的外治法之一。

一、骨牵引的优点

可以承受较大的牵引重量，适用范围较广；牵引期间便于患肢的检查；配合局部夹板固定，可以保持骨折不移位的情况下，便于患肢进行功能锻炼，以防止发生关节僵直、肌肉萎缩等骨折并发症；正确使用不会产生皮炎、皮肤水疱、皮肤压迫性溃疡及循环障碍等不良反应。

二、骨牵引的缺点

该牵引方法是利用骨圆针经皮穿入骨骼内，如消毒不严或护理不当，可引起针孔处感染的危险；穿针时操作不当可能会损伤关节、周围神经、血管，或造成骨质劈裂；对于儿童则可能造成骨骺损伤。

三、骨牵引适应证

一般适用于成年人肌力较强部位的骨折尤其是不稳定性骨折；开放性骨折；骨盆骨折、髋臼骨折及髋关节中心性脱位；学龄前儿童股骨干不稳定性骨折；颈椎骨折脱位；不能采用皮牵引的手与足短小管状骨的骨折，如掌骨、指（趾）骨；一些手术前的准备，如陈旧性股骨颈骨折行人工股骨头置换术前等；需要采用牵引但不宜用皮牵引的患者，如伤肢患有静脉曲张而不能采用皮牵引的骨折患者；多根肋骨多段骨折造成浮动胸壁出现反常呼吸的患者。

四、骨牵引禁忌证

对于穿针处有炎症或开放性创伤污染严重者，牵引局部骨骼有病变或严重骨质疏松的患者，牵引局部需要切开复位者，均应禁用骨牵引疗法。

五、骨牵引操作方法

（一）骨牵引用具

1. 骨牵引包 包内应包括手术巾、布巾钳、消毒钳、血管钳、手术刀、各种规格的骨圆针、克氏针数根、骨锤、手摇钻及钻头、巾钳等,高压消毒后备用(图 11-5)。

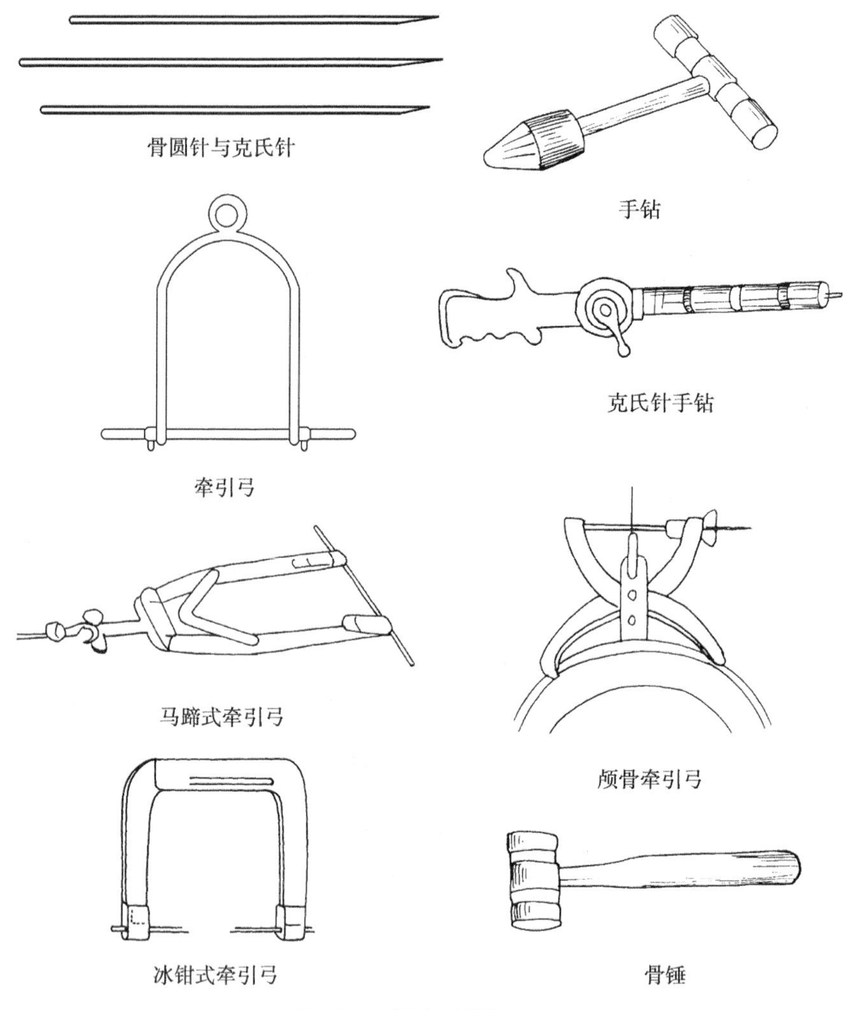

图 11-5 骨牵引器械总图

2. 局部麻醉及消毒药品和用具 一次性注射器 5ml 或 10ml,0.5% ~1% 普鲁卡因 10 ~20ml。

3. 牵引弓 常用的有马蹄形牵引弓、张力牵引弓及颅骨牵引钳等。马蹄形牵引弓适用于克氏针牵引;张力牵引弓适用于斯氏针牵引;颅骨牵引钳是特制的颅骨专用牵引器,其弓的两端带有短针可以钩住颅骨外板,而尾部带有螺杆及调节钮,用以方便控制短针在颅骨外板卡紧的程度。

4. 其他 消毒用碘附及 75% 乙醇、甲紫及棉棒等。

5. 骨牵引注意事项

(1) 骨牵引安装完成后应将牵引针的两端多余部分剪掉,并套上小瓶,以防止针尖的伤害。

(2) 注意牵引针两侧有无阻挡,如有阻挡感应及时调整,以免降低牵引力。

(3) 骨牵引术后要经常检查针眼处有无感染。为防止感染,隔日一次向针孔处滴

75%的乙醇2~3滴。如感染明显又无法控制时应将牵引针拔出，根据病情改用他法治疗。

（4）注意牵引针有无滑动或将皮肤拉豁。此种情况多见于使用克氏针的牵引，应注意及时调整牵引弓或重新更换。

（5）注意肢体有无压迫性溃疡的发生。

（6）鼓励患者及时进行肢体肌肉和关节的主动功能锻炼。

（7）牵引期间应测量肢体长度，检查复位情况，并与健侧肢体对比。在牵引早期，要及时进行床边X线检查，以便了解骨折对位情况，若对位不良应及时调整牵引方向或牵引重量。

（8）牵引重量应一次加到适当最大值，以矫正骨折重叠移位。复位后可维持牵引量。

（二）颅骨牵引的操作方法

颅骨牵引适用于颈椎骨折脱位。

1. 牵引前准备　患者剃光头发，清洁头部皮肤后取仰卧位，头下置一适当高度的枕垫。助手固定头部。先用甲紫标记钻孔位置，方法是：取两乳突处（或两外耳孔）连线与人体正中线相交点为中点，沿中点向两侧将颅骨牵引钳两臂张开，使其钉齿落在距中点等距离的额状线上，该处即为进针点。

2. 将头顶部常规消毒，铺无菌巾，局部麻醉后，用尖刀分别在两点处各做一长约1cm的小切口，深达骨外膜，止血。

3. 用带安全隔板的钻头在颅骨表面斜向内侧约45°角方向以手摇钻钻穿颅骨外板（成人约4mm，儿童约3mm）。注意防止穿过颅骨内板及脑组织。然后张开颅骨牵引器的两脚，将钉齿插入颅骨穿孔内并拧紧牵引器的螺旋钮，使牵引器钉齿与颅骨外板卡紧。

4. 缝合切口并用酒精纱布敷盖。系上牵引绳将其通过挂钩牵引架的滑轮，抬高床头进行牵引。

5. 牵引重量　1~2颈椎牵引重量约4kg，每下一椎体则增加1kg；复位后的维持牵引重量则为3~4kg。

6. 注意事项　为防止牵引弓滑脱，于牵引后的1~2天内，可每天将牵引弓的螺旋钮加紧一扣。

7. 牵引时间　颅骨牵引时间为2~3周（图11-6）。

（三）尺骨鹰嘴牵引的操作步骤

适用于难以复位或肿胀严重的肱骨髁上骨折、肱骨髁间骨折、肱骨下端粉碎性骨折、移位严重的肱骨干骨折（大斜形）或开放性骨折。

1. 牵引体位　患者取仰卧位，屈肘90°，前臂中立位。

2. 操作方法　取尺骨鹰嘴尖下2cm与尺骨嵴向前一横指相交处即为进针点，用甲紫做标记。常规皮肤消毒后、铺巾；将进针点局部麻醉后，由内向外将克氏针刺入直达骨骼，注意避开尺神经，然后转动手摇钻，使克氏针垂直钻入并穿出对侧皮肤，使克氏针两侧长度相等，以酒精纱布覆盖针眼处后，安装牵引弓进行牵引。

3. 牵引重量与时间　牵引重量一般为2~4kg，时间约3~4周。

4. 注意事项　操作时注意避免伤及尺神经；儿童患者可用大号布巾钳代替克氏针进

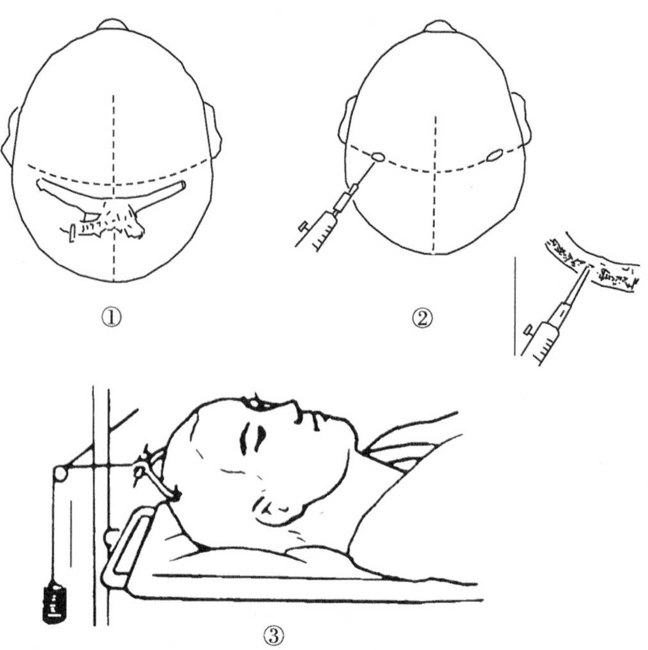

图 11-6 颅骨牵引

①颅骨钻孔部位的选取;②颅骨钻孔方法;③颅骨牵引

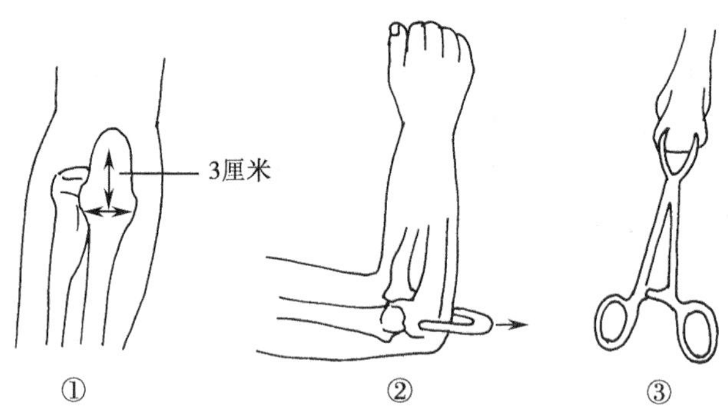

图 11-7 尺骨鹰嘴牵引

①进针点;②克氏针牵引法;③布巾钳牵引法

行牵引(图 11-7)。

(四) 肋骨牵引的操作步骤

适用于多根多段肋骨骨折造成浮动胸壁,出现反常呼吸时。

1. 牵引体位 患者仰卧位,常规消毒铺巾。

2. 操作方法 选择浮动胸壁中央的一根肋骨,局部浸润麻醉后,用无菌巾钳将肋骨夹住,钳子的一端系于牵引绳,进行滑动牵引。

3. 牵引重量与时间 牵引重量一般为 2 ~ 3kg。时间 2 ~ 3 周(图 11-8)。

(五) 股骨下端(髁上)牵引的操作步骤

适用于股骨干中 1/3 与下 1/3 骨折、股骨颈或粗隆间骨折、髋关节脱位、骶髂关节脱位、骨盆骨折半侧骨盆向上移位、髋关节手术前需要进行关节松解粘连的患者。

1. 牵引体位　患者取仰卧位，伤肢置于牵引架上，使膝关节屈曲40°。

2. 操作方法　在股内侧的内收肌结节上2cm处标记进针部位（该处是股骨下端前后的中点，由内向外穿针）。常规消毒铺巾，局部麻醉后，在标记的进针部位，向上拉紧皮肤，以克氏针穿入皮肤，直达骨质，掌握好骨钻的进针方向，慢慢转动手摇钻，当穿过对侧骨皮质时，同样向上拉紧皮肤，以手指压迫针眼处周围皮肤，穿出钢针，使两侧钢针相等，用酒精纱布覆盖针眼处，安装牵引弓进行牵引。

3. 牵引重量与时间　牵引重量一般为患者体重的1/6～1/8，复位后的维持牵引重量为3～5kg。时间为6～10周。

4. 注意事项　穿针时一定要由内向外进行，避免损伤神经血管。进针的方向应与股骨纵轴垂直，否则钢针因两侧负重不均衡而造成骨折断端成角畸形；老年人由于骨质疏松，进针点应选择较高位置（髌骨上一横指），年轻人骨质坚强，进针点位置可选在平髌骨上缘（图11-9）。

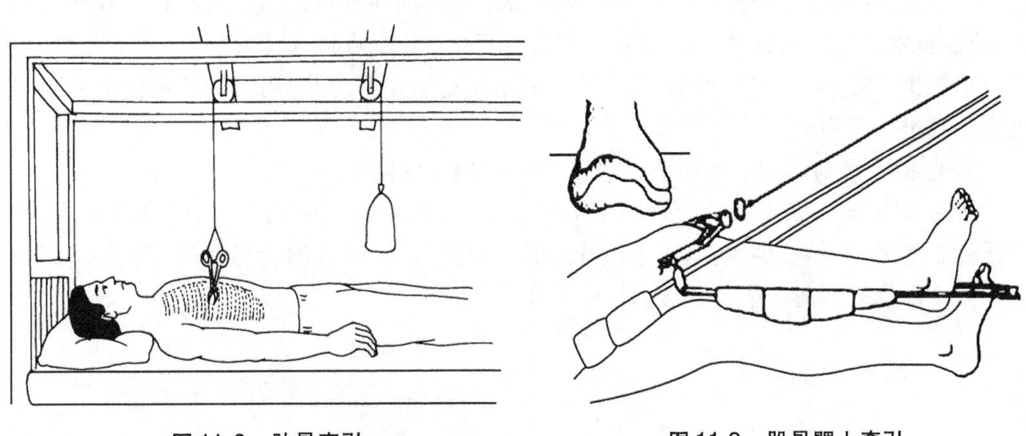

图11-8　肋骨牵引　　图11-9　股骨髁上牵引

（六）胫骨结节牵引的操作步骤

适用于股骨干上1/3骨折、伸直型股骨髁上骨折等。

1. 牵引体位　患者取仰卧位，患肢置于牵引架上。

2. 操作方法　取胫骨结节最高点向后1.25cm再向下1cm做进针点的标记。常规消毒铺巾，局部浸润麻醉后，为避免损伤腓总神经，应在小腿外侧沿进针点由外侧向内侧进针，用手摇钻缓缓穿针，钢针穿出内侧皮肤后，使两侧钢针相等，用酒精纱布保护针眼，安装牵引弓进行牵引。

3. 牵引重量与时间　牵引重量一般为7～8kg，复位后的维持牵引重量为3～5kg。牵引时间为5～8周。

4. 注意事项　进针方向要由外向内，以免损伤腓总神经；采用骨圆针做牵引时，必须用手摇钻穿针，禁用锤击打，以免造成骨质劈裂；儿童可在胫骨结节下2cm处穿针，以免损伤骨骺（图11-10）。

（七）跟骨牵引的操作步骤

适用于胫骨髁部骨折、胫腓骨不稳定性骨折、踝部粉碎性骨折、跟骨骨折向后上移位、膝关节屈曲挛缩畸形等。

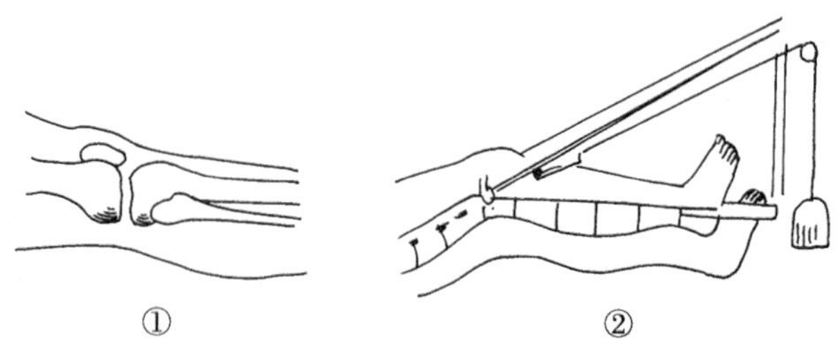

图 11-10 胫骨结节牵引
①进针部位;②牵引方法

1. 牵引体位 患者仰卧位,患肢置于牵引架上,小腿远端垫一沙垫使足跟抬高,助手一手握其前足,另一手握其小腿下段,将踝关节维持在中立位。

2. 操作方法 取内踝尖与足跟后下缘连线的中点作为穿针部位;或选取内踝顶点下3cm处,再向后画3cm长的垂直线,其顶点即是穿针处。将所选取的进针点用甲紫做标记,常规消毒铺巾,局部麻醉后,以手摇钻将骨圆针由内向外钻入,直达骨质。胫腓骨骨折时,应保持穿针方向与踝关节面成15°,即进针处低,出针处高,这样有利于恢复胫骨的正常生理弧度。旋转手摇钻,将骨圆针缓慢穿过骨质和外侧皮肤,用酒精纱布覆盖针眼,安装牵引弓进行牵引。

3. 牵引重量与时间 牵引重量一般为3~5kg。时间4~6周。

4. 注意事项 采用跟骨牵引用于成年患者时,最好选用骨圆针,其优点是骨圆针较克氏针更稳妥,不易拉豁骨折;用于治疗胫腓骨骨折时,穿针方向应与踝关节平面成15°左右的角度以恢复胫骨的生理弧度(图 11-11)。

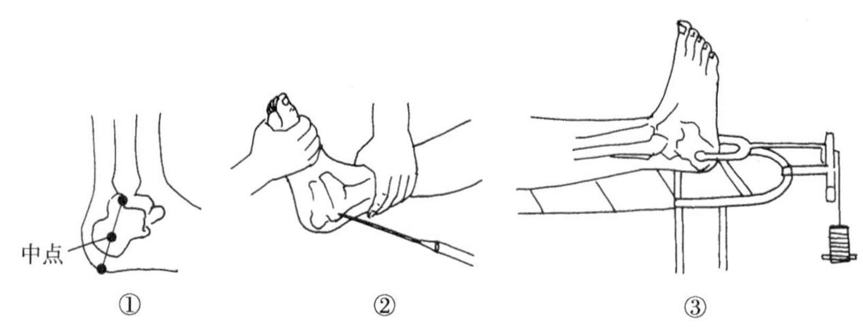

图 11-11 跟骨牵引
①、②跟骨牵引的进针部;③跟骨牵引示意图

第二节 皮牵引疗法

皮牵引疗法,又称皮肤牵引。是利用胶布或乳胶海绵条粘贴于肢体皮肤上使牵引力直接作用于皮肤,通过对皮肤的牵拉使作用力间接作用于肌肉和骨骼,而使骨折复位、固定的一种骨伤科临床常用技术。

一、皮肤牵引的优点

皮肤牵引对患肢基本无损伤,患者痛苦少,无穿针感染之风险。

二、皮肤牵引的缺点

由于人体皮肤本身所能承受的牵拉力有限,而且皮肤对牵引所用胶布的黏着不能持久,因此皮肤牵引疗法的适用范围有一定的局限性。

三、皮肤牵引的适应证

适用于骨折需要持续牵引又不需要强力牵引或不能采用骨牵引、布托牵引者,如老年人的股骨颈骨折、小儿股骨干骨折、肢体严重肿胀或皮肤有张力性水疱不能立即复位的肱骨髁上骨折;下肢脱位整复后的固定,如髋关节脱位以及下肢关节炎需制动者。

四、皮肤牵引的禁忌证

皮肤对胶布过敏者;皮肤有损伤或炎症者;肢体有血循障碍者如患有静脉曲张、慢性溃疡、血管硬化及栓塞者;严重骨折错位需要强力牵引方能矫正畸形者。

五、皮肤牵引的操作方法

(一) 皮牵引前准备

1. 准备好所需的牵引架及附属装置。

2. 宽胶布　一般选用圆桶装的医用宽胶布,可根据需要酌情裁取。

3. 绷带　成人一般用宽 10cm 的绷带,小儿可用宽 5cm 或 8cm 的绷带。

4. 扩张板　根据患者不同部位分为 6cm×6cm、7cm×7cm、8cm×8cm、10cm×10cm 四种,扩张板的厚度为 1cm,并在中央钻直径约 0.5cm 的圆孔,供牵引绳穿入。

5. 牵引绳　常用尼龙绳。

6. 清洁伤肢皮肤　除紧急情况外,一般对患肢先以肥皂水擦拭,除去油污,再以清水洗净,剃去汗毛,涂抹苯甲酸酊,以保护皮肤并增加胶布的黏着力(图 11-12)。

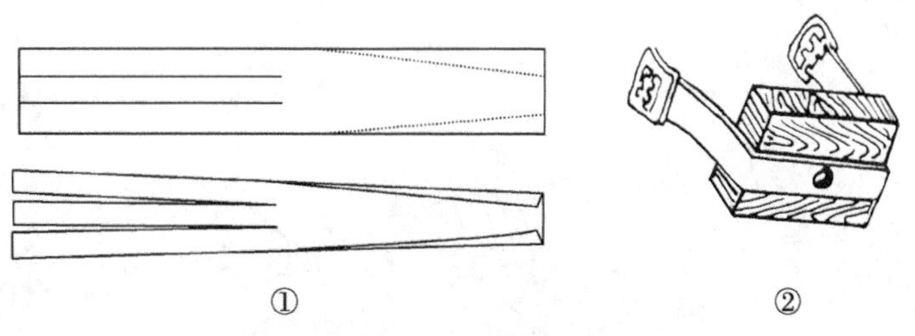

①　　②

图 11-12　牵引胶布条及扩张板

①制作胶布条;②扩张板

(二) 操作方法

1. 制作牵引用胶布条　按患者肢体长度和粗细,将胶布撕成所需宽度(一般与扩张板的宽度相同)的长条,其长度则以患肢骨折线以下肢体长度与扩张板长度两倍之和。

2. 将扩张板黏于胶布的中央稍偏内侧 2～3cm,并在扩张板中央孔处将胶布钻孔,穿入牵引绳,于板的内侧面打结,防止牵引绳滑脱。

3. 医生将胶布条两端按三等分或两等分撕开,其长度为一侧胶布全长的 1/3～1/2。

4. 一助手牵引患肢，另一助手在骨突处放置纱布以保护骨突皮肤，医生先持胶布较长的一端平整地贴于股或小腿外侧，并使扩张板与足底保持两横指的距离，然后将胶布的另一端贴于内侧，注意两端长度要一致，以保证扩张板处于整个胶布的中心点。

5. 用绷带缠绕，将胶布平整地固定于肢体上。注意勿过紧或过松，过紧容易造成血液循环受阻，过松则不能起到固定作用。

6. 将肢体置于牵引架上，根据骨折对位要求调整牵引方向和滑轮的位置。

7. 牵引重量应根据骨折类型、移位程度及患者肌肉发达等具体情况而定，一般小儿牵引重量较轻，成人宜重，但一般不超过5kg。

8. 注意事项 在腘窝及跟腱处应放置棉垫，不能空悬；注意检查牵引重量是否合适，及时调整；注意观察有无皮炎的发生，特别小儿对胶布反应较大，若有皮肤刺痒等不适反应，应及时检查或停止皮肤牵引改换其他方法；注意检查胶布和绷带是否脱落，有脱落者要及时更换；特别要注意观察患肢血运及足趾（指）的功能活动情况（图11-13）。

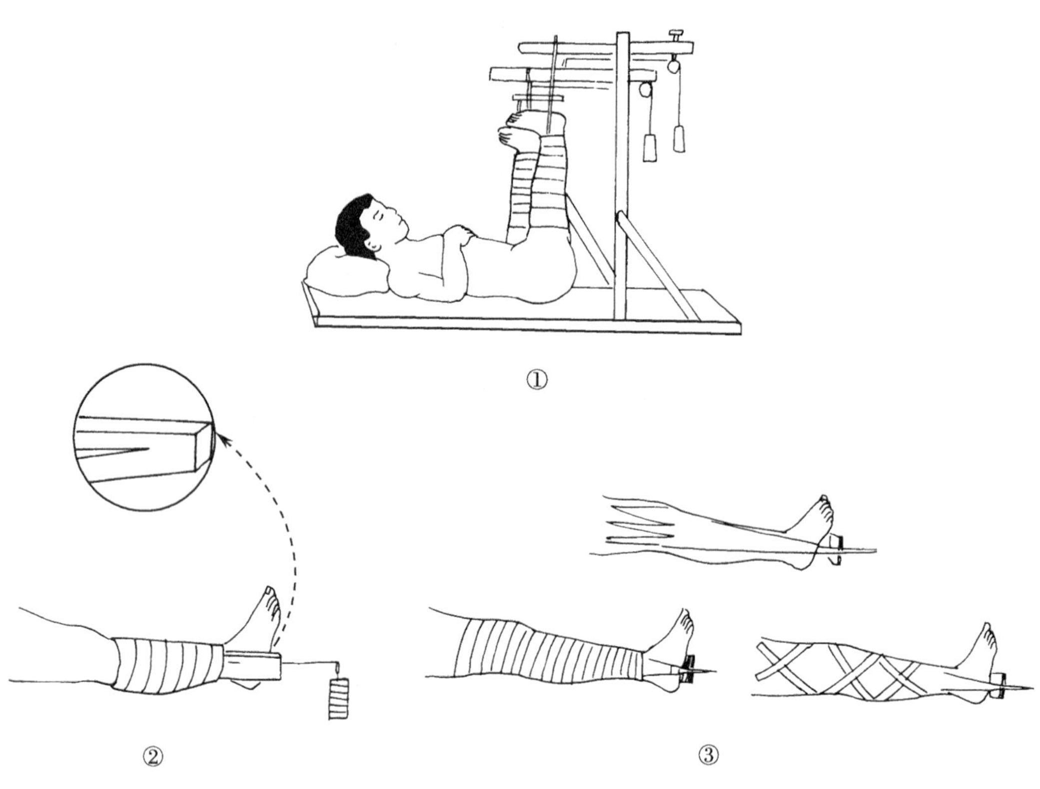

图 11-13 皮肤牵引

①<3岁儿童悬吊皮牵引；②成人皮牵引法；③胶布粘贴法

第三节 布托牵引疗法

布托牵引是利用厚布或皮革按局部体形制成相应的布托，托住患部，再用牵引绳使布托和牵引重量通过滑轮进行牵引。常用有以下几种：

一、枕颌布托牵引

（一）适用于无脊髓损伤的颈椎骨折脱位、颈椎病及颈椎间盘突出症。

（二）操作方法

1. 枕颌布托可自制，亦可采用工厂的成品布托。

2. 将布托远侧的长带托住下颌，短带托住后枕部，两带之间以横带固定，可以起防止滑脱的作用。

3. 为防止牵引时布带钳夹头部引起患者不适，可用一金属杆撑开布托近端的两侧头带。

4. 牵引绳系住金属杆的中部，并通过滑轮进行牵引。

5. 牵引时患者可取坐位或卧位。

6. 牵引重量一般为 3～5kg，每天 1 次。每次牵引时间可根据患者病情及患者对牵引的反应而定，初次牵引时间可在 20～30 分钟，以后可酌情增加和减少（图 11-14）。

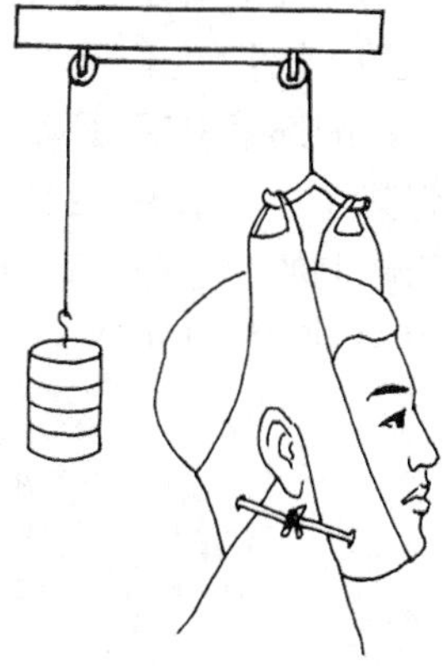

图 11-14　枕颌布托牵引

二、骨盆悬吊牵引

（一）适应证

适用于骨盆骨折有分离移位的患者，如耻骨联合分离、骨盆环断裂分离移位、髂骨翼骨折向外移位、骶髂关节分离等病证。

（二）操作方法

1. 布兜以长方形厚布制成，两端各穿一木棍。

2. 患者取仰卧位，用布兜托住骨盆，以牵引绳分别系住横棍的两端，通过滑轮进行牵引。

3. 牵引重量以能使患者臀部稍离开床面即可，一般牵引重量为 3～5kg。

4. 牵引时间为 6～10 周（图 11-15）。

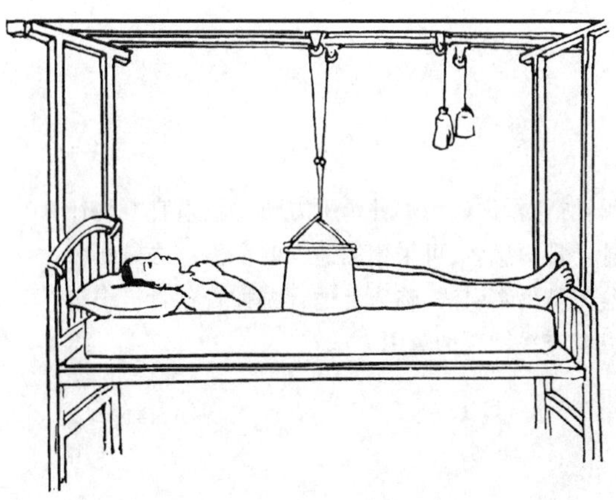

图 11-15　骨盆悬吊牵引

三、胸部骨盆牵引带牵引

（一）适应证

适用于腰椎间盘突出症、腰椎小关节紊乱症等。

（二）操作方法

包括胸部牵引带、骨盆牵引带。牵引时患者取仰卧位，胸部带系住胸部，并用两根牵引绳将其固定于床头上；骨盆带系住骨盆，亦用两根牵引绳分别系于两侧牵引扣眼，然后通过床尾上的滑轮进行牵引，并将床尾抬高。一般一侧牵引重量为 5～15kg，牵引时间为 20～30 分钟（图 11-16）。

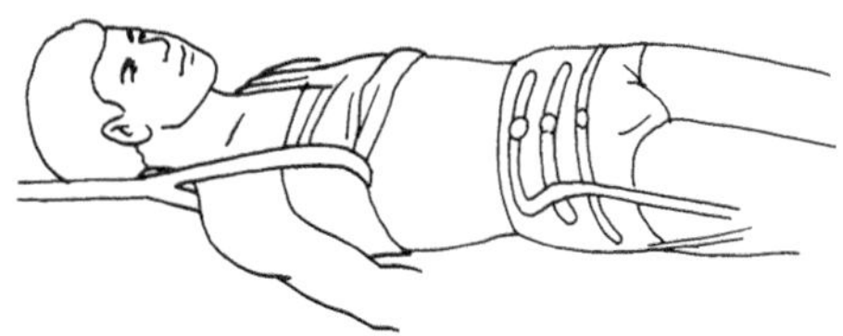

图 11-16 胸部骨盆带牵引

学习小结

1. 学习内容

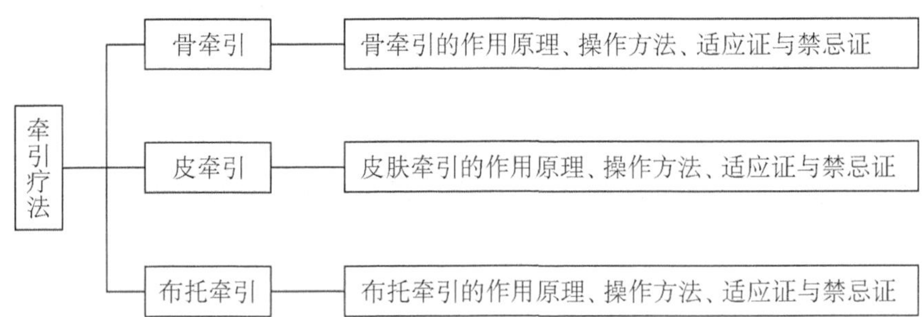

2. 学习方法 对各种牵引疗法可采用对比记忆的方法，同时结合解剖学相关知识对牵引的进针点进行记忆。

（林彩霞）

复习思考题

1. 老年人发生股骨颈骨折时，你认为哪种牵引方法比较适宜？为什么？
2. 不同年龄段的股骨干骨折患者，可采用的适宜的牵引疗法是哪种？
3. 骨牵引疗法和骨盆兜悬吊牵引法，临床上适宜哪种骨盆骨折患者？
4. 颈椎骨折脱位的患者应采用哪种牵引方法？

第十二章　药物疗法

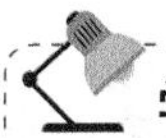

学习目的

通过内服药物和外用药物的学习，为进一步骨伤科临床学习及应用奠定基础。

学习要点

骨伤不同时期的病理病机及其演变规律，骨伤三期辨证的治疗原则和代表方药。外用药中敷贴药的临床应用注意事项。

第一节　内　治　法

中医骨伤科内治法是以阴阳、寒热、虚实、表里八纲辨证及脏腑、经络、卫气营血、三焦辨证为指导，以药物内服为治疗手段，贯彻内外兼治、局部与整体兼顾治疗原则的重要方法。《普济方·折伤门》中说："凡从高处坠下，伤损肿痛，轻者在外，涂敷可已，重者在内，当导瘀血，养肌肉。宜察浅深以治之。"又说："血行脉中，贯于肉理，环周一身。因其肌体外固，经隧内通，乃能流注不失其常。若因伤折，内动经络，血行之道，不得宣通，瘀积不散，则为肿为痛。治宜除去恶瘀，使气血流通，则可以伤完也。"正如《正体类要·序》所述："肢体损于外，则气血伤于内，营卫有所不贯，脏腑由之不和。"这一经典的叙述阐明了肢体外伤对整体功能的影响，也说明治疗外伤必须具备整体观，既要重视局部损伤的轻重特点，也要重视损伤对整体的影响，更要考虑到机体原有疾病对损伤转归的影响，才能从整体上、从整个损伤的治疗转归的高度把握治疗的各个环节，针对不同阶段制订出适合患者病情的治疗方案，以期取得良好的治疗效果。

根据损伤"损伤之证，专从血论""恶血必归于肝""形伤肿、气伤痛""肝主筋、肾主骨"以及"客者除之，劳者温之，结者散之，留者攻之，燥者濡之"等伤科基本理论，内治法基本可以归纳为下、消、清、开、和、续、补、舒八法。临床根据治疗疾病的不同特点和规律，将内治法大体分为骨伤内治法和骨病内治法。

一、骨伤内治法

（一）损伤三期辨证治法

根据损伤的发展过程，一般将其分为初、中、后三期。初期一般在伤后1~2周，由于气滞血瘀故为肿为痛，治宜活血化瘀，行气止痛，以"下""消"法为主。若瘀血化热、邪毒入侵可用"清"法，损伤较重，气闭昏厥或瘀血攻心，则用"开"法。中期是在伤后3~6周，瘀血渐退，肿痛渐消，损伤诸证渐轻，但瘀阻未尽，气血未和，筋骨未长，故应活血化瘀，和营生新，接骨续筋，以"和""续"法为基础。后期为伤后7周以后，瘀肿虽消，但气血已耗，筋骨虽续，但未坚固，肌肉萎而未满，肢体功能尚未恢复，应以补气养血、滋补肝肾、濡养脾胃、坚骨壮筋的"补"法为主。而损伤后期筋肉拘挛，关节不利者，则应予以舒筋活络的"舒"法。三期分治方法只是损伤临证的大体分类，是以调和疏通气血、生新续损、强筋壮骨为主要目的，但在临床上必须结合患者体质和损伤的具体情况辨证施治。

1. 初期治法 《医宗金鉴·正骨心法要旨》说："今之正骨科……专从血论，须先辨或有瘀血停积，或亡血过多……二者治法不同，有瘀血者，宜攻利之；亡血者，宜补而行之。"气为血帅，血为气母，气行则血行，气滞则血瘀，气血两者是紧密联系不可分割的。所以伤气必及血，伤血亦必及气，在治疗上必须活血与理气兼顾，注重瘀血化热或兼腑实闭阻之证。

（1）行气消瘀法：又称行气活血法，是伤科内治法中的最常用的一种方法。适用于气滞血瘀，肿胀疼痛，无里实热证，或宿伤而有瘀血内结，或因某种禁忌而不能猛攻急下者。常用的方剂以活血化瘀为主的复元活血汤、活血止痛汤、活血化瘀汤等，以行气为主的柴胡疏肝散、加味乌药汤、金铃子散以及活血行气并重的膈下逐瘀汤、顺气活血汤、血府逐瘀汤等，可根据气滞与瘀血孰轻孰重，或重于活血，或偏于行气，灵活选用。本法属"消"法，即"结者散之"之法，其用药较缓和并不峻猛，如瘀血较重肿痛明显者，往往需要逐瘀，应与攻下药配合应用，以便瘀血能随腑气排而泄之，又能避免瘀血化热腐肉成脓。对于禀赋体弱或妊娠、月经期间不宜使用活血化瘀破散之品者，应配合益气、养血、养阴药物，以免攻伐太过。

（2）攻下逐瘀法：跌打损伤必使血脉受伤，瘀血停滞，脏腑功能紊乱，尤其腑气不通，瘀结中满，故《素问·缪刺论》说："人有所堕坠，恶血留内，腹中胀满，不得前后，先饮利药。"是运用具有苦寒泻下作用的药物，通泻大便，排出积滞，以达逐邪外出的目的。攻下逐瘀法属"下"法，药效峻猛，故只适用于伤后有瘀血内积，腹中胀满，大便不通，苔黄舌燥，脉洪数的体实患者，年老体弱、气血虚衰、失血过多、有宿疾者，皆不宜用。对于妊娠期、产后或月经期亦当禁用或慎用。常用的方剂有桃核承气汤、鸡鸣散、大成汤、黎洞丸等。

（3）清热凉血法：本法包括清热解毒与凉血活血两法。《素问·至真要大论》说"治热以寒"、"热者寒之"，是用性味寒凉、凉血解毒之品组方，适用于伤后瘀血化热，热毒内蕴，伤处红肿热痛，或血热妄行，或邪毒侵袭、火毒内攻之证。常用的清热解毒方剂有五味消毒饮、黄连解毒汤，凉血活血方剂有犀角地黄汤、清营汤等。清热凉血法属"清"法，药味寒凉易伤脾胃，且寒凉过度易致瘀血凝滞不行，故体质虚寒、脾胃虚弱之人，或产后虽有热证亦不可过用本法。

（4）开窍通关法：是用辛香走窜、开窍通关、镇心安神的药物来急救的一种方法，属"开"法，用以治疗损伤后气血逆乱，瘀血攻心，致神志不清、胡言乱语、神昏窍闭等急危重症。根据不同情况可选用清心开窍法、豁痰开窍法、辟秽开窍法，常用的方剂有苏合香丸、安宫牛黄丸、紫雪丹、至宝丹、玉枢丹、行军散等。

2. 中期治法 损伤诸证经过初期治疗，肿痛减轻，但瘀血未尽，筋骨伤而未愈。中期诸法是在八法中"和"法和"续"法的基础上发展而来，其本质和精髓是活血化瘀行气与滋补肝肾、接骨续筋相结合，从而达到进一步调和气血、祛瘀生新、接骨续筋、疏风通络、活血舒筋的目的。

（1）和营止痛法：适用于虽经活血消下等法治疗，瘀血凝滞尚未尽除，伤处仍有肿痛，肌肉硬韧，可扪及包块等，而继续应用攻下之法又有损伤正气之虞。常用方剂有和营止痛汤、定痛和血汤、正骨紫金丹、七厘散、和营通气散等。

（2）接骨续筋法：适用于损伤中期，骨已理正，筋已理顺，筋骨已有连接但尚未坚实，尚有瘀血未去者。瘀不去则新不生，新不生则骨不能合，筋不能续，故主要使用接骨续筋药，佐以活血化瘀药，以取活血化瘀、接骨续筋之效。常用的方剂有接骨丹、接骨紫金丹等。

（3）舒筋活络法：主要使用活血与祛风通络药，佐以理气药，以宣通气血，消除凝滞，增强舒筋通络之功，属“舒”法。适用于损伤肿痛虽已渐消但仍有瘀血凝滞、筋骨粘连、关节屈伸不利的伤筋中期，或兼有风湿、气血不得通畅的肢体痹痛等证。常用方剂有舒筋活血汤、蠲痹汤、独活寄生汤等。

3. 后期治法 损伤后期多伤之已久，虽瘀血已去，但正气亦衰，故当以扶正固本为主，包括补气养血、补养脾胃、补益肝肾三种方法，属“补”法。另外，损伤后期气血喜温而恶寒，亦有应用温经通络之法。

（1）补气养血法：使用补气养血药物，使气血旺盛以温煦濡养筋骨。凡外伤筋骨必内耗气血，伤后长期卧床，久卧伤气，就会出现各种气血亏损，筋骨痿弱。本法适用于伤后日久，气短神疲，心慌虚汗，面黄甲苍等，常用方剂有以补气为主的四君子汤，以补血为主的四物汤以及气血双补的八珍汤、十全大补汤等。

（2）补养脾胃法：适用于损伤日久，耗伤正气，或长期卧床而致脾胃虚弱，运化失常，症见食欲减退，消化不良，肌肉痿弱，便溏等。补益脾胃法可促进中焦腐熟运化功能，“中焦受气取汁变化而赤是谓血”，气血旺盛则筋骨肌肉就能恢复迅速。常用方剂有补中益气汤、参苓白术散、归脾丸、健脾养胃汤等。

（3）补益肝肾法：筋骨损伤内应肝肾，皆因肾主骨生髓、肝主筋之理，补益肝肾即能强筋壮骨，促进骨折愈合，适用于筋骨及腰背损伤的后期，年老体弱，骨痿疏松，骨折愈合缓慢等症，多与补气养血法结合使用。常用方剂有壮筋养血汤、生血补髓汤等。以肾阴虚为主者，症见潮热盗汗，五心烦热，面色潮红，舌红少苔，脉细数，可用六味地黄汤、四物汤加左归丸。肾阳虚为主者，可见肢冷神疲，面色㿠白，小便清长，五更便溏，腰背酸冷等症，以右归丸、金匮肾气丸主之。筋骨疲软者用健步虎潜丸、壮骨续筋丹等方。

使用补法应注意两点：第一要照顾脾胃，补益之剂尤其滋阴补血或血肉有情之品，多有碍胃之弊，补之过量反能妨碍脾胃运化，以致脘腹胀满，嗳气反酸，食欲不振，故在使用补法时，多佐以理气之品，以达补而不腻、补而不滞之效。第二要适时而补，邪势正盛而正气不虚之时，或虽有正虚但瘀血已有化热之势时，切忌滋补，应以祛邪为要。第三要针对虚之方面使用补法，根据患者阴阳、气血、脏腑孰虚孰弱加以辨证施治，切不可不辨而滥用补法。

（4）温经通络法：本法使用温性或热性的祛风、散寒、除湿药物，并佐以调和营卫或补肝肾之药，以祛除流注于骨节经络之风寒湿邪，使血活筋舒，关节滑利，经络通畅。适用于损伤后气血运行不畅，或因阳气不足，腠理空虚，风寒湿邪滞留，或筋骨损伤日久，气血凝滞者。常用方剂有麻桂温经汤、乌头汤、大活络丹、小活络丹等。

骨伤之内治之法，在临床应用时有一定的规律和原则，即损伤初期在整复固定之后，以活血化瘀，消肿止痛为主，中期以接骨续筋，和营活络为主，后期则以补气养血，滋补肝肾为主。筋伤内治初期活血化瘀为主，中期以续筋活络为主，后期常用温经通络，适当结合强筋壮骨的方法。开放性损伤，在止血以后按证候运用以上各法。失血过多者应用补气摄血法急固其气，防止虚脱。临证变化多端，必须灵活变通，审慎辨证，正确施治，不可拘泥和机械地分期。

（二）按损伤部位辨证治法

人体气血依循经络周流不息，损伤一证虽专从血论，“恶血必归于肝”，但由于损伤部位不同，累及的脏腑经络各异，药物的性味归经已有所不同，因此治疗方法也有所不同，这就是按部位辨证施治的道理所在。元代张元素《活法机要·坠损》中提出：“治登高坠下，重物撞打，箭镞刃伤，心腹胸中停积郁血不散，以上中下三焦分之，别其部位。上部易老犀角地黄汤，中部桃仁承气汤，下部抵当汤下之，亦可以小便酒同煎治之。”临床应用可根据损伤部位选方用药：头面部用通窍活血汤、清上瘀血汤，四肢损伤用桃红四物汤，胸胁部可用复元活血汤，腹部损伤可用膈下逐瘀汤，腰及小腹部损伤可用少腹逐瘀汤、大成汤、桃核承气汤，全身多处损伤可用血府逐瘀汤、身痛逐瘀汤加味。

中医骨伤科也很重视根据损伤的不同部位在主方的基础上加用引经药，使药力更能有效地作用于损伤部位。如上肢损伤加桑枝、桂枝、羌活、防风；下肢损伤加牛膝、木瓜、独活；头部巅顶损伤加藁本、细辛；两太阳穴损伤加白芷；后枕部损伤加羌活；肩部损伤加姜黄；胸部损伤加柴胡、郁金、制香附、紫苏子；两胁肋部损伤加青皮、陈皮、延胡索；腰部损伤加杜仲、补骨脂、川续断、桑寄生；腹部损伤加枳壳、厚朴、木香；小腹损伤加小茴香、乌药。

明代《跌损妙方·用药歌》云：“头上加羌活，防风白芷随。胸中加枳壳，枳实又云皮。腕下用桔梗，菖蒲厚朴治。背上用乌药，灵仙妙可施。两手要续断，五加连桂枝，两胁柴胡进，胆草紫荆医。大茴与故纸，杜仲入腰支。小茴与木香，肚痛不须疑。大便若阻隔，大黄枳实推。小便如闭塞，车前木通提。假使实见肿，泽兰效最奇。倘然伤一腿，牛膝木瓜知。”该歌诀介绍了跌打损伤部位引经药的使用，很有实用价值。

二、骨病内治法

骨病是中医骨伤科中除骨伤、筋伤之外的以骨科疾病、肢体畸形为主的另一重要内容。骨病的发生、发展与损伤可能有一定的关系，但其病因病机、临床表现与损伤显然有很大不同，其治疗也有其特殊性和自身规律。骨病的治疗也应在中医整体观念和四诊八纲等辨证的基础上分而治之。《素问·至真要大论》说：“寒者热之，热者寒之，微者逆之，甚者从之，坚者消之，客者除之，劳者温之，结者散之，留者攻之，燥者濡之，急者缓之，散者收之，损者益之，逸者行之，惊者平之，上之下之，摩之浴之，薄之劫之，开之发之，适事为故。”这些见解充分体现了辨证论治的精神，骨病治疗中的用药原则基本遵循上述原则。例如，骨痈疽初期未成脓时，宜用清热解毒之消法，中期脓肿已成则用托毒透毒的内托法，后期脓毒已泄，溃疡形成，正虚邪弱，则宜用补气养血生肌长肉之法。骨痨之疾未破之时或阳虚寒凝痰结，或阴虚内热，前者治宜温阳化痰，后者则以滋阴清热为要。痹证皆因风寒湿三气杂至为病，故以祛邪通络法治之。痿证肌肉消瘦萎缩，治宜独取阳明补益脾胃，益气养血。骨痿之证，多从肝肾入手，补肝益肾强筋壮骨。骨岩之证，多因瘀毒蕴结，治宜活血解毒。骨病种类繁多，病因复杂，病机亦多交叉互结，其治疗时也往往数法合用，并结合引经药合而治之。

1. 清热解毒法　适用于骨痈疽，热毒蕴结于筋骨或内攻营血诸症。骨痈疽早期可用五味消毒饮、黄连解毒汤或仙方活命饮合五神汤加减。如热毒重者加黄连、黄柏、生栀子，有损伤史者加桃仁、红花；热毒在血分的实证，疮疡皆见高热烦躁、口渴不多饮、舌绛、脉数者，可加用生地黄、赤芍、牡丹皮等药；热毒内陷或有走黄重急之征象，症见神昏谵语或昏沉不语者，当加用清心开窍之药，如安宫牛黄丸、紫雪丹等。本法是用寒凉的药物使内蕴之热毒清泄，因血喜温而恶寒，寒则气血凝滞不行，故不宜寒凉太过。

2. 温阳驱寒法　适用于阴寒内盛之骨痨或附骨疽。本法是用温阳通络的药物，使阴寒凝滞之邪得以驱散。流痰初起，患处漫肿酸痛，不红不热，形体恶寒，口不作渴，小便清利，苔白，脉迟等内有虚寒现象者，可选用阳和汤加减。阳和汤以熟地黄大补气血为君，鹿角胶生精补髓、养血助阳、强壮筋骨为辅。麻黄、生姜、桂枝宣通气血,使上述两药补而不滞,主治一切阴疽。

3. 祛痰散结法 适用于骨病见无名肿块,痰浊留滞于肌肉或精髓之内者。骨病的癥瘕积聚均为痰滞交阻、气血滞留所致。此外,外感六淫或内伤情志以及体质虚弱等,亦能使气机阻滞,液聚成痰。本法在临床运用时要针对不同病因,与下法、消法、和法等配合使用。才能达到化痰、消肿、软坚之目的。常用方剂有二陈汤、温胆汤、苓桂术甘汤等。

4. 祛邪通络法 适用于风寒湿邪侵袭而引起的各种痹证。祛风、散寒、除湿及宣通经络为治疗痹证的基本原则,但由于各种痹证感邪偏盛及病理特点不同,辨证时还应灵活变通。常用方法有蠲痹汤、独活寄生汤、三痹汤等。

第二节 外 治 法

损伤外治法是指对损伤局部进行治疗的方法,在骨伤科治疗中占有重要的地位。清代吴师机《理瀹骈文》说:"外治之理,即内治之理;外治之药,即内治之药,所异者法耳。"临床外用药物大致可分为敷贴药、搽擦药、熏洗湿敷药与热熨药。

(一)敷贴药

外用药应用最多的剂型是药膏、膏药和药散三种。使用时将药物制剂直接敷贴在损伤局部,使药力发挥作用,可收到较好疗效。正如吴师机论其功效:一是拔,二是截,凡病所结聚之处,拔之则病自出,无深入内陷之患;病所经由之处,截之则邪自断,无妄行传变之虞。

1. 药膏(又称敷药或软膏)

(1)药膏的配制:将药碾成细末,然后选加饴糖、蜜、油、水、鲜草药汁、酒、醋或医用凡士林等,调匀如厚糊状,涂敷伤处。近代骨伤科医家的药膏用饴糖较多,主要是取其硬结后药物本身的功效和固定、保护伤处的作用。饴糖与药物的比例为3∶1,也有用饴糖与米醋之比为4∶1调拌的。对于有创面的创伤,都用药物与油类熬炼或拌匀制成的油膏,因其柔软,并有滋润创面的作用。

(2)药膏的种类:①消瘀退肿止痛类:适用于骨折、筋伤初期肿胀疼痛剧烈者,可选用消瘀止痛药膏、定痛膏、双柏膏、消肿散、散瘀膏等药膏外敷。②舒筋活血类:适用于扭挫伤筋,肿痛逐步减退之中期患者。可选用三色敷药、舒筋活络药膏、活血散等药膏外敷。③接骨续筋类:适用于骨折整复后,位置良好、肿痛消退之中期患者。可选用外敷接骨散、接骨续筋药膏、驳骨散等。④温经通络类:适用于损伤日久,复感风寒湿外邪者。发作时肿痛加剧,可用温经通络药膏外敷;或在舒筋活络类药膏内酌加温散风寒、利湿的药物外敷。⑤清热解毒类:适用于伤后感染邪毒,局部红、肿、热、痛者。可选用金黄膏、四黄膏。⑥生肌拔毒长肉类:适用于局部红肿已消,但创口尚未愈合者。可选用橡皮膏、生肌玉红膏、红油膏等。

(3)药膏临床应用注意事项:①药膏在临床应用时,摊在棉垫或纱布上,大小根据敷贴范围而定,摊妥后还可以在敷药上加叠一张极薄的棉纸,然后敷于患处。棉纸极薄,药力可渗透,不影响药物疗效的发挥,又可减少对皮肤的刺激,也便于换药。摊涂时敷料四周留边,以防药膏烊化玷污衣服。②药膏的换药时间,根据伤情的变化、肿胀的消退程度及天气的冷热来决定,一般2~4天换1次,古人的经验是"春三、夏二、秋三、冬四"。凡用水、酒、鲜药汁调敷药时,需随调随用勤换。一般每天换药一次。生肌拔毒类药物也应根据创面情况而勤换药,以免脓水浸淫皮肤。③药膏一般随调随用,凡用饴糖调敷的药膏,室温高容易发酵,梅雨季节易发霉,故一般不主张一次调制太多,或将饴糖煮过后再调制。寒冬气温低时可酌加开水稀释,以便于调制拌匀。④少数患者对敷药及药膏过敏而产生接触性皮炎,皮肤奇痒及有丘疹、水疱出现时,应注意及时停药,外用青黛膏或六一散,严重者可同时给予抗过敏治疗,如蒲公英、黄芩、金银花、连翘、车前子、生薏苡仁、茯苓皮、甘草水煎服。

2. 膏药　古称为薄帖,是中医学外用药物中的一种特有剂型。南北朝时期的《肘后备急方》中就有膏药制法的记载,后世广泛地应用于各科的治疗上,骨伤科临床应用更为普遍。

(1) 膏药的配制:将药物碾成细末配以香油、黄丹或蜂蜡等基质炼制而成。①熬膏药肉:将药物浸于植物油中,主要用香油(芝麻油),加热熬炼后,再加入铅丹(又称黄丹或东丹),其主要成分为四氧化三铅,也有的用主要成分为一氧化铅的密陀僧制膏。经过“下丹收膏”,制成的一种富有黏性,烊化后能固定于伤处的成药,称为膏或膏药肉。膏药要求老嫩合度,达到“贴之即粘,揭之易落”的标准。膏药肉熬成后浸入水中数天,再藏于地窖阴暗处以“去火毒”,可减少对皮肤的刺激,防止诱发接触性皮炎。②摊膏药:将已熬好经“去火毒”的膏药肉置于小锅中用文火加热烊化,然后将膏药摊在皮纸或布上备用,摊时应注意四周留边。③掺药法:膏药内药料掺合方法有三种:第一是熬膏药时将药料浸在油中,使有效成分溶于油中;第二是将小部分具有挥发性又不耐高温的药物如乳香、没药、樟脑、冰片、丁香、肉桂等先研成细末,在摊膏药时将膏药肉在小锅中烊化后加入,搅拌均匀,使之融合于膏药中;第三是将贵重的芳香开窍药物,或特殊需要增加的药物,临贴时加在膏药上。

(2) 膏药的种类:膏药按功效可分为三类。①治损伤类:适用于损伤者,有坚骨壮筋膏;适用于陈伤气血凝滞、筋膜粘连者,有化坚膏。②治寒湿类:适用于风湿者,有狗皮膏、伤湿宝珍膏等;适用于损伤与风湿兼证者,有万灵膏、损伤风湿膏等。③提腐拔毒生肌类:适用于创伤而有创面溃疡者,有太乙膏、陀僧膏等。一般常在创面另加药散,如九一丹、生肌散等。

(3) 膏药临床使用注意事项:①膏药由较多的药物组成,适用于多种疾患,一般较多应用于筋伤、骨折的后期,若新伤初期有明显肿胀者,不宜使用。②对含有丹类药物的膏药,由于含四氧化三铅或一氧化铅,X 线不能穿透,所以做 X 线检查时应取下。

3. 药散　又称药粉、掺药。

(1) 药散的配制:是将药物碾成极细的粉末,收贮瓶内备用。使用时可将药散直接掺于伤口处,或置于膏药上,将膏药烘热后贴患处。

(2) 药散的种类:①止血收口类:适用于一般创伤出血撒敷用,常用的有桃花散、花蕊石散、金枪铁扇散、如圣金刀散、云南白药等。近年来研制出来的不少止血粉,都具有收敛凝血的作用,对一般创伤出血掺上止血粉加压包扎,即能止血。但较大的动脉、静脉血管损伤的出血往往需要采用其他的止血措施。②祛腐拔毒类:适用于创面腐脓未尽,腐肉未去,窦道形成或肉芽过长的患者。常用红升丹、白降丹。红升丹药性峻猛,系朱砂、雄黄、水银、火硝、白矾炼制成,临床常加入熟石膏使用。白降丹专主腐蚀,只可暂用而不可久用,因其纯粹成分是氧化汞,故也需加赋形药使用。常用的九一丹即指熟石膏与红升丹之比为9∶1,七三丹两者之比为7∶3。红升丹过敏的患者,可用不含红升丹的祛腐拔毒药,如黑虎丹等。③生肌长肉类:适用于脓水稀少、新肉难长的疮面,常用的有生肌八宝丹等,也可与祛腐拔毒类散剂掺合在一起应用,具有促进新肉生长、创面收敛、创口迅速愈合的作用。④温经散寒类:适用于损伤后期,气血凝滞疼痛或局部寒湿侵袭患者,常用的有丁桂散、桂麝散等,具有温经活血、散寒逐风的作用,故可作为一切阴证的消散掺药。其他如《疡科纲要》之四温丹等都可掺膏内贴敷。⑤散血止痛类:适用于损伤后局部瘀血结聚肿痛者,常用的有四生散、消毒定痛散等,具有活血止痛的作用。四生散对皮肤刺激性较大,使用时要注意皮肤药疹的发生。⑥取嚏通经类:适用于坠堕、不省人事、气塞不通者。常用的有通关散等,吹鼻中取嚏,使患者苏醒。

(二) 搽擦药

搽擦法始见于《素问·血气形志》:"经络不通,病生于不仁,治之以按摩醪药。"醪药是配合按摩而涂搽的药酒,搽擦药可直接涂搽于伤处,或在施行理筋手法时配合推擦等手法使用,或在热敷熏洗后进行自我按摩时涂搽。

1. 酒剂 又称为外用药酒或外用伤药水,是用药与白酒、醋浸制而成,一般酒醋之比为4∶1,也有单用酒浸者。近年来还有用乙醇溶液浸泡加工炼制的酒剂。常用的有活血酒、伤筋药水、息伤乐酊、正骨水等,具有活血止痛、舒筋活络、追风祛寒的作用。

2. 油膏与油剂 用香油把药物熬煎去渣后制成油剂,或加黄蜡或白蜡收膏炼制而成油膏,具有温经通络、消散瘀血的作用。适用于关节筋络寒湿冷痛等证,也可配合手法及练功前后做局部搽擦。常用的有跌打万花油、活络油膏、伤油膏等。

(三) 熏洗湿敷药

1. 热敷熏洗 《仙授理伤续断秘方》中就有记述热敷熏洗的方法,古称"淋拓""淋渫""淋洗"或"淋浴",是将药物置于锅或盆中加水煮沸后熏洗患处的一种方法。先用热气熏蒸患处,待水温稍减后用药水浸洗患处。冬季气温低,可在患处加盖棉垫,以保持热度持久。每日2次,每次15~30分钟,每贴药可熏洗数次。药水因蒸发而减少时,可酌加适量水再煮沸熏洗。具有舒松关节筋络、疏导腠理、流通气血、活血止痛的作用。适用于关节强直拘挛、酸痛麻木或损伤兼夹风湿者。多用于四肢关节的损伤,腰背部也可熏洗。常用的方药分为新伤瘀血积聚熏洗方及陈伤风湿冷痛熏洗方两种。①新伤瘀血积聚者:用散瘀和伤汤、海桐皮汤、舒筋活血洗方。②陈伤风湿冷痛、瘀血已初步消散者:用八仙逍遥汤、上肢损伤洗方、下肢损伤洗方,或艾叶、川椒、细辛、炙川草乌、桂枝、伸筋草、透骨草、威灵仙、茜草共研为细末包装,每袋500g,分5次开水冲,熏洗患处。

2. 湿敷洗涤 古称"溻渍""洗伤"等,在《外科精义》中有"其在四肢者溻渍之,其在腰腹背者淋射之,其在下部者浴渍之"的记载。多用于创伤,使用方法是"以净帛或新棉蘸药水","渍其患处"。现临床上把药制成水溶液,供创伤伤口湿敷洗涤用。常用的有金银花煎水、野菊花煎水、2%~20%黄柏溶液,以及蒲公英等鲜药煎汁。

(四) 热熨药

热熨法是一种热疗方法。《普济方·折伤门》有"凡伤折者,有轻重浅深久新之异,治法亦有服食淋熨贴熁之殊"的记载。本法选用温经祛寒、行气活血止痛的药物,加热后用布包裹,热熨患处,借助其热力作用于局部,适用于不宜外洗的腰脊躯体之新伤、陈伤。主要的剂型有下列几种:

1. 坎离砂 又称风寒砂。用铁砂加热后与醋水煎成药汁搅拌后制成,临用时加醋少许拌匀置布袋中,数分钟内会自然发热,热熨患处,适用于陈伤兼有风湿证者。现工艺革新,采用还原铁粉加上活性炭及中药,制成各种热敷袋,用手轻轻摩擦,即能自然发热,使用更为方便。

2. 熨药　俗称“腾药”。将药置于布袋中，扎好袋口放在蒸锅中蒸气加热后熨患处，适用于各种风寒湿肿痛证，能舒筋活络、消瘀退肿。常用的有正骨熨药等。

3. 其他　如用粗盐、黄砂、米糠、麸皮、吴茱萸等炒热后装入布袋中热熨患处。民间还采用葱姜豉盐炒热，布包罨脐上治风寒。这些方法简便有效，适用于各种风寒湿性筋骨痹痛、腹胀痛及尿潴留等症。

学习小结

1. 学习内容

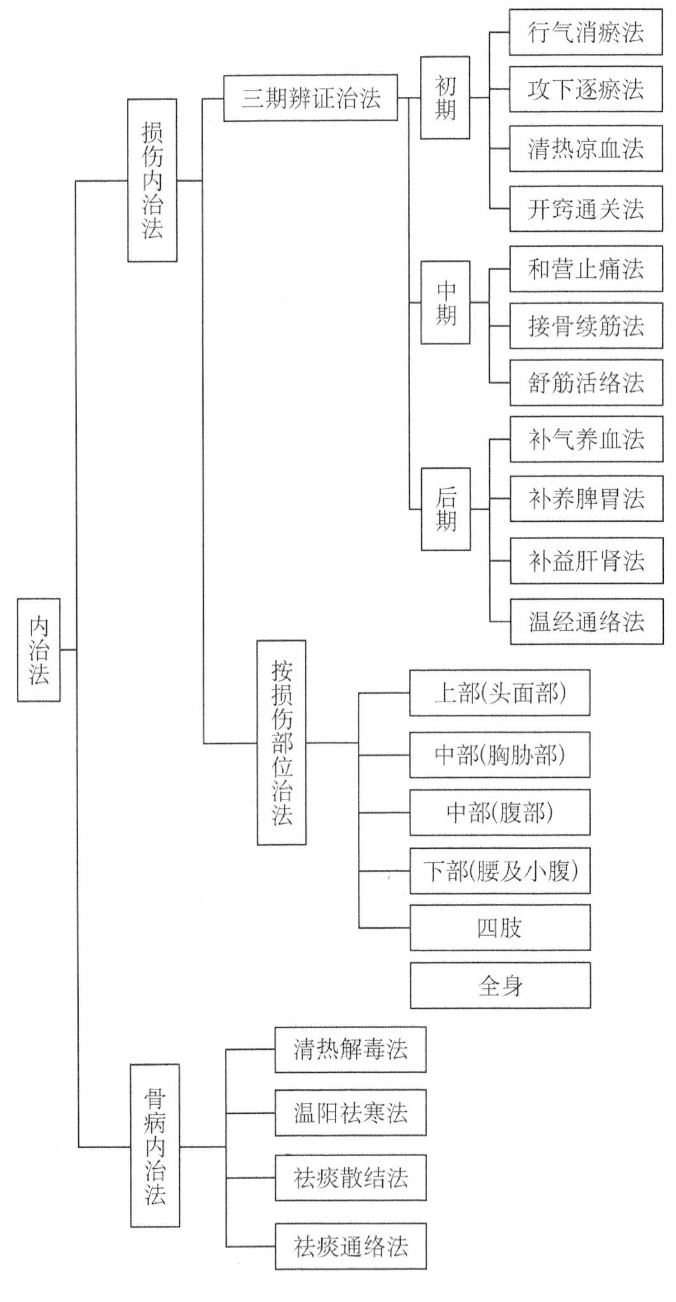

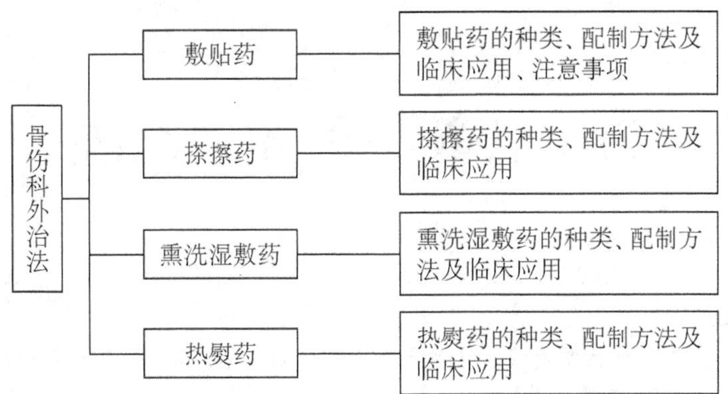

2. 学习方法　对损伤三期辨证内治法应采用演绎和记忆的方法进行。中医骨伤科外用药尤其是敷贴药的种类、临床应用及注意事项的学习，可以考虑与中医内服药的相关问题进行结合和比较学习。

（徐展望　闵文）

复习思考题

1. 如何理解损伤各期病机演变的基本规律？
2. 如何从气血和脏腑的角度理解接骨续筋法的组方内涵？
3. 中医骨伤科外用药与内服药相比较，有哪些优势和局限？

第十三章 手 术 疗 法

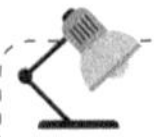

学习目的

通过本章学习，使学生学习到骨伤科手术治疗方法的基本原则、基本知识和要求，为掌握具体临床手术方法和技术奠定基础。

学习要点

清创术。

手术疗法历史悠久，具有丰富的学术价值和卓越的医疗成就，对中华民族的繁衍昌盛和世界医学的发展，有着深远的影响。

据《韩非子·安危》记载：扁鹊治病“以刀刺骨”，说明当时“刀”已经作为骨伤手术工具用于临床。《三国志·蜀志》载关羽被施行“刮骨疗毒术”，是中国骨科第一例文字记载较确切的扩创手术。唐代蔺道人著《仙授理伤续断秘方》，是最早有骨折“取开捺正”（切开复位）手术的记载。元代危亦林不仅在麻醉下进行手术，如骨折切开复位或取出异物；而且在手法整复骨折、脱位时，为使病人免除痛苦，亦广泛地应用了麻醉技术。历代医书中关于手术与麻醉术均有记载，且有专著。因此，手术疗法是中医骨伤科的传统治疗手段之一，可用以弥补其他疗法之不足。

第一节 骨伤科常用手术器械介绍

骨科手术与外科其他手术一样，是一门专项技术，除一些通用器械外还需要专用手术器械，以下对一些常用手术器械做简单介绍。

一、牵 开 器

牵开器又称拉钩。为了充分显露手术野，使手术易于进行，并保护组织，避免意外损伤，骨科手术除了应用一些普通的牵开器外，还可根据手术部位的不同，选用一些具有特殊性能的牵开器，如胫骨牵开器（图 13-1）和自动牵开器（图 13-2）等。

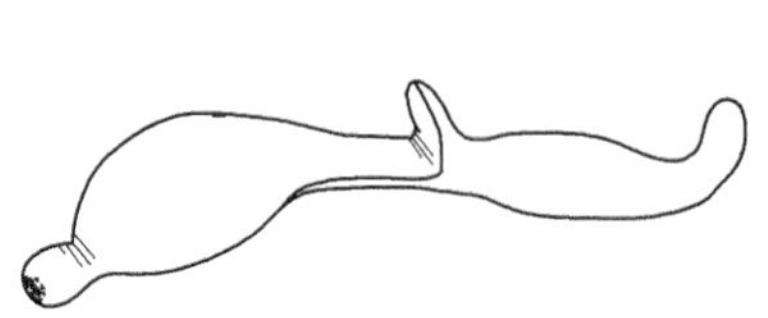

图 13-1 胫骨牵开器

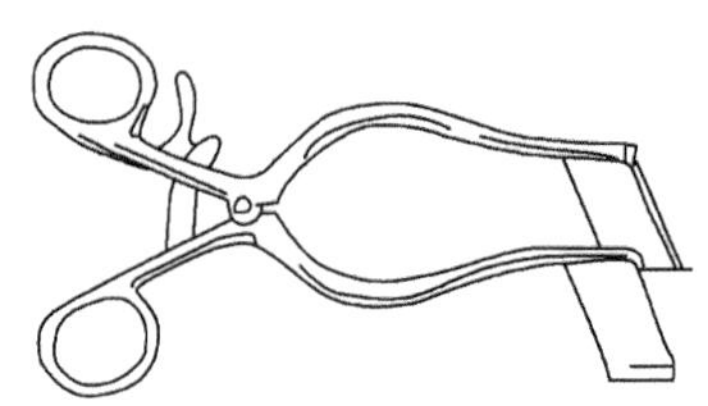

图 13-2 自动牵开器

二、骨膜剥离器

骨膜剥离器又称骨膜起子或骨膜剥离子。应用骨膜剥离器,可将附着于骨面上的骨外膜及软组织自骨面上剥离下来。骨膜剥离器有多种不同形状,其刃的锐利程度亦有所不同,常用者如图 13-3 所示。

三、持 骨 器

持骨器又称持骨钳或骨把持器。持骨器用以夹住骨折端,帮助骨折复位并保持复位后的位置,以便于进行内固定。有骨钳和骨夹两种形式(图 13-4)。

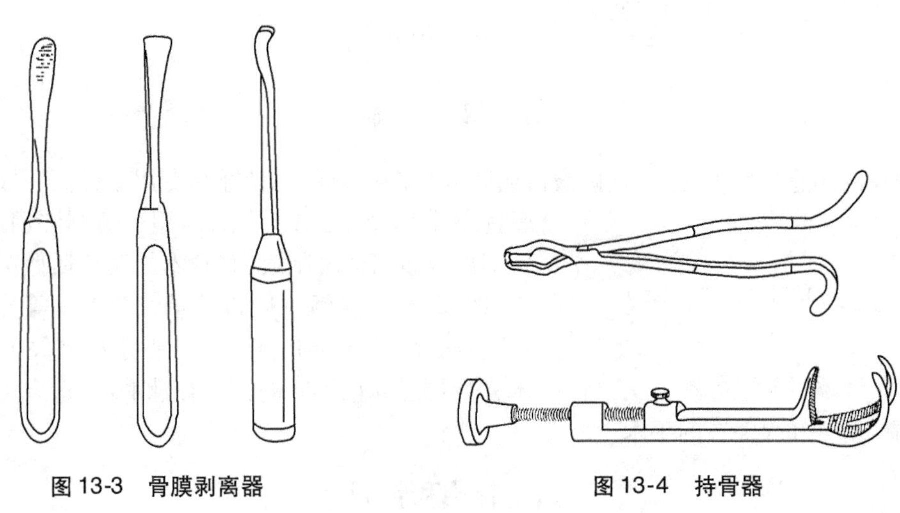

图 13-3 骨膜剥离器　　图 13-4 持骨器

四、骨钻和钻头

有手摇钻(图 13-5)及电动钻(图 13-6)、气钻等。前者构造较简单,只能用于在骨上钻洞。其优点为灭菌方便;又因其转动速度较慢,不产生高热,故不致引起钻孔周围组织“灼伤”。后者构造复杂,维护要求较高。电动钻、气钻除可用于钻洞外,还附有各种形状和大小不等的锯片。除去钻头,装上锯片后,即成电动锯、气锯,可用于采取植骨片和截骨等。电动钻和气钻还附有修整骨面的附件,故适用范围较广,对缩短手术时间有一定帮助。在选用钻头时,必须与螺丝钉相匹配。

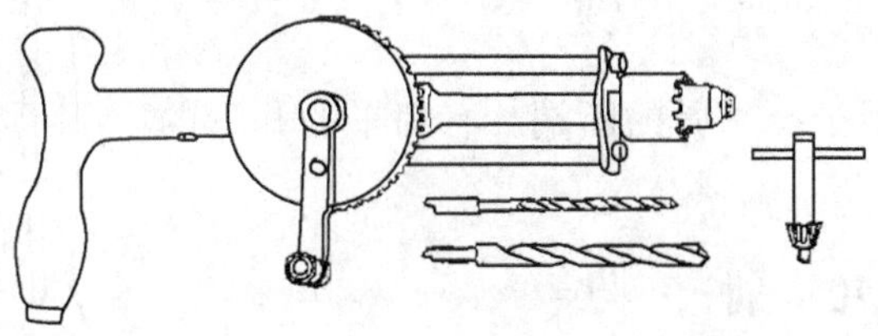

图 13-5 手摇钻

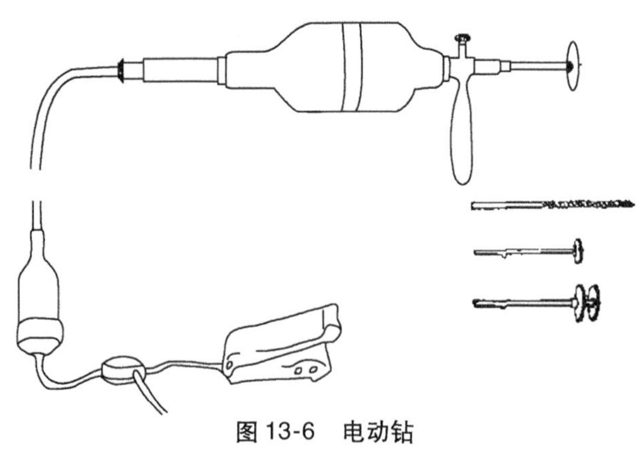
图 13-6 电动钻

五、骨 锤

骨锤的用途是敲击功能,直接敲击或间接敲击。分通用骨锤和专用骨锤。一般专用骨锤是配套专门工具使用,通用骨锤则应用广泛。锤头部分多用金属制成,有硬木或聚乙烯做锤头表面(图 13-7)。骨锤一般按其重量及大小等分成不同型号。轻型主要用于指骨、趾骨及小关节的手术;中型主要用于尺、桡骨及脊骨手术;重型用于股骨、胫骨、肱骨和大关节的手术。

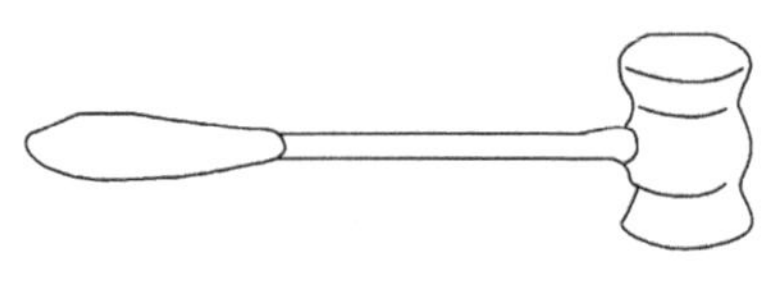
图 13-7 骨锤

六、骨凿和骨刀

骨凿(图 13-8)的头部仅有一个斜坡形的刃面。骨凿之刃面不仅短而粗,因此在操作时有凿裂骨片的危险。骨凿主要用于修理骨面和取骨。骨刀则由两个相等坡度的斜面相遇于一个刀口而构成,主要由于截骨和切骨。有各种形状及型号之骨凿和骨刀。

七、骨剪和咬骨钳

骨剪(图 13-9)用于修剪骨片和骨端。咬骨钳(图 13-10)用于咬除骨端的尖刺状或突出的骨缘。骨剪和咬骨钳除有各种不同的宽度和角度外,还有单关节和双关节之分。

八、骨 锉

骨锉(图 13-11)用于锉平骨的断端。有扁平的和弯的等各种形式。

九、刮 匙

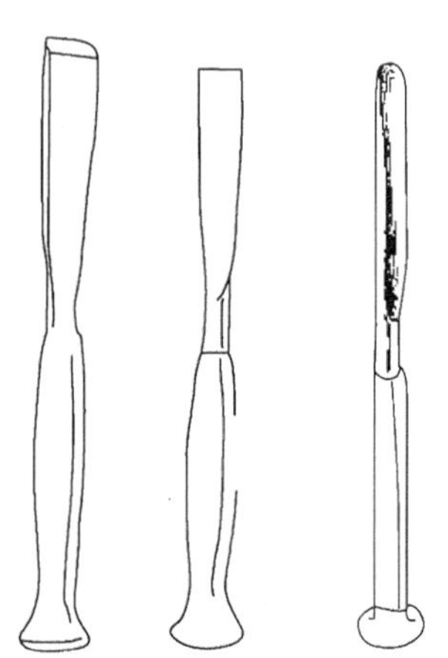
图 13-8 骨凿和骨刀

刮匙(图 13-12)可用于刮出骨腔内的小死骨、肉芽组织和瘢痕组织等。在做脊椎结核病灶清除术时,须备有各种弯度和方向的长柄刮匙,以便于从各种角度进入病灶,刮除死骨、干酪样坏死组织等。

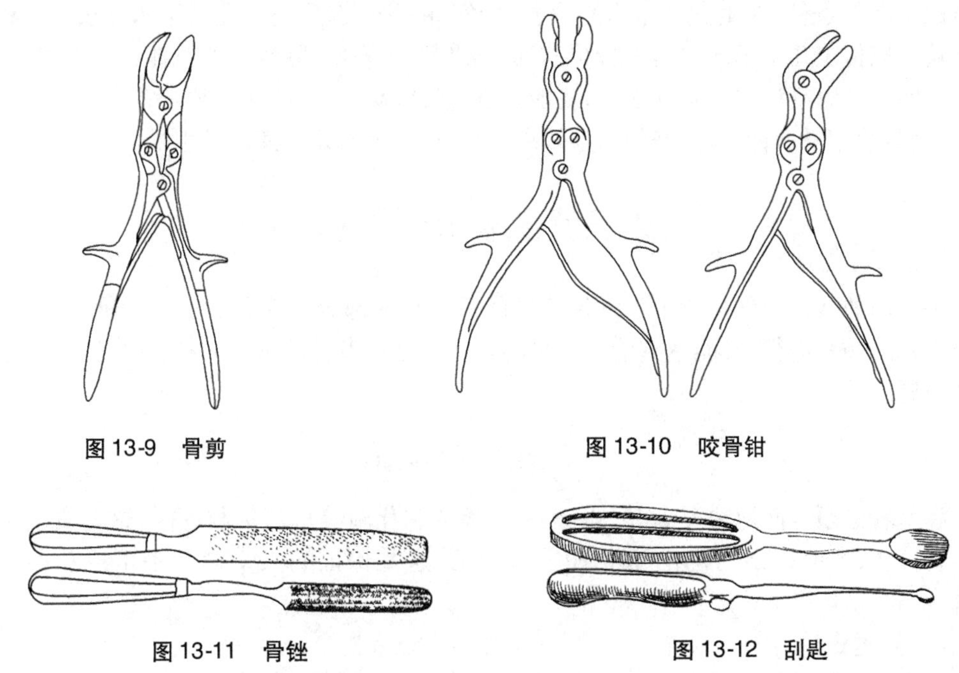

图 13-9 骨剪

图 13-10 咬骨钳

图 13-11 骨锉

图 13-12 刮匙

第二节 骨伤科手术的基本原则

一、整体性原则

骨科疾病多数会导致运动系统中某一肢体产生病证,但在治疗过程中我们要有一个整体的理念,即重视局部与全身的关系。要考虑年龄、性别、职业特点和自身情况以及病人的具体要求来制订全面细致的治疗计划,设计手术方案,选择最佳的手术时机。

二、功能恢复原则

骨科疾病首先要强调的是功能恢复的原则。恢复正常的解剖形态、重建功能是手术治疗的目的。但是,如不能恢复解剖形态,则恢复功能第一,解剖重建求次。

三、微创操作原则

骨科手术大部分是传统直视下手术,部分需要内镜技术,虽然骨科手术不像整形外科那样过分强调精雕细琢,但养成精细的微创操作的工作作风是必要的。手术对软组织的剥离、夹持、牵拉、显露、止血、缝合等应尽量细致与轻柔,避免或减轻一切不必要的创伤。骨科医师不但要善于完成一项手术操作,还必须准确、敏捷、干净、利索,争取以最短时间高质量地完成手术,提高手术安全性。微创操作原则也是避免手术感染的重要因素之一。

四、最合适方案原则

手术方案的选择不但要考虑到骨科疾病分类复杂,同一种疾病个体差异较大;而且应结合医院具体条件,医生的技术水平,病人的实际情况,选择最合适的手术方法。对较复杂疾病可以拟定几个不同方案进行统筹,优选出其中适合实际情况的最佳手术方案,安排合理的实施及康复计划。其标准是,既能体现时代的高新技术,又必须是符合简便、经济、安全、满足治疗要求,保证良好的治疗效果,而又避免手术并发症的发生。

第三节 术前准备

手术前的准备工作是整个手术治疗中的重要组成部分。充分做好术前准备,不仅有助于手术的顺利进行,又能达到治疗的目的。否则会给患者带来不应有的痛苦,甚至造成功能障碍。

一、全面掌握病情

手术者必须全面地掌握病史、体检、X线检查和化验等病情资料,并将这些资料进行归纳和分析,才能得出正确的诊断和手术指征,这是保证病人安全和手术成功的首要条件。

(一) 病史

病史是骨伤科疾病发生、发展的过程,要详细询问受伤的时间、地点、受伤机制和现场急救及运送过程中的处理。分析暴力的性质、大小和方向,以便于确定创伤的部位和性质。对骨与关节的疾病,要详细询问发病原因、发展过程、治疗经过。对其他系统疾病的病史和既往史也需要询问详细。

(二) 检查

体征是疾病的主要表现,是重要的客观证据,因此,查体要全面系统仔细。全身检查包括体温、脉搏、呼吸、血压及其他各系统。检查运动系统时,要求患者躯体暴露要广泛,肢体两侧要对比按照望、触、叩、量(测量长度、周径、角度)进行逐一检查。这样所得到的体征才是客观真实的。

(三) 影像学检查

对骨骼系统疾病和损伤的影像检查,主要有X线检查、CT扫描及磁共振成像等辅助检查方法,是对骨伤疾病进行诊断和治疗的主要依据。术中X线片等影像片要带进手术室,消毒前要进行核对,以免开错部位或左右。目前许多三级甲等医院都有信息平台系统,手术室内电脑屏幕可直接阅片。

(四) 实验室检查

除进行血、尿、大便常规检查,出凝血功能检查,生化全套检查及血源传播性疾病检查外,某些骨病要化验血磷、碱性磷酸酶及肿瘤标志物等,对其诊疗有指导意义。

(五) 辅助检查

心电图检查作为术前常规必不可少,心彩超、动态心电图等,根据病人情况酌情检查,高龄及关节置换病人还要做下肢血管超声波检查。

二、手术前讨论

手术前,参加手术的有关人员,必须常规地进行周密讨论。凡是参加手术的人员要共同从病史、体格检查和化验室检查所获得的资料加以归纳、整理，认真讨论，细致分析，最后进一步明确诊断。随着正确的诊断，针对伤病及功能恢复的估计，指出手术指征、是否存在禁忌证等，然后制订出可行的手术方案。

同一骨科手术常有几种手术方法，选择其中之一的方法时要结合患者的全身情况、局部病变情况和手术者的习惯。需要注意的是局部正常的解剖关系已被病理变化所扰乱，而书本上阐述的手术入路却是正常的解剖关系。

手术者要反复熟悉手术的全过程，掌握每个环节，做好多种准备，以备应急。考虑到术中可能发生的异常情况，制订出相应的防治措施，做到有备无患。

三、术前备血

根据手术的部位、大小，估计术中出血量的多少，做好输血、血液稀释、术中自体血液回收准备。术前纠正贫血。

四、术前用药

骨伤科手术要求绝对无菌，除严格要求备皮、无菌操作外，手术前 30 分钟开始预防性应用抗生素，如手术较大、出血较多、扎止血带以及手术时间较长等，术中追加应用抗生素。

对一般手术患者，术前应加强休息。如果患者肝功能较差或出凝血时间过长、血压高或其他慢性病者，应邀请相关科室会诊，纠正贫血及水电解质紊乱，使用必要的抗生素，治疗并发症（高血压、心脏病、肾炎等）都很重要。经治疗后，征得相应科及麻醉科医师同意，才考虑手术。

五、术前牵引

某些骨与关节畸形，陈旧性骨折、脱位等，为了缓解关节的挛缩，骨折短缩，不致造成手术时整复困难，术前要进行骨牵引或皮牵引。

六、术前挑选手术器械

骨科手术所用的器械较多，各种人工关节、固定材料其种类和规格也有不同，术者的使用习惯亦有所差异，手术中为了得心应手，利于操作，手术前 1～2 天，术者可亲自选好器械，经适当灭菌后备用。

七、术前谈话

术前主治医生应把患者的病情、手术计划以及手术中和手术后可能出现的情况，例如术中麻醉的意外，由于手术的刺激可能导致患者心跳停止，术后切口感染，肢体功能恢复不理想等情况，向患者、患者亲属及工作单位领导实事求是地讲清楚。谈话时要将手术后的近期及远期疗效讲清楚，切忌夸大手术疗效。要尽到告知义务，征得他们的理解和同意，方能实行手术。

八、术前备皮

骨科手术的目的是解除患者的痛苦，尽快恢复其正常的功能活动。这不但要求手术者具有高水平的手术操作技能，同时还要求手术前认真仔细地做好手术区皮肤的准备，避免切口感染。这对保证手术效果也是一项重要措施。

（一）时间与方法

因暴力损伤所致的开放复杂性骨折需要争分夺秒抢救生命和伤肢，在短时间内要完成必要的术前备皮。其他四肢骨、躯干骨、关节矫形手术以及肌肉、肌腱、韧带等手术，是选择性手术，可以从容不迫地进行术前备皮。

手术前一天，做清洁消毒，修剪指（趾）甲，然后沐浴，用肥皂和自来水洗擦全身。更换衣服和床单。下肢皮肤清洗后不再下地行走。足部手术者，用1∶1000苯扎溴铵溶液浸泡约半小时，并且在浸泡中，不断洗擦，至皮肤干净为准。如果患者患有手癣或足癣，须治愈后再行手术。

（二）备皮范围

皮肤的准备范围，根据手术部位而不同。对四肢的皮肤准备一般要超过手术部位的上、下各一个关节，为手术中需临时扩大手术范围做准备。具体准备范围如下。

1. 手部手术　上界超过肘关节，下界包括全手。
2. 前臂部手术　上界达上臂的中部，下界包括全手。
3. 肘部手术　上界平肩峰，下界达腕关节。
4. 肩、臂部手术　上界的前方平甲状软骨，后方平乳突部；下界平肋弓最低点，在臂部向下超过肘关节；前、后界均须超过躯干中线。
5. 足、踝部手术　上界超过膝关节，下界包括全足。
6. 小腿部手术　上界过膝关节，下界包括全足。
7. 膝部手术　上界至腹股沟，下界包括踝关节。
8. 股部手术　上界超过髋关节，下界达小腿中部。
9. 髋部手术　上界平肋弓，下界达膝关节，前、后均须超过躯干中线。
10. 颈椎手术　上界至头顶，下界平肩胛骨下角，两侧均须至腋中线。
11. 胸椎手术　根据部位的高低不同，上界平乳突，下界平髂嵴，两侧均须至腋中线。
12. 腰椎手术　上界平腋窝，下界平骶尾部，两侧均须至腋中线。

第四节　手术进行中的一般无菌规则

手术进行过程中，每个手术人员必须严肃认真地执行无菌操作，违者必须立刻纠正。

一、手术人员的无菌规则

手术人员各就各位站定位置后，不能离开手术台，更不能随意走动。传递器械或物品时不可在手术人员的背后进行；手术人员的手、臂，必须在手术区内操作，不能离开手术区，不可放置于自己腰部以下或抬高超过肩部，亦不能触及手术台边缘；在手术过程中，如手术人员需要更换位置时，同侧与同侧更换时一人应先退后一步，另一人原地不动，背对背转过身进行更换，以防止触及对方背部有菌区；手术参观人员必须与手术人员保持一定距离，不可靠近手术人员或站得过高，尽量减少在室内走动，以减少污染机会。

二、操作过程的无菌原则

手术操作时要聚精会神,避免议论与手术无关的话题。不能朝向手术区咳嗽或打喷嚏。更不能让汗珠滴入手术区,如有出汗,应将头偏向一侧,由其他人员协助擦去,以免汗液坠落手术区内;手术操作要按步骤循序渐进,动作要轻柔,随时都要注意保护好暴露的肌肉、肌腱、神经、血管和骨骼等组织;手术过程中,手术人员助手应尽量不接触或少接触切口内的各组织和手术器械的前段部分。对各种内固定器材、人工关节或移植的骨、肌腱等组织,应垫以无菌纱布取拿或用器械夹持。

三、污染物的处理原则

垂落在手术台边缘的器械或物品均视为被污染,要重新消毒。污染的物品或器械均不能放回,应即时弃换;手术台上的布单或器械盘上的盘套,如果被灭菌盐水或血液浸湿透,应另加铺无菌巾;手术过程如果发现手套破裂,应立即更换。

四、切　口

在切开皮肤前,要贴切口保护膜;手术结束,缝合切口前,手术切口内要用大量生理盐水冲洗,有条件的手术室最好用脉冲冲洗,以清除游离的凝血块、肌肉、骨屑等。在冲洗时注意严防冲洗液从外反流或反弹回切口内造成污染;缝合切口前先用酒精涂擦切口两侧的皮肤后再缝合,缝合后的切口用酒精再涂一遍,最后用无菌纱布覆盖包扎。

第五节　术 后 处 理

手术完成并不是治疗的结束。为了保证手术治疗的成功,促进病人迅速恢复健康,术后处理非常重要。

一、全 身 处 理

手术完毕,医生必须观察病人的一切变化,并且积极地进行正确处理。密切观察病人术后反应,包括有创伤、失血后恢复情况、麻醉反应、复苏情况、手术后并发症等。常规观察血压、脉搏、呼吸、体温、神志、疼痛、液体出入量、引流量;治疗方面包括输血、输液、止痛药及抗菌药物等;还应通过活血药物及物理疗法积极预防深静脉血栓形成。

二、局 部 处 理

(一) 肢体抬高

手术后,应将患肢放于支架或枕头上,以抬高患肢,其高度一般应超过心脏平面,以利于淋巴、静脉回流,减轻肢体水肿。

(二) 血运观察

用石膏固定的肢体,要严格观察露于石膏外面的肢端情况,如有循环、感染和运动的改变或局部剧痛,应予及时处理。

（三）观察伤口

骨科手术后，密切观察病人脉搏、血压以及包扎的敷料或石膏表面渗血面积有无扩大。若是缓慢的扩大可进行加压包扎压迫止血。若仍继续扩大，病人的脉搏、血压不稳，应及时送回手术室进行手术探查。对截肢病人术后应在床旁准备止血带，以备大血管出血时紧急使用。

三、动静结合，功能锻炼

根据病人的具体情况，灵活地掌握动静结合的原则，积极鼓励病人尽早进行肌肉收缩活动，术后早期生命指征平稳，一般状态良好后即可开始有限功能锻炼。练习肌肉张力，减少肌肉与其他软组织的失用性萎缩、关节挛缩及粘连。助行器辅助行走功能训练以及CPM 机训练等。后期辅以包括物理治疗、按摩推拿、针灸等，使肢体尽可能达到其应有的功能范围。

四、并发症的预防原则

骨伤科手术后的病人，一般多需较长时间的卧床休息，因此必须注意防止肺炎、褥疮、泌尿系结石和下肢深静脉血栓形成等并发症的发生。如为下肢手术，应经常活动上半身和所有未被固定的关节；如为上肢手术，应使病人尽早离床，这样既可防止并发症的发生，又可促进新陈代谢和改善血液循环，以利组织恢复。

第六节　止血带的使用

在四肢施行手术时，若应用止血带，可使出血减至最低限度，从而使手术野清晰，易于辨认各种组织，便于手术操作，并缩短手术的时间。但须注意：绑扎止血带的部位必须用小单将肢体缠绕，小单必须平整，无皱褶。不要将止血带直接绑扎在皮肤上。为了减少止血带的使用时间，止血带必须在手术开始前使用。

止血带有橡皮管式和充气式两种。橡皮管式止血带，因其管径较细，压迫范围较小，即在单位面积上所承受的压力较大，如用在上臂容易造成肌肉、血管和神经等组织损伤，且不能测定其压力，故一般只用于股，目前一般较少应用。充气式止血带，因其压迫面积较广，压力均匀，且可根据连接的压力表随时测定及控制其压力，故在临床较为常用。使用方法是：于消毒前，紧贴皮肤扎好充气止血带。手术开始时将患肢抬高 2 ~ 3 分钟，然后用橡皮驱血带自手指或足趾端开始，向近心端紧紧缠绕肢体，至上止血带处，借以将该肢体内的血液驱至止血带平面以上，使气囊充气到一定压力，再去除驱血带。为成人施行上肢手术时，气囊的压力应维持在 250 ~ 300mmHg，维持的时限应为 1 小时。下肢手术时，气囊的压力须维持在 350 ~ 400mmHg，维持的时限不得超过 1. 5 小时。充气止血带可用于儿童，但气囊的压力应适当减少。如因手术时间较长可在达到上述时限后，先用湿纱布填塞于切口内，并以手对创面维持一定压力以止血，然后放尽气囊内气体。15 分钟后，再充气至原有压力高度，开始第二个止血带时限。若手术时间很长，可连续应用此法，但最多不超过 4 分钟。在手术完毕时，必须将止血带完全松解，彻底止血后，方可缝合切口。缝合完毕后，将止血带完全除去。对血栓性脉管炎、动脉血栓形成、幼儿和明显消瘦的病人禁用止血带；对肢体有感染、肿瘤及血管病的病人，禁用驱血带。

第七节　清　创　术

清创术是对开放性损伤的污染创口进行处理，以使其转变为接近无菌的清洁创口的手术。包括伤口清洗去污、清除血块和异物、切除失去生机的组织、缝合伤口，使之尽量减少污染，直至变成清洁伤口，达到一期愈合。开放性伤口一般分为清洁、污染和感染3类。普通创口受伤6～8小时内，仅受到污染，尚未形成感染，此时异物和细菌都在创口的表面，所以经过清创可以达到创口清洁的目的，因此，应争取在病人全身情况许可下尽早施行清创术。

1. 适应证　急性开放性损伤。

2. 禁忌证　开放性损伤存在危及生命的并发症：如创伤伴有休克，颅脑损伤，胸腹部脏器损伤，危及生命的大血管损伤出血等。

3. 手术步骤

（1）皮肤和创口的清洗与消毒

1）备皮：先用无菌纱布盖住创口，再用汽油或乙醚擦去伤口周围皮肤的油污，创伤处的沙土、污物用清水或生理盐水冲洗干净，按备皮要求剃去伤口周围毛发。

2）洗刷皮肤：另换一块无菌纱布盖住伤口，用软毛刷蘸消毒肥皂水刷洗创口周围的皮肤，用无菌生理盐水冲洗干净。然后换另一只毛刷再刷洗一遍，用消毒纱布擦干皮肤。依次再刷洗两遍（共3遍）。每次刷洗都要更换手套。刷洗的时间以创口污染轻重而定，但第一次刷洗不少于10分钟。刷洗范围以备皮范围为准。然后去掉覆盖创口的纱布。

3）清洗伤口：去掉覆盖伤口的纱布，以生理盐水冲洗伤口，用无菌纱布轻轻地擦洗创口内的组织，用消毒镊子或小纱布球轻轻除去伤口内的污物、血凝块和异物，清除游离的肌肉、脂肪、碎屑异物等，直至骨折端。根据污染的情况，用1∶5000高锰酸钾溶液或用3%过氧化氢冲洗创口深处，再用无菌生理盐水冲洗3遍，擦干皮肤。

4）皮肤消毒与铺巾：常规消毒皮肤和铺无菌巾，术前准备完毕后，术者更换手术衣和手套。

5）扩大创口：为了更好地清除创口内的所有异物和坏死组织，必要时有次序地由浅及深地扩大创口。伤口延长的方向应与皮纹方向一致，在四肢一般可沿其纵轴切开；经过关节部位的切口应做“S”形切开，以免瘢痕挛缩影响功能。操作要由浅入深，先外而内，分片分层切除，有次序进行，以免遗漏，并彻底止血。对贯通伤应在入口和出口两处分别进行处理。对较深的非贯通伤，必要时可从侧方切开进行清创或引流，以便清除所有异物和坏死组织。

（2）对损伤组织的处理：首先沿创口边缘切除不整齐的皮缘1～2mm，如果创口皮肤整齐，皮缘没有明显挫灭则不用切除，尤其对手部的皮肤应尽量少切除或不切除，以免因皮肤缺损过多而造成功能障碍。用小拉钩牵开创口，以剪刀彻底剪除污染的皮下组织或已有明显损伤的脂肪组织。为了能清除创腔深部的坏死组织和异物，有时需沿肢体长轴或皮纹适当地扩大切口，同时将深筋膜做相应的切开，并切除其坏死部分，以便创口充分敞开。要彻底切除掉黯紫色、刺激不收缩或切割不出血的肌肉；切除已严重污染，挤压破损的肌腱;如有神经污染,只可将鞘膜连同污染物一并切除,且勿切伤或切除神经;如有血管损伤,对小出血用温热盐水纱布压迫止血,或用止血钳钳夹一段时间后即可止血,这样可避免在创口内留置过多的线结,主要的血管受损伤必须予以修补。对骨骼的清创,除清除与软组织完全分离的小骨碎片外,较大的游离骨片仍需保留,骨表面不易去除的污染,可用刮匙刮净或用咬骨钳去除,清除后再以大量生理盐水冲洗创腔。如合并有血管、神经损伤的骨折,在清除坏死组织后,应当更换无菌巾和器械,手术者更换手套。一般先将骨折复位,再根据骨折具体情况,酌情使用合适的内固定,最后缝合肌腱、神经、血管。如清创较彻底,最好一次缝合创口,并于创口内放置胶皮膜引流。

第八节 微创技术

手术不可能做到没有创伤。所谓微创技术,就是将不可避免的创伤减少到最小的程度。微创技术和严格的无菌术都是骨关节手术成功的关键,一些血管、神经、肌腱手术后功能恢复差的主要原因,是感染或炎症反应所致的纤维组织增生和瘢痕形成。如肌腱移植后,与其周围的瘢痕粘连,则可使手术失败。骨伤科手术,预防术后感染,除与无菌技术有关外,还与严格掌握微创技术有直接关系。术中如造成较多的组织创伤,则可使组织丧失生活能力和降低抗感染能力,这也是造成术后感染的重要原因之一。手术操作不够轻巧,撕裂组织,使用钝的器械操作,缝合张力大,存留异物,粗大的肠线结,缝线线头太长,结扎血管时包括周围组织较多,血肿,死腔,拭擦出血的纱布块太烫以及组织外露的时间过长等,都可能形成过多的瘢痕。这些瘢痕对浅层组织的愈合或某一部位的手术可能不太重要,但对关节成形术、手的功能修复手术等,都将成为功能恢复的主要障碍。因此,在手术过程中,要求切口要整齐,操作要细致轻巧,对重要的组织应多做锐性剥离,擦拭伤口要轻柔,最好尽量使用止血带,以减少反复擦拭,这些都可使组织创伤减少到最低限度。手术时间要尽量缩短,反复无目的的无效动作会给组织造成很大的创伤和延长手术时间,参加手术人员都重视微创技术,可减少术后反应,使伤口愈合快,感染率低,功能恢复好。

知识拓展

微创理念介绍

外科是以手术为主要手段来治疗疾病的学科。尽可能减少手术所造成的医源性创伤,即保护组织,最终充分恢复机体的功能。这"消除"与"保护"的关系无时无地不存在于外科治疗之中。任何外科创伤应激状态下,"达到和保持最佳的内环境稳定状态"应该是外科所必须遵循的基本原则。也可以理解为当前推崇的微创外科的内涵。

从20世纪进入21世纪,科学技术的发展已更加呈现出多学科相互融合的特点。外科的发展趋势终将经过微创而逐渐达到接近无创的境界,我国的骨外科医务人员也正在努力使自己进入这一主流。诊断的快捷、到位化,治疗设计的科学、合理化,入路的小型、捷径化,手术操作的精确化,这些无一不是在传统骨外科中,经过再认识而有所提高的微创步伐。总之,临床医师的微创意识是第一位的。

当前,限制着外科发展的已不是手术技巧本身,而是围绕着骨外科的软件。这种软件不仅是外科医生的学术水平、科学思维、外科基本理论和知识,还包括正确的世界观和方法。从"生物-社会-心理"这一新型医学模式的高度来审视,微创外科不应该只视为技术的革新,而是以人为本的人文主义的具体体现。不言而喻,微创意识必然是第一位的。有了它,才会有更多途径与多样化的微创方式,才能更安全更有效地为患者解除疾痛。

学习小结

1. 学习内容

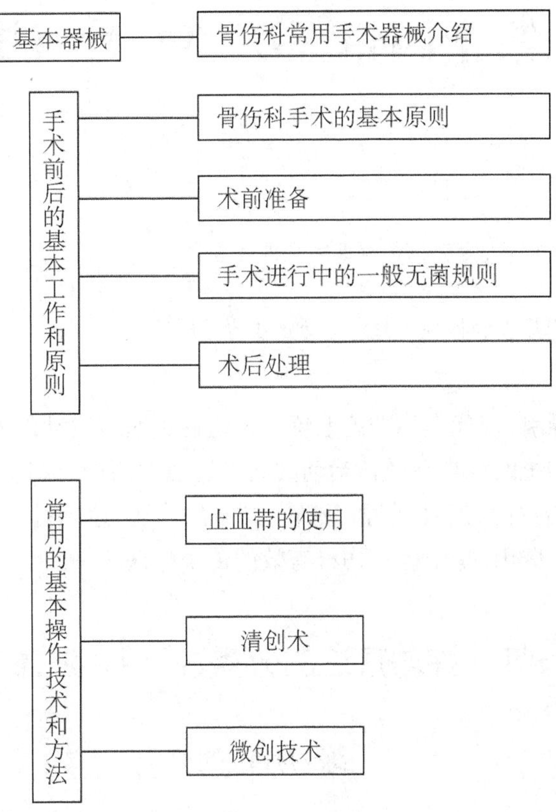

2. 学习方法　学习主要以记忆为主，注意各种原则的掌握，手术器械可以形象记忆为主。

（林梓凌）

复习思考题

1. 如何才能保证骨伤科手术能顺利、完满地进行？
2. 请拟定软组织开放性损伤的急诊病人的急救处理方案及具体措施。
3. 请问你认同骨科手术需要“微创”的说法吗？为什么？

第十四章 练功疗法

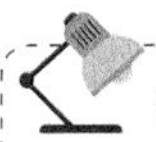

学习目的

通过练功疗法的学习，为骨伤科临床实习奠定基础。

学习重点

练功疗法的作用原理和锻炼方法。练功疗法的适应证、禁忌证。

练功疗法古称导引，现代又称功能锻炼。是指通过肢体运动的方法来防治伤病，增进健康的一种疗法。传统的练功在肢体运动的同时还强调调神与调息，运用肢体运动与意、气结合的方法来防治皮肉、筋骨、气血、脏腑、经络的伤病，达到健康长寿的目的。数千年来一直为历代医家所应用，是中医骨伤科有效的传统疗法之一。

第一节 练功疗法的分类、作用和注意事项

一、练功疗法的分类

（一）按锻炼部位分类

1. 局部锻炼　为了预防或治疗肢体伤病，患者在医生的指导下进行某一肢体的主动活动称局部锻炼。局部锻炼采用的动作，多具有独立性，互不相连，活动量小，每个动作的临床意义明确，可针对患者的伤病重复操练，具有促进局部组织的血液循环，消除肿胀，减少疼痛，防止组织粘连、关节僵硬、肌肉萎缩、关节失稳等作用。在局部锻炼时配合气功功法的调神，则可使患者在肢体活动的同时逐步做到排除杂念，呼吸匀和，用意识引导肢体活动，使肢体活动更加协调，减轻疼痛。如在骨折的早、中期，嘱患者在复位固定后，进行骨折周围肌肉进行不带动关节运动的等长收缩锻炼，有促进血液循环、改善静脉回流、消肿止痛的作用。通过肌肉的收缩，还可增加骨折端的应力，从而促进骨折的愈合。如果在锻炼的同时采用气功中的调神与调息方法，则可使患者在锻炼时逐渐转移对骨折处疼痛的感受，消除因骨折而产生的焦虑不安及其他杂念，使患者的身心都得到放松，达到用意识引导肢体活动，减少不必要的肌肉紧张，使肢体运动更加协调，符合锻炼的要求，真正达到减轻疼痛、促进骨折愈合的目的。

2. 全身锻炼　为了预防疾病，增强体质，延缓衰老，或配合某些伤病的治疗，在医务人员指导下进行肢体的全面锻炼称全身锻炼，全身锻炼除采用体育疗法外，可配合气功中的套式功法，如太极拳、八段锦、五禽戏等，组成套路，并根据功法的不同，采用不同的调息与调神方法，使锻炼时做到外动内静、动中有静，身、心、息密切结合，对调和气血、促进与

协调脏腑功能、延缓衰老有积极的作用,常能弥补方药之不足。全身锻炼方法,运动量较大,动作较多,故适宜体质较好,肢体运动自如者。如有明显的伤病,采用局部锻炼为宜。

(二)按有无辅助器械分类

1. 有器械锻炼　患者使用锻炼器械辅助练功,称有器械锻炼。局部锻炼采用器械进行锻炼的目的主要是方便伤肢关节的主动活动,增加关节活动的范围、力量,恢复损伤肢体各关节的协调活动。有时还可减少无需锻炼部位的疲劳伤损。从而弥补徒手锻炼的不足。全身锻炼采用器械进行锻炼,主要是增加全身活动的负荷与提高锻炼的兴趣,进一步促进脏腑气血运行和肢体功能的协调运动。

2. 无器械锻炼　患者依靠自身机体活动,做徒手练功活动称无器械锻炼,无器械锻炼经济、方便、简单、有效,是练功疗法最常见形式。如太极拳、八段锦及各种不同的保健功法。

二、练功疗法的作用

(一)消肿定痛

损伤后,由于瘀血凝滞,脉道不通,从而导致肢体疼痛肿胀。有效的练功有促进肢体气血流通,促进静脉血液、淋巴液的回流,达到活血化瘀、消肿定痛的作用。

(二)舒筋活络

肌筋劳损、损伤后期或年老体衰,肢体气血不畅,致使筋失所养,筋肉萎缩而见肢体酸痛麻木,活动不利。练功可使肢体气血通畅,筋肉得养,关节滑利,肌肉容积增加而减轻损伤肢体的痿废。

(三)促进骨折的愈合与肢体功能的恢复

骨折复位后,在有效固定的同时,进行三期练功,可促进骨折的愈合与肢体功能的恢复。早期进行骨折周围肌肉不带动关节活动的等长收缩,在消除组织肿胀的同时可增加骨折两断端的压应力,有效地促进骨折的愈合。骨折中、后期,通过伤损肢体肌肉带动关节活动的等张收缩,在促进肢体气血流通、利于骨折愈合的同时,还能及时改善伤损肢体的运动功能从而缩短病程。

(四)避免骨质疏松和关节粘连

肢体活动减少是骨质疏松的重要原因之一,而损伤肢体长期固定又是产生关节粘连、僵硬强直的常见原因。所以坚持适宜的全身锻炼是促进钙盐在骨骼中沉积最简单、有效的方法。同样指导损伤患者进行正确的局部锻炼,在不加重损伤的前提下,促进伤肢的气血流通,舒筋活络亦是减轻或消除关节粘连、避免关节僵硬强直的有效措施。

(五)防病延年

《正体类要·陆序》曰:“肢体损于外,则气血伤于内。”局部损伤能影响全身的气血,导致脏腑虚损,正气不足,易于感受风、寒、湿、热等外邪的侵袭。而素体本虚、脏腑失调之人,则更易产生气血不足、筋骨失养而使肢体易于劳损。现代社会,生活节奏快,精神负担重,体力活动明显减少也成为影响机体健康的重要因素。而导引练功采取和意气相结合的各种肢体运动及自我按摩、拍打等方法,在锻炼脏腑筋骨与肌肉的同时,还可在排除外界干扰、身心松弛的情况下，充分发挥人体自动调节机制作用，从而在运动中保持并完善机体各器官系统的功能，改善新陈代谢过程，减轻现代社会紧张生活节奏、各种事件引起的情绪反应所导致的神经-体液调节功能紊乱以及由之而产生的免疫功能紊乱，从而减少疾病的发生与发展，达到扶正祛邪、防病延年的目的。

三、练功注意事项

（一）制订练功计划

练功要在医务人员的指导下进行。医务人员应根据患者的体质和伤病的性质、程度、部位及骨折整复后的稳定情况制订练功计划，并定期随访，观察患者的病情变化，了解患者的功能恢复情况，了解患者在练功过程中有无偏差，及时调整练功的内容与运动量。一般情况下，体质较差者或肢体有伤的患者应在医务人员的指导下，先根据伤病或体质的具体情况，选择合适的局部练功方法，以增加体力或尽快地恢复肢体功能。然后，在全身情况许可的情况下，选择适当的全身练功的锻炼功法。以进一步增强体力，预防疾病的发生，达到强身健体、益寿延年的目的。

（二）局部练功的目的与动作要领

指导患者了解练功目的是为了充分发挥患者练功的主观能动性，坚定其练功的信心与耐心。正确掌握动作要领可使患者在练功时克服畏痛、焦虑等各种杂念，专心致志用意识指导练功动作，在肢体运动的同时亦达到调心宁神的目的，是使患者自觉坚持练功，达到防治疾病的关键之一。

1. 颈部练功　颈部练功的目的主要是促进颈部组织的血液循环，促进颈部组织的修复，减少颈部软组织的疲劳，消除颈肌痉挛，增加颈部肌肉容积，减轻椎间关节囊水肿，改善颈部软组织的柔韧性，延缓颈椎间盘失养退变，稳定由颈椎退变产生的椎间失稳，有良好的防治颈椎病的作用。颈部练功要在颈部生理活动许可的范围内进行，动作要正确、缓慢，尽可能达到颈生理活动所容许的最大范围。颈部急性损伤，细菌性或变态反应性炎症、骨病、脊髓压迫症等影响颈椎稳定，易于造成脊髓损伤加重的患者则不宜进行颈部练功。脊髓型颈椎病患者须在医务人员的指导下，根据不同的情况，分别设计特殊练功动作，方可进行颈部练功，以免加重病情。

2. 腰部练功　腰部练功的目的除改善腰部的血液循环，促进腰部损伤的修复外，主要是增加腰部的稳定性，减轻腰椎间盘的负荷，延缓腰椎间盘的退变、破裂。减少劳损性腰腿痛的发生发展。传统的腰部练功，多以锻炼腰背肌为主，而根据腰椎间盘内压在不同姿势时测压的结果证实，在腹肌收缩、胸腹腔压力增加时，可以从脊柱前方给予支持，从而减轻腰椎间盘的负荷。故在站立位时腰椎间盘内压比坐位时小。在锻炼腹肌时也需注意减少腰部的活动，减少腰椎间盘的负荷，故多采用仰卧、屈髋、屈膝位的仰卧起坐方法。

3. 上肢练功　上肢练功的目的主要是恢复手的功能，凡上肢各部损伤的治疗均应保持指、腕、肘、肩各关节的灵活性，所以在伤情允许的条件下，应尽早进行上肢各关节的功能锻炼，改善或防止各关节的功能障碍。

4. 下肢练功　下肢练功的目的，是恢复下肢的负重与行走功能。故在保持下肢关节活动功能的同时，还需通过锻炼，使臀大肌、股四头肌和小腿三头肌强大有力，以保持正常的行走和关节稳定。

（三）分期练功，循序渐进

练功活动应以主动练功为主，被动练功为辅，在练功过程中必须循序渐进。运动量由少到多，逐渐加大，动作由简到繁。练功时不应引起疼痛，即使引起轻微的疼痛，练功结束后疼痛应随即减轻或消失。如果练功后疼痛不减或局部肿胀，应及时检查，调整练功方法，及时调整或减少练功的运动幅度与运动量，以免加重损伤，延缓恢复。

（四）调息与调心

在练功活动中，在肢体运动的同时，可指导患者同时进行调息与调心从而提高练功的保健治疗作用。调息即指在肢体运动时配合呼吸，不同的功法有不同的调息要求。在一般情况下，局部锻炼可采用肢体开、伸、起动作时做吸气运动；合、屈、落动作时做呼气运动。调心亦叫调神，指在练功时，患者应排除各种杂念以入静。除运动部位外，其他部位尽可能放松，做到用意识引导动作。练功同时配合调息与调神，有调动和培养自身的生理潜能，达到提高免疫能力、调和脏腑功能、益寿延年的作用。

（五）其他

1. 练功次数以每日 2～3 次为宜，局部锻炼每次 15～30 分钟，全身锻炼每次为 30～60 分钟，以不感到疲劳为宜。

2. 练功思想要集中，动作正确，缓慢，不宜在疲劳、食后与饥饿时练功。

3. 骨折后期的练功，可配合热敷、熏洗，擦外用药水、药酒、药油及按摩、理疗等方法。

4. 练功应选择空气新鲜的地点，室内、外均可，要注意四时的气候，注意保暖，特别应注意避免风寒等外邪的侵袭，预防其他兼证。

第二节　骨伤科疾病现代临床康复锻炼技术

运动治疗是根据疾病的特点、患者的临床表现及功能状况，借助治疗器械、手法操作以及患者自身的参与，通过主动或被动的方式来改善局部或整体功能，提高身体素质的一种治疗方法。

（一）运动治疗的目标

主要负责肢体运动功能的评估和训练，特别是对神经、肌肉骨关节和心肺功能的评估与训练。经评估后制订和执行体检理疗计划。进行运动功能的评估，如对肌力、关节、平衡能力、体位转移能力、步行能力及步态的评估。指导患者进行增强肌力、耐力的练习。指导患者进行增加关节运动范围的体操机关节体操。指导患者进行步行训练，提高步行能力，纠正错误步态。指导患者进行各种校正体操、医疗体操、提高神经肌肉、骨关节等的运动功能，并调整内脏功能和心理神经状态。

（二）肌力、耐力及步行运动训练方法

1. 肌力训练

（1）适应证：失用性肌萎缩，肌源性肌萎缩，神经源性肌萎缩，关节源性肌无力。

（2）禁忌证：骨折未愈合且未行内固定处理，关节不稳，体质差或合并严重的心肺功能不全。

（3）肌力训练原则：阻力原则，可通过肌肉自身的重量或外界的阻力来增强肌力；超量负荷原则，即训练时必须超过一定的负荷量和时间；适度疲劳原则，是控制超常负荷不至于过度的主观限制指标，从训练开始到感到疲劳时中间不休息；循序渐进与个体化原则，根据患者的性别、年龄和肌群分布特点，实施个体化训练方案，根据肌力大小逐渐增加负荷。

（4）肌力训练方法的选择：肌力为 0 级时，选择电刺激疗法，被动运动训练和传递神经冲动训练（即患者主观用力，试图引起瘫痪肌肉的主动收缩）。肌力为 1 级或 2 级时，选择电刺激疗法或肌电生物反馈疗法。肌力为 3 级或 4 级时，宜进行徒手抗阻训练和各种器械的抗阻训练。

2. 肌肉耐力训练　肌肉耐力是指有关肌肉持续进行某项特定任务的能力，其大小可用从开始收缩直至出现疲劳时收缩的总次数或所经历的时间来衡量。肌力是肌力所维持的时间，肌力训练原则是重负荷少重复，耐力训练原则是轻负荷多重复。临床上常常肌力和耐力结合进行。

3. 关节活动度训练

（1）适应证：能引起关节挛缩僵硬的伤病，肢体瘫痪，周围神经损伤引起的关节活动受限。

（2）禁忌证：骨折未愈合且未行内固定处理，肌肉、肌腱、韧带损伤急性期，深静脉血栓，心血管病患者不稳定期，关节旁的异位骨化，肌肉、肌腱、韧带或皮肤手术后初期。

（3）治疗方法

对暂时不能活动的关节要尽早在不引起病情加剧和不引起不能耐受的疼痛情况下进行被动的活动，要循序渐进。

主动运动：动作应平稳、缓慢，尽可能达到最大幅度，然后稍加维持。

被动运动：由治疗师或患者自己用健肢协助按需要的方向进行关节被动活动，以牵伸挛缩或粘连的组织。

助力运动：由患者健肢徒手或通过棍棒、滑轮和绳索等简单器械，帮助患肢运动。

关节功能牵引：将挛缩关节的近端肢体用支架或特制的牵引器稳定固定于适当姿势，然后在其远端肢体上按需要的方向用沙袋做重力牵引。重量以引起一定的紧张或轻度的可以忍受的疼痛感觉，但不引起反射性肌痉挛为度。一次牵引持续 10～20 分钟，每日进行 1～2 次。

持续被动运动：是利用专用器械使关节进行持续较长时间的缓慢的被动活动。其运动的幅度、速度和持续时间可酌情选择。现代研究显示，关节活动和肌力训练应结合应用。如对膝骨性关节炎的康复训练，主要是对萎缩的股四头肌等进行有效的肌力训练，具体的方法有等长、等张、等速收缩三类，三类训练法的临床随机对照试验研究证实，其疗效基本相同。

然而，实际临床中，进行等速收缩训练的患者在膝关节运动时容易出现疼痛，等速收缩训练也往往因此而被中途放弃，而等长收缩训练近年被广泛采用。

4. 步行训练

（1）适应证：神经系统、骨骼运动系统的病变或损伤影响行走功能的患者。

（2）禁忌证：站立平衡功能障碍，关节不稳，下肢骨折未愈合且未行内固定处理。

（3）训练方法：步行前的训练，包括肌力训练、起立床训练、平行杠内站立训练、平衡训练及负重训练。此过程中医护人员必须随时评定患者的功能状态，严加保护，避免意外。

步行训练：步行训练应先在平衡杠内进行以确保安全，其后在平衡杠外借助拐杖行走，然后才独立行走。其持拐步行训练如下。

①持双腋杖的步行方式：持双腋杖步行多经历迈至步、摆过步、四点步等步骤。

迈至步：先用双腋杖同时向前伸出，然后支撑并向前摆动身体使双足迈至双拐落地点的附近，故称为迈至步。

摆过步：先将双拐伸出，然后支撑并向前摆动身体使双足迈至双拐落地点的前方并着地，再将双拐向前迈以获得平衡，故称摆过步。

四点步：依次为伸左拐、迈右腿、伸右拐、迈左腿，故称四点步。

②持手杖的步行方式：有三点步、两点步。

三点步：一般先伸出手杖，后迈出患肢，最好迈出健肢。

两点步：一般手杖与患肢同时迈出，然后迈出健足。

③使用助行器的步行训练：适用于辅助患者初期的行走训练，为患者使用腋杖或手杖做准备，也适用于下肢无力但无双下肢瘫痪者、一侧偏瘫或截瘫患者以及行动迟缓的老年人。其方法是患者用双手握住助行器两侧的扶手，提起助行器使之向前移动 20 ~ 30cm 后，迈出一侧下肢，再移动另一侧下肢跟进，如此反复进行。

练功疗法种类不同，功能各异，在临床应用中必须严格掌握其适应证、适应期及各项注意事项，在医生的指导下循序渐进，规范操作，以利于损伤及整个机体的全面恢复。同时，目前临床应用中亦存在许多问题，尤其是各种功法的规范化、标准化及疗效作用机制尚须进一步探讨。

知识拓展

麦肯基疗法

麦肯基疗法由新西兰物理治疗师麦肯基(Robin McKenzie)创立，其治疗要点包括：提供了 18 个腰痛治疗程序，即 9 个体操动作、1 个自我手法动作、7 个由治疗师施行的手法动作、1 个由器械施行的动作，为 9 种腰痛提供了适当的治疗程序及注意事项。麦肯基腰痛治疗技术的关键是强调患者自己主动参与治疗，认为自我形成的治疗力量远大于治疗师，形成自我治疗力量的主要途径是姿势训练和反复运动训练。这与中国整脊学理论明确提出的理筋、调曲、练功三大治疗原则中的练功原则完全一样。其治疗的理论基础是恢复患者腰背部的力学平衡。

学习小结

1. 学习内容

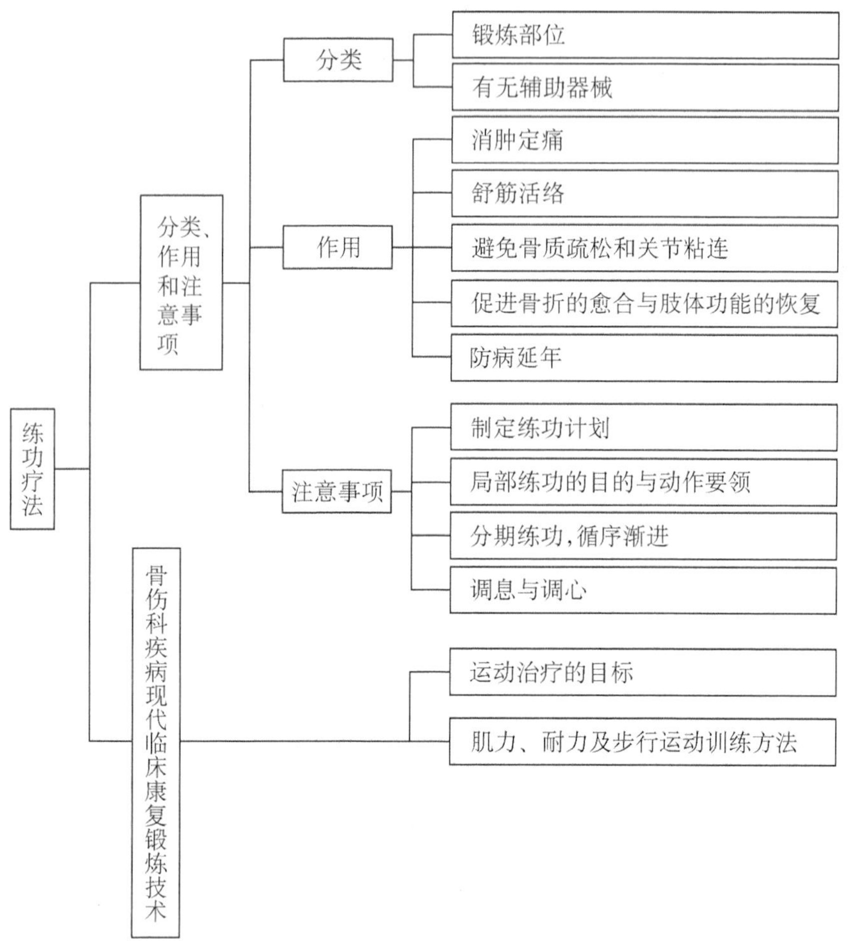

2. 学习方法　明确练功疗法在骨伤科疾病康复作用的同时，可进行实际操作，以进一步强化记忆。

（崔学军）

复习思考题

1. 如何开展中国传统功法的临床研究，产生高质量的循证医学证据？
2. 试述现代临床康复锻炼技术治疗骨伤科疾病的研究进展。

第十五章　物 理 疗 法

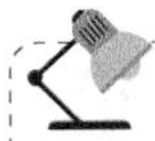

学习目的

通过本章学习，掌握骨伤科常用的物理疗法，为开展物理疗法治疗骨伤科疾病的临床实习奠定基础。

学习重点

骨伤科常用的物理疗法，包括电疗法、光疗法、超声疗法、磁疗法、传导热疗法。

第一节　物理疗法概述

一、作 用 原 理

物理疗法是指应用各种物理因素作用于人体以防治疾病的方法，简称理疗。不同的理疗具有充血、消炎、镇痛等共同作用，又具有各自的特殊作用。根据物理因素的作用原理和用途，可分为直接作用与反射作用。①直接作用：如紫外线杀菌和刺激皮肤细胞，直流电场内的离子移动，高能量激光治疗疣、胎痣、血管瘤，超高频电场促使分子振荡及电解拔毛等。②反射作用：物理因素可使人体各种感受器产生冲动，经传入神经传至大脑，经分析整合后，再发生冲动，经传出神经作用于机体各个效应器而引起反应，即非条件反射，亦可形成条件反射。这种反射作用是理疗的主要作用机制，是借机体的反射作用与防御反应，来恢复和保持生理平衡，达到消除病理过程的目的。另外，物理因素也可导致内分泌系统功能的改变，激素通过血液与淋巴循环系统途径也可间接起作用，并有体液系统的参与。

二、理 疗 种 类

理疗除防治疾病外，还被广泛地应用于疾病的诊断，如肌电、超声波、红外线热像图。根据物理因素的来源，理疗可分为人工与自然物理因素疗法两大类。

（一）人工物理因素疗法

1. 电疗法　包括静电疗法、直流电疗法（稳恒直流、脉切直流、断续直流）、低频脉冲电疗法（尖波、方波、三角波、梯形波和调制波形等）、中频正弦电疗法（干扰电波、等幅中频正弦电疗）、高频电疗法（高频电疗法、超高频电疗法、特高频电疗法）、射频疗法（即大功率高频、超高频、特高频电疗）、电离空气疗法（各种使空气电离的方法）、离子导入疗法（利用各种电流导入药物离子的方法）、电水浴疗法（包括局部或全身的直流电或低频电水浴及水中药物离子导入）等。

2. 光疗法 包括红外线疗法、可见光疗法、紫外线疗法、激光疗法(包括可见光、红光与紫外线激光)等。

3. 超声波疗法 包括超声疗法、超声-间动电疗法、超声雾化吸入、超声药物透入等。

4. 磁疗法 包括低频磁场疗法(异名极的旋磁法或电磁法)、中频电磁场疗法(专用的电磁机产生中频交变磁场)、高频电磁场疗法(如短波的电缆电极,即产生高频磁场)、静磁场疗法(主要为敷磁疗法)、脉动磁场疗法(如同名极的旋磁法)等。

5. 传导热疗法 包括蜡疗、泥疗等。

6. 水疗法 包括各种方式的水疗和人工矿水浴。

7. 运动疗法 包括医疗体育、器械疗法。

8. 拔罐疗法 包括火罐、竹管及其他局部负压疗法。

9. 电子生物反馈疗法 即患者利用来源于自身的、经过处理放大的生理信号去主动控制某种病理过程,达到治疗目的。

(二)自然物理因素疗法

临床常用的有矿泉疗法、气候疗法、空气疗法、日光疗法、海水疗法等。

第二节 物理疗法在骨伤科疾病中的应用

一、应用范围

(一)治疗方面

1. 镇痛 依据疼痛的部位和性质,可选用动磁疗法、脉冲中频正弦电疗法、干扰电疗法、药物离子导入疗法、间动电疗法、紫外线疗法、超短波疗法、微波疗法、激光疗法等,可缓解神经、关节、肌肉疼痛及内脏痉挛性疼痛。治疗痉挛性疼痛,常采用红外线、蜡疗等能产生内生热的温热疗法,效果很好。

2. 消炎理疗 具有促进机体脏器组织各种急、慢性炎症吸收消散的作用。临床常根据炎症的性质选用相应的理疗方法。①急性化脓性炎症:可选用微波疗法、激光疗法、超声波疗法、紫外线疗法、药物离子导入疗法等。②非化脓性炎症:可选用超短波疗法、微波疗法、磁疗法、激光疗法、药物离子导入疗法、超声波疗法、紫外线疗法等。③慢性炎症:若系多发性或全身性炎症,可选用水疗法、温泉疗法、电水浴疗法、全身光疗法、磁疗法;局部炎症还可选用蜡疗法、红外线疗法及高频电疗法等。

3. 镇静安眠 常选用电睡眠疗法、全身性磁疗法、静电疗法、药物离子导入疗法、镇静性水疗法、电离空气疗法等。

4. 缓解痉挛 可选用短波疗法、超短波疗法、微波疗法、超声波疗法、红外线疗法、磁疗法、蜡疗法及其他传导热疗法。

5. 兴奋 对于神经麻痹与肌肉萎缩,主要选用低、中频电疗法,并配合热疗法;周围性运动神经麻痹可用电体操疗法、干扰电疗法、间动电疗法等;局部感觉障碍宜选用感应电疗法、电刺激疗法等。

6. 松解粘连,软化瘢痕 可选用等幅中频正弦电疗法、离子导入疗法、超声波疗法、直流电-泥疗法等。

7. 杀菌、脱敏 常选用紫外线、激光、离子导入疗法等。

8. 治疗癌症 应用短波、微波等疗法,可使局部组织温度升高(>42℃),达到杀死癌细胞的目的,特别在配合应用X线治疗时,治疗癌症可获得较好疗效。

9. 其他 ①解热:如凉水浴、短时间的湿布包裹法。②发汗:如温水浴、热水浴、温泉浴及长时间的湿热布包裹法等。

(二)康复方面

理疗广泛应用于病后康复与伤残者的功能重建。患病后通过理疗,如水疗法、温泉疗法、紫外线疗法、日光浴疗法等,可以增进食欲,促进体力恢复。若欲恢复伤残肢体的功能,可选用电疗、水疗、光疗、体育疗法等,可提高劳动能力和降低残废率。

(三)预防保健

有些物理疗法可以提高机体抵抗力,预防某些疾病。如紫外线照射可增强对流感、咽峡炎的抵抗力和预防软骨病,体育疗法、电疗法可防止术后粘连等。

二、适应证与禁忌证

(一)适应证

1. 各种炎症 急性、亚急性、慢性化脓性和非化脓性炎症均可以理疗。

2. 骨伤科疾病 骨折、脱位中后期,筋伤各期,损伤感染、粘连、溃疡以及软骨病、佝偻病等。

3. 神经系统疾病 中枢神经系统兴奋-抑制过程不平衡诸病,自主神经功能失调,末梢神经系统疾病等。

4. 心脑血管疾病 冠心病、高血压、脑血管病及其后遗症、周围血管疾病等。

5. 其他皮肤病及五官科、口腔科其他疗法无显效的疾病,理疗多有一定疗效。

(二)禁忌证

严重心脏病、严重动脉硬化、有出血倾向、恶病质及可刺激肿瘤细胞生长的物理因素等禁用。另外,高热、败血症、活动性肺结核、局部急性皮炎、感觉障碍、动脉瘤等,常不适宜理疗。

三、注 意 事 项

(一)综合应用理疗方法

临床上常采用2种以上的理疗方法,目的是利用物理因素的协同或相加作用以增强疗效、缩短病程,但应注意不可互相削减或产生拮抗作用。综合应用一般不超过3种。理疗方法的综合应用形式常有:

1. 联合疗法 指先后连续应用2种以上的理疗方法。如水疗或温泉浴后,再照射紫外线;先在局部热疗或可见光疗法,继后进行按摩疗法等。

2. 复合疗法 指在同一患者或同一部位同时进行2种以上的理疗方法。如超声-间动疗法，就是超声加间动电疗法；直流电药物离子导入疗法，即直流电加药物；电水浴药物离子导入疗法，就是直流电加水浴加药物等。

3. 交替联合疗法　指2种理疗方法间隔时间较长的联合应用，即交替应用。如射频疗法与放射治疗的交替应用等。

（二）加剧反应的发生和处理

1. 正常病理反应　在矿泉浴、水浴、紫外线及某些电疗过程中，有时可见症状、体征有所加重，此系正常病理反应。一般无需特殊处理，多在理疗过程中会自然消退。

2. 局部加剧反应　系病灶反应，如治疗局部的关节肿胀加重、疼痛加剧等，一般理疗3～5次后迅速好转。若持续1周以上，或症状进一步加重者，应减少理疗的剂量，延长间隔时间，或停止理疗。待反应消退后，再从小剂量开始或改用其他理疗方法。

3. 全身加剧反应　理疗后若出现神疲乏力、食欲不振、失眠头晕等症持续不见好转，应停止理疗数日，再从小剂量开始，或改用其他理疗方法。

四、骨伤科常用的理疗方法

（一）电疗法

1. 直流电疗法

（1）直流电疗法：是应用直流电作用于人体而达到治病的一种方法。用于促进骨折愈合，减轻周围神经损伤、脊髓损伤、瘢痕增生及粘连等。小剂量直流电阴极可促进骨生长。若有高热、恶病质、急性湿疹、心力衰竭、出血倾向、局部有严重皮损及对直流电过敏者忌用。

（2）电水浴疗法：指将肢体浸入水中，再通以不同波形的电流以治疗疾病的方法。用于神经痛、多发性神经炎、周围神经麻痹、多发性关节炎等疾病。患有严重的心血管器质性疾病、癌症、高热、出血倾向、局部皮肤炎症及化脓性病变等，禁忌使用本法。

（3）直流电离子导入疗法：指利用直流电将药物离子导入人体以治疗疾病的方法，简称离子导入疗法。是常用的电疗方法之一，广泛应用于临床各科疾病的治疗。其适应证与禁忌证同直流电疗法。此外，各种药物还具有相应的治疗作用和适用范围，临床使用时还应注意所选药物的功效与禁忌范围。

2. 低频脉冲电疗法　指应用频率低于1000Hz的各种波形的脉冲电流治疗疾病的方法。因为此种电流对感觉和运动神经系统具有强刺激作用，故又称刺激电流疗法。根据电刺激的不同形式，又分为下列4种：

（1）感应电疗法：指应用感应电流（法拉第电流）治疗疾病的方法。用于失用性肌萎缩、肌无力、扭挫伤、急性腰扭伤以及下运动神经元部分损伤后的弛缓性麻痹等。禁忌证同直流电疗法。

（2）超刺激电流疗法：指使用超过一般剂量的电流强度进行低频脉冲电疗的方法，又称刺激电流按摩疗法。适用于神经痛、神经炎、神经根炎、捩伤、挫伤等。患有心力衰竭、高热、急性炎症、出血倾向、化脓性疾病等忌用。

（3）神经肌肉电刺激疗法：指应用低频脉冲电流刺激神经肌肉，引起肌肉收缩而治疗疾病的方法。适用于肌萎缩、肌无力、神经麻痹等病证。禁忌证同超刺激电流疗法。

（4）间动电疗法：是在直流电基础上叠加经过半波或全波整流的50Hz正弦电流而成。适用于神经炎、神经痛、扭挫伤、肌纤维组织炎、肌肉劳损、肩周炎、失用性关节强直、肌萎缩等。禁忌证同直流电疗法。

3. 中频正弦电疗法　指使用频率为1000～100 000Hz的正弦交流电进行治疗的方法。根据其用法与作用不同，又可分为下列2种：

（1）干扰电疗法：指同时使用两路频率相差0～100Hz的中频正弦电流，交叉地输入人体，在交叉处发生干扰形成干扰场而"内生"0～100Hz的低频调剂的脉冲中频电流，以治疗疾病的方法。具有止痛、促进局部血运、兴奋骨骼肌及平滑肌等功效。适用于：①局部血循环障碍性疾病，如缺血性肌痉挛；②周围神经疾病，如神经炎、神经痛、周围神经损伤或麻痹、肌肉萎缩等；③关节肌肉疾病，如扭挫伤、劳损、肌肉痛、颈椎病、各种慢性骨关节炎疾病、慢性腱鞘炎及滑囊炎等。患有急性化脓性炎症、出血倾向、血栓性静脉炎、活动性肺结核等病灶区禁忌使用。

（2）等幅中频正弦电疗法：指应用频率1000～5000Hz的等幅中频正弦电流治疗疾病的一种电疗法。目前常用频率为2000Hz，曾称为"音频电疗法"。具有止痛、促进血运、软化瘢痕、松解粘连等功效。适用于劳损伤筋、扭挫伤、肩周炎、关节炎、骨关节炎、肱骨外上髁炎、风湿性关节炎、神经损伤和神经痛等。禁忌证同直流电疗法。

4. 高频电疗法　指应用高频电流治疗疾病的方法。医学上把振荡频率高于1000kHz的交流电列为高频电流。根据所用高频电磁波的不同，又分为下列3种：

（1）短波疗法：指应用频率为3000～30 000kHz的高频电磁波对人体进行治疗的一种电疗方法。适用于各种亚急性炎症、外伤血肿、骨膜炎、扭挫伤、神经损伤、神经痛、肩周炎、关节及软组织损伤后遗症等。患有活动性肺结核、恶性肿瘤、出血或出血倾向、急性化脓性疾病等禁忌使用。

（2）超短波疗法：指应用1～10m的电磁波对人体进行治病的一种电疗方法。超短波疗法的治疗作用与短波疗法基本相同，但热效应比短波更好、更均匀。其适用范围与禁忌证同短波疗法。

（3）微波疗法：指应用1mm～1m的特高频电磁波对人体进行治病的一种电疗方法。微波疗法的特点是作用局部热效应均匀。适应证和禁忌证同超短波疗法。

（二）光疗法

光疗法是指利用光（日光、红外线、紫外线、激光等）照射人体，以达到防治疾病目的的理疗方法。临床常用的光疗法有以下2种：

1. 红外线疗法　即利用红外线治疗疾病的方法。适用于风湿性关节炎、软组织损伤、多种神经炎、周围神经损伤或麻痹等。患有活动性肺结核、高热、出血倾向、重度动脉硬化、闭塞性脉管炎等忌用。

2. 紫外线疗法　即利用紫外线治疗各种疾病的方法。主要用于各种炎症，如肌炎、急性滑囊炎或腱鞘炎、创伤性或化脓性关节炎、骨髓炎、骨膜炎、骨结核、神经或神经根炎以及骨折、神经痛等。患有活动性肺结核、血小板减少性紫癜、血友病、急性肾炎、重度肾或肝功能障碍、恶性肿瘤、急性心肌炎、对紫外线过敏的皮肤病、小儿严重的渗出性炎症等禁忌使用。

激光疗法是20世纪60年代发展起来的一门新技术，其治病作用主要是通过热效应、光化学效应、机械效应与电磁效应4个方面。适用于伤口及其感染、皮肤黏膜及溃疡、扭挫伤，以及消除痣、疣等体表小赘生物等。但治疗费用较昂贵。

（三）超声疗法

1. 超声疗法　指应用超声波作用于人体以治疗疾病的理疗方法。适用于扭挫伤、坐骨神经痛、神经根炎、肩周炎、多种慢性骨关节炎、滑囊炎、腱鞘炎、冻伤及闭塞性脉管炎等疾病。患有恶性肿瘤、血栓性静脉炎、出血倾向、高热等以及孕妇下腹部、生殖腺及内分泌腺等部位不宜做超声治疗，颅脑及心区慎用。

2. 超声-间动电疗法　指同时应用超声波和间动电疗法作用于人体以治疗疾病的方法。适用于肩周炎、坐骨神经痛、臂丛神经炎、颈或腰骶神经根炎、颞颌关节炎、膝关节紊乱、髋关节疾病、指(趾)关节疾病、肌痛、斜颈、腱鞘炎等。禁忌证基本同超声疗法及间动电疗法。

3. 超声药物透入疗法　指利用超声波将药物通过皮肤或黏膜导入人体内的理疗方法。适用于坐骨神经痛、腰椎间盘突出症、颈椎病、颈或腰骶神经根炎、臂丛神经炎、软组织损伤、骨关节病、类风湿关节炎、腱鞘炎、滑囊炎等疾病。禁忌证同超声疗法。

（四）磁疗法

磁疗法指应用磁场作用于人体一定部位或穴位的治疗方法。磁场对人体的影响比较复杂，主要具有镇痛、消炎、退肿及镇静等功效。适用于扭挫伤、血肿、神经痛、腰肌劳损、肩周炎、腱鞘炎、滑囊炎、腱鞘囊肿、肱骨外上髁炎、肋软骨炎、颈椎病、跟痛症、骨折、骨不连等。对磁疗过敏或副作用严重者慎用，孕妇下腹部及严重心脏病者心前区禁用。

（五）传导热疗法

传导热疗法即以各种热源为介质，将热直接传至人体内，而达到治疗目的的方法。传导热疗法除各种传热介质对人体组织有温热作用外，某些介质还具有机械与化学刺激等因素的综合作用。骨伤科常用以下2种方法：

1. 泥疗法　指用各种泥类物质加热后作为介质，涂敷在体表一定部位，将热传入人体，以治疗疾病的方法。适用于风湿性或类风湿关节炎、扭挫伤、肌炎、神经炎、神经痛等。患有结核病、高热、急性化脓性疾病、恶性肿瘤、代偿功能失调的心肾疾病、出血倾向等禁忌使用。

2. 石蜡疗法　即以加热熔解的石蜡作为导热体，涂敷于患处，将热能传入人体的治疗方法。适用于关节炎、扭挫伤、腱鞘炎、肌炎、外伤性滑囊炎、关节强直、循环障碍及神经炎等。患有活动性肺结核、出血及有出血倾向的疾病以及感染性皮肤病等忌用。

学习小结

1. 学习内容

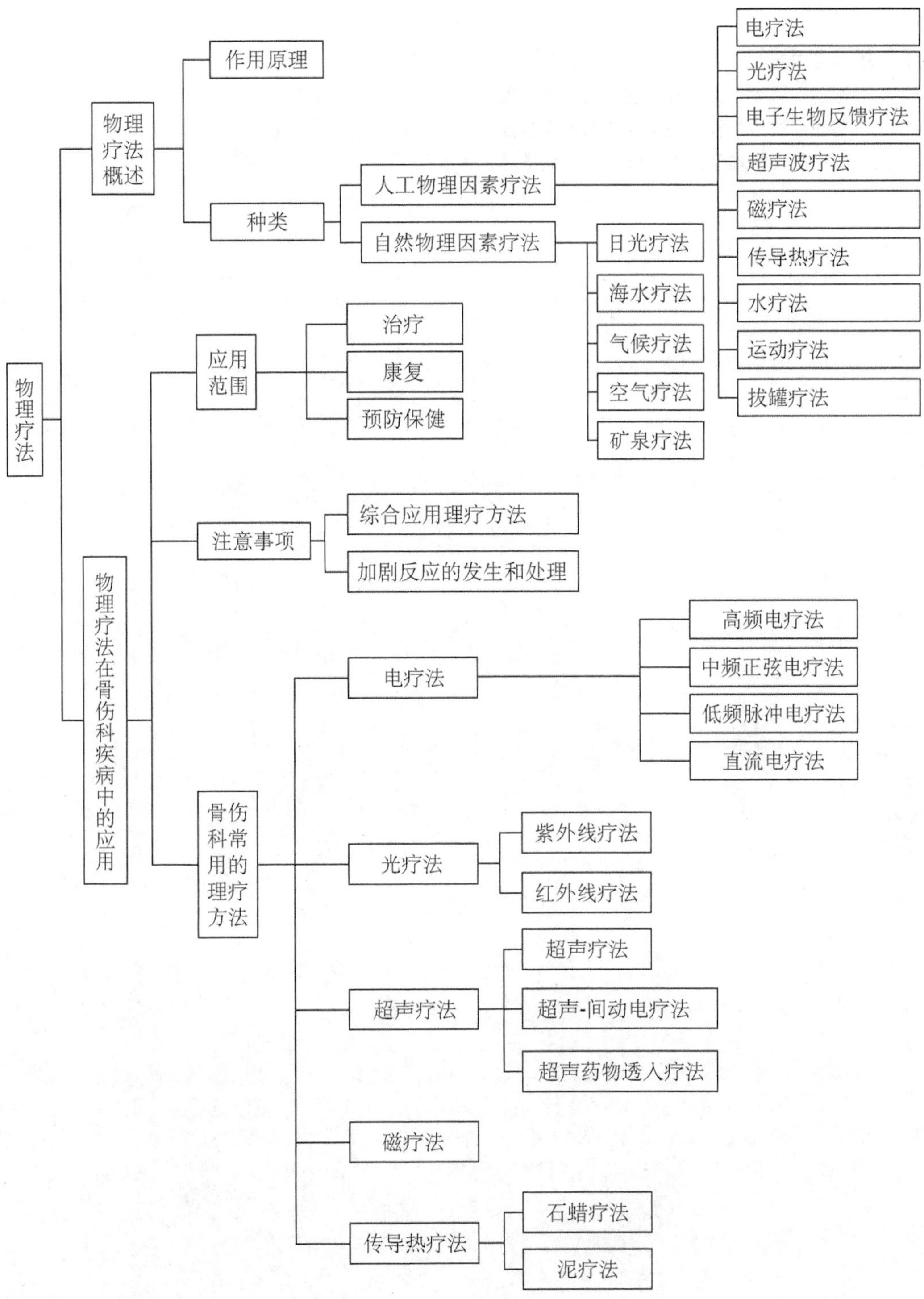
物理疗法
物理疗法概述
作用原理
种类
人工物理因素疗法
电疗法
光疗法
电子生物反馈疗法
超声波疗法
磁疗法
传导热疗法
水疗法
运动疗法
拔罐疗法
自然物理因素疗法
日光疗法
海水疗法
气候疗法
空气疗法
矿泉疗法
物理疗法在骨伤科疾病中的应用
应用范围
治疗
康复
预防保健
注意事项
综合应用理疗方法
加剧反应的发生和处理
骨伤科常用的理疗方法
电疗法
高频电疗法
中频正弦电疗法
低频脉冲电疗法
直流电疗法
光疗法
紫外线疗法
红外线疗法
超声疗法
超声疗法
超声-间动电疗法
超声药物透入疗法
磁疗法
传导热疗法
石蜡疗法
泥疗法

2. 学习方法 通过对不同物理疗法的比较，明确其不同适应证，以便在临床中熟练应用。

（崔学军）

复习思考题

1. 物理疗法治疗骨伤科疾病有何最新进展？
2. 物理疗法治疗骨伤科疾病的循证医学证据水平怎样？
3. 如何开展物理疗法治疗骨伤科疾病的循证医学研究？

第十六章 其他疗法

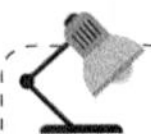

学习目的

通过本章的学习，使学生熟悉骨伤科常用的一些其他治疗方法，为骨伤科临床课学习奠定基础。

学习重点

小针刀疗法的作用原理和操作方法；封闭疗法的适应证、禁忌证、常用注射部位和操作方法；关节引流术的适应证及禁忌证。

第一节 针灸疗法

一、针灸疗法的基础

针灸疗法在骨伤科临床上应用广泛，且历史悠久。《素问·缪刺论》就有“人有所堕坠，恶血留内，腹中满胀，不得前后，先饮利药。此上伤厥阴之脉，下伤少阴之络。刺足内踝下，然骨之前血脉出血，刺足跗上动脉，不已，刺三毛上各一痏，见血立已。左刺右，右刺左”的记载。针刺疗法不仅对骨折、伤筋有效，且对气血不和、手足挛急、四肢不遂、筋骨疼痛等疾患疗效良好，如配合运用灸法，则收效更佳。

（一）治疗原则

针灸治疗根据脏腑、经络学说，运用“四诊”诊察病情，进行辨证，将临床上各种不同证候进行分析归纳，以明确疾病的病因病机，疾病部位是在脏在腑，在表在里；疾病的性质属寒属热、属虚属实以及病情的标本缓急。然后，根据辨证给予相应的配穴处方，依方施术，以通其经络，调其气血，使阴阳平衡，脏腑功能得以改善。

（二）配穴处方的基本原则

针灸治病，是利用针、灸两法作用于某些腧穴来完成的。所以腧穴的选用、处方的组成与疗效有密切的关系。临床上配穴处方应在辨证论治的原则下，综合腧穴的功能、特性，来调配酌处，做到有方有法，灵活多变。临床应用有以下三种：

1. 近部选穴　就是在病变局部或距离比较接近的范围选取穴位的方法，是腧穴局部治疗作用的体现，如关节扭伤的局部取穴。

2. 远部选穴　就是在病变部位所属和相关的经络上距病位较远的部位取穴位的方法，是“经络所过，主治所及”治疗规律的体现，如腰痛取委中、昆仑等穴。

3. 辨证对症选穴　就是根据疾病的证候特点，分析病因病机辨证选取穴位的方法。对于病位明显的疾病，根据其病因病机而选取穴位也是治病求本原则的体现。对症选穴是根据疾病的特殊症状而选取穴位的原则，也是腧穴特殊治疗作用及临床经验在针灸处方的具体应用。如腰痛选腰痛点、落枕选外劳宫等穴。

以上三法，在临床上既可单独选取，也可互相配合应用。

二、针灸疗法在骨伤科的应用

骨伤科绝大多数疾病所出现的症状，不外疼痛、肿胀、功能障碍等。针灸疗法具有通经活络、宣通气血、调整阴阳等作用，从而达到止痛、消肿、解痉等目的。对一些损伤重症，如外伤性截瘫等，也有较好的疗效。

（一）针刺麻醉

简称“针麻”，是根据手术部位、手术病种等，按照循经取穴、辨证取穴和局部取穴原则进行针刺，在得到了麻醉的效果后，在患者清醒状态下施行外科手术的一种麻醉方法。针麻的优点在于使用安全、生理干扰少、术后恢复快、并发症少、术后伤口疼痛轻等优点，但尚存在镇痛不全、肌肉松弛不够满意等问题。

1. 镇痛机制

（1）针刺镇痛的神经机制：针刺信号的外周传入途径，针刺信号是通过穴位深部的感受器及神经末梢的兴奋传入中枢的。研究表明，针刺所兴奋的神经纤维种类包括 Aa、Ab、Ad、C 这 4 类，一般认为病人能够接受的针刺强度主要是 Ab、Ad 类纤维兴奋，因此针刺是用较弱的刺激达到镇痛目的的。但也有研究表明，C 类纤维的传入在针刺镇痛中起重要作用。

（2）针刺镇痛的神经化学机制：内阿片肽在针刺镇痛中的作用，针刺镇痛是在许多递质或调质共同参与下实现的。针刺镇痛时，脑内内阿片肽释放增加，其中内啡肽和脑啡肽在脑内具有很强的镇痛效应，脑啡肽与强啡肽在脊髓内有镇痛作用。针刺激活脑内的内阿片肽系统，主要通过以下三个方面发挥镇痛作用：一是脊髓内的内阿片肽神经元释放相应递质，作用于初级感觉传入末梢受体，抑制传入末梢释放 P 物质，抑制脊髓伤害性感受神经元的疼痛反应；其次，脑团中内阿片肽能神经元兴奋，释放递质，并通过有关神经元复杂的换元参与下行抑制系统，起抑制痛觉传递的作用；三是垂体-内啡肽释放至血液内也起一定的作用。

2. 针刺麻醉的适应证

（1）对麻醉药物过敏者。

（2）肝、肾、肺功能不良，病情危重、休克和年迈体衰不能接受麻醉药物者。

（3）病情诊断明确、无需广泛探查者。

（4）愿意接受针麻，耐痛能力较好而不肥胖者。

（5）有接受针刺并能发挥针刺调整作用者。

3. 针刺麻醉的禁忌证

（1）凡针刺治疗中视为禁忌者。

（2）惧怕针刺，术前预测针刺效果欠佳者。

（3）精神系统的某些疾病如痴呆、精神分裂症，躁狂抑郁性精神病及神经系统损坏性疾病。

（4）诊断不明，需做手术广泛探查者。

（5）病灶局部广泛粘连，手术复杂者。

（6）顾虑重重，经反复解释仍不能排除精神紧张者。

4. 针刺麻醉方法 针麻术实施前,必须从三个方面进行准备:一是术前预测,二是试针,三是患者的心理诱导。

术前预测:术前预测就是测定患者针刺诱导前后某些生理指标的变化,以此来估计针麻效果,作为麻醉选择的依据之一。术前预测不仅可以指导针麻临床实践,用科学方法选择适宜个体,提高麻醉效果,同时对进一步探索针麻镇痛原理也有一定的意义。针刺使机体调整功能得到最大的发挥,麻醉效果就好,反之则差。这种调整作用又与机体当时的功能状态有关,涉及许多方面的因素,所以术前预测是有一定困难的。

试针:是指在针麻效果术前测试的基础上,选择几个穴位进行针刺,以了解患者得气情况和对针刺的耐受能力。在条件许可的情况下,手术前应试针,以便于手术时采用适当的刺激方式和给予适当的刺激量。对于过去没有接受过针刺的患者,经过试针可以解除其对针刺的恐惧,以配合手术的进行。

心理诱导:是指为了获得较好的针麻效果而对患者进行积极的心理引导。因为针麻手术中患者处于清醒状态,除痛觉迟钝外,其他感觉运动功能均保持正常状态,积极的精神状态可以通过大脑的调节功能调动体内各器官组织以协同针刺的镇痛效应。这方面的措施包括向患者介绍针麻的益处及手术中配合的具体方法,调整患者的情绪,建立良好的医患关系使其有安全感等。

针刺麻醉部位的选择:根据针刺选择部位的不同,针麻可分为体针麻醉、耳针、面针麻醉、鼻针麻醉、头部取穴针刺麻醉、手针麻醉、足针麻醉等,临床应用以体针和耳针为主,其他方法配合使用。

(二)常见软组织损伤的治疗

软组织损伤,中医学统称为伤筋。针灸治疗落枕、颈椎病、肩关节周围炎、腰部急性扭伤、积累性腰肌劳损、腰椎间盘突出症、第三腰椎横突综合征、坐骨神经痛、四肢关节急性伤筋、慢性劳损及骨性关节炎等,都获得良好效果。

1. 扭伤 扭伤是指四肢关节或躯体部的软组织损伤,如皮肤、肌肉、肌腱、筋膜、关节囊、韧带、血管等,而无骨折脱臼。

临床主要表现为受伤部肿胀、疼痛,关节活动障碍等。

(1)病因:多由于剧烈活动、用力过度、跌仆等因素扭伤筋肉,使局部气血瘀滞而引起。

(2)辨证:多发生在关节局部,轻者酸胀疼痛,或轻微红肿,重则不能转动。

(3)治疗:舒筋活络。取局部穴为主(或用阿是穴),根据经络分布循经配远端腧穴。针灸并用。

处方

颈项:天柱 风池 后溪 悬钟 昆仑

肘部:曲池 小海 天井 合谷

腕部:阳池 阳溪 阳谷 外关

髀部:环跳 秩边 承扶

膝部:膝眼 梁丘 膝阳关 阳陵泉

踝部:解溪 丘墟 商丘 昆仑 悬钟

方义:多在疼痛局部及循经远端取穴,针灸并用,以温通筋络、流通气血、消肿止痛。

2. 落枕　落枕是颈部一侧的肌肉因睡眠姿势不良或感受风寒而引起痉挛，产生颈部的疼痛、功能活动受限的一种疾患，又称失枕。成人发病较多，男性多于女性，冬春两季多发。

（1）病因：多因颈部过度疲劳，睡眠时姿势不当，感受风寒湿邪侵袭经络，致使气血不和，筋脉拘急而致病。

（2）辨证：多在早晨起床后，颈项部强直，不能左右转侧或回顾，患部酸痛，并可向同侧肩部及上臂扩散。

（3）治疗

治法：舒筋活络。局部取穴配远端取穴。

处方：阿是穴　天柱　后溪　悬钟

方义：取阿是穴、天柱、后溪、悬钟，针用泻法，针后加灸，以获祛风散寒、舒筋活络之功。

3. 肩周炎　是以肩关节周围疼痛、活动受限，久则肌肉萎缩为主要症状的病证。其病名较多：因睡眠时肩部受凉引起的称“漏肩风”或“露肩风”；因肩部活动明显受限，形同冻结而称“冻结肩”；因50岁以上的中老年人多见，故又称“五十肩”；此外，本病还称“肩凝风”“肩凝症”等。一般女多于男，左肩多于右肩。

（1）病因：多由风寒湿邪乘人劳倦、睡眠、外伤时侵入肩部，致经络阻滞，气血不畅，经筋作用失常而发生本病。

（2）辨证：为肩部疼痛，患肩及手臂功能受限。

（3）治疗

治法：疏调气血，舒筋通络。局部取穴配合远端取穴，局部用深刺透穴法。

处方：肩髃　肩内陵　巨骨　肩贞　曲池　合谷　条口透承山

方义：肩髃、肩内陵、巨骨、肩贞多方向透刺，曲池、合谷为远端循经配穴；条口透承山为治疗肩痹的经验穴，方法为大幅度提插捻转，并嘱患者活动肩部。

4. 肱骨外上髁炎　是以肘外侧疼痛、提物及前臂扭转时疼痛加重为主要症状的病证，疼痛有时向前臂放射。因网球运动员常见此病，故又称“网球肘”。本病又称肱骨外上髁综合征、肱骨外上髁骨膜炎等。

（1）病因：中医认为本病多由劳伤气血，筋脉不和所致。

（2）辨证：肘部外侧疼痛，劳累而加重，局部明显压痛。

（3）治疗

治法：舒筋通络。局部取穴为主，针灸并用。

处方：阿是穴　曲池　外关　合谷

方义：阿是穴可用一穴多针法，配合远端取穴。局部可用艾条灸，每次约20分钟。

5. 腰痛　腰痛为临床常见病证，临床主要表现为腰部疼痛，腰部活动受限，部分病例可影响到下肢疼痛。

（1）病因：腰部软组织损伤可分为急性损伤与慢性损伤，二者在发病机制上常互为因果，相互联系，又可互相转化。一般说来，损伤性腰痛病变多为突然遭受直接或间接外力，以致筋脉受损，气血凝滞；亦有因风寒湿邪乘虚侵袭，停滞腰部，致气血不和而疼痛；或因病损日久，肾气虚耗，也可诱发出现肾虚的证候。因此，腰部软组织损伤的辨证施治，应重视气血损伤、风寒湿邪和肾气内虚三个方面。

（2）辨证

外伤腰部：有腰部扭伤史，腰脊强痛，一般痛处都固定不移，手按局部或转侧时则疼痛更甚。

寒湿腰痛：腰背重痛，拘急不能转侧，而兼有下肢酸痛，病部有寒冷感觉，每遇天阴则加重，卧床休息症状亦不减轻。

肾虚腰痛：痛势缓和，但缠绵不愈，精神倦怠，腰膝无力，劳倦则症状显著加剧，卧床休息后很快可以缓解。

（3）治疗

治法：益肾舒筋活络。取督脉与膀胱经为主。寒湿腰痛针灸并用，肾虚腰痛针刺用补法，外伤腰痛针刺用泻法，或三棱针点刺出血。

处方：肾俞　委中　睛明　腰阳关　腰痛穴

肾虚腰痛：命门　志室　太溪

扭伤腰痛：人中　阿是穴

方义：用肾俞以益肾气，腰阳关是局部取穴，委中是治疗腰背痛的远道取穴，三穴并用能舒筋活络。寒湿腰痛灸肾俞、腰阳关，针委中以调和气血；肾虚腰痛取命门、志室、太溪以补肾益精；取人中是“下病上取”法，委中刺络出血，是治疗扭伤腰痛的有效配穴，局部阿是穴针用泻法，行针过程中嘱患者活动腰部，对急性扭伤腰痛有较好的疗效。

第二节　小针刀疗法

小针刀疗法是一种传统针刺术与外科松解术相结合的治疗方法。主要用于治疗一些慢性软组织劳损和粘连性疾病。具有疗效好、痛苦小、见效快、施术部位愈后无切口瘢痕等特点，现已成为一项普遍开展的骨伤科治疗方法。小针刀疗法要求施术者必须熟知人体的组织解剖学和组织损伤的病理学知识，掌握其操作要领，技术精益求精，不断提高治疗效果。

小针刀是一种兼有针和刀两种性能的新型治疗器械。其刀形是依据治疗需要而确定的。要将粘连剥离，阻滞疏通，而又不将皮肉切开，大幅度减少手术创伤，同时又要保证医疗效果，这就要求这种医疗器械有一定的精度。对针体不仅要求又细又硬，还要具有很大弹性；刀口既要细小，又要锋利。粗了既会增加病人痛苦，又会增加治疗损伤；软了不仅无法铲剥，还会弯针；弹性太差，就会断针，甚至造成医疗事故；刀口大了，就不容易避开神经血管，也会刺伤健康组织，同时也不能达到关节间隙深部进行治疗；不锋利，铲磨骨刺时就会卷刃。

根据临床治疗的不同需要，小针刀做成Ⅰ型、Ⅱ型、Ⅲ型三种型号。Ⅰ型又分为长短不同的四种，可分别记作ⅠA，ⅠB，ⅠC，ⅠD。其形状和功效如下：ⅠA号小针刀，全长15cm，针柄长2cm，针身长12cm，针头长1cm，针柄为一扁平葫芦形，针身为圆柱形，直径1mm，针头为楔形，末端扁平带刃，刀口线为0.8mm，刀口为齐平口和斜口两种，以适应临床不同需要，同时要使刀口线和刀柄在同一平面内，只有在同一平面内才能在刀锋刺入肌肉后，从刀柄的方向辨别刀口线在体内的方向。Ⅰ型小针刀的品种、结构模型全部一样，只是针身长度不一样而已。ⅠB针身长度为9cm；ⅠC针身长度为7cm；ⅠD针身长度为4cm。Ⅰ型小针刀适用于各种软组织松解术、小骨刺铲削术及瘢痕刮除术。Ⅱ型小针刀全针长12.5cm，针柄长2.5cm，针身长9cm，针头长1cm，针柄为一梯形葫芦状，针身为圆柱形，直径3mm，针头为楔形，末端扁平带刃，末端刀口线0.8mm，刀口线和刀柄在同一平面内，刀口为齐平口。Ⅱ型小针刀适用于较小骨折畸形愈合凿开折骨术。Ⅲ型小针刀全针体长15cm，针柄长3cm，针身长11cm，针头长1cm，结构模型和Ⅱ型小针刀同。Ⅲ型小针刀适用于较大骨折畸形愈合凿开折骨术。

一、作用机制

1. 松解与减压作用　小针刀的尖端呈锐利的刀刃，能根据施术者的要求对纤维性组织进行切、割与铲、剥。因此，对粘连性软组织病损，经切割后，可消除粘连组织的牵张力，使临床症状消失。如临床上常见的网球肘、腕管综合征、狭窄性腱鞘炎和肩胛上神经综合征等疾病，用小针刀切开粘连狭窄的腱鞘，即可以消除腱鞘的压迫，降低局部张力，使腱鞘内的组织得到松解而症状消除。因此，对机体各部位因粘连或狭窄而引起的各种病证，小针刀的松解减压作用均可获得明显效果。

2. 重塑作用　小针刀施术过程中的切割、铲剥运用得当，能使损伤的局部组织重新愈合，恢复原来功能。如肌肉与韧带在骨骼附着处的损害，其病理过程是局部组织发生充血、炎细胞浸润，继而发生钙化。钙化发生后，肌腱与肌肉在骨骼附着处的收缩或弛缓的功能丧失。用小针刀治疗，可分离肌腱与骨外膜的粘连，并将钙化的局部纵向或横行切开，在局部形成一个新鲜创面，引起局部血管再生和侧支循环形成，使病变局部血循环改善，加速组织修复，重新恢复原有功能。如临床常见的跟骨结节炎、胫骨结节无菌性坏死、棘突韧带损伤等，都可采用小针刀的铲剥治疗方法。

3. 针刺的刺激作用　小针刀较针刺针粗，对组织的刺激强度大，因而可明显地提高局部组织的兴奋性，通过神经和体液的调节作用，提高机体自然的修复功能，促进病变组织的恢复。

小针刀治疗疾病的三个作用是互相促进的，在治疗某些疾病时某个作用是主导作用，而另外两个作用则起辅助作用。如治疗组织粘连性疾患时，松解减压作用为主导，重塑与针刺的刺激作用为辅助作用。但多数情况下，三个作用是相辅相成达到治疗之目的。小针刀施术过程中，对粘连组织的直接剥离，使组织得到松解减压，改善局部血液和淋巴液循环，增强局部的新陈代谢功能，促进炎性物质及代谢产物的吸收，增强局部的新陈代谢功能，促进炎性物质及代谢产物的吸收，调动了人体的修复系统，促进组织修复，从而达到治疗的目的。

二、适应证

1. 因筋膜粘连、挛缩或结疤而致四肢、躯干等处的顽固性疼痛点，其中以粘连面积小或是一个点的疗效最佳，粘连面积大者疗效较差。

2. 所有骨关节附近因肌肉、韧带紧张挛缩，拉应力过度引起的关节功能活动障碍、骨质增生等，小针刀可以通过松解相应的肌肉、韧带而恢复关节的正常功能活动。

3. 各种损伤引起的滑液囊闭锁或滑液排泄障碍造成滑囊膨胀，出现酸胀、疼痛和运动障碍等。

4. 各种腱鞘炎，尤其是狭窄性腱鞘炎。

5. 外伤性肌痉挛和肌紧张（非脑源性）。

6. 骨化性肌炎初期，肌肉、韧带尚有一定弹性者，可使用小针刀治疗，但疗程较长。

7. 手术损伤后遗症，因腱鞘狭窄，筋膜、肌肉、韧带或关节囊挛缩、结疤、粘连而致功能障碍者，可用小针刀进行闭合性松解治疗。

8. 病理性损伤后遗症，如骨髓炎、类风湿关节炎等疾病导致筋脉挛缩、粘连等而使关节屈伸受限者，运用小针刀疗法对恢复关节功能有一定疗效。

三、禁　忌　证

1. 凡一切有发热症状者。

2. 有严重内脏疾病者。

3. 施术部位有皮肤感染、溃疡或肌肉坏死者。

4. 施术部位有红肿、灼热或深部肌肉有脓肿者。

5. 施术部位有重要神经、血管或重要脏器而施术时无法避开者。

6. 有严重心脏病、高血压、糖尿病、恶性肿瘤、血液病或严重出血倾向的患者。

7. 年老体弱或妇女妊娠期、月经期患者。

8. 定性、定位诊断不明确者。

四、操 作 方 法

操作手术环境应常规消毒灭菌，术野皮肤必须常规消毒，铺消毒洞巾。术者应按常规更换专用衣裤，常规洗手，佩戴无菌手套。小针刀必须经高压灭菌，施术时应一处一支。

1. 操作步骤如下

（1）定点：根据患者主诉、体征，认真检查确定病变部位后，参考局部解剖关系，在体表用甲紫做一记号。术野常规消毒，铺无菌洞巾。1% 的利多卡因局部麻醉后，再行小针刀治疗，可以减轻小针刀刺入皮肤时产生的痛感。

（2）定向：针刀尖部有一个 0.8mm 宽的刀刃，进针时避免造成不必要的损伤，刀口线的方向按以下原则确定：①与病变部位肌肉、韧带的纤维方向一致；②若施术部位有较大的神经血管通过，刀口线要与神经血管的走行方向一致；③若上述两点相互矛盾，一般应与神经的走行方向一致，确定针刀进针的刀口线方向。

（3）加压分离：为避开神经、血管，进针时以左手拇指下压肌肤使之成凹陷，横向拨动一下，再下压使血管、神经被分离在手指两侧，针刀沿拇指甲背进针。若在关节部位或病变处在骨面，左手拇指用力下压可感到坚硬的阻挡物，说明手指已压至骨面。

（4）刺入：将针刀刃贴于左手拇指甲壁，稍用力下压可刺入皮肤。

2. 常用针刀手术技法

（1）纵行疏通剥离法：肌腱、韧带在骨面的附着点处发生粘连，出现瘢痕而引起的疼痛。在此处松解时，刀口线需与肌腱、韧带的纤维方向一致，针体垂直骨面刺入，刀刃接触骨面后，与刀口线方向一致进行疏通（来回摆动），并可按照粘连、结痂的面积大小，分几条线疏剥，但不可横行（垂直于刀口线方向）铲剥。

（2）横行剥离法：刀口线与肌肉、韧带的纤维方向一致，针体垂直骨面刺入。当刀口接触骨面后，针体左右铲动或撬动，将粘连在骨面上的肌肉、韧带从骨面上铲起，针下有松动感时出针。

（3）切开剥离法：当几种软组织因为损伤被粘连在一起，或因血肿机化后形成包块，或软组织变硬形成条索等，针刀治疗时，刀口线与肌肉、韧带方向一致，针体垂直结痂部位刺入，针刃达病变处时将瘢痕组织切开。

（4）铲磨削平法：在骨的边缘、关节周围有骨刺生成，其原因是附着在骨面的软组织损伤后挛缩、牵拉日久而发生的增生现象。故治疗时，应将针刀刀口线与骨刺纵轴垂直，针体垂直骨面刺入，刀刃接触骨面后，把附着在骨刺尖部紧张、挛缩的软组织切断，消除其拉应力，并把骨刺尖部的瘢痕组织铲除使锐边磨平。

（5）瘢痕刮除法：瘢痕如果在腱鞘壁上、骨面上、肌腹上、肌腱上，针刀治疗时，刀口线与治疗部位软组织的纤维方向一致，针体垂直患部平面刺入达瘢痕组织，针刀沿纵轴方向切几刀，然后反复纵向疏剥，刀下有柔韧感时出针。

（6）骨痂凿开法：当人体管状骨骨折后因处理不当而致的骨折畸形愈合患者，如有功能障碍者，可用小针刀先行在骨痂部沿原来的骨折断面凿开数孔，然后用手法将畸形愈合的骨干在原断处分开。

（7）通透剥离法：对范围较大的粘连、硬结的病变组织，无法用一两针解决，可在硬结处选取数点进针，把软组织之间的粘连剥开，把与骨面的粘连铲起，软组织之间若有瘢痕也要切开，使硬结处变松软以达到治疗目的。

（8）切割肌纤维法：在颈、肩、腰、背等部位，因部分肌肉纤维过度紧张或痉挛引起的顽固性疼痛、功能障碍如胸锁乳突肌痉挛引起的斜颈。针刀刀口线与肌纤维方向一致，针体垂直病变组织平面，刺达病变部位后，将刀口线调转90°，切断少量紧张、痉挛的肌纤维而使症状缓解。

五、术后处理

术毕针孔敷盖无菌纱布，最好加压包扎1～2天，以防止出血。预防性口服抗生素2～3天。

六、注意事项

1. 术前一定要明确诊断，了解疾患的性质、针刀需达到的深度和针刀下的组织结构。

2. 严格掌握适应证与禁忌证，对有血友病等出血倾向及凝血功能障碍者，发热、感染、骨结核、骨肿瘤及严重器质性内脏疾病患者禁用。

3. 防止晕针，尤其对精神紧张和体弱者，可术前用镇静剂。

4. 防止血管、神经及内脏损伤。

5. 严防断针、折刀、卷刀，用前应检查，并定期更换。

6. 严格无菌操作，防止感染。

7. 施术前须耐心做好医患沟通，消除患者恐惧心理。晕针发生时立即平卧，保暖，若病情严重应对症处理。

第三节 封闭疗法

封闭疗法是在损伤或有病变的部位，注射局部麻醉药物或加适当的其他药物进行治疗的一种方法。是治疗各部位伤筋的有效方法，只要诊断明确，适应证选择合适，注射部位准确，便可取得明显疗效。

一、适应证

全身各部位的肌肉、韧带、筋膜、腱鞘、滑膜的急慢性损伤或退行性变，都适合应用封闭疗法。骨关节病亦可应用本法。有时也用于鉴别诊断，例如冈上肌腱炎与断裂，两者肩外展时均有疼痛，活动范围亦都受限，做痛点封闭后，如为冈上肌腱炎，活动范围即增加，如系断裂，则活动范围仍然受限，从而为明确诊断提供依据。

二、禁忌证

骨与关节结核、化脓性关节炎及骨髓炎、骨肿瘤禁忌使用。全身状况不佳，特别是心血管系统有严重病变者应慎用，因封闭的刺激可导致发生意外。

三、常用药物

1. 1% ~2% 普鲁卡因 3 ~5ml 肌内注射，须做过敏试验。因其毒性低，应当首选。

2. 对普鲁卡因过敏者可选用 0.5% ~1% 的利多卡因 3 ~5ml 肌内注射。

3. 类固醇类药物选加下述一种药物。

(1) 醋酸泼尼松 12.5mg，每周 1 次。

(2) 曲安奈德 40mg，每 2 ~4 周 1 次。

(3) 地塞米松 5 ~10mg，2 ~3 天 1 次。

4. 中药注射剂

(1) 复方当归注射液 2 ~6ml，隔日 1 次，10 次为 1 疗程。

(2) 复方丹参注射液 2 ~6ml，隔日 1 次，10 次为 1 疗程。

(3) 威灵仙注射液 2 ~6ml，隔日 1 次，10 次为 1 疗程。

(4) 夏天无注射液 2 ~6ml，隔日 1 次，10 次为 1 疗程。

(5) 川芎嗪注射液 2 ~6ml，隔日 1 次，10 次为 1 疗程。

四、注射部位

封闭疗法的注射部位应根据不同疾患而决定，常用的有：

1. 痛点封闭　在体表压痛最明显处注射。

2. 鞘内封闭　将药物注入腱鞘内，有消炎、松解粘连、缓解疼痛的作用，用于屈指肌腱炎、桡骨茎突狭窄性腱鞘炎等。

3. 硬膜外封闭　将药物注射椎管内硬膜外腔中，可消肿，减轻炎症反应，使疼痛缓解，常用于腰椎间盘突出症、椎管狭窄症等。

4. 神经根封闭　将药物注入神经根部，以缓解疼痛，可用于颈椎病等。

五、操作方法

封闭疗法的关键是明确诊断，而压痛点常是病灶的所在，因此寻找压痛点非常重要。压痛点确定后，还要进一步查清压痛的深浅和范围，结合解剖知识判断病变属于什么组织。有些疾病可能出现几个压痛点，就要对疾病进行全面分析，找出主要病灶所在的压痛点。

一般小的较表浅部位的封闭，如屈指肌腱鞘炎、肱骨外上髁炎等疾病，常用5ml注射器，6～7号针头抽吸药物，找准压痛点后，以压痛点为中心，常规消毒后，于中心进针，注入药物，然后拔出针头用消毒棉签压迫针孔1分钟，用消毒敷料覆盖1天即可。

较深部位的封闭，如坐骨神经出口、第3腰椎横突等部位，应行较大面积皮肤消毒。铺无菌巾，术者戴消毒手套，用10～20ml注射器，7号长针头，抽吸药物，找准压痛点，刺入皮肤、皮下组织，直达病变部位，经抽吸无回血后将药物注入，拔出针头后处理同前。

六、注意事项

1. 诊断必须明确，掌握适应证和禁忌证。

2. 封闭部位应准确，腱鞘炎封闭时，应将药物注入鞘管内；肌腱炎时，封闭压痛区的肌腱及其附着的骨骼处；筋膜炎只封闭有压痛的筋膜；滑囊炎应将药物注入囊内。

3. 注意严格的无菌操作，因封闭部位大多在肌肉、肌腱、韧带的骨骼附着处，一旦感染，后果极为严重。

4. 合理用药，只要注射部位准确，少量药物就可生效。类固醇用量过多，用期过长，还可能在后期引起严重的并发症，如骨质疏松、骨缺血坏死、肌腱变性或断裂等。

5. 观察反应，一般如果封闭的部位准确，压痛及疼痛即刻消失。如果封闭在张力大的区域，或者封闭区出血，疼痛会加重，尤其是当天夜间，待消肿以后，疼痛才逐渐消失。

第四节 关节穿刺疗法

关节穿刺疗法是以空心针刺入关节腔，达到吸出关节内容物、注入药物的治疗方法。其对于关节病的诊断和治疗具有双重意义。

一、适应证

关节病变，关节内有积血或者积液，常需吸出关节内的异常积液，并同时注入药物进行治疗。

二、禁忌证

穿刺部位局部皮肤有破溃、严重皮疹或感染；有严重凝血机制障碍，如血友病等不宜穿刺。但有些凝血机制障碍病人已进行预防性治疗，并非绝对禁忌，但仍需慎重。

三、操作方法

1. 穿刺前准备　操作手术环境应常规消毒灭菌，术野甲紫标志出穿刺点后，皮肤必须常规消毒,铺消毒洞巾。术者应按常规更换专用衣裤,常规洗手,佩戴无菌手套。

2. 操作过程 注意在距离关节腔最近的皮肤表面处穿刺,切勿损伤周围重要器官、血管及神经。先在穿刺点注入1%普鲁卡因2~10ml,再用备好的无菌注射器和16~18号针头刺入关节腔,进入关节腔时,术者有阻力消失的感觉,并可见关节内液体流入注射器。如关节内液体量较少而欲尽量吸出积液,可由助手按压关节周围,以使更多积液抽吸于针管内。吸完积液后,应迅速拔出针头。如欲行关节内药物治疗,则应在注入药物后,再拔出针头。

四、术后处理

1. 将穿刺所得标本材料,根据穿刺目的和需要妥善予以处理(涂片、固定、送细菌培养等),并送交实验室进行进一步检查。

2. 对渗出性积液或关节内积血患者,穿刺后应行无菌敷料加压包扎。

五、注意事项

1. 严格无菌操作。

2. 防止损伤重要组织。关节穿刺切开的方向和部位,应从关节最表浅而直接的径线进入,较易抽出积液。

3. 穿刺时宜用稍粗的针头,便于抽液和冲洗。

4. 术后用夹板、石膏托或皮肤牵引,保持关节于功能位,待感染控制后,开始关节活动,以防关节粘连僵硬。

第五节 关节引流术

化脓性关节炎经过穿刺抽液并注入抗菌药物治疗,患者全身及局部情况仍不见好转,或关节液已成为稠厚的脓液,应及时行关节引流术。

一、适应证

急性化脓性关节炎,可引起关节积液,积极治疗后,全身和局部情况不见好转,或关节积液已为稠厚的脓液,则需做关节切开引流术。

二、禁忌证

主要是影响麻醉和手术的内科相关疾病,如高血压、冠心病、肺心病等,或有严重凝血机制障碍,如血友病等不宜行关节引流术。如果对凝血机制障碍病人已进行预防性治疗,并非绝对禁忌,仍需慎重。

三、操作方法

1. 患者仰卧或侧卧,常规消毒、铺巾,一般采用局麻,亦可用臂丛、硬膜外阻滞麻醉或全麻。

2. 按一定手术入路进入关节腔,用大量生理盐水冲洗,去除脓液、纤维块和坏死脱落组织，注入抗生素，一期缝合滑膜和皮肤。

3. 若脓液黏稠，关节有明显破坏，关节囊外亦有炎症或脓肿时，可在关节切开后，放入橡皮条或软橡皮管引流。

4. 亦可用套管针做关节穿刺灌注冲洗引流，套管针进入关节腔后拔出针芯，经套管插入直径约3mm的塑料或硅胶管，然后抽出套管，用丝线将引流管固定于穿刺孔皮缘。共置入两管，一根做滴入管，每日滴入抗生素液或无菌生理盐水2000～3000ml；另一根用负压吸出，连接于持续吸引装置。

5. 各关节引流部位及方法

（1）肩关节引流切口常用前切口，即沿三角肌胸大肌间沟做长约5cm的弧形切口，切开关节囊。

（2）肘关节引流切口于尺骨鹰嘴两侧做纵向切口长4～6cm，同时切开皮下组织和筋膜，再切开肱三头肌两侧腱膜，纵向切开关节囊进入关节腔。

（3）腕关节引流切口在桡骨远端背侧之拇长、短伸肌腱之间即“鼻烟窝”部位，做一纵向切口长约5cm，同时切开皮下组织及筋膜，再纵行切开桡侧副韧带及关节囊，进入关节腔。

（4）髋关节引流切口常取前侧切口。由髂前上棘稍下，沿缝匠肌与阔筋膜张肌之间向下，做长6～8cm的切口，分别将两肌向内侧和外侧牵开，显露出股直肌并将其向内牵开，显露和切开关节囊。

（5）膝关节引流切口在髌韧带及髌骨两侧各约1cm处做长约4cm的纵切口，切开皮肤、筋膜、关节囊和滑膜，进入关节腔。

（6）踝关节引流切口在外踝与趾长伸肌腱之间，以关节为中心，做长约4cm的纵切口，切开皮肤、十字韧带，牵开趾长伸肌腱，再切开关节囊。

四、术后处理

严密观察引流是否通畅，必要时给予吸引。直至关节引流液变清亮、培养阴性、症状及体征消失，可拔除引流。

五、注意事项

1. 严格无菌操作。

2. 防止损伤重要组织。关节穿刺切开的方向和部位，应从关节最表浅而直接的径线进入，利于引流。

3. 切开后应保持引流通畅，以利引流。或辅助冲洗和吸引，或使用VSD引流系统。

4. 术后用夹板、石膏托或皮肤牵引，保持关节于功能位，待感染控制后，开始关节活动，以防关节粘连僵硬。

第六节 经皮激光椎间盘减压术

经皮激光椎间盘减压术是利用激光的高能量局部生物效应，即燃烧、汽化、变性、凝固的作用将突出的髓核汽化，回缩突出的椎间盘，降低病变椎间盘的内部压力，解除了椎间盘对脊髓、神经根的刺激压迫，消除由椎间盘突出引起的疼痛、麻木以及感觉、运动功能障碍，恢复正常的生理功能。

治疗所需主要设备及材料包括激光治疗器及传输装置、透 X 线手术床、C 臂 X 线机、穿刺针、铅衣、激光防护镜、激光光导纤维、椎间盘穿刺针、无菌铅手套、刻度尺等。

1. 治疗原理 激光(LASER)从广义上讲也可以称为电磁波，波长为 10^{-6}m(与红外线接近)，为不可视光。目前已有不同发射机制的激光发射机用于脊柱疾病的治疗，如 CO_2 激光、NDYAG 激光、KTP 激光和半导体激光等，其中最具代表性的是 NDYAG 激光，其发射介质是钕钇铝石榴石晶体(ND:Neodymium 钕，Y:Yttrium 钇，A:Aluminium 铝，G:Garnet 石榴石)，高压电源，30 ~ 50A 电流，激光波长 1064nm，特点是水的吸收率低，在被照射的组织内大部分变成热能，有利于组织的蒸发、减压，且能形成广泛的凝固层，有利于止血。动物实验表明，椎间盘髓核等组织被激光燃烧、汽化后变成水和二氧化碳，1 ~ 7 天髓核局部产生气腔和炭化的边缘，周边为变性的蛋白和空泡样组织；2 ~ 4 周可见软骨细胞和纤维组织生长；8 周以后汽化及其周边的受累髓核组织全部被纤维和软骨组织所取代。一般认为椎间盘突出引起疼痛的主要因素有：①局部炎性物质所致的炎性刺激；②椎间盘突出等造成的机械性压迫；③局部免疫因素；④局部微环境(血液循环、化学因素等)恶化。椎间盘自身具有明显的体积弹性模量特性，即很小的体积改变就可导致较大的压力变化(用激光汽化一定量的髓核后，椎间盘的内压可减少约 50%。减压术使椎间盘内压显著下降，甚至减少突出椎间盘的内容物，从而缓解对神经根的机械性压迫，获得类似手术直接减压的效果。激光与组织接触所产生的温热效应、血管扩张、致痛物质减少、自律神经功能的正常化、免疫功能的提高等共同作用达到消炎止痛、改善微环境、维持机体正常状态的目的。

2. 适应证与禁忌证

(1) 适应证

1) 椎管造影、CT、MRI 检查有椎间盘膨出或突出，临床症状典型，且临床检查与影像学相符者，经正规保守治疗 3 个月以上无效。

2) 临床体征：运动、感觉和反射障碍。

3) 较年轻的患者，疼痛时间不长的椎间盘突出或膨出是最佳适应证。

4) 轻中度椎管狭窄、后纵韧带钙化及其他脊柱手术的患者，只要目前症状主要是由椎间盘突出引起的，同时症状有轻重变化的是相对适应证。

(2) 禁忌证

1) 游离性椎间盘突出、椎间盘脱出。

2) 骨性椎管狭窄。

3) 突出椎间盘钙化或骨化、后纵韧带钙化。

4) 腰椎滑脱、腰椎不稳或脊椎骨性畸形。

5) 椎间盘造影有造影剂溢出。

6) 有明显的椎间隙狭窄。

7) 明显脊髓变性。

适应证和禁忌证是相对的，最近有报道，即使有严重的髓核突出，经皮激光椎间盘减压术仍有助于减轻神经根的压迫症状。

3. 操作方法

（1）体位：屈髋屈膝侧卧位，健侧在下。

（2）定位：棘突的侧上方 6～10cm 与病变椎间盘平行处。

（3）方法：从穿刺点以 45°进针，经皮肤、皮下组织、肌肉、后纵韧带、椎间盘纤维环到达髓核。调节针尖方向与椎间盘间隙方向平行，深达病变椎间盘的，处于侧位像的中后 1/3、正位像的中 1/2 处。拔除穿刺针芯，将激光光导纤维经穿刺针腔置入到髓核恰当位置。将光导纤维连接到激光器上。打开激光器并调试各种治疗参数。以激光脉冲照射，将髓核汽化。功率 15W，每个脉冲持续 1 秒，间隔 1 秒，照射能量 800～1200J。术中用一塑料管连接歪阀一端，将塑料管另一端放入术者耳中可听到气过水声。每汽化至 400J 时拔出光纤，修剪光纤末端并再次调节光纤长度，同时用 50ml 注射器连接穿刺针进行抽吸造成椎间盘内负压，可有少量褐色液体被抽出，并可闻到焦煳味。术中若患者有明显腰腿酸麻胀痛等感觉应暂停治疗，拔除光导纤维散发热量，待患者反应减轻后减少照射量再进行激光照射。减压结束后先退出光导纤维，用 10ml 注射器抽出椎间盘汽化形成的水汽后向内注射 2% 利多卡因 2ml 和地塞米松 5mg。

4. 术后处理

（1）一般病人不需住院，术后稍微休息后如果自觉无不适即可离开。

（2）嘱病人回家休息，卧硬板床，并进行直腿抬高训练，1～2 周后可在腰围保护下逐渐下地活动。避免重体力劳动和腰部的过伸过屈动作。

（3）由于髓核组织损伤，术后短时间内可出现髓核水肿，压迫神经根，造成患者腰痛等不适症状。常规给广谱抗生素口服 3 天预防感染。另外还可以给予吲哚美辛等消炎止痛药物口服，以减轻局部非炎性水肿，减轻疼痛。

5. 影响疗效的因素

（1）严格筛选病人，掌握适应证：这是保证疗效的基础。从病理类型看，本法主要适用于突出型与膨出型。脱出型或合并有椎管狭窄、突出髓核钙化为禁忌证，退行性变严重者，行本法相对要慎重。青壮年患者，病程越短。且症状明显者，疗效更显著。可能与这类患者髓核组织含水量大，突出物体积大，局部炎性程度轻，粘连少，而且椎间盘的弹性较好有关。

（2）穿刺成功是经皮激光椎间盘减压术治疗的关键：要做到准确无误穿刺成功，首先是要有清晰的解剖学知识和穿刺者在穿刺时的立体构象。确保穿刺路径在骶棘肌外缘向前向中线 40°左右。经神经根与下一椎体上缘及后部小关节所成的“安全三角区”准确进入椎间隙后 1/3 的髓核中央部位。穿刺过程需匀力、匀速、缓慢进行，若刺到神经根时，病人有放电感至同侧下肢，则重新调整穿刺角度，以免神经根损伤；此外若穿刺尖端靠近上或下软骨终板，则易致软骨损伤，而导致疗效不佳或并发症。

（3）疗效不佳原因可能与下列因素有关：①激光能量或点数相对不足，未达到减压目的；②穿刺过程中较多损伤上下终板软骨或其他组织引起非细菌性慢性炎症改变；③尽管严格掌握了适应证，但仍有少数病人术前 CT 或 MRI 并不能完全反映该病理改变，影响术者决策而选择本法。

学习小结

1. 学习内容

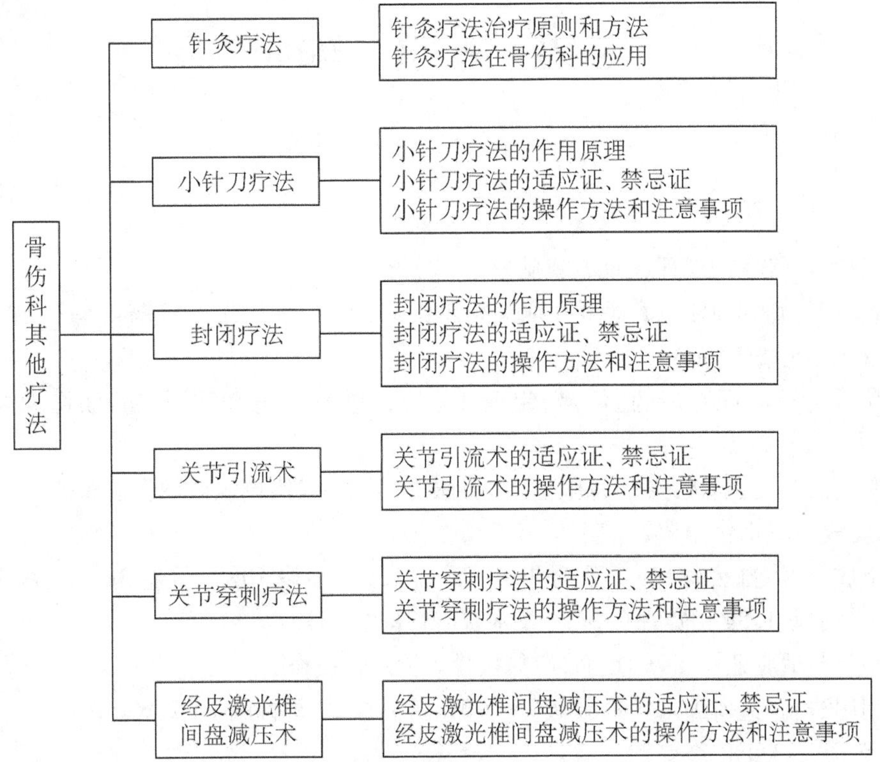

2. 学习方法　在了解治疗原理基础上，熟悉解剖层次，配合实践操作来学习本章。

（郝阳泉）

复习思考题

1. 小针刀疗法的作用原理是什么？注意事项有哪些？
2. 封闭疗法的适应证、禁忌证是什么？注意事项有哪些？
3. 关节引流术的适应证、禁忌证是什么？注意事项有哪些？

方剂汇编

二画

七厘散　（伤科七厘散《良方集腋》）

［组成］　血竭30g　麝香0.36g　冰片0.36g　乳香4.5g　没药4.5g　红花4.5g　朱砂3.6g　儿茶7.2g

［功效与适应证］　活血散瘀，定痛止血。治跌打损伤，瘀滞作痛，筋伤骨折，创伤出血。

［制用法］　共研极细末，每服0.2g，日服1～2次，米酒调服或酒调敷患处。

八厘散　（《医宗金鉴》）

［组成］　煅自然铜10g　乳香10g　没药10g　血竭10g　红花3g　苏木3g　古铜钱3g　丁香1.5g　麝香0.3g　番木鳖(油炸去毛)3g

［功效与适应证］　行气止痛，散瘀接骨。治跌打损伤。

［制用法］　共研细末。每服0.2～0.3g，黄酒送服，每日服1～2次。

八珍汤　（《正体类要》）

［组成］　党参10g　白术10g　茯苓10g　炙甘草5g　川芎6g　当归10g　熟地黄10g　白芍10g　生姜3片　大枣2枚

［功效与适应证］　补益气血。治损伤中后期气血俱虚，创面脓汁清稀，久不收敛者。

［制用法］　清水煎服。日1剂。

八仙逍遥汤　（《医宗金鉴》）

［组成］　防风3g　荆芥3g　川芎3g　甘草3g　当归6g　苍术10g　牡丹皮10g　川椒10g　苦参15g　黄柏6g

［功效与适应证］　祛风散瘀，活血通络。治软组织损伤之后瘀肿疼痛，或风寒湿邪侵注，筋骨酸痛。

［制用法］　煎水熏洗患处。

八正散　（《太平惠民和剂局方》）

［组成］　车前子　木通　瞿麦　萹蓄　滑石　栀子仁　大黄　甘草

［功效与适应证］　清热泻火，利水通淋。用于腰部、骨盆损伤后并发少腹急满，尿频、尿急、尿痛、淋沥不畅或癃闭，渴欲冷饮，脉数实等症。

［制用法］　上药各等份，共研细末，用灯心汤送服，每服6～10g，每日服4次。亦可根据临床需要拟定药量做汤剂，水煎服，每日服1～3次。

九一丹　（《医宗金鉴》）

［组成］　熟石膏9份　升丹1份

[功效与适应证] 提脓祛腐。治各种溃疡流脓未尽者。

[制用法] 共研细末。掺于创面,或制药条,插入疮中,外再盖上软膏,每1~2日换1次。用凡士林制成软膏外敷亦可。

如果把熟石膏和升丹的比例改变,则其方名可按比例来命名:八二丹、七三丹、五五丹等,功效基本相同。

十灰散 (《十药神书》)

[组成] 大蓟 小蓟 荷叶 侧柏叶 茅根 茜草根 大黄 栀子 棕榈皮 牡丹皮 以上各药等量

[功效与适应证] 凉血止血。治损伤所致呕吐血、咯血、创面渗血。

[制用法] 各烧灰存性,研极细末,保存待用。每服10~15g,用鲜藕汁或鲜萝卜汁调服。

十全大补汤 (《医学发明》)

[组成] 党参10g 白术12g 茯苓12g 炙甘草5g 当归10g 川芎6g 熟地黄12g 白芍12g 黄芪10g 肉桂0.6g(焗冲服)

[功效与适应证] 补气补血。治损伤后期气血衰弱,溃疡脓清稀,自汗、盗汗,萎黄消瘦,不思饮食,倦怠气短等症。

[制用法] 水煎服,日1剂。

丁桂散 (《中医伤科学讲义》经验方)

[组成] 丁香 肉桂 上药各等份

[功效与适应证] 祛风散寒,温经通络。治阴证肿疡疼痛。

[制用法] 共研细末,加在膏药上,烘热后贴患处。

人参养荣汤 (《太平惠民和剂局方》)

[组成] 党参10g 白术10g 炙黄芪10g 炙甘草10g 陈皮10g 肉桂心1g 当归10g 熟地黄7g 五味子7g 茯苓7g 远志5g 白芍10g 大枣10g 生姜10g

[功效与适应证] 补益气血,养心宁神。治损伤后期气血虚弱,阴疽溃后,久不收敛,症见面色萎黄、心悸、健忘、失眠或虚损劳热者。

[制用法] 做汤剂,则水煎服,其中肉桂心焗冲服,日1剂。亦可以做丸剂,按以上药量比例,共研细末,其中姜枣煎浓汁,为丸如绿豆大,每服10g,日2次。

三 画

三痹汤 (《妇人良方》)

[组成] 独活6g 秦艽12g 防风6g 细辛3g 川芎6g 当归12g 生地黄15g 芍药10g 茯苓12g 肉桂1g(焗冲) 杜仲12g 牛膝6g 党参12g 甘草3g 黄芪12g 续断12g

[功效与适应证] 补肝肾,祛风湿。治气血凝滞,手足拘挛、筋骨痿软、风湿痹痛等。

[制用法] 水煎服,日1剂。

三黄宝蜡丸 (《医宗金鉴》)

[组成] 天竺黄10份 雄黄10份 刘寄奴10份 红芽大戟10份 归尾5份 朱

砂3份半 儿茶3份半 净乳香1份 琥珀1份 轻粉1份 水银1份(同轻粉研至不见星) 麝香1份

［功效与适应证］ 活血祛痰,开窍镇潜。治头部外伤,脑震荡昏迷,抽搐等症。

［制用法］ 各药研细末,用黄蜡适量泛丸。每服1~3g。

三色敷药 (《中医伤科学讲义》经验方)

［组成］ 黄荆子(去衣炒黑)8份 紫荆皮(炒黑)8份 全当归2份 木瓜2份 丹参2份 羌活2份 赤芍2份 白芷2份 片姜黄2份 独活2份 甘草半份 秦艽1份 天花粉2份 怀牛膝2份 川芎1份 连翘1份 威灵仙2份 木防己2份 防风2份 马钱子2份

［功效与适应证］ 消肿止痛,祛风湿,利关节。治损伤初、中期局部肿痛,亦治风寒湿痹痛。

［制用法］ 共研细末。用蜜糖或饴糖调拌如厚糊状,敷于患处。

三棱和伤汤 (《中医伤科学讲义》经验方)

［组成］ 三棱 莪术 青皮 陈皮 白术 枳壳 当归 白芍 党参 乳香 没药 甘草

［功效与适应证］ 活血祛瘀,行气止痛。治胸胁陈伤,隐隐作痛。

［制用法］ 根据病情需要决定各药量,水煎内服,日1剂。

三棱莪术注射液 (经验方)

［组成］ 三棱 莪术 各等量

［功效与适应证］ 活血祛瘀。用于各种癌症。

［制用法］ 把上药制成5%、10%、20%等不同浓度的注射液,供肌内注射,每次2ml,每日2次。

大成汤 (《外科正宗》)

［组成］ 当归10g 木通10g 枳壳10g 厚朴10g 苏木12g 大黄12g 芒硝12g(冲服) 川红花6g 陈皮6g 甘草6g

［功效与适应证］ 祛瘀新生。治跌仆损伤后,气分受伤,昏睡,二便秘结者,或腰椎损伤后伴发肠麻痹腹胀。药后得下即停。

［制用法］ 水煎服。

大黄䗪虫丸 (《金匮要略》)

［组成］ 大黄1份 黄芩2份 甘草3份 桃仁1份 杏仁1份 芍药4份 干漆1份 虻虫1份 水蛭1份 蛴螬1份 䗪虫半份 蜜糖适量

［功效与适应证］ 祛瘀生新,通络攻毒。用于骨肿瘤瘀阻实证。

［制用法］ 共为细末,炼蜜为丸如绿豆大,每服5丸,日服2次,黄酒送服。

大防风汤 (《外科正宗》)

［组成］ 党参10g 防风6g 白术6g 附子5g 当归6g 白芍10g 川芎5g 杜仲6g 黄芪6g 羌活6g 牛膝6g 甘草5g 熟地黄12g 生姜3片

［功效与适应证］ 温经通络,祛风化湿,补益气血。治附骨疽、流痰表现皮色不变,漫肿酸痛。慢性腰部损伤等。

［制用法］ 水煎服。

大补阴丸 （《丹溪心法》）

［组成］ 熟地黄（酒蒸）1 份半 龟甲（酥炙）1 份半 黄柏（炒褐色）1 份 知母（酒浸炒）1 份 猪脊髓（蒸熟）适量 蜜糖适量

［功效与适应证］ 滋阴降火。治流痰阴虚火旺者。

［制用法］ 药为末，猪脊髓搞烂，和蜜制丸如桐子大，每服 10g，空腹用淡盐汤送服，日 2～3 次。近代常做汤剂。

大活络丹 （《兰台轨范》引《圣济总录》）

［组成］ 白花蛇 100g 乌梢蛇 100g 威灵仙 100g 两头尖 100g 草乌 100g 天麻 100g 全蝎 100g 首乌 100g 龟甲 100g 麻黄 100g 贯众 100g 炙甘草 100g 羌活 100g 肉桂 100g 藿香 100g 乌药 100g 黄连 100g 熟地黄 100g 大黄 100g 木香 100g 沉香 100g 细辛 50g 赤芍 50g 没药 50g 丁香 50g 乳香 50g 僵蚕 50g 天南星 50g 青皮 50g 骨碎补 50g 白蔻 50g 安息香 50g 黑附子 50g 黄芩 50g 茯苓 50g 香附 50g 玄参 50g 白术 50g 防风 125g 葛根 75g 虎胫骨 75g（用代用品） 当归 75g 血竭 25g 地龙 25g 犀角 25g（水牛角代） 麝香 25g 松脂 25g 牛黄 7.5g 龙脑 7.5g 人参 150g 蜜糖适量

［功效与适应证］ 行气活血、通利经络。治中风瘫痪，痿痹痰厥，拘挛疼痛，跌打损伤后期筋肉挛痛。

［制用法］ 为细末，炼蜜为丸。每服 3g，日服 2 次，陈酒送下。

小活络丹 （《太平惠民和剂局方》）

［组成］ 制南星 3 份 制川乌 3 份 制草乌 3 份 地龙 3 份 乳香 1 份 没药 1 份 蜜糖适量

［功效与适应证］ 温寒散结，活血通络。治跌打损伤，瘀阻经络，风寒湿侵袭经络作痛，肢体不能屈伸及麻木，日久不愈等症。

［制用法］ 共为细末，炼蜜为丸，每丸重 3g，每次服 1 丸，每日服 1～2 次。

小金丹 （《外科全生集》）

［组成］ 白胶香 10 份 草乌头 10 份 五灵脂 10 份 地龙 10 份 制番木鳖 10 份 乳香（去油）5 份 没药（去油）5 份 当归 5 份 麝香 2 份 墨炭 1 份

［功效与适应证］ 破瘀通络，消肿止痛。治流痰瘰疬、骨肿瘤等初起皮色不变，肿硬作痛。孕妇忌用。

［制用法］ 共研细末，用糯米粉和糊打千锤，待融和后，为丸如芡实大，每服 1 丸，陈酒送下，每日 2 次。

小蓟饮子 （《济生方》）

［组成］ 小蓟 10g 生地黄 25g 滑石 15g 蒲黄（炒）6g 通草 6g 淡竹叶 10g 藕节 12g 当归 10g 栀子 10g 甘草 6g

［功效与适应证］ 凉血止血，利水通淋。治泌尿系挫伤瘀热结于下焦，血淋者。

［制用法］ 水煎内服。

万应膏 （成药）

［组成］（略）

［功效与适应证］ 活血祛瘀，温经通络。治跌打损伤，风寒湿侵袭而筋骨疼痛，胸腹气痛等。

［制用法］ 把膏药烘热贴患处。

万灵膏 （《医宗金鉴》）

［组成］ 鹳筋草 透骨草 紫丁香根 当归 自然铜 没药 血竭各30g 川芎25g 半两钱1枚(醋淬) 红花30g 川牛膝 五加皮 石菖蒲 茅术各25g 木香 秦艽 蛇床子 肉桂 附子 半夏 石斛 萆薢 鹿茸各10g 虎胫骨一对(用代用品) 麝香6g 麻油5kg 黄丹2.5kg

［功效与适应证］ 消瘀散毒，舒筋活经，止痛接骨。治跌打损伤，骨折后期或寒湿为患，局部麻木疼痛者。

［制用法］ 血竭、没药、麝香各分别研细末另包，余药先用麻油微火煨浸3日，然后熬黑为度，去渣，加入黄丹，再熬至滴水成珠，离火，俟少时药温，将血竭、没药、麝香末放入，搅匀取起，去火毒，制成膏药。用时烘热外贴患处。

上肢损伤洗方 （《中医伤科学讲义》经验方）

［组成］ 伸筋草15g 透骨草15g 荆芥9g 防风9g 红花9g 千年健12g 刘寄奴9g 桂枝12g 苏木9g 川芎9g 威灵仙9g

［功效与适应证］ 活血舒筋，用于上肢骨折、脱位、扭挫伤后筋络挛缩酸痛。

［制用法］ 煎水熏洗患肢。

下肢损伤洗方 （《中医伤科学讲义》经验方）

［组成］ 伸筋草15g 透骨草15g 五加皮12g 三棱12g 莪术12g 秦艽12g 海桐皮12g 牛膝10g 木瓜10g 红花10g 苏木10g

［功效与适应证］ 活血舒筋。治下肢损伤挛痛者。

［制用法］ 水煎熏洗患肢。

四 画

五苓散 （《伤寒论》）

［组成］ 猪苓9g 泽泻9g 白术9g 茯苓15g 桂枝6g

［功效与适应证］ 化气利水。用于腰背部损伤，督脉受累，阳气受伤，膀胱气化不灵，表现癃闭或淋沥不畅等症。

［制用法］ 水煎服，日1剂。或共为散，分2~3次，在1日内服完。

五神汤 （《洞天奥旨》）

［组成］ 茯苓12g 车前子12g 金银花15g 牛膝10g 紫花地丁12g

［功效与适应证］ 清热解毒，分利湿热。用于下肢骨痈初起，或各种损伤后并发下焦湿热小便赤痛。

［制用法］ 水煎服。

五味消毒饮 （《医宗金鉴》）

［组成］ 金银花15g 野菊花15g 蒲公英15g 紫花地丁15g 紫背天葵10g

[功效与适应证] 清热解毒。治附骨痈初起,开放性损伤创面感染初期。

[制用法] 水煎服,每日1~3剂。

五加皮汤 (《医宗金鉴》)

[组成] 当归(酒洗)10g 没药10g 五加皮10g 皮硝10g 青皮10g 川椒10g 香附子10g 丁香3g 地骨皮3g 牡丹皮6g 老葱3根 麝香0.3g

[功效与适应证] 和血定痛舒筋。用于伤患后期。

[制用法] 煎水外洗(可去麝香)。

少腹逐瘀汤 (《医林改错》)

[组成] 小茴香7粒 干姜3g 延胡索6g 没药3g 当归9g 川芎3g 肉桂1g 赤芍6g 蒲黄10g 五灵脂6g

[功效与适应证] 活血祛瘀,温经止痛。治腹部挫伤,气滞血瘀,少腹肿痛。

[制用法] 水煎服,日1剂。

太乙膏 (《外科正宗》)

[组成] 玄参100g 白芷100g 当归身100g 肉桂100g 赤芍100g 大黄100g 生地黄100g 土木鳖100g 阿魏15g 轻粉20g 柳枝100g 血余炭50g 东丹2kg 乳香25g 没药15g 槐枝100g 麻油2.5kg

[功效与适应证] 清热消肿,解毒生肌。治各种疮疡及创伤。

[制用法] 除东丹外,将余药入油煎,熬至药枯,滤去渣滓,再入东丹(一般每500g油加东丹20g)熬搅拌匀成膏。隔火炖烊,摊于纸或布料敷贴。

双柏(散)膏 (《中医伤科学讲义》)

[组成] 侧柏叶2份 黄柏1份 大黄2份 薄荷1份 泽兰1份

[功效与适应证] 活血解毒,消肿止痛。治跌打损伤早期,疮疡初起,局部红肿热痛,或局部包块形成而无溃疡者。

[制用法] 共研细末,做散剂备用,用时以水、蜜糖煮热调成厚糊状外敷患处。亦可加入少量米酒调敷,或用凡士林调煮成膏外敷。

云南白药 (成药)

[组成] (略)

[功效与适应证] 活血止血,祛瘀定痛。治损伤瘀滞肿痛,创伤出血,骨疾病疼痛等。

[制用法] 内服每次0.5g,隔4小时1次。外伤创面出血,可直接掺撒在出血处然后包扎;亦可调敷。

风痛散 (《创伤骨科与断肢再植》经验方)

[组成] 马钱子 肉桂各等量

[功效与适应证] 温经通络,行气止痛。治创伤性关节炎及骨与软组织疾病属寒性的疼痛。

[制用法] 用黄砂炒马钱子至黄色,共为细末,或再压成片,每片0.3g,睡前服0.6~1.5g。

乌龙膏

[组成]

①(《伤科补要》) 百草霜 10g 白及 15g 白蔹 10g 百合 15g 百部 10g 乳香 10g 没药 15g 麝香 0.3g 炒糯米 30g 陈粉 120g(炒) 醋适量

②(经验方) 公牛角炭 500g 血余炭 500g 青麻炭 50g 煅龙骨 100g 黑铅粉 5kg 陈粉子 1.5kg 陈醋适量

[功效与适应证] 活血接骨、消肿止痛。治外伤骨折。

[制用法] ①方:共研细末,醋熬为膏、外敷。

②方:将公牛角劈成细条,入瓦器皿内封闭,用火焙焦成黄褐色炭状;血余炭除去污垢入瓦器皿内封闭,用火焙焦成黑色有光泽的炭块;青麻入瓦器皿内封闭,用火焙干后,启盖用火引之急闭盖,待 1 小时后即成。将上药研细末,与黑铅粉、陈粉子、龙骨粉等拌匀存放待用。用时先将陈醋(无陈醋用食醋浓缩一倍代之)放在瓷皿内煎沸,将以上药粉撒在醋内,边撒边搅,至成糊状即可停放药末,再煎半小时停火,乘热摊于布料上,约 0.3cm 即成。外敷患处,隔日换药,肿胀较轻,可 1 星期换一次。

化坚膏 (《中医伤科学讲义》经验方)

[组成] 白芥子 2 份 甘遂 2 份 地龙肉 2 份 威灵仙 2 份半 急性子 2 份半 透骨草 2 份半 麻根 3 份 细辛 3 份 乌梅肉 4 份 生山甲 4 份 血余炭 1 份 江子 1 份 全蝎 1 份 防风 1 份 生草乌 1 份 紫硇砂半份(后入) 香油 80 份 东丹 40 份

[功效与适应证] 祛风化瘀。用于损伤后期软组织硬化或粘连等。

[制用法] 将香油熬药至枯,去渣,炼油滴水成珠时下东丹,将烟搅净后再下硇砂。

六味地黄(丸)汤 (《小儿药证直诀》)

[组成] 熟地黄 25g 怀山药 12g 茯苓 10g 泽泻 10g 山茱萸 12g 牡丹皮 10g

[功效与适应证] 滋水降火。治肾水不足,腰膝酸痛,头晕目眩,咽干耳鸣,潮热盗汗,骨折后期迟缓愈合等。

[制用法] 水煎服,日 1 剂。做丸,将药研末,蜜丸,每服 10g,日 3 次。

天王补心丹 (《摄生秘剖》)

[组成] 生地黄 8 份 五味子 2 份 当归身 2 份 天冬 2 份 麦冬 2 份 柏子仁 2 份 酸枣仁 2 份 党参 1 份 玄参 1 份 丹参 1 份 白茯苓 1 份 远志 1 份 桔梗 1 份 朱砂 1 份 蜜糖适量

[功效与适应证] 滋阴清热,补心安神。治因损伤后而耗血伤阴,心神不定,以致睡眠不安,心悸等。

[制用法] 除朱砂及蜜糖外,共为细末,然后炼蜜为丸如绿豆大,朱砂为衣。每服 10g,每日 2~3 次。若做汤剂,则根据病情决定药量或加减。

天麻钩藤饮 (《杂病证治新义》)

[组成] 天麻 6g 钩藤 10g 牛膝 12g 石决明(先煎)15g 杜仲 12g 黄芩 6g 栀子 6g 益母草 10g 桑寄生 10g 夜交藤 10g 茯神 10g

[功效与适应证] 清热化痰,平肝潜阳。治脑震荡而引起的眩晕、抽搐及阴虚阳亢,肝风内动,兼见痰热内蕴之症。

[制用法] 水煎服,日 1 剂。

五　画

四生散　(原名青州白丸子,《太平惠民和剂局方》)

[组成]　生川乌1份　生南星6份　生白附子4份　生半夏14份

[功效与适应证]　祛风逐痰,散寒解毒,通经止痛。治跌打损伤肿痛,肿瘤局部疼痛,关节痹痛。

[制用法]　共为细末存放待用,用时以蜜糖适量调成糊状外敷患处。用醋调煮外敷亦可。如出现过敏性皮炎即停敷。亦可为丸内服,但须防止中毒。

四生丸　(《妇人良方》)

[组成]　生地黄12g　生艾叶10g　生荷叶10g　生侧柏叶10g

[功效与适应证]　凉血、止血。治损伤出血,血热妄行,吐血或衄血。

[制用法]　水煎服,或将生药捣汁服。或等量为丸,每服6~12g,日3次。

四君子汤　(《太平惠民和剂局方》)

[组成]　党参10g　炙甘草6g　茯苓12g　白术12g

[功效与适应证]　补益中气,调养脾胃。治损伤后期中气不足,脾胃虚弱,肌肉消瘦,溃疡日久未愈。

[制用法]　水煎服,日1剂。

四物汤　(《太平惠民和剂局方》)

[组成]　川芎6g　当归10g　白芍12g　熟地黄12g

[功效与适应证]　养血补血。治伤患后期血虚之症。

[制用法]　水煎服,日1剂。

四逆汤　(《伤寒论》)

[组成]　熟附子15g　干姜9g　炙甘草6g

[功效与适应证]　回阳救逆。治损伤或骨疾病出现汗出肢冷、脉沉微或浮大无根等的亡阳证。

[制用法]　水煎服。现亦有制成注射剂,供肌内或静脉注射用。

四黄散(膏)　(《证治准绳》)

[组成]　黄连1份　黄柏3份　大黄3份　黄芩3份

[功效与适应证]　清热解毒,消肿止痛。治创伤感染及阳痈局部红肿热痛者。

[制用法]　共研细末,以水、蜜调敷或用凡士林调制成膏外敷。

四妙勇安汤　(《验方新编》)

[组成]　金银花90g　玄参90g　当归30g　甘草15g

[功效与适应证]　清热解毒,活血止痛。用于脱疽,热毒炽盛,患肢黯红微肿灼痛。

[制用法]　水煎服,一连10剂,药味不可少,并忌抓擦为要。

四肢损伤洗方　(《中医伤科学讲义》)

[组成]　桑枝　桂枝　伸筋草　透骨草　牛膝　木瓜　乳香　没药　红花　羌活　独活　落得打　补骨脂　淫羊藿　萆薢

[功效与适应证]　温经通络,活血祛风。用于四肢骨折、脱位、扭挫伤后筋络挛缩

酸痛。

[制用法] 煎水熏洗患处。

四温丹 (《疡科纲要》)

[组成] 上猺桂(去粗皮)60g 北细辛(去净泥垢)30g 干姜 24g 公丁香 15g

[功效与适应证] 温经通络,祛湿止痛。治痈疽初起,不论深浅大小皆可用。

[制用法] 各为细末,小证每用 0.6~0.9g,上用温煦薄贴盖之;大证则用 9~15g,调入温煦薄贴料中摊贴,或再加入麝香少许。

可保立苏汤 (《骨伤内伤学》)

[组成] 黄芪 45g 党参 9g 白术 6g 甘草 6g 当归 6g 白芍 6g 酸枣仁 9g 山萸肉 3g 枸杞子 6g 补骨脂 3g 胡桃肉 1 个(打)

[功效与适应证] 补肝肾,益脑气。治头部损伤中、后期肝肾亏损,脑气虚衰者。

[制用法] 水煎服。

加味二妙散 (《丹溪心法》)

[组成] 黄柏 苍术 牛膝 防己 萆薢 当归 龟甲

[功效与适应证] 清热利湿。治湿热下注,两脚麻痹痿软,扪之有热感,心烦口渴,溺赤。

[制用法] 研粗末,水煎服。

加味二妙汤 (《医宗金鉴·外科心法要诀》)

[组成] 黄柏 炒苍术 牛膝各 9g 槟榔 泽泻 木瓜 乌药各 6g 当归尾 4.5g 黑豆 49 粒 生姜 3 片

[功效与适应证] 清热燥湿,强筋壮骨。主治牙疳龈肿,腿肿色青。

[制用法] 水煎服。

加味术附汤 (《杂病源流犀烛》)

[组成] 白术 6g 附子 4.5g 甘草 4.5g 赤茯苓 4.5g 生姜 7 片 大枣 2 枚

[功效与适应证] 祛湿散寒,治寒湿腰痛偏于湿重者。

[制用法] 水煎服。

加味犀角地黄汤 (《中医伤科学讲义》)

[组成] 水牛角 生地黄 白芍 牡丹皮 藕节 当归 红花 桔梗 陈皮 甘草

[功效与适应证] 凉血止血,用于上、中焦热盛之吐血、衄血、咳血、便血等症。

[制用法] 水煎服。

加减补筋丸 (《医宗金鉴》)

[组成] 当归 30g 熟地黄 60g 白芍 60g 红花 30g 乳香 30g 茯苓 30g 骨碎补 30g 陈皮 60g 没药 9g 丁香 15g

[功效与适应证] 活血、壮筋、止痛。治跌仆伤筋,血脉壅滞,青紫肿痛。

[制用法] 共为细末,炼蜜为丸,如弹子大,每丸重 9g,每次服 1 丸,用无灰酒送下。

失笑散 (《太平惠民和剂局方》)

[组成] 五灵脂 蒲黄各等量

［功效与适应证］ 行气活血，散结止痛。治少腹及两胁胀痛。

［制用法］ 共研细末。每服6～10g，每日1～3次。

左归丸 （《景岳全书》）

［组成］ 熟地黄4份 怀山药2份 山茱萸2份 枸杞子2份 菟丝子2份 鹿角胶2份 龟甲2份 川牛膝1份半 蜜糖适量

［功效与适应证］ 补益肾阴。治损伤日久或骨疾病后，肾水不足，精髓内亏，腰膝腿软，头昏眼花、虚热、自汗盗汗等症。

［制用法］ 药为细末，炼蜜为丸如豆大。每服10g，每日1～2次，饭前服。

右归丸 （《景岳全书》）

［组成］ 熟地黄4份 怀山药2份 山茱萸2份 枸杞子2份 菟丝子2份 杜仲2份 鹿角胶2份 当归1份半 附子1份 肉桂1份 蜜糖适量

［功效与适应证］ 补益肾阳。治骨及软组织伤患后期，肝肾不足、精血虚损而致神疲气怯，或心跳不宁，或肢冷痿软无力。

［制用法］ 共为细末，炼蜜为小丸。每服10g，每日1～2次。

白虎汤 （《伤寒论》）

［组成］ 生石膏(先煎)30g 知母12g 甘草4.5g 粳米12g

［功效与适应证］ 清热生津。治感染性疾患所致阳明气分热盛，口干舌燥，烦渴引饮，面赤恶热，大汗出，脉洪大有力，或滑数者。

［制用法］ 水煎服，日1～2剂。

白降丹 （《医宗金鉴》）

［组成］ 朱砂1份 雄黄1份 水银5份 硼砂2份半 火硝7份 食盐7份 白矾7份 皂矾7份

［功效与适应证］ 蚀腐平胬。治溃疡脓腐难去，或已成瘘管，肿疡而脓不能自溃，以及赘疣、瘰疬等症经外用其他消散药物无显效者。

［制用法］ 研制成细末，以清水调敷病灶上，或做药捻，插入疮口内、瘘管中，外盖药膏，每次用10～50mg，每1～2天换1次。

玉露(膏)散 （《外伤科学》经验方）

［组成］ 木芙蓉叶

［功效与适应证］ 清热，凉血，解毒。治各种感染局部红肿热痛者。

［制用法］ 单味研成细末。水、蜜调煮外敷，或以麻油、菊花露调敷。亦用凡士林8份，药末2份调煮成膏外敷。

玉枢丹 （又名紫金锭，成药）

［组成］ （略）

［功效与适应证］ 解毒消肿。治附骨痈疽肿痛。

［制用法］ 内服每次1～2锭。外用醋磨涂。

玉真散 （《外科正宗》）

［组成］ 生南星 白芷 防风 羌活 天麻 白附子各等量

［功效与适应证］ 祛风镇痉。用于破伤风。

[制用法] 共研为末。每服3～6g。

玉屏风散 （《世医得效方》）

[组成] 黄芪180g 白术60g 防风60g

[功效与适应证] 益气固表止汗。用于表虚，卫阳不固。

[制用法] 共研细末，每次服6～9g，每日2次，开水送服。亦可水煎服，用量按原方比例酌减。

生肌玉红膏 （《外科正宗》）

[组成] 当归6份 白芷1.2份 白蜡5份 轻粉1份 甘草3份 紫草半份 血竭1份 麻油40份

[功效与适应证] 活血祛腐，解毒镇痛，润肤生肌。治溃疡脓腐不脱，新肌难生者。

[制用法] 先将当归、白芷、紫草、甘草四味，入油内浸3日，慢火熬微枯，滤清，再煎滚，入血竭化尽，次入白蜡，微火化开。将膏倾入预放水中的盅内，候片刻，把研细的轻粉末放入，搅拌成膏。将膏匀涂纱布上，敷贴患处。并可根据溃疡局部情况的需要，掺撒提脓、祛腐药在膏的表面上外敷，效果更佳。

生肌八宝(丹)散 （《中医伤科学讲义》经验方）

[组成] 煅石膏3份 赤石脂3份 东丹1份 龙骨1份 轻粉3份 血竭1份 乳香1份 没药1份

[功效与适应证] 生肌收敛。用于各种创口。

[制用法] 共研成极细末，外撒创口。

生脉散 （《内外伤辨惑论》）

[组成] 人参1.6g 麦冬1.6g 五味子7粒

[功效与适应证] 益气敛汗，养阴生津。治热伤气津，或损伤气血耗损，汗出气短，体倦肢凉，心悸脉虚者。

[制用法] 水煎服，或为散冲服，日1～4剂，或按病情需要酌情使用。现代亦有制成注射剂，供肌内注射或静脉注射，在急救情况，亦有用来做心腔内注射。

生血补髓汤 （《伤科补要》）

[组成] 生地黄12g 芍药9g 川芎6g 黄芪9g 杜仲9g 五加皮9g 牛膝9g 红花5g 当归9g 续断9g

[功效与适应证] 调理气血，舒筋活络。治扭挫伤及脱位骨折的中后期患处未愈合并有疼痛者。

[制用法] 水煎服，日1剂。

生肌(膏)散 （《外伤科学》经验方）

[组成] 制炉甘石60份 滴乳石30份 滑石100份 琥珀30份 朱砂土10份 冰片1份

[功效与适应证] 生肌收口。治溃疡脓性分泌已经比较少，期待肉芽生长者。

[制用法] 研极细末。掺创面上，外再盖膏药或油膏。亦可用凡士林适量，调煮成油膏外敷，其中冰片亦可待用时才掺撒在膏的表面敷。

圣愈汤 （《伤科汇纂》）

［组成］ 熟地黄 5g 生地黄 5g 人参 5g 川芎 5g 当归 2.5g 黄芩 2.6g

［功效与适应证］ 清营养阴，益气除烦。治创伤出血过多，或化脓性感染病灶溃后，脓血出多；以致热燥不安，或晡热作渴等症。

［制用法］ 水煎服。

甘露消毒丹 （普济解毒丹《温病条辨》）

［组成］ 飞滑石 450g 绵茵陈 320g 淡黄芩 300g 石菖蒲 180g 川贝母 木通各 150g 藿香 射干 连翘 薄荷 白豆蔻各 120g

［功效与适应证］ 利湿化浊，清热解毒。治湿温时疫，邪在气分。

［制用法］ 丸散剂，每服 9g，亦可按原方比例酌减，水煎服。

旧伤洗剂 （《中医伤科学》）

［组成］ 生草乌 9g 生川乌 9g 羌活 15g 独活 15g 三棱 9g 莪术 9g 泽兰 9g 肉桂 9g 归尾 9g 桃仁 9g 红花 9g 乌药 9g 牛膝 15g

［功效与适应证］ 活血祛瘀，祛风止痛，舒筋活络。用于久伤蓄瘀作痛。

［制用法］ 水煎熏洗，每剂加陈醋 45g，每日 1 剂，熏洗 2 次。

平胃散 （《太平惠民和剂局方》）

［组成］ 苍术 5 份 姜制厚朴 3.2 份 陈皮 3.2 份 炙甘草 2 份

［功效与适应证］ 利湿散满。治创伤后脾胃不和，不思饮食，胸腹胀满，呕吐泄泻等症。

［制用法］ 共研细末，每次用 6g，加生姜 2 片，大枣 2 枚同煎热服。

正骨水 （成药）

［组成］ 九龙川 木香 海风藤 土鳖虫 皂荚 五加皮 莪术 草乌 薄荷脑 樟脑等

［功效与适应证］ 舒筋止痛，续骨消肿。治筋骨损伤。

［制用法］ 涂擦患处。

正骨熨药 （《中医伤科学讲义》）

［组成］ 当归 12g 羌活 12g 红花 12g 白芷 12g 乳香 12g 没药 12g 骨碎补 12g 防风 12g 木瓜 12g 川椒 12g 透骨草 12g 川续断 12g

［功效与适应证］ 活血舒筋。

［制用法］ 上药装入布袋后放在蒸笼内，蒸热后敷患处。

正骨紫金丹 （《医宗金鉴》）

［组成］ 丁香 1 份 木香 1 份 血竭 1 份 儿茶 1 份 熟大黄 1 份 红花 1 份 牡丹皮半份 甘草 1/3 份

［功效与适应证］ 活血祛瘀，行气止痛。治跌仆堕坠，闪挫伤之疼痛、瘀血凝聚等症。

［制用法］ 共研细末，炼蜜为丸。每服 10g，黄酒送服。

术附汤 （《医宗金鉴》）

［组成］ 熟附子 10g 白术 15g

［功效与适应证］ 温阳祛寒。治寒湿相搏，肢体疼痛及平素阳衰并有损伤的患者。

［制用法］ 水煎服。

龙胆泻肝汤 （《医宗金鉴》）

［组成］ 龙胆（酒炒）10g 黄芩（炒）6g 栀子（酒炒）6g 泽泻 6g 木通 6g 当归（酒洗）1.5g 车前子 3g 柴胡 6g 甘草 1.5g 生地黄（炒）6g

［功效与适应证］ 泻肝经湿热。治肝经所过之处损伤而有瘀热者，或痈疽之病表现有肝经实火而津液未伤者均可使用。

［制用法］ 水煎服，日 1～2 剂。

归脾汤 （《济生方》）

［组成］ 白术 10g 当归 3g 党参 3g 黄芪 10g 酸枣仁 10g 木香 1.5g 远志 3g 炙甘草 4.5g 龙眼肉 4.5g 茯苓 10g

［功效与适应证］ 养心健脾，补益气血。治骨折后期气血不足，神经衰弱，慢性溃疡等。

［制用法］ 水煎服，日 1 剂。亦可制成丸剂服用。

外敷接骨散（膏） （《中医伤科学讲义》）

［组成］ 骨碎补 血竭 硼砂 当归 乳香 没药 川续断 自然铜 大黄 土鳖虫各等份

［功效与适应证］ 消肿止痛，接骨续筋。用于骨折及扭挫伤。

［制用法］ 共为细末，饴糖或蜂蜜调敷。

仙鹤草汤 （《外科学》）

［组成］ 仙鹤草 60g 侧柏炭 丹参 干藕节 炒蒲黄 车前子 荆芥炭 茯苓各 15g 参三七 2g

［功效与适应证］ 止血祛瘀。治创伤之后肺胃出血不止，以及头部内伤血肿、水肿。

［制用法］ 水煎服。

仙方活命饮 （《外科发挥》）

［组成］ 炮穿山甲 3g 天花粉 3g 甘草节 3g 乳香 3g 白芷 3g 赤芍 3g 贝母 3g 防风 3g 没药 3g 皂角刺（炒）3g 归尾 3g 陈皮 10g 金银花 10g

［功效与适应证］ 清热解毒，消肿溃坚，活血止痛。治骨痈初期。

［制用法］ 水煎服。

代杖丹 （《疡医准绳》）

［组成］ 无名异 没药 乳香 地龙 自然铜 土鳖虫各等量

［功效与适应证］ 祛瘀、生新、止痛。用于各种闭合性损伤。

［制用法］ 共研细末。每服 1～3g，每日 1～3 次，开水或黄酒送服。或以蜂蜜为丸，每丸 5g，每次服 1 丸，日服 1～2 次。

代抵当丸 （《证治准绳》）

［组成］ 大黄 芒硝 桃仁 归尾 穿山甲片 桂枝（或玉桂） 生地黄

［功效与适应证］ 攻下逐瘀，通经活络。治瘀浊内阻，经脉闭塞，二便不通者，如挤压综合征等。

［制用法］ 按病情需要决定药量，水煎服。以能攻下为目的，日服 1～2 次。

六　画

血府逐瘀汤　（《医林改错》）

［组成］　当归 10g　生地黄 10g　桃仁 12g　红花 10g　枳壳 6g　赤芍 6g　柴胡 3g　甘草 3g　桔梗 4.5g　川芎 4.5g　牛膝 10g

［功效与适应证］　活血逐瘀，通络止痛。治瘀血内阻，血行不畅，经脉闭塞疼痛。

［制用法］　水煎服，日 1 剂。

先天大造丸　（《医宗金鉴》）

［组成］　人参 60g　土炒白术 60g　当归身 60g　白茯苓 60g　菟丝子 60g　枸杞子 60g　黄精 60g　牛膝 60g　补骨脂（炒）30g　骨碎补（去毛，微炒）30g　巴戟肉 30g　远志（去心）30g　广木香 15g　青盐 15g　丁香 10g　以上各药共为末。熟地黄（酒煮）60g　何首乌（去皮，与黑豆同煮后去豆）60g　胶枣肉 60g　肉苁蓉（去鳞，酒浸）60g　紫河车 1 具（用白酒煮熟烂）以上药分别捣成膏状。白蜂蜜适量。

［功效与适应证］　补气血，壮筋骨。治骨伤患后期虚亏者，如流痰（骨结核）溃后，脓稀难敛，形体消瘦等。

［制用法］　将药末同捣烂的膏混合，炼蜜为丸如梧桐子大。每服 15～20 丸，日服 3 次，空腹时温酒或开水送下。

当归补血汤　（《内外伤辨惑论》）

［组成］　黄芪 15～30g　当归 3～6g

［功效与适应证］　补气生血。治血虚发热及大出血后，脉芤，重按无力，气血两虚等症。

［制用法］　水煎服。

当归鸡血藤汤　（经验方）

［组成］　当归 15g　熟地黄 15g　桂圆肉 6g　白芍 9g　丹参 9g　鸡血藤 15g

［功效与适应证］　补气补血。用于骨伤患者后期气血虚弱患者，肿瘤经放疗或化疗期间有白细胞及血小板减少者。

［制用法］　水煎服，日 1 剂。

当归四逆汤　（《伤寒论》）

［组成］　当归 15g　桂枝 6g　芍药 9g　细辛 3g　通草 3g　大枣 8 枚

［功效与适应证］　活血温经，通络止痛。治血虚寒凝，经脉不通，四肢周身痹痛等症。

［制用法］　水煎服，每日 1 剂。

当归六黄汤　（《兰室秘藏》）

［组成］　当归　生地黄　熟地黄　黄芩　黄柏　黄连　黄芪

［功效与适应证］　滋阴清热，固表止汗。治阴虚有热者。

［制用法］　为粗末，每服 15g，水煎服。亦可水煎服，用量按原方比例酌情增减。

红升丹　（《医宗金鉴》）

［组成］　雄黄 1 份　朱砂 1 份　皂矾 1 份　水银 2 份　白矾 2 份　火硝 8 份

［功效与适应证］ 提脓祛腐。治疮疡已溃，腐肉难脱，瘘管等。

［制用法］ 研制成药末（原是丹剂，其制法参阅《医宗金鉴》）。掺在创面上；亦可由凡士林调成软膏，再造成软膏纱条敷贴；或制成药条，插入瘘管深处。该药中有氧化汞，须注意防止汞中毒。

红油膏 （《中医伤科学讲义》经验方）

［组成］ 九一丹 10 份 东丹 1 份半 凡士林 100 份

［功效与适应证］ 化腐生肌，治溃疡不敛。

［制用法］ 先将凡士林加热至全部呈液状，然后把两丹药粉调入和匀为膏，摊在敷料上敷贴患处。

红花酒精 （经验方）

［组成］ 当归 12g 红花 15g 赤芍 12g 紫草 9g 60% 乙醇 500ml

［功效与适应证］ 通经活络。用于预防褥疮。

［制用法］ 将药浸泡在乙醇中经 4 ~5 天后可用。作为按摩时的皮肤擦剂。

夺命丹 （《伤科补要》）

［组成］ 归尾 60 份 桃仁 60 份 血竭 10 份 土鳖虫 30 份 儿茶 10 份 乳香 20g 没药 20 份 红花 10 份 自然铜 40 份 大黄 60 份 朱砂 10 份 骨碎补 20 份 麝香 1 份

［功效与适应证］ 祛瘀宣窍。治头部内伤脑震荡昏迷及骨折的早中期。

［制用法］ 共为细末，用黄明胶热化为丸如绿豆大，朱砂为衣，每次服 10 ~15g，每日服 3 ~4 次。

伤油膏 （《中医伤科学讲义》经验方）

［组成］ 血竭 60g 红花 6g 乳香 6g 没药 6g 儿茶 6g 琥珀 3g 冰片（后下）6g 香油 1.5kg 黄蜡适量

［功效与适应证］ 活血止痛。多用在施行理伤手法时，涂擦在患处。同时起到润滑作用。

［制用法］ 除冰片、香油、黄蜡外，共为细末，后入冰片再研，将药末溶化于炼过的油内，再入黄蜡收膏。

伤药膏 （经验方）

［组成］ 乳香 10 份 没药 10 份 血竭 10 份 羌活 10 份 独活 10 份 续断 10 份 甲珠 10 份 香附 10 份 木瓜 10 份 川芎 10 份 自然铜 10 份 川乌 6 份 草乌 6 份 南星 6 份 紫荆皮 8 份 白芷 8 份 泽兰 8 份 小茴香 8 份 上肉桂 8 份 麝香 1 份

［功效和适应证］ 活血祛瘀，消肿止痛。治各类骨折，脱位，伤筋。

［制用法］ 共研细末。蜜或水、酒各半调敷。

伤湿止痛膏 （成药）

［组成］ 白芷 山柰 干姜 五加皮 肉桂 落得打 荆芥 毛姜 防风 老鹳草 樟脑 乳香 没药 生川乌 生草乌 马钱子（沙炒） 公丁香 冰片 薄荷脑 冬绿油 颠茄流浸膏 芸香膏

［功效与适应证］ 祛风湿止痛。用于风湿痛、神经痛、扭伤及肌肉酸痛。

［制用法］ 将皮肤洗净后外敷贴患处。但对橡皮膏过敏者禁用。

伤筋药水 （《中医伤科学讲义》）

［组成］ 生草乌120g 生川乌120g 羌活120g 独活120g 生半夏120g 生栀子120g 生大黄120g 生木瓜120g 路路通120g 生蒲黄90g 樟脑90g 苏木90g 赤芍60g 红花60g 生南星60g 白酒10 000g 米醋2500g

［功效与适应证］ 活血通络止痛。治筋络挛缩，筋骨酸痛，风湿麻木。

［制用法］ 药在酒醋中浸泡7天，严密盖闭，装入瓶中备用，患处热敷或熏洗后，用棉花蘸本品在患处轻擦，日擦3～5次。

阴毒内消散 （《药蔹启秘》）

［组成］ 麝香3g 轻粉9g 丁香6g 樟脑12g 雄黄9g 高良姜6g 肉桂3g 川乌9g 炒甲片9g 胡椒3g 制乳香 没药各6g 阿魏（瓦上炒去油）9g 牙皂6g

［功效与适应证］ 温经散寒，消坚化痰。用于阴证肿疡如骨结核病等。

［制用法］ 研极细末，掺膏药内敷贴。

托里散 （《外科真铨》）

［组成］ 生黄芪 当归 白芍 续断 茯苓 香附 枸杞 穿山甲片 金银花 甘草 桂圆

［功效与适应证］ 扶正托毒。治疮疡已成脓，或溃后而气血虚亏者。

［制用法］ 按病情需要，确定各药用量，水煎服。亦可为末，冲服。

托里透脓汤 （《医宗金鉴》）

［组成］ 人参 土炒白术 穿山甲（炒研） 白芷 升麻 甘草节 当归 生黄芪 皂角刺 青皮

［功效与适应证］ 托里透脓。治痈疽已成未溃而气血衰弱者。

［制用法］ 按病情决定药量，水煎服，服时加适量米酒和药汤。

托里消毒（散）饮 （《医宗金鉴》）

［组成］ 生黄芪10g 皂角刺10g 金银花12g 甘草6g 桔梗10g 白芷6g 川芎6g 当归10g 白术10g 茯苓12g 党参12g 白芍10g

［功效与适应证］ 补益气血，托里消毒。治疮疡体虚邪盛，脓毒不易外达者。

［制用法］ 水煎服。

防风根汤 （《杂病源流犀烛》）

［组成］ 防风根15g 干白术10g 当归10g 姜黄10g 生黄芪10g 桑枝30g

［功效与适应证］ 祛风除湿，通络止痛。治损伤后期筋络虚而作痛。

［制用法］ 水煎服。可复煎药渣，外洗患处。

防风归芎汤 （《中医伤科学讲义》）

［组成］ 川芎 当归 防风 荆芥 羌活 白芷 细辛 蔓荆子 丹参 乳香 没药 桃仁 苏木 泽兰叶

［功效与适应证］ 活血化瘀，祛风止痛。治跌打损伤，青紫肿痛。

［制用法］ 水煎温服。

地龙散 （《医宗金鉴》）

［组成］ 地龙15g 苏木12g 麻黄6g 当归尾10g 桃仁10g 黄柏12g 甘草6g 肉桂1g(焗冲)

［功效与适应证］ 活血祛瘀,通络止痛。治瘀血留于太阳经所致腰脊痛。

［制用法］ 水煎饭前服。

至宝丹 (《太平惠民和剂局方》)

［组成］ 犀角100份(水牛角代) 玳瑁100份 琥珀100份 朱砂100份 雄黄100份 龙脑1份 麝香1份 牛黄50份 安息香150份(原方有金箔、银箔各50片,现已不用)

［功效与适应证］ 开窍安神,清热解毒。治感染性疾病高热所致的昏迷、烦躁不安、抽搐等症;头部内伤的脑震荡昏迷等。

［制用法］ 研成细末为丸,每丸3g,每服3g(每服1丸),小儿酌减。

阳和汤 (《外科全生集》)

［组成］ 熟地黄30g 鹿角胶10g 姜炭5g 肉桂3g(焗冲) 麻黄5g 白芥子6g 生甘草3g

［功效与适应证］ 温阳通脉,散寒化痰。治各类阴疽如流痰、流注等。

［制用法］ 水煎服。

阳和解凝膏 (《外科正宗》)

［组成］ 鲜牛蒡子、根、叶、梗90g 鲜白凤仙梗12g 川芎12g 附子6g 桂枝6g 大黄6g 当归6g 肉桂6g 草乌6g 地龙6g 僵蚕6g 赤芍6g 白芷6g 白蔹6g 白及6g 乳香6g 没药6g 续断3g 防风3g 荆芥3g 五灵脂3g 木香3g 香橼3g 陈皮3g 菜油500g 苏合油12g 麝香3g 黄丹210g

［功效与适应证］ 行气活血,温经和阳,祛风化痰,散寒通络。治各类疮疡属阴证者。

［制用法］ 先将鲜牛蒡、白凤仙入锅中,加入菜油,熬枯去渣,次日除乳香、没药、麝香、苏合油外,余药俱入锅煎枯,去渣滤净,加入黄丹,熬至滴水成珠,不黏指为度,离火后,再将乳、没、麝、苏合油入膏搅和,半月后可用。用时,摊于敷料上贴患处。

壮筋养血汤 (《伤科补要》)

［组成］ 当归9g 川芎6g 白芷9g 续断12g 红花6g 生地黄12g 牛膝9g 牡丹皮9g 杜仲6g

［功效与适应证］ 活血壮筋。用于软组织损伤。

［制用法］ 水煎服。

壮腰健肾汤 (经验方)

［组成］ 熟地黄 杜仲 山茱萸 枸杞子 补骨脂 红花 羌活 独活 肉苁蓉 菟丝子 当归

［功效与适应证］ 调肝肾、壮筋骨。治骨折及软组织损伤。

［制用法］ 水煎服。

壮筋续骨丹(丸) (《伤科大成》)

［组成］ 当归60g 川芎30g 白芍30g 熟地黄120g 杜仲30g 川续断45g

五加皮45g　骨碎补90g　桂枝30g　三七30g　黄芪90g　人工虎骨30g　补骨脂60g　菟丝子60g　党参60g　木瓜30g　刘寄奴60g　土鳖虫90g

［功效与适应证］　壮筋续骨。用于骨折、脱位、伤筋中后期。

［制用法］　共研细末，糖水泛丸，每次服12g，温酒下。

安宫牛黄丸　（《温病条辨》）

［组成］　牛黄4份　郁金4份　黄连4份　黄芩4份　栀子4份　犀角4份（水牛角代）　雄黄4份　朱砂4份　麝香1份　冰片1份　珍珠2份　蜜糖适量

［功效与适应证］　清心解毒，开窍安神。治神昏谵语，身热，狂躁，痉厥以及头部内伤晕厥。

［制用法］　研极细末，炼蜜为丸，每丸3g。每服1丸，每日1～3次。

回阳玉龙（散）膏　（《外科正宗》）

［组成］　草乌（炒）6份　干姜（煨）6份　赤芍（炒）2份　白芷2份　南星（煨）2份　肉桂1份

［功效与适应证］　温经散寒通络。治阴证肿疡。

［制用法］　共研细末做散剂。直接掺在疮面上，或水调外敷。亦可用凡士林8份，药散2份，调煮成软膏，外用。

如意金刀散　（《外科正宗》）

［组成］　松香5份　生矾1份　枯矾1份

［功效与适应证］　止血燥湿。治创面渗血或溃烂流液。

［制用法］　共研细末。掺撒溃创面。

如圣金刀散　（《外科正宗》）

［组成］　松香5份　生矾1份　枯矾1份

［功效与适应证］　止血燥湿。治创面渗血或溃烂流液。

［制用法］　共研细末。掺撒溃创面。

冰硼散　（《外科正宗》）

［组成］　玄明粉12份　朱砂1份半　硼砂7份半　冰片1份

［功效与适应证］　清凉散火。治局部焮热的肿疡。

［制用法］　共研极细末。多是掺撒在软膏的表面，然后连软膏一起敷贴在患处。

地龙汤（散）　（《医宗金鉴》）

［组成］　地龙15g　苏木12g　麻黄6g　当归10g　桃仁10g　黄柏12g　甘草6g　肉桂1g（研末冲服）

［功效与适应证］　舒筋活血，散瘀止痛。治损伤早中期肿痛积瘀。

［制用法］　水煎服，每日1剂。

导赤散　（《小儿药证直诀》）

［组成］　生地黄　木通　甘草梢各等份

［功效与适应证］　清热利水。用于急性泌尿系感染，小便短赤而涩、尿时刺痛。

［制用法］　加入竹叶适量，水煎服。

七　画

坚骨壮筋膏　（《中医伤科学讲义》）

［组成］

第一组：骨碎补90g　川续断90g　马钱子60g　白及60g　硼砂60g　生草乌60g　生川乌60g　牛膝60g　苏木60g　杜仲60g　伸筋草60g　透骨草60g　羌活30g　独活30g　麻黄30g　五加皮30g　皂角核30g　红花30g　泽兰叶30g　人工虎骨24g　香油5000g　黄丹2500g

第二组：血竭30g　冰片15g　丁香30g　肉桂60g　白芷30g　甘松60g　细辛60g　乳香30g　没药30g　麝香1.5g

［功效与适应证］　强壮筋骨。用于伤筋骨折后期。

［制用法］　第一组药，熬成膏药后温烊摊贴。第二组药，共研为细末，贴时撒于药面。

皂角通关散　（经验方）

［组成］　皂角6g　知母9g　黄柏9g　小葱30g　路路通7个

［功效与适应证］　通关开窍，清泄下焦。治严重挤压伤瘀阻下焦，尿少黄赤者。

［制用法］　水煎服。

补筋丸　（《医宗金鉴》）

［组成］　沉香30g　丁香30g　川牛膝30g　五加皮30g　蛇床子30g　茯苓30g　白莲心30g　肉苁蓉30g　当归30g　熟地黄30g　牡丹皮30g　木瓜24g　人参9g　广木香9g

［功效与适应证］　补肾壮筋，益气养血，活络止痛。治跌仆，伤筋，血脉壅滞，青紫肿痛。

［制用法］　共为细末，炼蜜为丸，如弹子大，每丸重9g，每次服1丸，用无灰酒送下。

补中益气汤　（《东垣十书》）

［组成］　黄芪15g　党参12g　白术12g　陈皮3g　炙甘草5g　当归10g　升麻5g　柴胡5g

［功效与适应证］　补中益气。治疮疡日久，元气亏损，损伤气血耗损，中气不足诸症。

［制用法］　水煎服。

补肾活血汤　（《伤科大成》）

［组成］　熟地黄10g　杜仲3g　枸杞子3g　补骨脂10g　菟丝子10g　归尾3g　没药3g　山萸肉3g　红花2g　独活3g　淡肉苁蓉3g

［功效与适应证］　补肾壮筋，活血止痛。治伤患后期各种筋骨酸痛无力等症，尤以腰部伤患更宜。

［制用法］　水煎服。

补肾壮筋汤(丸)　（《伤科补要》）

［组成］　熟地黄12g　当归12g　牛膝10g　山茱萸12g　茯苓12g　续断12g

杜仲 10g　芍药 10g　青皮 5g　五加皮 10g

［功效与适应证］ 补益肝肾，强壮筋骨。治肾气虚损，习惯性关节脱位等。

［制用法］ 水煎服，日 1 剂。或制成丸剂服。

补肾壮阳汤 （经验方）

［组成］ 熟地黄 15g　生麻黄 3g　白芍 3g　炮姜 6g　杜仲 12g　狗脊 12g　肉桂 6g　菟丝子 12g　牛膝 9g　川续断 9g　丝瓜络 6g

［功效与适应证］ 温通经络，补益肝肾。用于腰部损伤的中后期。

［制用法］ 水煎服。

补益消癌汤 （经验方）

［组成］ 黄芪 30g　人参 9g　当归 15g　桂圆肉 15g　金银花 9g　陈皮 9g　生地黄 15g　地榆 9g　贯众 9g　蒲公英 9g　大小蓟各 9g　杜仲 15g　三七粉 3g

［功效与适应证］ 凉血止血，益气补血。用于恶性骨肿瘤晚期，气血两虚者。

［制用法］ 水煎服。

苏合香丸 （《太平惠民和剂局方》）

［组成］ 白术 2 份　青木香 2 份　乌犀屑 2 份　香附子（炒去毛）2 份　朱砂（研水飞）2 份　诃黎勒（煨去皮）2 份　白檀香 2 份　安息香（别为末用无灰酒 1 升熬膏）2 份　沉香 2 份　麝香（研）2 份　荜茇 2 份　龙脑（研）1 份　乳香（研）1 份　苏合香油 1 份（入安息香膏内）　白蜜糖适量

［功效与适应证］ 温宣通窍。治脑震荡昏迷。

［制用法］ 固体药分别研成末，安息香以酒熬膏后与苏合香油混合，再把各药末加入，并炼蜜为丸，每丸 3g。每服 1 丸，温开水送服，小儿减半。

苏木煎 （《简明正骨》）

［组成］ 苏木　大力草各 30g　卷柏 9g　艾叶 30g　羌活　牛膝各 9g　伸筋草　鸡血藤各 30g

［功效与适应证］ 通经活络，疏利关节。治损伤后期关节僵凝，气血停滞之症。

［制用法］ 水煎洗。

花蕊石散 （《本草纲目》引《太平惠民和剂局方》）

［组成］ 花蕊石 1 份　石硫黄 2 份

［功效与适应证］ 化瘀止血。治创伤出血。

［制用法］ 共入瓦罐煅研为细末。外掺创面后包扎。

芪附汤 （《魏氏家藏方》）

［组成］ 黄芪　附子

［功效与适应证］ 温阳固表。治伤患气血耗失以致卫阳不固，虚汗自冒。亦治伤患后期肢节冷痛。

［制用法］ 水煎服。

坎离砂 （成药）

［组成］ 麻黄　归尾　附子　透骨草　红花　干姜　桂枝　牛膝　白芷　荆芥　防风　木瓜　生艾绒　羌活　独活各等份　醋适量

［功效与适应证］ 祛风散寒止痛。治腰腿疼痛，风湿性关节疼痛。

［制用法］ 用醋水各半，将药熬成浓汁，再将铁砂炒红后搅拌制成。使用时加醋约半两，装入布袋内，自然发热，敷在患处。如太热可来回移动。

陀僧膏 （《伤科补要》）

［组成］ 南陀僧40份 赤芍1份 当归1份 乳香1份 没药1份 赤石脂半份 百草霜4份 苦参8份 银黝2份 桐油64份 香油32份 血竭1份 儿茶1份 大黄16份

［功效与适应证］ 解毒止血。治创伤及局部感染疼痛等。

［制用法］ 陀僧研成细末，用香油把其他药煎熬，去渣后入陀僧末，制成膏，外用。

抗癌止痛散 （《肿瘤的诊断与防治》经验方）

［组成］ 三七1份 重楼1份 延胡索1份 山慈菇1份 芦根1份 黄药子1份 川乌1份 冰片2份

［功效与适应证］ 行气止痛。治骨肿瘤疼痛。

［制用法］ 共为细末。每服3g，每日3次。

附子八物汤 （《医宗金鉴》）

［组成］ 制附子3g 人参3g 土炒白术3g 白茯苓3g 当归3g 熟地黄3g 川芎3g 酒炒白芍3g 木香4.5g 炙甘草4.6g 肉桂4.5g 生姜3片 红枣肉1枚

［功效与适应证］ 温阳散寒。治流注、流痰属阴证者。各种虚寒症亦可用。

［制用法］ 水煎服。

附子饼灸法 （《中医外科临床手册》）

［组成］ 附子末 艾绒 黄酒

［功效与适应证］ 活血通络、温阳散寒。治风邪寒湿凝滞，阴证疮疡冷痛。

［制用法］ 以黄酒调附子末为饼，厚约3mm，放在疮顶上，铺艾绒于其上而灸之，如附子饼已干熟，则可更换再灸，灸至病者自觉局部及附近有温热感。灸后仍可应用外敷药物。凡灸法仅适用于肌肉丰厚的位置，故头面胸腹手足颈项等位置不宜灸。

吴茱萸汤 （《伤寒论》）

［组成］ 吴茱萸10g 党参12g 生姜12g 大枣4枚

［功效与适应证］ 温肝暖胃，降逆止呕。治头部损伤脑震荡后头晕、头痛等症。

［制用法］ 水煎服。

鸡鸣散 （《伤科补要》）

［组成］ 当归尾 桃仁 大黄

［功效与适应证］ 攻下逐瘀。治胸腹部挫伤，疼痛难忍，并见大便秘结者。

［制用法］ 根据病情实际需要酌情拟定剂量，水煎服。

杞菊地黄丸 （《医级》）

［组成］ 枸杞子12g 杭菊12g 熟地黄15g 怀山药12g 山茱萸10g 牡丹皮10g 茯苓10g 泽泻6g

［功效与适应证］ 滋肾养肝，育阴潜阳。治肝肾不足，眩晕头痛，视物不清，耳鸣肢麻等症。

［制用法］ 水煎服，或为丸服。

驳骨丹 （《外伤科学》经验方）

［组成］ 自然铜4份 乳香2份 没药2份 土鳖虫1份

［功效与适应证］ 活血祛瘀，接骨续筋。治跌打损伤，骨折。

［制用法］ 共研细末，亦可再压成片剂，或制成绿豆大小丸剂。每服2～4g，开水或白酒送服，每日1～2次。

驳骨散 （《外伤科学》经验方）

［组成］ 桃仁1份 黄连1份 金耳环1份 川红花1份 栀子2份 生地黄2份 黄柏2份 黄芩2份 防风2份 甘草2份 蒲公英2份 赤芍2份 自然铜2份 土鳖虫2份 侧柏6份 大黄6份 骨碎补6份 当归尾4份 薄荷4份 毛麝香4份 牡丹皮4份 金银花4份 透骨消4份 鸡骨香4份

［功效与适应证］ 消肿止痛，散瘀接骨。治骨折及软组织扭挫伤的早中期。

［制用法］ 共研细末。水、酒、蜂蜜或凡士林调煮外敷患处。

苍术白及粉 （经验方）

［组成］ 苍术 白及各等量

［功效与适应证］ 健脾益气，用于骨折后期。

［制用法］ 共研细末，每服6g，每日2～3次。

龟鹿二仙胶汤 （《兰台轨范》）

［组成］ 鹿角6g 龟甲9g 枸杞子9g 人参6g

［功效与适应证］ 填精养血，助阳益气。治气阴两虚，精血亏虚所致腰膝酸软。

［制用法］ 水煎服，日1剂，日服3次。

身痛逐瘀汤 （《医林改错》）

［组成］ 秦艽9g 川芎9g 桃仁6g 红花6g 甘草3g 羌活9g 没药9g 五灵脂9g 香附9g 牛膝9g 地龙9g 当归15g

［功效与适应证］ 活血行气，祛瘀通络，通痹止痛。主治气血痹阻经络所致的肩、腰、腿或周身疼痛，经久不愈。

［制用法］ 水煎服。忌生冷油腻，孕妇忌服。

羌活胜湿汤 （《内外伤辨惑论》）

［组成］ 羌活15g 独活15g 藁本15g 防风15g 甘草6g 川芎10g 蔓荆子10g

［功效与适应证］ 祛风除湿。治伤后风湿邪客者。

［制用法］ 水煎服。药渣可煎水热洗患处。

八 画

抵当丸（汤） （《伤寒论》）

［组成］ 水蛭9g 虻虫9g 桃仁6g 大黄15g 蜜糖适量

［功效与适应证］ 破瘀血，消癥瘕。用治各种骨肿瘤有瘀阻者。

［制用法］ 共为细末，蜜为丸如绿豆大小。每服3～6g，每日1～2次。做汤剂时，水

煎服，但须注意病者的耐受情况。

定痛膏 （《疡医准绳》）

［组成］ 芙蓉叶4份 紫荆皮1份 独活1份 生南星1份 白芷1份

［功效与适应证］ 祛风消肿止痛。治跌打损伤肿痛，疮疡初期肿痛。

［制用法］ 共研细末。用姜汁、水、酒调煮热敷；可用凡士林调煮成软膏外敷。

定痛散 （《伤科汇纂》）

［组成］ 当归 川芎 白芍 升麻 防风 官桂各3g 山柰9g 紫丁香根 红花各15g 麝香0.9g

［功效与适应证］ 定痛消肿，舒筋和络，跌打仆伤。

［制用法］ 为细末，老葱汁调和，敷患处。

定痛和血汤 （《伤科补要》）

［组成］ 桃仁 红花 乳香 没药 当归 秦艽 川续断 蒲黄 五灵脂

［功效与适应证］ 活血定痛。用于各部损伤，瘀血疼痛。

［制用法］ 水、酒各半，煎服。

虎骨木瓜酒 （成药）

［组成］ 人工虎骨30g 川芎30g 当归30g 玉竹60g 五加皮30g 川续断30g 天麻30g 红花30g 怀牛膝30g 白茄根30g 秦艽15g 桑枝120g 防风15g 木瓜90g

［功效与适应证］ 活血祛风，舒筋活络，强筋壮骨。用于骨折伤筋后，筋络挛缩酸痛，痿软无力。

［制用法］ 上药浸酒10 000g，浸7天，加冰糖1000g，每日饮1小杯。

虎潜丸 （《丹溪心法》）

［组成］ 虎骨（炙）2份（用代用品） 干姜1份 陈皮4份 白芍4份 锁阳2份半 熟地黄4份 龟甲（酒炙）8份 黄柏16份 知母（炒）2份

［功效与适应证］ 滋阴降火，强壮筋骨。治损伤之后肝肾不足，筋骨痿软，腿足瘦削，步履乏力等症。

［制用法］ 为末，用酒或米糊制丸如豆大小。每服10g，每日1～2次，空腹淡盐汤送服。

金黄（散）膏 （《医宗金鉴》）

［组成］ 大黄2500g 黄柏2500g 姜黄2500g 白芷2500g 制南星500g 陈皮500g 苍术500g 厚朴500g 甘草500g 天花粉5000g

［功效与适应证］ 清热解毒，散瘀消肿。治感染阳证，跌打肿痛。

［制用法］ 研细末。用酒、油、菊花、金银花膏、丝瓜叶或生姜等捣汁调敷，或按凡士林8份、金黄膏2份的比例调制成膏外敷。

金铃子散 （《太平圣惠方》）

［组成］ 金铃子 延胡索各等量

［功效与适应证］ 理气止痛。治跌仆损伤后心腹胸胁疼痛，时发时止，或流窜不定者。

［制用法］ 共为细末。每服 9～12g，温开水或温酒送下，每日 2～4 次。

金枪铁扇散 （《中医伤科学讲义》）

［组成］ 乳香 2 份 没药 2 份 象皮 2 份 老材香 2 份 明矾 1 份 炉甘石 1 份 降香 1 份 黄柏 1 份 血竭 1 份

［功效与适应证］ 收敛、拔毒、生肌，治各种创伤溃疡。

［制用法］ 共为极细末。直接掺于伤口或溃疡面上。

金匮肾气丸 （即附桂八味丸，《金匮要略》）

［组成］ 熟地黄 25g 怀山药 12g 山茱萸 12g 泽泻 10g 茯苓 10g 牡丹皮 10g 肉桂 3g（焗冲） 熟附子 10g

［功效与适应证］ 温补肾阳。治伤病后肾阳亏损者。

［制用法］ 水煎法。或制成丸剂、淡盐汤送服。

金锁固精丸 （《医方集解》）

［组成］ 沙蒺藜（炒） 芡实（蒸） 莲须各 60g 龙骨（酥炙） 牡蛎（煅）各 30g

［功效与适应证］ 固肾涩精。用于肾虚不固者。

［制用法］ 以莲子粉糊为丸，每服 9g，空腹淡盐汤送服。亦可加入莲子肉水煎服，用量按原方比例酌减。

金不换膏 （成药）

［组成］ 川乌 18g 草乌 18g 苦参 15g 皂角 5g 大黄 3g 当归 24g 白芷 24g 赤芍 24g 连翘 24g 白及 24g 白蔹 42g 木鳖子 24g 乌药 24g 肉桂 24g 羌活 24g 五灵脂 24g 穿山甲 24g 两头尖 24g 透骨草 24g 槐枝 13cm 桃枝 3cm 桑枝 13cm 柳枝 13cm 香油 1250g 炒黄丹 625g 乳香 30g 没药 30g 麝香 0.6g 苏合香油 6g

［功效与适应证］ 行气活血，祛风止痛。治跌打损伤，气血凝滞，筋骨酸痛。

［制用法］ 制用膏药，贴患处。

苓桂术甘汤 （《伤寒论》）

［组成］ 茯苓 2g 桂枝 9g 白术 9g 炙甘草 6g

［功效与适应证］ 温化痰饮，健脾渗湿。治中焦阳虚，水饮内停所致诸症。

［制用法］ 水煎服，日 1 剂，日服 3 次。

青黛膏 （经验方）

［组成］ 青黛 27g 大黄 18g 黄柏 18g 熟石膏 60g

［功效与适应证］ 能除蓄蕴内热，泻实热，荡积滞，清湿热。

［制用法］ 上药共研细末，加凡士林 500g，调和如软膏，摊于纱布或韧性纸上。外用。

青蒿鳖甲汤 （《温病条辨》）

［组成］ 青蒿 6g 鳖甲 15g 细生地黄 12g 知母 6g 牡丹皮 9g

［功效与适应证］ 养阴透热。用于温病后期，邪热未尽，深伏阴分，阴液已伤。

［制用法］ 水煎服。

青娥丸 （《太平惠民和剂局方》）

［组成］ 杜仲480g 补骨脂240g 胡桃20个 蒜120g

［功效与适应证］ 补肾壮腰。治伤病以致肾气虚弱风寒乘袭、气血相搏的腰痛。

［制用法］ 为末，米糊成丸如豆大。每服10g，淡盐汤或温酒送下，每日1～3次。

参黄散 （《外科补要》）

［组成］ 参三七30g 大黄120g 厚朴30g 枳实30g 桃仁90g 归尾90g 赤芍45g 红花15g 穿山甲15g 郁金30g 延胡索30g 肉桂15g 柴胡18g 甘草12g 青皮30g

［功效与适应证］ 攻下逐瘀，疏通经络。治体实伤重者。

［制用法］ 共为细末，每服6g，酒调送下。

参附汤 （《世医得效方》）

［组成］ 人参12g 附子（炮去皮）10g

［功效与适应证］ 回阳救逆。治伤患阳气将脱表现休克，四肢厥冷，气短呃逆，喘满汗出，脉微细者。

［制用法］ 水煎服。

参苓白术散 （《太平惠民和剂局方》）

［组成］ 白扁豆12g 党参12g 白术12g 茯苓12g 炙甘草6g 怀山药12g 莲子肉10g 薏苡仁10g 桔梗6g 砂仁5g 大枣4枚

［功效与适应证］ 补气、健脾、渗湿。治疮疡及损伤后期，气血受损，脾失健运者。

［制用法］ 水煎服。可制成散剂服，其中大枣煎汤送散服。

和营止痛汤 （《伤科补要》）

［组成］ 赤芍9g 当归尾9g 川芎6g 苏木6g 陈皮6g 桃仁6g 续断12g 乌药9g 乳香6g 没药6g 木通6g 甘草6g

［功效与适应证］ 活血止痛，祛瘀生新。治损伤积瘀肿痛。

［制用法］ 水煎服。

知柏八味丸 （即知柏地黄丸，《医宗金鉴》）

［组成］ 知母 黄柏 熟地黄 怀山药 茯苓 泽泻 山茱萸 牡丹皮

［功效与适应证］ 滋阴降火。治骨病阴虚火旺，潮热骨蒸等症。

［制用法］ 按病情拟定药量，水煎服。或制成丸剂，用淡盐汤送服。

矾石汤 （《金匮要略》）

［组成］ 矾石适量

［功效与适应证］ 解毒收敛。治溃疡久不收口，分泌物多。

［制用法］ 煎水外洗。

狗皮膏 （成药）

［组成］ （略）

［功效与适应证］ 散寒止痛，舒筋活络。治跌打损伤及风寒湿痹痛。

［制用法］ 烘热外敷患处。

肢伤一方 （《外伤科学》经验方）

［组成］ 当归12g 赤芍12g 桃仁10g 红花6g 黄柏10g 防风10g 木通

10g　甘草6g　生地黄12g　乳香5g

［功效与适应证］　行气活血，祛瘀止痛。治跌打损伤，瘀肿疼痛。用于四肢骨折或软组织损伤初期。

［制用法］　水煎服。

肢伤二方　（《外伤科学》经验方）

［组成］　当归12g　赤芍12g　续断12g　威灵仙12g　生薏苡仁30g　桑寄生30g　骨碎补12g　五加皮12g

［功效与适应证］　祛瘀生新，舒筋活络。治跌打损伤，筋络挛痛。用于四肢损伤的中、后期。

［制用法］　水煎服。

肢伤三方　（《外伤科学》经验方）

［组成］　当归12g　白芍12g　续断12g　骨碎补12g　威灵仙12g　川木瓜12g　天花粉12g　黄芪15g　熟地黄15g　自然铜10g　土鳖虫10g

［功效与适应证］　补益气血，促进骨合。治骨折后期。

［制用法］　水煎服。

宝珍膏　（成药）

［组成］　熟地黄1份　茅术1份　枳壳1份　五加皮1份　莪术1份　桃仁1份　山柰1份　当归1份　川乌1份　陈皮1份　乌药1份　三棱1份　大黄1份　首乌1份　草乌1份　柴胡1份　香附1份　防风1份　牙皂1份　肉桂1份　羌活1份　赤芍1份　南星1份　荆芥1份　白芷1份　藁本1份　续断1份　高良姜1份　独活1份　麻黄1份　甘松1份　连翘1份　冰片1份　樟脑1份　乳香1份　没药1份　阿魏1份　细辛1份　刘寄奴1份　威灵仙1份　海风藤1份　小茴香1份　川芎2份　血余炭7份　麝香2/3份　木香2/3份　附子2/3份　东丹30份

［功效与适应证］　行气活血，祛风止痛。治风湿关节痛及跌打损伤疼痛。

［制用法］　制成药膏贴患处。近年来药厂制成黏胶布形膏药，名为伤湿宝珍膏，使用更方便。

拔毒膏　（《证治准绳》）

［组成］　马齿苋汁　猪膏脂　石蜜

［功效与适应证］　清热解毒。治热毒侵注，局部肿胀痛。

［制用法］　熬成膏为度，药量可灵活配定。外涂患处。

拔毒生肌散　（《武汉中药成方集》）

［组成］　冰片30g　红升丹72g　轻粉72g　龙骨72g　甘石72g　黄丹72g　煅石膏600g　白蜡15g

［功效与适应证］　拔毒生肌。用于各种分泌物较多的创面。

［制用法］　各药分别为末，用茧丝筛筛过，再混合。直接掺撒于创面上。

泻白散　（《小儿药证直诀》）

［组成］　地骨皮30g　桑白皮30g　生甘草3g　粳米一撮

［功效与适应证］　泻肺清热。治肺经郁热所致胸肋骨痹。或胸部内伤，郁瘀化热

咳嗽。

［制用法］ 水煎服。

苦参汤 （《金匮要略》）

［组成］ 苦参适量

［功效与适应证］ 清热、祛风、杀虫。治开放性损伤创口感染发痒，或溃疡发痒，分泌物较多者。

［制用法］ 煎水外洗。

九 画

复苏汤 （《林如高正骨经验》）

［组成］ 琥珀 枳壳 川朴 菖蒲 三七各6g 珍珠粉0.6g 辰砂3g 血竭 龙骨各9g 麝香0.1g

［功效与适应证］ 开窍醒神，理气化瘀，治重伤后不省人事者。

［制用法］ 水煎服。

复元通气散 （《丹溪心法》）

［组成］ 茴香 穿山甲（蛤粉炒） 穿山甲（生用）各二两 炒白牵牛子 延胡索 炒甘草 陈皮各一两 木香一两半

［功效与适应证］ 理气通络。气不宣流，或成痈疖；并闪挫腰痛，诸气滞闭，耳聋、耳疼。

［制用法］ 为末，每服一钱，热酒调下。

复元活血汤 （《医学发明》）

［组成］ 柴胡15g 天花粉10g 当归尾10g 红花6g 穿山甲10g 酒浸大黄30g 酒浸桃仁12g

［功效与适应证］ 活血祛瘀，消肿止痛。治跌打损伤，血停积于胁下，肿痛不可忍者。

［制用法］ 水煎，分2次服，如服完第一次后，泻下大便，得利痛减，则停服，如6小时之后，仍无泻下者，则服下第二次。以利为度。

骨科外洗一方 （《外伤科学》经验方）

［组成］ 宽筋藤30g 钩藤30g 金银花藤30g 王不留行30g 刘寄奴15g 防风15g 大黄15g 荆芥10g

［功效与适应证］ 活血通络，舒筋止痛。治损伤后筋肉拘挛，关节功能欠佳，酸痛麻木或外感风湿作痛等。用于骨折及软组织损伤中后期或骨科手术后已能解除外固定，做功能锻炼者。

［制用法］ 煎水熏洗。

骨科外洗二方 （《外伤科学》经验方）

［组成］ 桂枝15g 威灵仙15g 防风15g 五加皮15g 细辛10g 荆芥10g 没药10g

［功效与适应证］ 活血通络，祛风止痛。治损伤后期肢体冷痛，关节不利及风寒湿

邪侵注,局部遇冷则痛增,得温稍适的痹病。

［制用法］ 煎水熏洗,肢体可直接浸泡,躯干可用毛巾湿热敷擦。但注意防止水温过高引起烫伤。

骨痨敌 （经验方）

［组成］ 骨碎补 10g 三七 10g 乳香 10g 没药 10g 黄芪 10g

［功效与适应证］ 补气活血,强筋骨。用于骨结核及慢性骨髓炎。

［制用法］ 煎剂,每日 1 剂,早晚时服。为末做散剂,每次服 3 ~ 6g,每日 2 次。儿童酌减。亦可制成注射剂供肌内注射用。

骨增丹 （经验方）

［组成］ 红花 2 份 郁金 2 份 三七 2 份 延胡索 1 份 威灵仙 1 份 五灵脂 2 份 刘寄奴 2 份 秦艽 4 份 羌活 4 份 乳香 1 份 没药 1 份 血竭 1 份 牛膝 1 份 桂枝 1 份 白芍 2 份 金毛狗脊 2 份 炙马钱子 1 份

［功效与适应证］ 活血祛瘀,疏风散寒,理气止痛。治骨质增生所致的疼痛。

［制用法］ 为末,压片,或用蜜糖制成丸,每个 10g。每服 10g,日服 2 ~ 3 次,用开水或黄酒送服。

骨刺丸 （《外伤科学》经验方）

［组成］ 制川乌 1 份 制草乌 1 份 细辛 1 份 白芷 1 份 当归 1 份 萆薢 2 份 红花 2 份 蜜糖适量

［功效与适应证］ 祛风散寒,活血止痛。治损伤后期及骨刺所致的疼痛,或风寒湿痹痛。

［制用法］ 共为细末,炼蜜为丸。每丸 10g,每次服 1 ~ 2 丸,每日 2 ~ 3 次。

骨质增生丸 （《外伤科学》）

［组成］ 熟地黄 60g 鸡血藤 45g 骨碎补 45g 肉苁蓉 30g 鹿衔草 30g 淫羊藿 30g 莱菔子 15g

［功效与适应证］ 养血,舒筋,壮骨。治肥大性脊椎炎、颈椎病、关节间游离体、骨刺、跟痛症,以及筋骨受伤后,未能很好修复而致经常性酸痛屈伸不利者。

［制用法］ 共为细末,炼蜜为丸,每丸 9g,每次服 1 ~ 2 丸,每日 2 ~ 3 次。

骨松宝颗粒 （成药）

［组成］ 淫羊藿 续断 赤芍 川芎 知母 莪术 三棱 地黄 牡蛎(煅)

［功效与适应证］ 补肾活血,强筋壮骨。用于骨痿(骨质疏松)引起的骨折,骨痛,骨关节炎以及预防更年期骨质疏松。

［制用法］ 颗粒剂。口服,1 次 1 袋。治疗骨折及骨关节炎,1 日 3 次;预防骨质疏松,1 日 2 次;30 天为 1 疗程。

活络油膏 （《中医伤科学讲义》）

［组成］ 红花 60g 没药 60g 白芷 60g 当归 240g 白附子 30g 钩藤 120g 紫草 60g 栀子 60g 黄药子 30g 甘草 60g 刘寄奴 60g 牡丹皮 60g 梅片 60g 生地黄 240g 制乳香 60g 露蜂房 60g 大黄 120g 白药子 30g

［功效与适应证］ 活血通络。用于损伤后期软组织硬化或粘连。

［制用法］ 上药置大铁锅内，再加入麻油4500g，用文火将药炸透存性，过滤去渣，再入锅内武火烧熬，放黄蜡1500g、梅片60g，用木棍调和装盒。用手指蘸药擦患处。

活血膏 （《陈修园医书四十八种》）

［组成］ 白陶土200份 黄柏10份 栀子10份 樟脑1份 薄荷1份 蜜糖适量

［功效与适应证］ 散瘀活血，消肿止疼。治跌打损伤，瘀血作痛。

［制用法］ 共为细末，水蜜各半调制成膏。外敷。

活血丸 （经验方）

［组成］ 土鳖虫5份 血竭3份 西花1份 乳香3份 没药3份 牛膝2份 白芷2份 儿茶2份 骨碎补2份 杜仲3份 续断3份 赤木3份 当归5份 生地黄3份 川芎2份 自然铜2份 桃仁2份 大黄2份 马钱子2份 朱砂1份 冰片2份 蜜糖适量

［功效与适应证］ 活血祛瘀，消肿止痛。治跌打损伤瘀肿疼痛。用于骨折及其他损伤的初、中期。

［制用法］ 共为细末，炼蜜为丸，每丸5g。每服1丸，日2～3次。

活血祛瘀汤 （经验方）

［组成］ 当归15g 红花6g 土鳖虫9g 自然铜9g 狗脊9g 骨碎补15g 没药6g 乳香6g 三七3g 路路通6g 桃仁9g

加减法：①便秘：去骨碎补、没药、乳香，加郁李仁15g、火麻仁15g。②疼痛剧者加延胡索9g。③食欲不振：加砂仁9g。④心神不宁：加龙齿15g、磁石15g、酸枣仁9g、远志9g。⑤尿路感染：加知母9g、黄柏15g、车前子15g、泽泻15g。

［功效与适应证］ 活血化瘀，通络消肿，续筋接骨。用于骨折及软组织损伤的初期。

［制用法］ 水煎服，日1剂。

活血散瘀汤 （《医宗金鉴》）

［组成］ 当归尾6g 赤芍6g 桃仁6g 酒炒大黄6g 川芎5g 苏木5g 牡丹皮3g 麸炒枳壳3g 槟榔2g

［功效与适应证］ 活血逐瘀。治瘀毒所成的疮疡。

［制用法］ 水煎服。

活血汤 （经验方）

［组成］ 柴胡6g 当归尾9g 赤芍9g 桃仁9g 鸡血藤15g 枳壳9g 红花5g 血竭3g

［功效与适应证］ 活血祛瘀，消肿止痛。用于骨折早期。

［制用法］ 水煎服。

活血酒 （《中医正骨经验概述》）

［组成］ 活血散15g 白酒500g

［功效与适应证］ 通络活血。用于陈旧性扭挫伤，寒湿偏胜之腰腿痛。

［制用法］ 将活血散泡于白酒中，7～10天即成。

活血散 （《中医正骨经验概述》）

［组成］ 乳香15g 没药15g 血竭15g 贝母9g 羌活15g 木香6g 厚朴9g

制川乌 3g　制草乌 3g　白芷 24g　麝香 1.5g　紫荆皮 24g　生香附 15g　炒小茴香 9g　甲珠 15g　煅自然铜 15g　独活 15g　续断 15g　人工虎骨 15g　川芎 15g　木瓜 15g　肉桂 9g　当归 24g

［功效与适应证］　活血舒筋，理气止痛。治跌打损伤，瘀肿疼痛，或久伤不愈。

［制用法］　共研细末，开水调成糊状外敷患处。

活血舒肝汤　（河南正骨研究所郭氏验方）

［组成］　当归 12g　柴胡 10g　赤芍 10g　黄芩 6g　桃仁 5g　红花 3g　枳壳 10g　槟榔 10g　陈皮 5g　大黄（后下）10g　厚朴 6g　甘草 3g

［功效与适应证］　破血逐瘀，行气止痛。治伤后瘀血初起。

［制用法］　水煎服。

活血舒筋汤　（《中医伤科学讲义》）

［组成］　当归尾　赤芍　片姜黄　伸筋草　松节　海桐皮　落得打　路路通　羌（独）活　防风　续断　甘草（上肢加用川芎、桂枝，下肢加用牛膝、木香，痛甚者加用乳香、没药）。

［功效与适应证］　活血祛瘀，舒筋活络。用于伤筋，关节肿痛，活动功能障碍。

［制用法］　水煎服。

活血四物汤　（《医学入门》）

［组成］　当归 4.5g　川芎 4.5g　芍药 4.5g　地黄 4.5g　桃仁 9 枚　红花 3g　苏木 2.5g　连翘 2g　黄连 2g　防风 2g　甘草 2g

［功效与适应证］　活血祛瘀，清热祛风。治疮疡经久不愈。

［制用法］　水煎服。

活血止痛膏　（成药）

［组成］　生南星　干姜　独活　甘松　樟脑　冰片　辣椒　丁香　白芷　牡丹皮　细辛　山柰　没药　五加皮　当归　生半夏　桂枝　乳香　辛夷等

［功效与适应证］　舒筋活络，活血止痛。用于筋骨疼痛，肌肉麻痹，关节酸痛，局部肿痛。

［制用法］　橡皮膏剂。外用，烘热软化，贴患处。

活血止痛汤　（《伤科大成》）

［组成］　当归 12g　川芎 6g　乳香 6g　苏木 5g　红花 5g　没药 6g　土鳖虫 3g　三七 3g　赤芍 9g　陈皮 5g　落得打 6g　紫荆藤 9g

［功效与适应证］　活血止痛。治跌打损伤肿痛。

［制用法］　水煎服。目前临床上常去紫荆藤。

活血止痛散（胶囊）　（成药）

［组成］　当归　三七　乳香（制）　冰片　土鳖虫　自然铜（煅）

［功效与适应证］　活血散瘀，消肿止痛。用于跌打损伤，瘀血肿痛。亦可用于冠心病。

［制用法］　散剂，1 次 1.5g；胶囊，1 次 6 粒（粒重 0.25g）。口服，1 日 2 次。温黄酒或温开水冲服。孕妇忌服。本品只宜于损伤时在短期内服用，久服易影响胃。慢性胃病

者慎用或忌用。

祛伤散 （《伤科补要》）

［组成］ 川续断 45g 全当归 60g 羌活 30g 独活 30g 五加皮 45g 川芎 15g 牛膝 30g 肉桂 9g 草乌 15g 细辛 12g 乌药 30g 红花 15g 川乌 15g 甘草 15g

［功效与适应证］ 通经活络，祛瘀散寒。治跌打损伤经络作痛。

［制用法］ 共为细末，每服 9g，热酒冲服。

祛风胜湿汤 （《中医外科学》）

［组成］ 黄柏 苦参 金银花 白鲜皮 茯苓皮 羌活 防风 荆芥 陈皮

［功效与适应证］ 清热利湿，祛风止痒。治湿热型瘙痒。

［制用法］ 水煎服。

神功内托散 （《医宗金鉴》）

［组成］ 人参 4.5g 制附子 3g 川芎 3g 当归身 6g 黄芪 3g 白术（土炒）4.5g 白芍（炒）3g 木香（研）1.5g 穿山甲（炒）2.5g 炙甘草 1.5g 陈皮 3g 白茯苓 3g

［功效与适应证］ 温补托里，助气血。治痈疽等。

［制用法］ 煨姜 3 片，大枣 2 枚，水 2 杯，煎八分，空腹。

神农丸 （又名药祖丸，《肿瘤的诊断与防治》）

［组成］ 炙马钱子 4 份 甘草 1 份 川芎 4 份 雄黄 2 份 炮山甲 6 份 当归 6 份 犀角 4 份（水牛角代） 全蝎 4 份 蜈蚣 4 份 蜜糖适量

［功效与适应证］ 息风通络，解毒止痛。用于原发性或继发性脊椎肿瘤并发下肢弛缓性瘫痪者。

［制用法］ 用油炸马钱子至黄色取出，与上药共为细末，炼蜜为丸，每丸 1g。每服 1 丸，每日 2 次。

神犀丹 （《温热经纬》）

［组成］ 犀角尖份半（磨汁）（水牛角代） 石菖蒲份半（捣汁） 生地黄 4 份（捣汁） 黄芩份半 人中黄 1 份 金银花 4 份 连翘 2 份半 板蓝根 2 份半（亦可用青黛代之） 香豉 2 份 玄参 2 份 花粉 1 份 紫草 1 份 神曲适量

［功效与适应证］ 清营解毒，散瘀除烦。治头部内伤高热神昏；或创伤感染、骨髓炎高热发斑，谵语昏躁等。

［制用法］ 除取汁的药外，豆豉煮烂，神曲为糊，余药为末，拌和共为丸，每丸 6g。每日服 1～2 丸。

养血润肠丸 （经验方）

［组成］ 黄芪 30g 当归 15g 肉苁蓉 9g 怀牛膝 12g

［功效与适应证］ 益气养血，润肠通便。治跌打损伤，荣血不足，不宜用攻下逐瘀者。

［制用法］ 水煎服。

草乌散 （《世医得效方》）

［组成］ 皂角 木鳖子 紫金皮 白芷 半夏 乌药 川芎 当归 川乌各 150g

大茴香　坐拏草(酒煎熟)　草乌各 30g　木香 9g

[功效与适应证]　麻醉止痛。用于骨折、脱臼等整骨手术麻醉。

[制用法]　为末,每服 6g,红酒调下。若伤重刺痛,手不得近者,加坐拏草、曼陀罗各 15g。

珍珠层粉　(成药)

[组成]　(略)

[功效与适应证]　生肌长肉,息风安神。治各种溃疡,因突然意外致伤或脑损伤后遗的头晕头痛,夜睡不宁等症。

[制用法]　对分泌物不多的溃疡创面,直接掺在伤口上。外盖药膏。其他疾病则内服,每次服 1/2～1 支,每日 2～3 次。

独活寄生汤　(《备急千金要方》)

[组成]　独活 6g　防风 6g　川芎 6g　牛膝 6g　桑寄生 18g　秦艽 12g　杜仲 12g　当归 12g　茯苓 12g　党参 12g　熟地黄 15g　白芍 10g　细辛 3g　甘草 3g　肉桂 2g(焗冲)

[功效与适应证]　益肝肾,补气血,祛风湿,止痹痛。治腰脊损伤后期,肝肾两亏,风湿痛及腿足屈伸不利者。

[制用法]　水煎服。可复煎外洗患处。

独参汤　(《景岳全书》)

[组成]　人参 10～20g

[功效与适应证]　补气、摄血、固脱。治失血后气血衰虚,虚烦作渴,气随血脱之危症。

[制用法]　水炖服,近年来亦有制成注射剂用。

荆防败毒散　(《医宗金鉴》)

[组成]　荆芥 10g　防风 10g　柴胡 10g　茯苓 10g　桔梗 10g　川芎 6g　羌活 6g　独活 6g　枳壳 5g　甘草 5g

[功效与适应证]　疏风解表止痒。治风寒型的伤患病灶的皮肉瘙痒等。

[制用法]　水煎服。

茴香酒　(《中医伤科学讲义》经验方)

[组成]　茴香 15g　丁香 10g　樟脑 15g　红花 10g　白干酒 300g

[功效与适应证]　活血行气止痛。治扭挫伤肿痛。

[制用法]　把药浸泡在酒中,1 周以后,去渣取酒即可。外涂擦患处。亦可在施行理伤手法时配合使用。

顺气活血汤　(《伤科大成》)

[组成]　苏梗　厚朴　枳壳　砂仁　归尾　红花　木香　赤芍　桃仁　苏木　香附

[功效与适应证]　行气活血,祛瘀止痛。用于胸腹挫伤、气滞胀满作痛。

[制用法]　按病情定剂量,水煎,可加入少量米酒和服。

十画

桃仁承气汤 (《伤寒论》)

[组成] 桃仁 10g 大黄 12g(后下) 桂枝 6g 甘草 6g 芒硝 6g(冲服)

[功效与适应证] 泻下逐瘀。治跌打损伤,瘀血停溢,或下腹蓄瘀,疼痛拒按,瘀热发狂等症。

[制用法] 水煎服。

桃花散 (《外科正宗》)

[组成] 白石灰 6 份 大黄 1 份

[功效与适应证] 止血。治创伤出血。

[制用法] 先将大黄煎汁,泼入白石灰内,为末,再炒,以石灰变成红色为度,将石灰过筛备用。用时掺撒于患处,纱布紧扎。

桃仁四物汤 (《中国医学大辞典》)

[组成] 桃仁 25 粒 川芎 3g 当归 3g 赤芍 3g 生地黄 2g 红花 2g 牡丹皮 3g 制香附 3g 延胡索 3g

[功效与适应证] 通络活血,行气止痛。用于骨伤患有气滞血瘀而肿痛者。

[制用法] 水煎服。

核桃枝注射液 (《肿瘤的诊断与防治》)

[组成] 核桃树枝

[功效与适应证] 健脾解毒,止血镇痛。核桃枝注射液,对多种肿瘤有改善症状,增进食欲,镇痛止血,消退胸腹积水,使瘤体缩小及护肝等作用。青龙衣注射液,适用于各种骨肿瘤。核桃树枝及藤梨注射液,适用于白血病、网状细胞肉瘤、淋巴肉瘤和消化道肿瘤等。

副作用:可引起个别病人有皮疹,发冷发热,指端麻木感等反应,一般停药后即消失。

[制用法] 把药制成注射剂,含量 5%、10%、25%、50% 浓度,2ml 安瓿装(如用核桃外青皮制的名"青龙衣注射液")。用法:肌注,开始用 25% 或 50% 的浓度,每日 1 次,剂量酌定,两周后改用 5% 或 10% 浓度的,2 ~ 3 个月为一疗程,如病情需要时可继续使用;静脉注射,每次 5ml,加入生理盐水或葡萄糖注射液 20ml 内缓慢推注,每日 1 ~ 2 次,1 ~ 2 周为一疗程,以后改肌注。

桂麝散 (《药籨启秘》)

[组成] 麻黄 15g 细辛 15g 肉桂 30g 牙皂 10g 半夏 25g 丁香 30g 生南星 25g 麝香 1.8g 冰片 1.2g

[功效与适应证] 温化痰湿,消肿止痛。治疮疡阴证未溃者。

[制用法] 共研细末。掺膏药上,贴患处。

栝蒌薤白白酒汤 (《金匮要略》)

[组成] 栝蒌实 10g 薤白 10g 白酒 60g

[功效与适应证] 通阳散结,豁痰下气。用于胸部损伤而有气伤血瘀内结,阳气受郁,表现短气、咳喘、胸痛等症;或胸肋骨痹等。

［制用法］ 水煎服。临床上常按在本方基础上随症加减以用于治疗胸壁或胸内的伤患。

通关散 （《伤科补要》）

［组成］ 牙皂25份 白芷15份 细辛15份 冰片1份 麝香1份 蟾酥2份半

［功效与适应证］ 通窍。用脑震荡晕厥。

［制用法］ 共为极细末。把药末吹入病者鼻中取嚏令醒。

通经导滞汤 （《医宗金鉴》）

［组成］ 当归3g 熟地黄3g 赤芍3g 川芎3g 枳壳(麸炒)3g 紫苏3g 香附3g 陈皮3g 牡丹皮3g 红花3g 牛膝3g 独活5g 甘草节5g

［功效与适应证］ 活血祛瘀,补虚通滞。治产后瘀血流注等症。

［制用法］ 水煎服,可饮酒者,酌加酒和服。

透脓散 （《外科正宗》）

［组成］ 生黄芪12g 穿山甲(炒)6g 川芎6g 当归9g 皂角刺5g

［功效与适应证］ 托毒排脓。治痈疽诸毒,肉脓已成,不易外溃,或因气血虚弱不能化毒成脓者。

［制用法］ 共为末,开水冲服。亦可水煎服。

健步虎潜丸 （《伤科补要》）

［组成］ 龟甲胶2份 鹿角胶2份 虎胫骨2份(用代用品) 何首乌2份 川牛膝2份 杜仲2份 锁阳2份 当归2份 熟地黄2份 威灵仙2份 黄柏1份 人参1份 羌活1份 白芍1份 白术1份 大川附子1份半 蜜糖适量

［功效与适应证］ 补气血,壮筋骨。治跌打损伤,血虚气弱,筋骨痿软无力,步履艰难。

［制用法］ 共为细末,炼蜜为丸如绿豆大。每服10g,空腹淡盐水送下,每日2～3次。

健脾除湿汤 （经验方）

［组成］ 炒苍术 炒白术 薏苡仁 茯苓 汉防己 五加皮 防风 独活 羌活 姜皮 甘草 威灵仙

加减法:上肢加嫩桂枝 升麻;下肢加木瓜 牛膝。

［功效与适应证］ 健脾利湿,散风活络。用于骨折或损伤后期,肢体肿胀。

［制用法］ 水煎服。

海桐皮汤 （《医宗金鉴》）

［组成］ 海桐皮6g 透骨草6g 乳香6g 没药6g 当归5g 川椒10g 川芎3g 红花3g 威灵仙3g 甘草3g 防风3g 白芷2g

［功效与适应证］ 行络止痛。治跌打损伤疼痛。

［制用法］ 共为细末,布袋装,煎水熏洗患处。亦可内服。

损伤风湿膏 （《中医伤科学讲义》经验方）

［组成］ 生川乌4份 生草乌4份 生南星4份 生半夏4份 当归4份 黄金子4份 紫荆皮4份 生地黄4份 苏木4份 桃仁4份 桂枝4份 僵蚕4份 青皮4

份　甘松4份　木瓜4份　山柰4份　地龙4份　乳香4份　没药2份　羌活2份　独活2份　川芎2份　白芷2份　苍术2份　木鳖子2份　山甲片2份　川续断2份　山栀子2份　土鳖虫2份　骨碎补2份　赤石脂2份　红花2份　牡丹皮2份　落得打2份　白芥子2份　细辛1份　麻油320份　黄铅粉60份

［功效与适应证］祛风湿，行气血，消肿痛。治损伤肿痛或损伤后期并风湿痹痛。

［制用法］　用麻油将药浸泡7～10天后以文火煎熬，至色枯，去渣，再将油熬，约2小时，滴水成珠，离火，将黄铅粉徐徐筛入搅匀，成膏收贮，摊用。

损伤1号冲服剂　（经验方）

［组成］　延胡索1份　泽兰1份　当归2份　花粉2份

［功效与适应证］　活血祛瘀，消肿止痛。治骨折早期，软组织损伤肿痛者。

［制用法］　制成冲服剂，每包9g，每次服1包，日服2次。

损伤膏　（经验方）

［组成］　马钱子20份　骨碎补2份　月石2份　苏木2份　细辛1份　丁香1份　川乌1份　草乌1份　生南星1份　茜草1份　三七1份　威灵仙1份半　羌活1份半　独活1份半　续断1份半　高良姜1份半　肉桂1份半　荜茇1份半　土虫1份半　皂角1份半　落得打1份半　刘寄奴1份半　王不留行1份半　阿魏1份半　接骨草1份半　麻油200份　黄丹8份左右

［功效与适应证］　活血止痛，接骨续损。用于各类损伤的晚期。

［制用法］　用麻油浸泡药物，一周后用文火煎熬至药枯黄，去渣，再将油熬至滴水成珠，离火，将黄丹末筛入，徐徐搅拌成膏，一般放置1周以上，待去火气，然后才摊用。

消下破血汤　（《医宗金鉴》）

［组成］　柴胡　川芎　大黄　赤芍　当归　栀子　五灵脂　木通　枳实　红花　牛膝　苏木　生地黄　黄芩　桃仁　泽兰叶

［功效与适应证］　清热散瘀。用于膈下损伤者。

［制用法］　根据病情或年龄，酌情拟定药量，水煎服。

消癌片　（《肿瘤的诊断与防治》）

［组成］　红升丹300g　三七600g　牛黄180g　黄连150g　琥珀300g　陈皮60g　黄芩150g　黄柏150g　犀角9g（水牛角代）　贝母60g　山慈菇300g　桑椹90g　山药300g　郁金60g　甘草60g　金银花90g　黄芪90g　蕲蛇60g　白及300g

［功效与适应证］　解毒散结。用于各种恶性肿瘤。

［制用法］　研末压片，每片0.5g。每次1片，日服2～3次，饭后半小时服。1个月为一疗程，4～6个月为一治疗期，每疗程后停药1周左右。服药期间禁食蒜、葱、浓茶、鸡、牛肉、鲤鱼等。在治疗时间，根据病人正邪情况予以辨证，酌用汤药配合调治。

消肿止痛膏　（《外伤科学》经验方）

［组成］　姜黄　羌活　干姜　栀子　乳香　没药

［功效与适应证］　祛瘀、消肿、止痛。治损伤初期瘀肿疼痛者。

［制用法］　共研细末。用凡士林调成60%软膏外敷患处。

消瘀膏　（经验方）

［组成］ 大黄1份 栀子2份 木瓜4份 蒲公英4份 姜黄4份 黄柏6份 蜜糖适量

［功效与适应证］ 祛瘀、消肿、止痛。用于损伤瘀肿疼痛。

［制用法］ 共为细末，水蜜各半调敷。

消肿散 （经验方）

［组成］ 制乳香1份 制没药1份 玉带草1份 四块瓦1份 洞青叶1份 虎杖1份 五香血藤1份 天花粉2份 生甘草2份 叶下花2份 叶上花2份 虫蒌粉2份 大黄粉2份 黄芩2份 五爪龙2份 白及粉2份 红花1份 苏木粉2份 龙胆1份 土黄连1份 飞龙掌血2份 绿葡萄根1份 大红袍1份 凡士林适量

［功效与适应证］ 消瘀退肿止痛。治各种闭合性损伤肿痛。

［制用法］ 研末混合，用适量凡士林调煮成膏。外敷患处。

柴胡细辛汤 （《中医伤科学讲义》经验方）

［组成］ 柴胡 细辛 薄荷 归尾 土鳖虫 丹参 制半夏 川芎 泽兰叶 黄连

［功效与适应证］ 祛瘀生新，调和升降。治脑震荡头晕呕吐。

［制用法］ 水煎服。

柴胡疏肝散 （《景岳全书》）

［组成］ 柴胡 芍药 枳壳 甘草 川芎 香附

［功效与适应证］ 疏肝理气止痛。治胸胁损伤。

［制用法］ 按病情拟定药量，并酌情加减，煎服。

益气养荣汤 （《证治准绳》）

［组成］ 人参3g 茯苓3g 陈皮3g 贝母3g 附子（炒）3g 当归（酒拌）3g 川芎3g 黄芪（盐水炒）3g 熟地黄3g 白芍3g 炙甘草2g 桔梗2g 炒白术6g 柴胡2g

［功效与适应证］ 补益气血。治由于损伤或骨疾病耗伤气血以致气血衰弱，正不胜邪者。

［制用法］ 水煎服。

宽筋散 （《伤科补要》）

［组成］ 羌活2份 续断2份 防风2份 白芍2份 桂枝1份 甘草1份 当归4份

［功效与适应证］ 宽筋止痛。治损伤后期，筋肉拘痛。

［制用法］ 共为末。每服30g，陈酒送下，每日3次。

十一画

清瘟败毒饮 （《疫疹一得》）

［组成］ 生石膏（先煎）30g 知母10g 甘草30g 生地黄25g 黄连6g 栀子6g 桔梗6g 黄芩10g 玄参10g 连翘12g 牡丹皮6g 淡竹叶12g 犀角0.6g（锉末冲）（水牛角代）

［功效与适应证］ 清热解毒，凉血止血。治疗疮走黄，痈毒内陷，阳毒炽盛，症见寒战壮热，烦躁口渴，昏狂谵语，或吐血、衄血、皮肤发斑。

［制用法］ 水煎服，日 1～2 剂。

清营汤 （《温病条辨》）

［组成］ 生地黄 25g 玄参 9g 淡竹叶 12g 金银花 15g 连翘 15g 黄连 6g 丹参 12g 麦冬 9g 犀角 1g(锉细末冲)(水牛角代)

［功效与适应证］ 清营泄热，养阴解毒。治创伤或骨关节感染后，温热之邪入营内陷，症见高热烦渴，谵语发斑，舌绛而干者。

［制用法］ 水煎服。

清骨散 （《证治准绳》）

［组成］ 青蒿 6g 鳖甲 10g 地骨皮 10g 秦艽 10g 知母 10g 银柴胡 6g 胡黄连 5g 甘草 3g

［功效与适应证］ 养阴清热。治流痰溃久，骨蒸潮热者。

［制用法］ 水煎服。

清营退肿膏 （《中医伤科学讲义》经验方）

［组成］ 大黄 2 份 芙蓉叶 2 份 黄芩 1 份 黄柏 1 份 花粉 1 份 滑石 1 份 东丹 1 份 凡士林适量

［功效与适应证］ 清热祛瘀消肿。治骨折、组织损伤初期，或疮疡，焮热作痛。

［制用法］ 共为细末，凡士林调煮成膏外敷。

清上瘀血汤 （《医宗金鉴》）

［组成］ 羌活 20g 独活 15g 连翘 20g 桔梗 15g 枳壳 15g 赤芍 15g 当归 20g 栀子 15g 黄芩 15g 生地黄 15g

［功效与适应证］ 活血祛瘀，祛风解毒。治膈上损伤后，吐血，咯血，痰中带血。

［制用法］ 水煎服。

接骨紫金丹 （《杂病源流犀烛》）

［组成］ 土鳖虫 乳香 没药 自然铜 骨碎补 大黄 血竭 硼砂 当归各等量

［功效与适应证］ 祛瘀、续骨、止痛。治损伤骨折，瘀血内停者。

［制用法］ 共研细末。每服 3～6g，开水或少量酒送服。

接骨续筋药膏 （《中医伤科学讲义》经验方）

［组成］ 自然铜 3 份 荆芥 3 份 防风 3 份 五加皮 3 份 皂角 3 份 茜草根 3 份 续断 3 份 羌活 3 份 乳香 2 份 没药 2 份 骨碎补 2 份 接骨木 2 份 红花 2 份 赤芍 2 份 土鳖虫 2 份 白及 4 份 血竭 4 份 硼砂 4 份 螃蟹末 4 份 饴糖或蜂蜜适量

［功效与适应证］ 接骨续筋。治骨折，筋伤。

［制用法］ 共为细末，饴糖或蜂蜜调煮外敷。

接骨膏 （《外伤科学》经验方）

［组成］ 五加皮 2 份 地龙 2 份 乳香 1 份 没药 1 份 土鳖虫 1 份 骨碎补 1 份 白及 1 份 蜂蜜适量

［功效与适应证］ 接骨，活血、止血。治骨折损伤瘀肿疼痛。

［制用法］ 共为细末，蜂蜜或白酒调成厚糊状敷。亦可用凡士林调煮成膏外敷。

接骨2号 （经验方）

［组成］ 自然铜2份 川续断2份 骨碎补2份 土鳖虫1份

［功效与适应证］ 补肾接骨，对骨折愈合有一定促进作用。用于各类骨折瘀肿基本消退后。

［制用法］ 共研细末，为小丸或造成糖衣片。每服3g，每日2次。

接骨丹

［组成］

①（又名十宝散，《证治全生集》） 真血竭4.8g 明雄黄12g 上红花12g 净儿茶0.72g 朱砂3.6g 净乳香3.6g 当归尾30g 净没药4.2g 麝香0.09g 冰片0.36g

②（又名夺命接骨丹，《中医伤科学讲义》经验方） 归尾12g 乳香30g 没药30g 自然铜30g 骨碎补30g 桃仁30g 大黄30g 雄黄30g 白及30g 血竭15g 土鳖虫15g 三七15g 红花15g 儿茶15g 麝香15g 朱砂6g 冰片6g

［功效与适应证］ 活血止痛接骨。用于跌打损伤，筋断骨折。

［制用法］ 共为细末。每服2~3g，每日服2次。

接骨片 （经验方）

［组成］ 续断9g 赤芍9g 骨碎补9g 九二零15mg

［功效与适应证］ 活血续筋接骨。用于骨折全过程。

［制用法］ 研末压成片。以上药量为1日量，分3次服。

续骨活血汤 （《中医伤科学讲义》经验方）

［组成］ 当归尾12g 赤芍10g 白芍10g 生地黄15g 红花6g 土鳖虫6g 骨碎补12g 煅自然铜10g 续断12g 落得打10g 乳香6g 没药6g

［功效与适应证］ 祛瘀止血，活血续骨。治骨折及软组织损伤。

［制用法］ 水煎服。

续断紫金丹 （《中医伤科学讲义》经验方）

［组成］ 酒炒当归4份 熟地黄8份 酒炒菟丝子3份 骨碎补3份 续断4份 制首乌4份 茯苓4份 白术2份 牡丹皮2份 血竭2份 怀牛膝5份 红花1份 乳香1份 没药1份 虎胫骨1份(用代用品) 儿茶2份 鹿角霜4份 煅自然铜2份

［功效与适应证］ 活血止痛，续筋接骨。治筋伤骨折。

［制用法］ 共为细末，每次服3~5g，每日2~3次。

麻桂温经汤 （《伤科补要》）

［组成］ 麻黄 桂枝 红花 白芷 细辛 桃仁 赤芍 甘草

［功效与适应证］ 通经活络祛瘀。治损伤之后风寒客注而痹痛。

［制用法］ 按病情决定剂量，水煎服。

羚角钩藤汤 （《通俗伤寒论》）

［组成］ 羚羊角(先煎)1~4g 钩藤(后下)10g 桑叶6g 川贝母12g 竹茹15g

生地黄 15g　菊花 10g　茯神木 10g　甘草 3g

［功效与适应证］ 平肝息风，清热止痉。治感染或头部内伤而高热动风，烦闷躁扰，手足抽搐，甚至神昏痉厥等症。

［制用法］ 水煎服。

黄连解毒汤 （《外台秘要》引崔氏方）

［组成］ 黄连　黄芩　黄柏　栀子

［功效与适应证］ 泻火解毒。治创伤感染，附骨痈疽等。

［制用法］ 按病情拟定药量、水煎，1 日分 2～3 次服。

理气止痛汤 （经验方）

［组成］ 丹参 9g　广木香 3g　青皮 6g　炙乳香 5g　枳壳 6g　制香附 9g　川楝子 9g　延胡索 5g　软柴胡 6g　路路通 6g　没药 5g

［功效与适应证］ 活血和营，理气止痛。用于气分受伤郁滞作痛诸症。

［制用法］ 水煎服。

十 二 画

跌打万花油 （亦称万花油，成药）

［组成］ （略）

［功效与适应证］ 消肿止痛，解毒消炎。治跌打损伤肿痛，烫伤等。

［制用法］ 敷贴：将万花油装在消毒的容器内，再把消毒纱块放到容器内让药油浸泡片刻，即成为万花油纱，可直接敷贴在患处。如是敷在伤口处，每天换药；如无伤口者，1～3天换一次，若是不稳定型骨折，用小夹板固定者，换药时可不解松夹板，由夹板之间的间隙泵入药油，让原有的布料吸上即可。涂擦：把药油直接涂擦在患处。亦可在施行按摩手法时配合使用。

跌打散 （《外伤科学》经验方）

［组成］ 羌活　独活　荆芥穗　薄荷　大黄　黄柏　当归尾　蒲黄　防风　白芷　刘寄奴　紫荆皮各等量

［制用法］ 共研细末。水、酒、蜂蜜调敷，或用凡士林调煮成膏外敷。

跌打丸 （原名军中跌打丸，《全国中医成药处方集》济南地区经验方）

［组成］ 当归 1 份　土鳖虫 1 份　川芎 1 份　血竭 1 份　没药 1 份　麻黄 2 份　自然铜 2 份　乳香 2 份

［功效与适应证］ 活血破瘀，接骨续筋。治跌打损伤，筋断骨折，瘀血攻心等症。

［制用法］ 共为细末。蜜丸，每丸 5g，每服 1～2 丸，每日 1～2 次。

跌打风湿膏药 （成药）

［组成］ （略）

［功效与适应证］ 活血祛风，通络止痛。治损伤、风湿等局部疼痛。

［制用法］ 外贴患处。

舒筋活血汤 （《伤科补要》）

［组成］ 羌活 6g　防风 9g　荆芥 6g　独活 9g　当归 12g　续断 12g　青皮 5g

牛膝 9g　五加皮 9g　杜仲 9g　红花 6g　枳壳 6g

[功效与适应证]　舒筋活络。治软组织损伤及骨折脱位后期筋肉挛痛者。

[制用法]　水煎服。

舒筋汤

[组成]

①(《外伤科学》经验方)　当归 10g　白芍 10g　姜黄 6g　宽筋藤 15g　松节 6g　海桐皮 12g　羌活 10g　防风 10g　续断 10g　甘草 6g

②(经验方)　当归 12g　陈皮 9g　羌活 9g　骨碎补 9g　伸筋草 15g　五加皮 9g　桑寄生 15g　木瓜 9g

[功效与适应证]　祛风舒筋活络。治骨折及关节脱位后期,或软组织病变所致的筋络挛痛。

[制用法]　水煎服。

舒筋丸　(又称舒筋壮力丸,《刘寿山正骨经验》经验方)

[组成]　麻黄 2 份　制马钱子 2 份　制乳香 1 份　制没药 1 份　血竭 1 份　红花 1 份　自然铜(煅,醋淬)1 份　羌活 1 份　独活 1 份　防风 1 份　钻地风 1 份　杜仲 1 份　木瓜 1 份　桂枝 1 份　怀牛膝 1 份　贝母 1 份　生甘草 1 份　蜂蜜适量

[功效与适应证]　散寒祛风,舒筋活络。用于各种筋伤患冷痹痛。

[制用法]　共为细末,炼蜜为丸,每丸重 5g。每服 1 丸,日服 1 ~3 次。

舒筋活络丸　(成药)

[组成]　沉香 20 份　虎骨 20 份(用代用品)　龟甲 20 份　檀香 20 份　蔻仁 20 份　麻黄 20 份　黄连 40 份　白芷 40 份　细辛 40 份　玄参 40 份　白术 40 份　香附 40 份　骨碎补 40 份　何首乌 40 份　地龙 40 份　干姜 40 份　威灵仙 40 份　白花蛇 40 份　天竺黄 40 份　羌活 40 份　防风 40 份　藿香 40 份　川芎 40 份　赤芍 40 份　甘草 40 份　大枣 40 份　僵蚕 40 份　茯苓 40 份　天麻 40 份　乌梢蛇 40 份　熟地黄 80 份　肉桂 10 份　没药 4 份　乳香 4 份　血竭 2 份　丁香 4 份　朱砂 8 份　冰片 2 份　牛黄 2 份　麝香 1 份　蜂蜜适量

[功效与适应证]　祛风止痛。治筋络伤后风寒湿邪侵注,挛痛。

[制用法]　共为细末,炼蜜为丸,每丸 5g。每服 1 ~2 丸,日服 2 ~3 次。

舒筋活络药膏　(《中医伤科学讲义》经验方)

[组成]　赤芍 1 份　红花 1 份　南星 1 份　生蒲黄 1 份半　旋覆花 1 份半　苏木 1 份半　生草乌 2 份　生川乌 2 份　羌活 2 份　独活 2 份　生半夏 2 份　生栀子 2 份　生大黄 2 份　生木瓜 2 份　路路通 2 份　饴糖或蜂蜜适量

[功效与适应证]　活血止痛。治跌打损伤肿痛。

[制用法]　共为细末。饴糖或蜂蜜调敷。凡士林调煮亦可。

犀角地黄汤　(《备急千金要方》)

[组成]　生地黄 30g　赤芍 12g　牡丹皮 9g　犀角 0.6g(锉细末冲)(水牛角代)

[功效与适应证]　清热凉血解毒。治热入血分,疮疡热毒内攻表现吐血、衄血、便血,皮肤瘀斑;高热神昏谵语,烦躁等症。

[制用法] 水煎服。生地黄先煎,犀角(水牛角代)锉末冲。或磨汁和服。

疏风养血汤 (《伤科补要》)

[组成] 荆芥9g 羌活6g 防风6g 当归12g 川芎12g 白芍9g 秦艽9g 薄荷4g 红花6g 天花粉12g

[功效与适应证] 养血祛风。治损伤后复感风寒者。

[制用法] 水煎服。

温经通络膏 (《中医伤科学讲义》经验方)

[组成] 乳香 没药 麻黄 马钱子各等量 饴糖或蜂蜜适量

[功效与适应证] 祛风止痛。治骨关节、软组织损伤肿痛,或风寒湿侵注,局部痹痛者。

[制用法] 共为细末,饴糖或蜂蜜调成软膏或凡士林调煮成膏外敷患处。

散瘀和伤汤 (《医宗金鉴》)

[组成] 番木鳖15g 红花15g 生半夏15g 骨碎补9g 甘草9g 葱须30g 醋(后下)60g

[功效与适应证] 活血祛瘀止痛。治软组织损伤瘀肿疼痛及骨折关节脱位后期筋络挛痛。

[制用法] 用水煎药,沸后,入醋再煎5~10分钟,熏洗患处,每日3~4次,每次熏洗都把药液煎沸后用。

喜树碱制剂 (《白血病研究动态》)

[组成] 喜树果实、根皮

[功效与适应证] 解毒散结。用于白血病及骨肿瘤。其副作用:①恶心、呕吐、腹泻。②血尿(膀胱炎)。

[制用法] 喜树碱片剂:取喜树干果实2.5公斤,研成绒状,加0.1%氢氧化钠(NaOH)液1.5升,煎2小时,调节pH值,使之在6~7,过滤。滤渣加0.1%氢氧化钠液10升,煎煮90分钟,调节pH过滤,合并两次滤液,浓缩至300ml,加入半夏粉(过80目)250g混合后,80℃以下烘干,研粉,过80目筛。用70%乙醇做温润剂,20目搓粒,颗粒于60℃以下烘干,干后加硬脂酸镁(共4g)压片。每片重0.4g(内含生药量2g)。每次服5~6片,每日3次。

喜树碱注射液:取喜树碱根皮或果实制成粗粉,用乙醇、氯仿、石油醚等提取,最后得到淡黄色喜树碱结晶。取结晶1.25g,加氢氧化钠液7ml,丙二醇50ml,注射用水15ml,在80℃水溶上,边加热边搅拌约30分钟,溶解后加注射用水至500ml。4号垂熔漏斗过滤后,灌装于2ml的中性安瓿中,熔封,经100℃30分钟灭菌即可。每2ml含喜树碱5mg。每日1次,每次2ml,肌内注射。

葛根汤 (《伤寒论》)

[组成] 葛根15g 麻黄8g 桂枝15g 白芍15g 甘草5g 生姜3片 大枣3枚

[功效与适应证] 解肌散寒。治颈部扭伤兼有风寒乘袭者。

[制用法] 水煎服。煎渣湿热敷颈部。

紫雪丹 （《太平惠民和剂局方》）

［组成］ 石膏 寒水石 滑石 磁石 玄参 升麻 甘草 芒硝 硝石 丁香 朱砂 木香 麝香 犀角(水牛角代) 羚羊角 黄金 沉香

［功效与适应证］ 清热解毒,宣窍镇痉。治高热烦躁,神昏谵语,发斑发黄,疮疡内陷,疔毒走黄及药物性皮炎等症。或颅脑损伤后高热昏迷。

［制用法］ 剂量、制法详见《医方集解》。每服 1 ~ 2g,重症可每次服 3g,每日 1 ~ 3 次。

象皮膏 （《伤科补要》）

［组成］

第一组:大黄 10 份 川芎 5 份 当归 5 份 生地黄 5 份 红花 1 份半 川连 1 份半 甘草 2 份半 荆芥 1 份半 肉桂 1 份半 麻油 85 份

第二组:黄古 25 份 白古 25 份

第三组:象皮 2 份半 血竭 2 份半 乳香 2 份半 没药 2 份半 珍珠 1 份 人参 1 份 冰片半份 土鳖虫 5 份 白及 1 份半 白蔹 1 份半 龙骨 1 份半 海螵蛸 1 份半 百草霜适量

［功效与适应证］ 活血生肌,接筋续损。治开放性损伤及各种溃疡腐肉已去,且已控制感染无明显脓性分泌物,期待其生长进而愈合者。

［制用法］ 第一组药,用麻油熬煎至枯色,去渣取油。入第二组药,炼制成膏。第三组药分别为细末,除百草霜外,混合后加入膏内搅拌,以百草霜调节稠度,装闭备用。用时直接摊在敷料上外敷。近年来,有把药物分别为末后混合,用凡士林调煮,制成象皮膏油纱,外敷用。

十 三 画

腰伤一方 （《外伤科学》经验方）

［组成］ 当归 12g 赤芍 12g 续断 12g 秦艽 15g 木通 10g 延胡索 10g 枳壳 10g 厚朴 10g 桑枝(先煎)30g 木香(后下)5g

［功效与适应证］ 行气活血,通络止痛。治腰部损伤初期,积瘀肿痛,或兼小便不利者。

［制用法］ 水煎服。

腰伤二方 （《外伤科学》经验方）

［组成］ 钩藤 12g 续断 12g 杜仲 12g 熟地黄 12g 当归 12g 独活 10g 牛膝 10g 威灵仙 10g 白芍 5g 炙甘草 6g 桑寄生 30g

［功效与适应证］ 补养肝肾,舒筋活络。治腰部损伤中、后期,腰部酸痛者。

［制用法］ 水煎服。药渣可再煎水熏洗、湿热敷腰部,敷完后,做适当的自主腰部练功活动。

新伤续断汤 （《中医伤科学讲义》经验方）

［组成］ 当归尾 12g 土鳖虫 6g 乳香 3g 没药 3g 丹参 6g 自然铜(醋煅) 12g 骨碎补 12g 泽兰叶 6g 延胡索 6g 苏木 10g 续断 10g 桑枝 12g 桃仁 6g

［功效与适应证］ 活血祛瘀，止痛接骨。用于骨损伤初、中期。

［制用法］ 水煎服。

槐花散 （《普济本事方》）

［组成］ 槐花（炒） 侧柏叶（杵焙） 荆芥穗 枳壳各等量

［功效与适应证］ 疏风清热止血。用于损伤后有便中带血。

［制用法］ 共研细末。每次6g，食前服。

雷火神针灸 （《外科正宗》）

［组成］ 蕲艾10g 丁香1.5g 麝香0.6g

［功效与适应证］ 祛风散寒，化湿通络。治风寒湿邪袭于经络，漫肿无头，皮色不变，筋骨疼痛，起坐艰难，不得安卧之症。

［制用法］ 将两药与蕲艾揉和，用纸卷成筒，如指粗，塞入药艾，即成“雷火神针”。

腹伤一方 （《外伤科学》经验方）

［组成］ 当归12g 赤芍10g 枳壳10g 桃仁10g 红花6g 乌药12g 五灵脂10g 青皮5g 延胡索10g 车前子10g

［功效与适应证］ 行气止痛、活血祛瘀。治腹部挫伤初期，积瘀肿痛者。

［制用法］ 水煎服。

腹伤二方 （《外伤科学》经验方）

［组成］ 党参12g 茯苓15g 怀山药15g 扁豆15g 白芍10g 白术10g 香附10g 炙甘草6g 生薏苡仁30g

［功效与适应证］ 健脾益气，调中除湿。治腹部损伤中、后期，症见脾气虚弱，胃纳减少，体倦等。

［制用法］ 水煎服。

腾洗药 （《刘寿山正骨经验》经验方）

［组成］ 当归 羌活 红花 白芷 防风 制乳香 制没药 骨碎补 续断 宣木瓜 透骨草 川椒各等量

加减法：手部加桂枝、郁李仁；足部加黄柏、茄根；腿部加牛膝、虎骨（用代用品）；腰部加杜仲、桑寄生；胸部加郁金、茵陈；左肋部加栀子、降香；右肋部加陈皮、枳壳；肩部加川芎、片黄；骨折加土鳖虫、自然铜；兼风寒加厚朴、肉桂；理气加葱头、天仙藤；理血加汉三七、木槿花；舒筋加芙蓉叶、金果榄。

［功效与适应证］ 活血散瘀，温经通络，消肿止痛，舒筋接骨。用于骨折、脱位、筋伤及陈伤、痹病等适用熏洗者。

［制用法］ 上药共为粗末，每用120g加入大青盐、白酒各30g拌匀，装入白布袋内缝妥，备用。

洗用：煎水熏洗患处。每日2次，翌日仍用原汤煎洗，如此复煎，可用数天。

腾用（即热熨）：用药两袋，干蒸热后轮换敷在患处，每次持续1小时左右，每日2次。用毕后药袋挂在通风阴凉处，翌日再用时，在药袋上洒上少许白酒，每袋可用4～7天。

十四画

膈下逐瘀汤 （《医林改错》）

［组成］ 当归9g 川芎6g 赤芍9g 桃仁9g 红花6g 枳壳5g 牡丹皮9g 香附9g 延胡索12g 乌药9g 五灵脂9g 甘草5g

［功效与适应证］ 活血祛瘀。治腹部损伤，蓄瘀疼痛。

［制用法］ 水煎服。

膜韧膏 （《外伤科学》经验方）

［组成］ 血竭1份 山柰2份 生石膏2份 血余炭2份 公丁香2份 生甘草2份 红黏谷子6份 樟脑4份 苏木4份 羌活4份 制没药4份 制乳香4份 当归4份 独活4份 红花4份 细辛4份 栀子4份 白凤仙花4份

［功效与适应证］ 活血舒筋，消肿止痛，治跌打损伤肿痛者。

［制用法］ 共研细末。蜂蜜调敷。

十五画以上

黎洞丸 （《医宗金鉴》）

［组成］ 牛黄1份 冰片1份 麝香1份 阿魏5份 雄黄5份 大黄10份 儿茶10份 血竭10份 乳香10份 没药10份 三七10份 天竺黄10份 藤黄10份（隔汤煮十数次，去浮沫，用山羊血拌晒。如无山羊血，以子羊血代之）

［功效与适应证］ 祛瘀生新。治跌打损伤，瘀阻气滞，剧烈疼痛，或瘀血内攻，及无名肿毒等症。

［制用法］ 共研细末，将藤黄化开为丸，如芡实大，焙干，稍加白蜜，外用蜡皮固封。每次服1丸，开水或酒送服，外用时，用茶卤磨涂。

增液汤 （《温病条辨》）

［组成］ 玄参30g 麦冬25g 生地黄25g

［功效与适应证］ 增液润燥。骨伤病而津液耗损，口干咽燥，大便秘结；或习惯性肠燥便秘。

［制用法］ 水煎服。

熨风散 （《疡科选粹》）

［组成］ 羌活 白芷 当归 细辛 芫花 白芍 吴茱萸 肉桂各等量 连须赤皮葱适量

［功效与适应证］ 温经散寒，祛风止痛。治流痰、附骨疽及风寒湿痹病所致的筋骨疼痛。

［制用法］ 药共为末，每次取适量的末，与适量的连须赤皮葱捣烂混合，醋炒热，布包，热熨患处。

蠲痹汤 （《百一选方》）

［组成］ 羌活6g 姜黄6g 当归12g 赤芍9g 黄芪12g 防风6g 炙甘草3g 生姜5片

［功效与适应证］ 行气活血，祛风除湿。治损伤后风寒乘虚入络者。

［制用法］ 水煎服。

橘核荔枝汤 （经验方）

［组成］ 橘核5g 川楝子5g 荔枝核5g 赤芍9g 木香3g 乳香3g 没药3g 大茴香3g 小茴香3g 白芍9g 当归9g 桂圆核5g

［功效与适应证］ 疏肝行气止痛。治肝经气伤作痛者，如睾丸挫伤，少腹挫伤胀痛等。

［制用法］ 水煎服。

癌敌注射液 （《肿瘤的诊断与防治》）

［组成］ 主要成分是蟾酥制剂。

［功效与适应证］ 解毒散结止痛。用于多发性骨髓瘤及其他癌肿，并有提高白细胞作用。

［制用法］ 蟾酥500ml，胰酶100mg，磷酸盐缓冲液50ml（内加无水亚硫酸钠0.2g），苯甲醇1ml，水解16小时，置火煮沸10分钟，过滤，测pH至6.4，再外加胰酶100mg，水解22小时（87℃）调pH至8，煮沸10分钟，加少量藻土，滤纸过滤，放冰箱一夜，次日依常规过滤，测pH6.3加入葡萄糖5g，用氢氧化钠调pH至7.2~7.5，过滤，经100℃30分钟灭菌，装2ml安瓿，每ml含5mg。

供肌内注射，每天2次，每次注射10~20mg。

蟾酥丸 （《肿瘤的诊断与治疗》）

［组成］ 蟾酥6g 轻粉1.5g 寒水石3g 铜绿3g 乳香3g 没药3g 胆矾3g 蜗牛21个 朱砂9g 雄黄6g

［功效与适应证］ 活血解毒，消肿止痛。用于各类恶性骨肿瘤。

［制用法］ 除蟾酥及蜗牛外，其他各药共为细末；将蜗牛捣烂，再用蟾酥合研调黏，放入其他各药末，共捣均匀为丸，如绿豆大，每服3丸，日服2次，开水送服。

镇肝熄风汤 （《医学衷中参西录》）

［组成］ 怀牛膝30g 赭石（先煎）30g 龙骨15g（先煎） 牡蛎15g（先煎） 白芍15g 玄参15g 天冬15g 川楝子6g 生麦芽6g 茵陈6g 甘草5g

［功效与适应证］ 镇肝息风。治头部内伤后遗头晕头痛、目胀耳鸣。

［制用法］ 水煎服。

主要参考书目

1. 王和鸣. 中医骨伤科学基础[M]. 上海:上海科学技术出版社,1996.
2. 丁继华. 中医骨伤科基础[M]. 北京:人民卫生出版社,1998.
3. 李玄. 中医骨伤科基础[M]. 2版. 北京:人民卫生出版社,2010.
4. 庞刚,张为龙. 人体血管与血管吻合临床解剖学[M]. 北京:人民卫生出版社,2010.
5. 崔慧先. 系统解剖学[M]. 6版. 北京:人民卫生出版社,2008.
6. 雷军,代涛. 皮肤学[M]. 北京:人民军医出版社,2011.
7. 白丽敏. 神经解剖学[M]. 北京:中国中医药出版社,2003.
8. 胥少汀,葛宝丰,徐印坎. 实用骨科学[M]. 3版. 北京:人民军医出版社,2006.
9. 朱文锋. 中医诊断学[M]. 北京:中国中医药出版社,2002.
10. 田慧中,白靖平,刘少喻. 骨科手术要点与图解[M]. 北京:人民卫生出版社,2009.
11. 刘国平. 实用骨科外固定学[M]. 北京:科学出版社,2000.
12. 王亦璁. 骨与关节损伤[M]. 北京:人民卫生出版社,2007.
13. 荣国威,翟桂华,刘沂,等. 骨科内固定AO组织技术推荐[M]. 北京:人民卫生出版社,1995.
14. 郭巨灵. 临床骨科学[M]. 3版. 北京:人民卫生出版社,1989.
15. Thomas P Rüedi, Richard E Buckley, Christopher G Moran. AO Principles of Fracture Management[M]. 上海:上海科学技术出版社,2010.
16. 徐军. 实用运动疗法技术手册[M]. 北京:人民军医出版社,2006.
17. 戴闽. 实用骨科治疗与康复[M]. 北京:人民卫生出版社,2007.
18. 贺丹军. 康复心理学[M]. 北京:华夏出版社,2008.

教 材 书 目

序号	教 材 名 称	主　　编	主　　审
1	大学语文(第2版)	李亚军	许敬生
2	中国医学史	梁永宣	李经纬
3	医古文(第2版)	沈澍农	
4	中医各家学说	朱邦贤	严世芸　鲁兆麟
5	中医基础理论(第2版)	高思华　王　键	李德新
6	中医诊断学(第2版)	陈家旭　邹小娟	季绍良　成肇智
7	中药学(第2版)	陈蔚文	高学敏
8	方剂学(第2版)	谢　鸣　周　然	王永炎　李　飞
9	内经讲义(第2版)	贺　娟　苏　颖	王庆其
10	伤寒论讲义(第2版)	李赛美　李宇航	梅国强
11	金匮要略讲义(第2版)	张　琦　林昌松	
12	温病学(第2版)	马　健　杨　宇	杨　进
13	医学统计学	史周华	
14	医用化学	武雪芬	
15	生物化学(第2版)	于英君	金国琴
16	正常人体解剖学	杨茂有	严振国
17	生理学(第2版)*	李国彰	
18	病理学	李澎涛　范英昌	
19	医学伦理学	张忠元	
20	医学心理学	孔军辉	
21	诊断学基础	成战鹰	
22	药理学(第2版)	廖端芳	
23	影像学	王芳军	
24	免疫学基础与病原生物学	关洪全　罗　晶	
25	组织学与胚胎学(第2版)	郭顺根	
26	针灸学(第2版)	梁繁荣　赵吉平	石学敏

续表

序号	教材名称	主编	主审
27	推拿学	房　敏　刘明军	严隽陶
28	中国传统文化	张其成	
29	中国古代哲学	李　俊	
30	医学文献检索	高巧林	
31	科技论文写作	李成文	郑玉玲
32	中医药科研思路与方法	刘　平	
33	康复疗法学	陈红霞	
34	中医养生康复学	郭海英　章文春	
35	中医临床经典概要	张再良	
36	医患沟通学基础	周桂桐	
37	循证医学	刘建平	
38	中医学导论	何裕民	
39	医学生物学	王明艳	
40	神经生理学	赵铁建	李国彰
41	中医妇科学(第2版)	罗颂平　谈　勇	夏桂成　欧阳惠卿
42	中医儿科学(第2版)	马　融　韩新民	
43	中医眼科学	段俊国	廖品正
44	中医骨伤科学	樊粤光　詹红生	
45	中医耳鼻咽喉科学	阮　岩	
46	中医急重症学	刘清泉	姜良铎
47	西医内科学	熊旭东	
48	西医外科学	王　广	李乃卿
49	中医内科学(第2版)	张伯礼　薛博瑜	
50	中医外科学(第2版)	陈红风	唐汉钧　艾儒棣
51	解剖生理学	邵水金　朱大诚	
52	中医学基础	何建成　潘　毅	
53	中成药学	阮时宝	
54	中药商品学(第2版)*	张贵君	
55	中药文献检索	张兰珍	
56	医药数理统计	李秀昌	
57	高等数学	杨　洁	

续表

序号	教材名称	主编	主审
58	医药拉丁语	李　峰	
59	物理化学	张小华　夏厚林	
60	无机化学	刘幸平　吴巧凤	
61	分析化学	张　凌　李　锦	
62	仪器分析	尹　华　王新宏	
63	有机化学	吉卯祉　彭　松	江佩芬
64	药用植物学	熊耀康　严铸云	
65	中药药理学	陆　茵　张大方	
66	中药化学	石任兵	匡海学
67	中药药剂学	李范珠　李永吉	
68	中药炮制学	吴　皓　胡昌江	叶定江
69	中药鉴定学	王喜军	
70	中药分析学	蔡宝昌	
71	药事管理与法规	谢　明　田　侃	
72	药品市场营销学	汤少梁	申俊龙
73	临床中药学	王　建　张　冰	张廷模
74	制药工程	王　沛	
75	波谱解析	冯卫生	
76	针灸医籍选读	徐　平	李　鼎
77	小儿推拿学	廖品东	
78	经络腧穴学	沈雪勇　许能贵	李　鼎
79	神经病学	孙忠人	胡学强
80	实验针灸学	余曙光　徐　斌	朱　兵
81	推拿手法学(第2版)	王之虹	
82	刺法灸法学	方剑乔　王富春	石学敏　吴焕淦
83	推拿功法学	吕　明　金宏柱	
84	针灸治疗学	杜元灏　董　勤	石学敏
85	推拿治疗学(第2版)	宋柏林　于天源	罗才贵
86	生物力学	杨华元	
87	骨伤科学基础	冷向阳	王和鸣
88	骨伤科影像学	尹志伟	

续表

序号	教材名称	主编	主审
89	创伤急救学	童培建	
90	中医正骨学	黄桂成　王庆普	
91	中医筋伤学	马　勇	
92	骨伤内伤学	刘献祥	
93	中医骨病学	张　俐	
94	骨伤科手术学	黄　枫	
95	实验骨伤科学	王拥军	
96	中西医临床医学概论	施　红	杜　建
97	中西医全科医学导论	姜建国	王新陆
98	中西医结合外科学	谢建兴	
99	预防医学	王泓午	
100	急救医学	罗　翌	王一镗
101	中西医结合妇产科学	连　方　齐　聪	肖承悰
102	中西医结合儿科学	虞坚尔	时毓民
103	中西医结合传染病学	范昕建　黄象安	
104	健康管理	李晓淳	
105	社区康复	彭德忠	
106	正常人体学	张志雄　孙红梅	
107	医用化学与生物化学	金国琴	
108	疾病学基础	王　易　王亚贤	
109	护理学导论	杨巧菊	
110	护理学基础	马小琴	
111	健康评估	张雅丽　王瑞莉	
112	护士人文修养与沟通技术	张翠娣	
113	护理心理学	李丽萍	刘晓虹
114	中医护理学	孙秋华　孟繁洁	
115	内科护理学	徐桂华	
116	外科护理学	彭晓玲	
117	妇产科护理学	单伟颖	
118	儿科护理学	段红梅	申昆玲
119	急救护理学	许　虹	

续表

序号	教材名称	主编	主审
120	传染病护理学	陈 璇	
121	精神科护理学	余雨枫	
122	护理管理学	胡艳宁	
123	社区护理学	张先庚	
124	康复护理学	陈锦秀	
125	局部解剖学	张跃明	
126	运动医学	褚立希	严隽陶
127	神经定位诊断学	张云云	
128	中国传统康复技能	苏友新 冯晓东	陈立典
129	康复医学概论	陈立典	
130	康复评定学	王诗忠 张 泓	陈立典
131	物理治疗学	金荣疆 张 宏	
132	作业治疗学	胡 军	
133	言语治疗学	万 萍	
134	临床康复学	唐 强 张安仁	
135	康复工程学	刘夕东	

注:教材名称右上角标有＊号者为我社“十一五”期间已出教材。